●ロアット●ロブソン●デルヴィス

メディカル
免疫学

監訳　小野江和則　上出利光

西村書店

訳者一覧

小野江和則（おのえ・かずのり）：第1，2，6章
北海道大学 名誉教授

岩渕和也（いわぶち・かずや）：第3～5章
北海道大学遺伝子病制御研究所病態研究部門免疫生物分野
准教授

柳川芳毅（やながわ・よしき）：第7～10章
北海道医療大学薬学部薬理学講座（病態生理学）講師

上出利光（うえで・としみつ）：第11，12，15章
北海道大学遺伝子病制御研究所 所長

猪部　学（いのべ・まなぶ）：第13，14章
金沢大学医薬保健研究域薬学系遺伝情報制御学研究室
准教授

今　重之（こん・しげゆき）：第16章
カリフォルニア大学サンフランシスコ校 博士研究員

宮崎忠昭（みやざき・ただあき）：第17章
北海道大学人獣共通感染症リサーチセンターバイオリソース部門
教授

岩井　淳（いわい・あつし）：第17章
北海道大学人獣共通感染症リサーチセンターバイオリソース部門
講師

Translated from
Really Essential Medical Immunology
Second Edition

by

Arthur Rabson, MB, BCh, FRCPath
Department of Pathology
Tufts University School of Medicine
Boston, USA

Ivan M. Roitt, DSc, HonFRCP, FRCPath, FRS
Department of Immunology & Molecular Pathology
Royal Free & University College Medical School
London, UK

Peter J. Delves, PhD
Department of Immunology & Molecular Pathology
Royal Free & University College Medical School
London, UK

翻訳にあたって

免疫学は“躍進の 20 世紀”から“成熟の 21 世紀”へ入った。免疫学では“エピトープ”のような特異な用語が用いられたり，さらに単なる一細胞に対して“リンパ球の抗原認識”などのように擬人化表現が用いられる。これらは医学や生命科学を志す者にとって魅力の一つである反面，門外漢にとって取っつきにくい原因でもある。これに加え，免疫細胞を見分けるマーカー，多くのものは免疫応答を誘導する機能分子だが，これらの数は CD（cluster of differentiation）番号を付されたものだけで今や 300 を超え，免疫応答で働くサイトカインなどの可溶分子や，これらのレセプターなどもかなりの数になる。免疫学はますます難解度を深めた感がある。

一方，免疫学は単なる机上の学問や実験室の研究に留まることなく，多くの感染症の予防や撲滅，白血病や自己免疫疾患など種々の疾患の診断や治療など，社会に大きく貢献してきた。AIDS や変異インフルエンザウイルス，悪性腫瘍など，人類がいまだ充分な対抗手段を持たない新たな脅威が依然として存在することも，また事実であるが…。

本書「メディカル免疫学」（原題“Really Essential Medical Immunology”）の著者の一人，Ivan M. Roitt 博士による最初の免疫学教科書“Essential Immunology”は，1971 年に出版された。われわれが免疫の勉強会で用いた最初の系統的免疫学テキストである。T 細胞抗原レセプターなど，免疫関連重要分子がほとんどわかっていなかった時代のもので，当然ながら本書とは内容が大きく異なる。しかし当時，現在以上に難解であった免疫学，そのエッセンスを伝えようという姿勢は，30 数年経て出された本書にも見事に生かされている。

読者は，免疫現象全体を俯瞰した上でテキストを再構築し，可能な限り贅肉をそぎ落とした内容から，免疫の真の存在意義，エッセンスを容易に理解できるであろう。同時に，数年前まで曖昧であった自然免疫の分子機構など，最新の免疫学を学ぶことができる。また，限られた紙面の中で，現在欧米で行われている最新の免疫療法にまで触れられている点は驚きである。“社会，特に医学に役立つ免疫学”の考えが，本著の意図の一つとして意識されているゆえであろう。この点も 30 数年前の“Essential Immunology”には描ききれなかった，すなわち近代免疫学の成熟度の反映と言えよう。

監訳　小野江和則　上出利光

目 次

自然免疫

われわれは無数ともいえる感染性微生物に満ちた危険このうえもない世界に生きており，これらの感染源に対抗して効率的かつ巧妙な一連の防御機構を発達させてきた。これらの機構ゆえに，感染に対する免疫immunity（そもそもラテン語の*immunitas*，疫から免れるの意）が成立するが，この免疫がいかに機能するかが真に免疫学immunologyの主題なのである。

微生物に対しては，マクロファージによる貪食phagocytosisのように，多くの非特異的な防御系が知られてきたが，これらの防御系は事前にその微生物に接触したか否かに関わりなく働くことから，**自然免疫** innate immunityと呼ばれる。自然免疫は外来抗原との事前の接触に影響されず，反応時間は通常数分から数時間と非常に速いのが特徴である。本章では自然免疫系について説明すると同時に，次に働く**特異的獲得免疫** specific acquired immunityと自然免疫系がどのように関わっていくかについても検証する。

生体外からの感染に対する第1の防御

感染を防ぐ最も単純な方法は，微生物の生体内侵入を妨げることである。このような防御線の主要なものとして，当然体表を被う皮膚が挙げられる。大部分の感染源は，健康な皮膚を透過できない。ただし，“やけど”のように皮膚の欠損が生じると，皮膚からの感染はやっかいな問題となる。また，大部分の細菌は皮膚の上で長期間生存することができない。汗や皮脂中の乳酸や脂肪酸は直接抗菌的に働き，またこれらの酸のための低pH環境も抗菌作用を果たす。唯一の例外は黄色ブドウ球菌*Staphylococcus aureus*で，これらの細菌はしばしば毛嚢や周囲の皮脂腺に感染する。

気管や腸管など，体の内腔を覆う粘膜から分泌される粘液は，細菌が内腔上皮細胞へ接着するのを妨げることにより侵入を阻止する。粘着性の粘液にトラップされた微生物は，線毛運動や咳，くしゃみなどにより機械的に内腔より除去される。上皮細胞表面の防御に関わる他の物理的防御機構として，涙，唾，尿などによる洗浄効果も重要である。これら多くの分泌液には，例えば胃液の酸や精液中のスペルミン・亜鉛，母乳中のラクトペルオキシダーゼ，涙・鼻汁や唾液中のリゾチームのような殺菌性の因子を含む。

これらの防御機構とはまったく異なるメカニズムとして，生体を構成する常在細菌叢bacterial floraによる，微生物間の競合が挙げられる。常在細菌叢は，増殖に必須の栄養素の争奪や，多くの病原菌や真菌に対する毒素産生によって，体表におけるこれら病原微生物の増殖を抑える。例えば，女性の膣に共生するある種の細菌は，上皮より分泌されるグリコーゲンを分解して乳酸を産生し，病原菌の侵入を抑制する。これらの常在細菌叢が抗生物質によって攪乱されると，鵞口瘡カンジダ*Candida albicans*やクロストリジウムデ

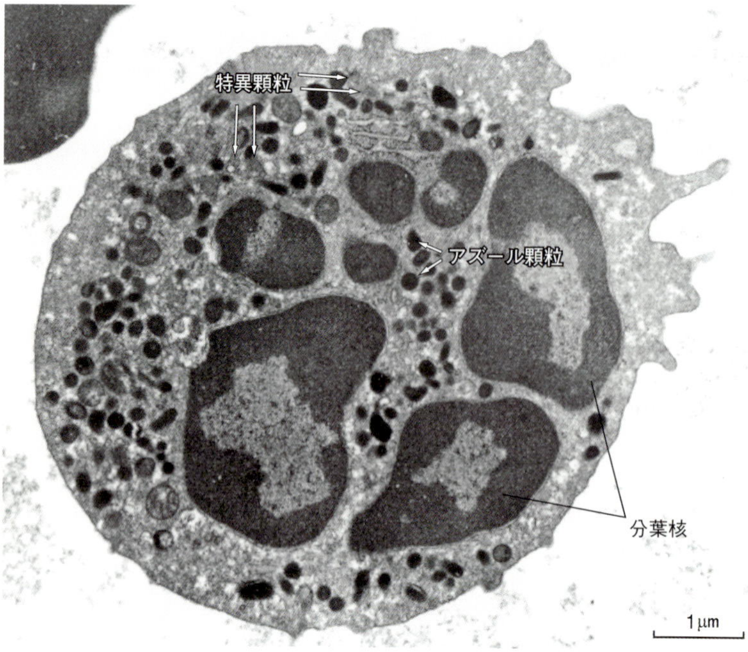

図 1.1 好中球の超微構造：分葉核と 2 種の細胞質内顆粒を示す（D. McLaren 博士による）

フィシレ *Clostridium difficile* などによる日和見感染に対する感受性が増加する。

もし微生物が体内に侵入すると，2 種の防御機構が始動する。1 つは殺細菌性の酵素などの可溶性化学物質による微生物破壊機構であり，もう 1 つは細胞による**貪食機構** phagocytosis である（**マイルストーン 1.1**）。

貪食細胞による微生物処理

多形核中好性白血球（好中球）polymorphonuclear neutrophil

好中球は，他の血液細胞と共通の造血幹細胞から分化し，血流中の白血球では最も多い。これらはもはや分裂しない短命な終末細胞で，分葉核をもち（**図 1.1**，**1.2a,b**），2 種に分類される一連の顆粒を細胞質にもつ。1 つは**初期アズール顆粒** primary azurophil granule で，これらは分化の初期より発達し，デフェンシン defensin，殺菌性透過亢進タンパク質 bactericidal/permeability increasing（BPI）protein や，カテプシン G cathepsin G などの大部分の非酸化型抗微生物因子とともに，ミエロペルオキシダーゼ myeloperoxidase がこの顆粒中に含まれる（**図 1.1**）。もう 1 つは**二次特異顆粒** secondary specific granule で，このなかにはラクトフェリンと多量のリゾチーム lysozyme，アルカリホスファターゼ alkaline phosphatase（**図 1.2c**），さらに膜に結合したチトクロム b_{558} が含まれる。

マクロファージ macrophage

マクロファージは骨髄の前単球に由来する。前単球は血液単球に分化し（**図 1.2a**），最終的に成熟マクロファージとして種々の組織に定着する。生体内に分布する単球由来のマクロファージ系を総称して単核食細胞系 mononuclear phagocyte system（MPS）と呼ぶ（**図 1.2d**）。これらマクロファージは全身の結合組織，小血管の基底膜周囲に存在するが，特に肺（肺胞マクロファージ），肝臓（クッパー細胞 Kupffer cell），脾臓の脾洞に沿った領域やリンパ節の髄洞に多く，これらの場で異物を濾過するのに都合がよいように配置されている。このほか，腎臓糸球体のメサンジウム細胞，脳のミクログリア，骨の破骨細胞も MPS に属するマクロファージである。好中球と異なり，マクロファージは長命で，細胞質に多数の粗面小胞体 rough endoplasmic reticulum（RER）とミトコンドリアをもつ。また好中球が主として化膿性細菌に対する防御で働くのに対して，マクロファージはおおざっぱにいえば，これらの細菌以外に（**図 1.2e**），宿主の細胞内で増殖するウイルスや原虫に対する防御においても重要な働きを示す。

貪食細胞上に発現するパターン認識レセプター（PRR）は病原体関連分子パターン（PAMP）を認識し活性化される

貪食細胞は，細胞自身にとって無害な自己成分と，危険な微生物因子とを区別する仕組みをもたねばなら

マイルストーン 1.1―貪食機構解明

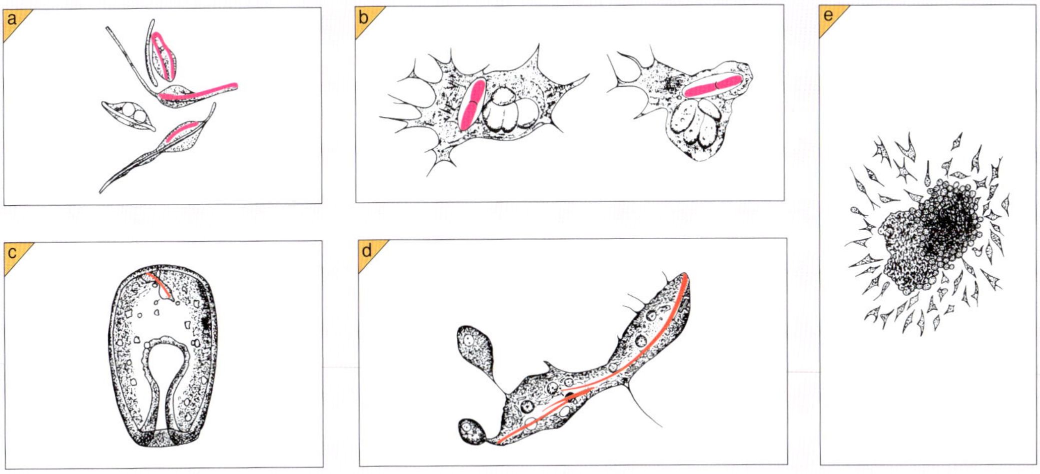

図 M1.1.1　**貪食**：Metchnikoff の本より転載（*Comparative Pathology of Inflammation*，1893）：（a）カエルの 4 種の白血球。炭疽菌を取り込んでいる。あるものは生きておりベスビン色素で染色されないが，死んだものは染色される。（b）炭疽菌がカエルの白血球内でベスビン色素で染色されている。2 種の白血球は，貪食空胞に炭疽菌をもつ白血球の動きを示す。（c，d）ヒトデ幼生内の異物が貪食細胞によって囲まれ，これら貪食細胞は融合して多核形質胞体を形成する。（d）は強拡大。（e）ヒトデ幼生内で侵入異物に対して，間葉系の貪食細胞が集まっている

洞察力の卓越したロシアの動物学者，Elie Metchnikoff（1845–1916）は，特定の細胞が微生物感染に対する防御を媒介することを知った。これが細胞免疫の概念の始まりである。彼は透明なヒトデ幼生の運動性のある細胞に興味をもち，これらの幼生にバラのトゲを刺すと，数時間後にトゲはこれらの可動性細胞に取り囲まれることを発見した。1 年後の 1883 年に，彼は真菌の胞子が，透明なミジンコの血液細胞によって攻撃されることを顕微鏡で直接観察した。彼は哺乳類の白血球も研究し，これらが微生物を取りこむことを示し，**貪食** phagocytosis と命名した。

彼は，このような反応が，感染からいったん回復した動物ではより顕著なことから，貪食細胞は感染防御において主役を担うと考えた。彼は 2 種の循環貪食細胞を同定した。それが**ミクロファージ** microphage（好中球など）と，より大型の**マクロファージ** macrophage である。

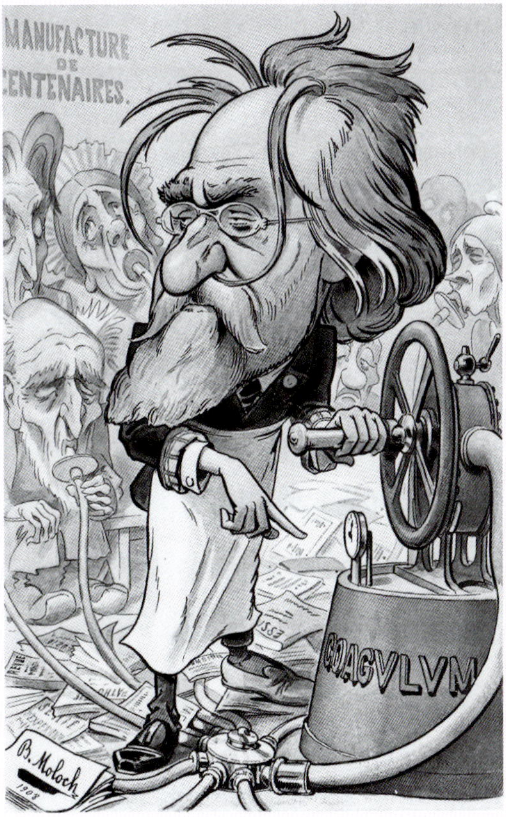

図 M1.1.2　**Metchnikoff 教授の漫画**（*Chanteclair*, **4**, p.7, 1908 より）（The Wellcome Institute Library, London の好意による）

ない。それゆえ，貪食細胞は**パターン認識レセプター** pattern recognition receptor（PRR）と呼ばれる，一連のレセプターを進化させてきた。PRR は感染因子の表面に発現される，**病原体関連分子パターン** pathogen-associated molecular pattern（PAMP）を識別する。これらの PAMP は，基本的には多糖とポリヌクレオチド

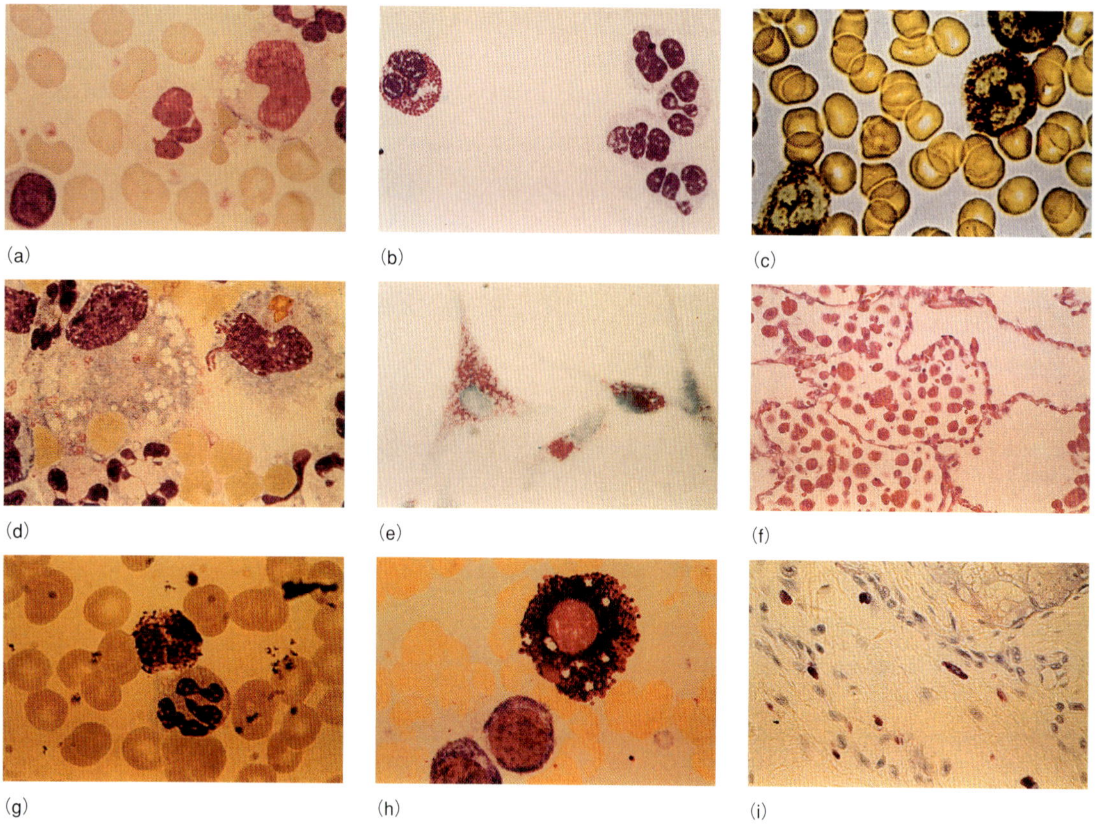

図 1.2　自然免疫に関与する細胞：(a)単球は馬蹄形の核と淡く染まる比較的豊富な細胞質をもつ。3 個の多形核好中球と小リンパ球(下，左)に注意。ロマノウスキー染色。(b)4 個の多形核白血球(好中球)と 1 個の好酸球。分葉核と細胞内顆粒がみられるが，好酸球のものは濃染する。(c)多形核好中球の細胞質に，アルカリホスファターゼで染まる顆粒がみられる。(d)脳出血の病巣に，活性化マクロファージの形態に類似した炎症性細胞がみられる(中心部)。これらは貪食した赤血球と著明な空胞をもつ細胞質を示す。右側にある馬蹄形核の単球が，ビリルビン結晶を細胞質にもっている。分葉核の好中球も認められる。ギムザ染色。(e)結核菌(赤染されている)を貪食した後のマクロファージの単層培養。石炭酸フクシンとマラカイトグリーン染色。(f)多数の肺胞マクロファージが肺胞内に認められる。(g)好塩基球は好中球(下)と比べて濃染する顆粒をもつ。(h)骨髄より得たマスト細胞。円形の核が中心にあり，濃く染まる顆粒がそれを囲む。2 個の前赤血球が下にみられる。ロマノウスキー染色。(i)皮膚のマスト細胞のトルイジンブルー染色。細胞内の顆粒は異染性を示し，赤紫に染まる(a，c，d，g，h はミドルセックス病院医学校血液部門の M. Watts 氏の好意による。b は J. J. Owen 教授，e は P. Lydyard 教授と G. Rook 教授，f は Meryl Griffiths 博士，i は N. Woolf 教授より提供)

polynucleotide で，最低限，他の病原体とは区別されるが，宿主側には存在しないものである。一般的に，PRR はレクチン様で，一定の特異性を示しつつも，病原体上の表面糖鎖のいくつかのものに結合する。この結合が生ずると，PRR からシグナルが入り，**NFκB** (nuclear factor-kappa B)と呼ばれる転写因子を介して細胞を活性化し，貪食過程を始動させる。

Toll 様レセプター(TLR)は PAMP を認識しサイトカイン遊離を誘導する

Toll 様レセプター Toll-like receptor (TLR)は，多くの微生物産物を認識する，最低 10 個以上の分子よりなるレセプターファミリーの総称である。例えば，TLR2 はグラム陽性細菌のペプチドグリカンを認識し，TLR4 はグラム陰性細菌のリポ多糖 lipopolysaccharide (LPS)(内毒素)を識別する。TLR3 と TLR5 は，ウイルス由来の二重鎖 RNA を認識する。TLR が活性化されると，NFκB 活性化につながる一連の生化学的シグナル過程が始動され，最終的に炎症惹起性 proinflammatory のサイトカインと，他の抗菌ペプチド産生が誘導される。この過程は，獲得免疫誘導につながる(**図 1.3**)。

貪食による微生物取り込み

微生物の貪食に先立ち，好中球やマクロファージが微生物上の PAMP を認識し，これら貪食細胞表面に微生物を付着する。これら微粒子が細胞膜に付着すると，アクチン-ミオシン収縮系が活性化され，微粒子の周囲に偽足が伸ばされる(**図 1.4，1.5a**)。周辺のレセプターが次々と微生物表面に付着し，細胞膜は閉じつつある“ジッパー”のように微粒子の周囲に引き寄せられ，最終的に微粒子は細胞内小胞に隔離される。これを**貪食胞** phagosome と呼ぶ(**図 1.4，1.5b**)。その後 1 分

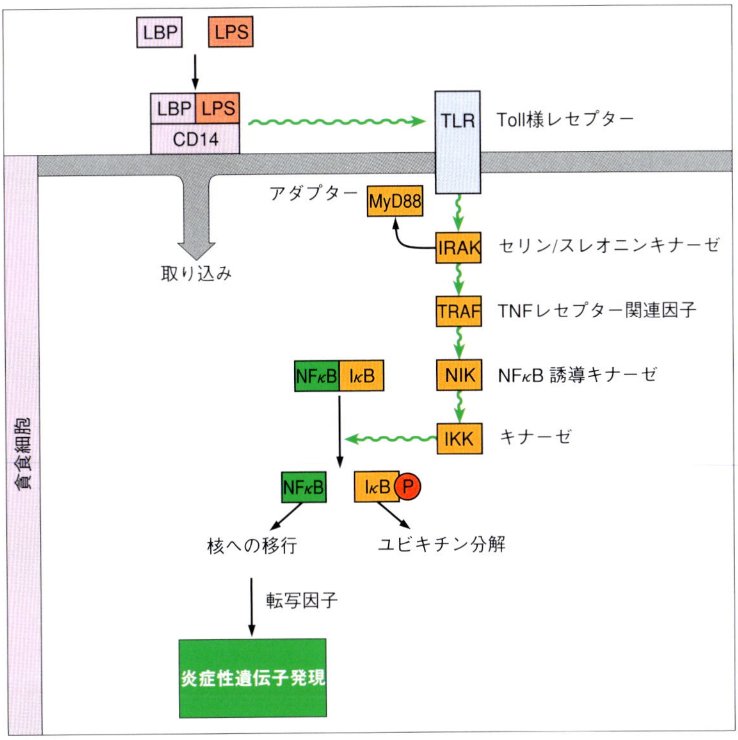

図 1.3 グラム陰性細菌のリポ多糖(LPS)(内毒素)からの危険シグナルによる貪食細胞の活性化：循環血液中の LPS は，LPS 結合タンパク質 LPS binding protein(LBP)と結合し，複合体を形成して貪食細胞上のスカベンジャーレセプターの CD14 に結合する。この結合によって，複合体は細胞内に取り込まれるが，同時に TLR が活性化される。TLR 活性化によって，細胞内の一連のシグナル伝達分子のリン酸化が始動される。結果として，NFκB 転写因子が，この分子の抑制成分，IκB より分離され，核内に移動する。核内で NFκB は，TNF や抗菌ペプチド，活性酸素種(ROI)を産生させる NADPH などの生体防御因子をコードする遺伝子発現を促す。TLR は，異なる微生物に対する防御反応の型を決定すると考えられる。例えば，TLR4 はグラム陰性細菌の LPS に対する反応を，TLR2 は酵母やグラム陽性細菌の感染に対抗するうえで，重要な働きをする

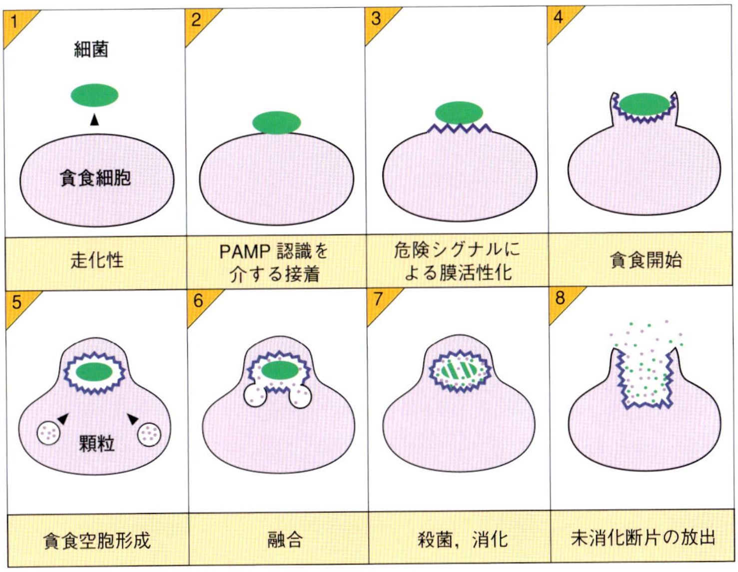

図 1.4 細菌の貪食と殺菌

以内に貪食胞は細胞質内顆粒と癒合し，貪食胞内に取り込まれた微生物に対して，顆粒内の酵素などの内容物が放出される(**図 1.5c**)。その結果，強力な殺菌メカニズムが働く。

活性酸素種 reactive oxygen intermediate(ROI)による殺菌

微生物が貪食されると，直ちに細胞内で抗菌メカニ

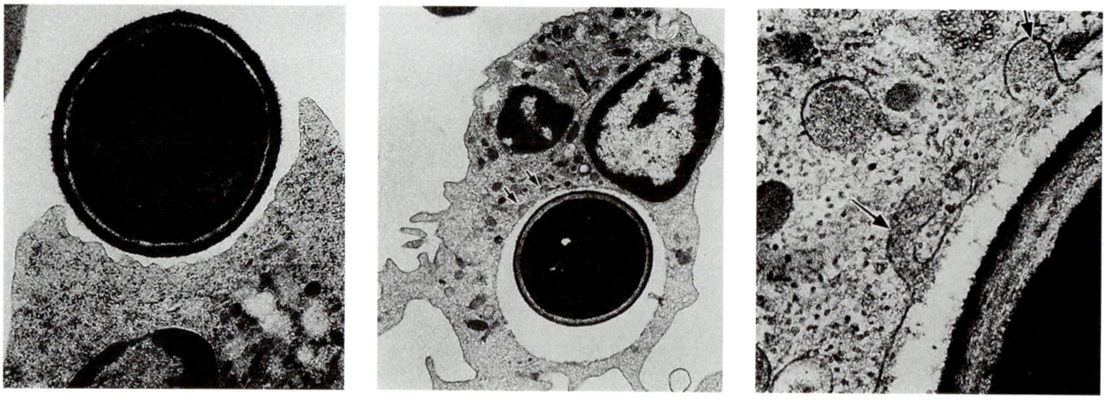

(a) (b) (c)

図 1.5 接着と貪食：(a)好中球による *Candida albicans* の貪食。細胞表面への付着後，真菌粒子は細胞につつまれる(×15,000)。(b)貪食二次空胞(ファゴリソソーム)形成。好中球が *C. albicans* 貪食後 30 分。細胞質では一部分すでに脱顆粒が生じ，2 個のリソソーム顆粒(矢印)が貪食空胞と融合している。2 個の分葉核が認められる(×5,000)。(c)b の高倍率像。融合したリソソームより貪食空胞へ殺菌分子が注入されている。(×33,000)。(H. Valdimarsson 博士による)

ズムが始動される。まず還元型の NADPH(nicotinamide adenine dinucleotide phosphate)を産生するヘキソース一リン酸経路 hexose monophosphate shunt の急激な活性上昇が生ずる。次に，NADPH から電子が形質膜の**チトクロム**(**cyt** b_{558})に伝達され，その結果，酸素分子が直接還元されて活性酸素陰イオンとなる(**図 1.6**)。すなわち，NADPH オキシダーゼによって触媒される重要な反応は活性酸素種(ROI)の生成を誘導するが，これは以下の式で表せる。

$$NADPH + O_2 \xrightarrow{\text{オキシダーゼ}} NADP^+ + \cdot O_2^-\ (\text{スーパーオキシドアニオン})$$

スーパーオキシドアニオンはスーパーオキシドジスムターゼの影響下で過酸化水素 hydrogen peroxidase に変換し，その後水酸化ラジカル ·OH となる。これらの産物それぞれが，多種の分子標的に対して強力な化学活性をもち，これら標的を強い殺菌性因子にする。とりわけ ·OH は，既知の分子のなかでは最も強いフリーラジカルの 1 つである。さらに，過酸化物 peroxide，ミエロペルオキシダーゼ myeloperoxidase(MPO)とハロゲン化物イオン halide ion は，細菌とウイルス両者に対して殺効果を示すハロゲン化系を構成する(**図 1.6**)。

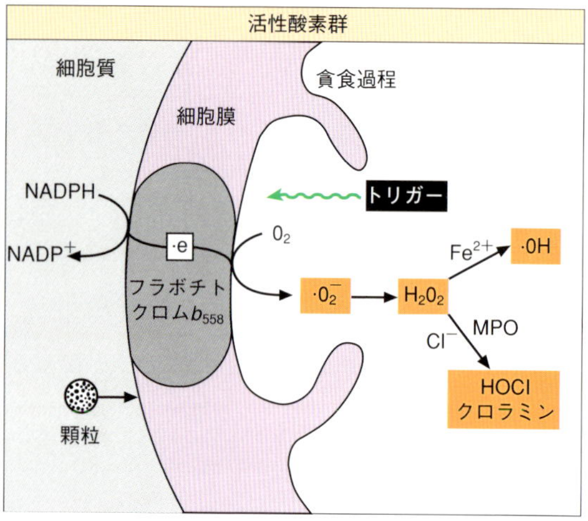

図 1.6 貪食細胞の殺菌システム：活性酸素中間体の産生。NADPH からの電子がフラボチトクロムオキシダーゼにより酸化分子に移動し，四角内に示す殺菌分子を形成する

その他の殺菌メカニズム

酸化窒素 nitric oxide(NO)は誘導性 NO 合成酵素 inducible NO synthase(iNOS)によって，体内の多くの細胞内で形成される。なかでもマクロファージやヒト好中球内で産生され，これら細胞内の強力な殺菌系を構成する。細胞外から貪食され，貪食胞内に取り込まれた微生物の殺菌に，NADPH オキシダーゼが関与するのに対して，NO 系は細胞質内の微生物に対して作用する。したがって，ウイルスや寄生虫などに感染された非貪食性の大部分の細胞では，主として iNOS によってこれらの微生物に対抗する。

もし iNOS 系による殺菌作用が不十分なときは，デフェンシンと呼ばれる一連のペプチドがこれらの処理にあたる。デフェンシンは貪食胞内に高濃度に存在し，多種の細菌や真菌，エンベロープをもつウイルスに対して作用する。さらに，カテプシン G などの中性タンパク質分解酵素や，リゾチームやラクトフェリンなどの殺菌性または静菌性因子が，細菌膜の攻撃に加わる。最終的に，死んだ微生物は水解酵素によって分解され，これら分解産物は細胞外に放出される(**図 1.4**)。

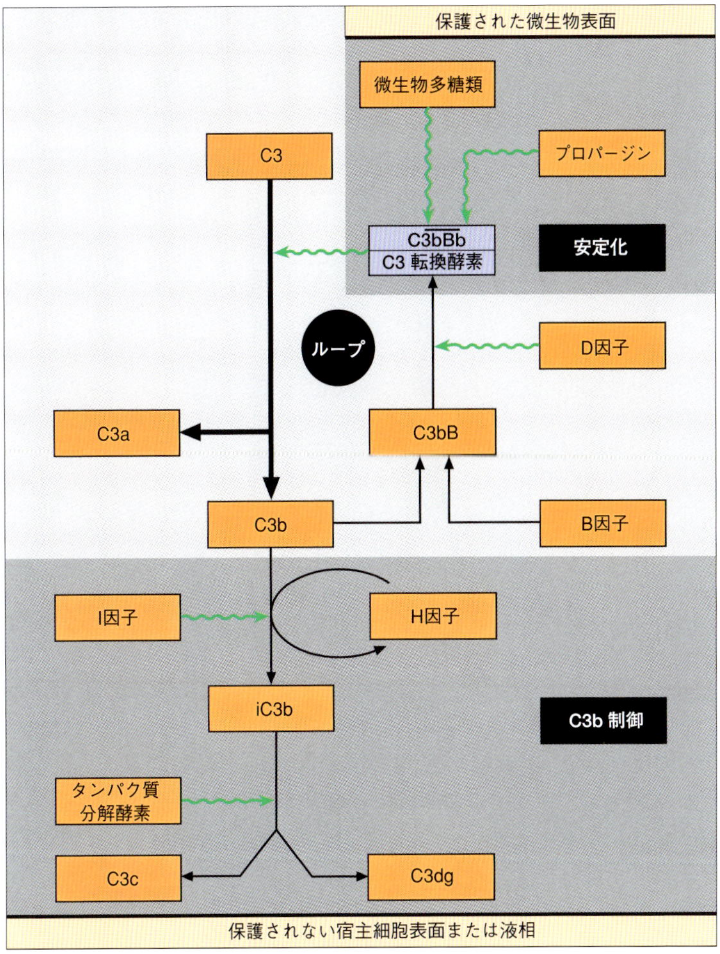

図 1.7　C3 転換酵素（$\mathrm{C3b\overline{Bb}}$）と H および I 因子制御による微生物始動の補体第 2 経路の活性化：宿主細胞の表面に付着の形，または液相内で，転換酵素内の C3b は活性化され，H 因子に対する親和性が B 因子に対するものと比べはるかに増強され，H および I 因子によって容易に分解される。微生物表面で C3b は，H 因子に比べ B 因子に強く結合する。そのため分解から保護され安定化する。これらは最終的にプロパージンと結合する。第 2 経路は，最も原始的な補体活性化機構だが，次章で示す古典経路に遅れて発見されたため，紛らわしい名称となっている。〜〜→ は，活性化状態に進むことを示す。補体上のバー（図では $\mathrm{C3b\overline{Bb}}$）は，これらが活性化していることを示す

補体によって促進される貪食

補体とその活性化

補体 complement は，30 種以上の複雑なタンパク質群の総称で，血液凝固，線維素溶解やキニン形成に伴い，血漿内において活性化する一連の酵素系を構成する。これらの反応系の特徴として，1 つの反応産物が次の酵素触媒となるといったように，いったん引き金が引かれると次々と反応が引き継がれる（カスケード現象 cascade phenomenon）こと，つまり 1 つの刺激に対して，急速で高度に増強効果を発揮する反応系であることが挙げられる。この反応の過程で活性化または分解された産物は，多様な生体防御機能をもつ。したがって，補体系タンパク質は自然免疫系の重要な要素と考えられている。

補体系の構成要素のあるものは，“C”とその後の数字で表す。この数字は，その補体タンパク質が一連の反応系に占める位置を表すというよりは，補体タンパク質が発見された歴史的順番によることが多い。最も豊富で，最も重要な補体タンパク質は C3 である。

徐々に，しかし突発的に分解される C3

通常の状況においても少量の C3 は持続的に分解され，C3b，または機能的には C3b と類似の C3i ができている。Mg^{2+}存在下で，C3b は他の補体因子である B 因子と複合体を形成し，次にこの複合体は通常血漿に存在する D 因子酵素によって分解され，$\mathrm{C3b\overline{Bb}}$ ができる。ここで示す複合体の上のバーは酵素活性を表し，補体の分解産物のうち大きいものを“b”，小さいものを“a”で表す。

$\mathrm{C3b\overline{Bb}}$ は重要な新規酵素活性をもつ。すなわち多量の C3 を C3a と C3b に分解する C3 変換酵素として働く。この後，C3 分解によってもたらされる重要な生物学的意義について，微生物防御の観点から簡単に触れることとする。しかし，正常な状況では，C3 分解によってさらに過剰な $\mathrm{C3b\overline{Bb}}$ が産生されないよう，また $\mathrm{C3b\overline{Bb}}$ の量を通常レベルに保つための何らかの抑制メカニズムが働くはずであろう。これが暴走の**正のフィードバック** positive feedback，または**増強ループ**

amplification loop といわれるものである（**図 1.7**）。すべての無制限の刺激増強回路の場合と同じく，これらフィードバックループを制御する強力な抑制タンパク質，H 因子と I 因子が存在する。

感染に際して C3 変換酵素は安定化し，補体の第 2 経路（副経路）が活性化される

多くの微生物はそれらの表面の炭水化物に $\overline{\text{C3bBb}}$ 変換酵素を固着することにより，これらを活性化させ，多量の C3 分解産物をつくらせる。これによって H 因子の作用から C3b を保護し，多量の $\overline{\text{C3bBb}}$ が形成され，C3 の分解が進む。もう 1 つのプロパージン properdin タンパク質は，この膜に固着した $\overline{\text{C3bBb}}$ に作用し，さらにこの結合を安定化させる。微生物によって直接誘導されるこの一連の反応系は，結果として多数の C3b を微生物上に集積させる。この経路は，補体活性化の**第 2 経路**（**副経路**）alternative pathway と呼ばれる（**図 1.7**）。

細菌表面の炭水化物がマンノース結合レクチン（MBL）と呼ばれる血清タンパク質と結合すると，補体が活性化される

少量の**マンノース結合レクチン** mannose-binding lectin（MBL）が正常血清中に認められ，細菌表面のマンノースや他の炭水化物と結合する。この後，一連の反応が生じ，その結果補体が活性化される。MBL は，MASP1，MASP2 と呼ばれる 2 種のセリンプロテアーゼと反応することにより，補体を活性化する。MASP2 は，C4 と C2 を分解・活性化し，第 2 章に登場する C3 変換酵素，$\overline{\text{C4b2a}}$ を産生する。C3 の活性化は，第 2 経路を始動させ，最終的に，**膜攻撃複合体** membrane attack complex（MAC）を形成する。

C3 以降の経路による膜攻撃複合体（MAC）の形成

さらに多くの C3b が $\overline{\text{C3bBb}}$ 酵素複合体に集積することにより，C5 変換酵素がつくられる。この酵素は C5 タンパク質を分解し，小さなポリペプチドの C5a を C5 より遊離させる。残りの大きな C5b 断片は，C3b に緩やかに結合した状態で留まる。その後 C6 と C7 が C5b に結合し，一過性に膜に結合する部位をもち，C8 に親和性を示す複合体が形成される。その結果，C8 が膜に付着し，C9 の構造変化を誘導する。構造変化により，親水性と疎水性の両者の性質をもつようになった C9 は，脂質二重膜内に挿入され，さらに C9 同士が重合することにより，環状の MAC が膜を貫通する形で形成される（**図 1.8, 2.3**）。このことにより細胞膜に小孔が貫通し，細胞内外の電解質，水分が自由に透過可能となる。細胞内はコロイドのため浸透圧が高いので，Na^{+} と水分が細胞内に流入し，多くの場合細胞融解へと進む。

補体は一連の生体防御機能を保有する

1．C3b と補体レセプターの結合

貪食細胞には C3b に対するレセプター（CR1）と iC3b に対するレセプター（CR3）が発現されており，このレセプターによって C3b の結合した微生物は，貪食細胞の表面に付着する。これをオプソニン化と呼び，補体活性による最も重要な機能と考えられる。

2．生物学的に活性化された断片の遊離

補体活性化の過程で，もともとの分子から C3a や C5a などの小さなペプチドが遊離されるが，これらはいくつかの重要な活性を示す。これらは**アナフィラトキシン** anaphylatoxin と呼ばれ，マスト細胞と循環血中の好塩基球の細胞内小顆粒に容れられたヒスタミン，ロイコトリエン B4 や，腫瘍壊死因子 tumor necrosis factor（TNF）のようなホスト防御メディエーターの放出を誘導する（**図 1.2 i，1.9，1.10**）。また C5a は好中球に直接作用，C3a と C5a は好酸球（後述）に作用し，呼

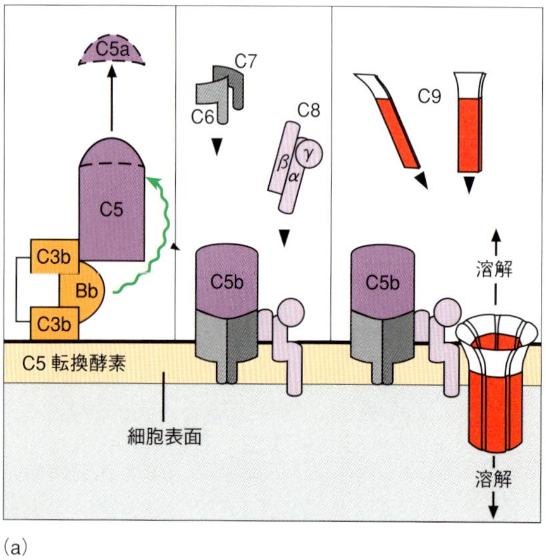

(a)

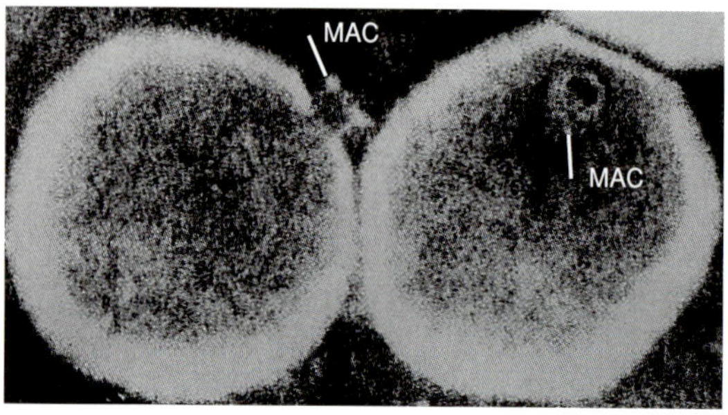

(b)

図 1.8　C5a と C5b-9 膜攻撃複合体（MAC）を形成する C3 以後の経路：(a) 分子構成の模式図。(b) リポソーム膜に挿入された C5b-9 MAC の電顕像。膜に孔があいている。円柱状の複合分子が左側のリポソーム膜にささりこんでいる。右には膜横断面がみえる（J. Tranum-Jensen 教授と S. Bhakdi 博士による）

吸性バースト respiratory burst を誘導し，活性酸素中間体（ROI）を産生し，C3b レセプターの発現を促進させる。重要な機能として，C5a は強力な好中球遊走性因子としても働くことが挙げられる。C3a と C5a は直接毛細血管内皮細胞に働き，血管弛緩や透過性を亢進させる。この効果は，活性化マスト細胞，好中球，マクロファージより放出されるロイコトリエン B4 によって遷延化されるようである。

3．膜を傷害する最終複合分子

すでに示したように，MAC が細胞膜に陥入されることにより，細胞融解が生ずる。

4．補体は抗体反応の始動で働く

抗原が B 細胞の表面レセプターに結合すると，B 細胞は増殖し，抗体を産生する。この B 細胞活性化には，C3b レセプターなどの補助レセプターが関与する。したがって，C3b 存在下で B 細胞が活性化されると，活性化閾値が低下し，微量の抗原によって B 細胞は活性化される。

補体は急性炎症反応を媒介する

補体第 2 経路活性化によって始動する，効果的で調和された防御戦略を**図 1.10** にまとめる。

まず，$\overline{\mathrm{C3bBb}}$ が微生物表面上に結合・安定化し，多量の C3 分子を分解する。C3a 断片は遊離されるが，十分量の C3b が微生物上に結合し続ける。これら C3b は次の過程を活性化し，C5a と MAC を産生する。

次の反応は，炎症性ペプチドの C3a と C5a（アナフィラトキシン）と，アナフィラトキシンによってマスト細胞より放出されるメディエーターによるもので，これらは多形核好中球と，血漿中のさらなる補体成分を微生物侵入部位に集める。補体活性化はまた，接着分子の P-セレクチンや，ICAM-1（intercellular adhesion molecule-1）発現を血管内皮細胞上に誘導する。これら**走化性因子** chemotaxin の影響下で，血管内好中球は血液内の流速を低下させ，また発現増強した細胞膜上の付着分子により毛細血管の内皮細胞に付着し，内皮細胞間の隙間から遊出 diapedesis し，走化性因子の濃度勾配に従い前進する。そしてこれら好中球は，最終的に C3b の結合した微生物に遭遇する。微生物は好中球の C3b レセプターに結合し，比較的高濃度の C3a と C5a が呼吸性バーストを活性化し，急速に殺菌が進む。

流体静力学，および浸透圧変化によって，毛細血管の拡張（発赤 redness），血漿タンパク質と血漿の漏出（水腫 edema），さらに好中球の集積が生ずる過程を総称して**急性炎症反応** acute inflammatory response と呼ぶ。

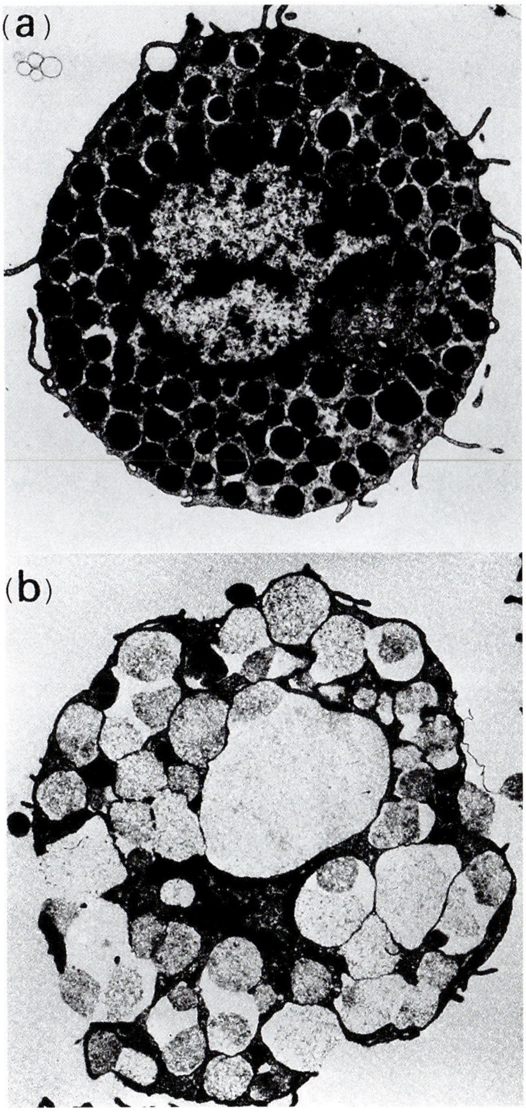

図 1.9　マスト細胞：(a)細胞でつくられる種々の因子を含む多くの顆粒が，休止期マスト細胞にはみられる。(b)刺激後のマスト細胞。顆粒の内容は放出されると，顆粒そのものは大型化して電子密度が低下している。これらの顆粒は細胞内に留まるが，細胞外に開口部をもつ（電子顕微鏡×5,400）（Lawson, D., Fewtrell, C., Gomperts, B., Roff, M. C：*J. Exp. Med.*, **142**, 391-402, 1975 より．© The Rockefeller Univertsity Press）

マクロファージによる急性炎症反応

組織のマクロファージも急性炎症反応で重要な役割を果たす。マクロファージは，C5a や LPS のような TLR に結合するある種の細菌毒素によって直接活性化される。またマクロファージは，C3b でオプソニン化された微生物を貪食した後にも活性化される。活性化に引き続き，マクロファージは急性炎症をさらに増強する多様な可溶性因子を分泌する（**図 1.11**）。これらの可溶因子には，**インターロイキン 1**（**IL-1**）や **TNF** が含まれる。これらの因子は，好中球が付着するための

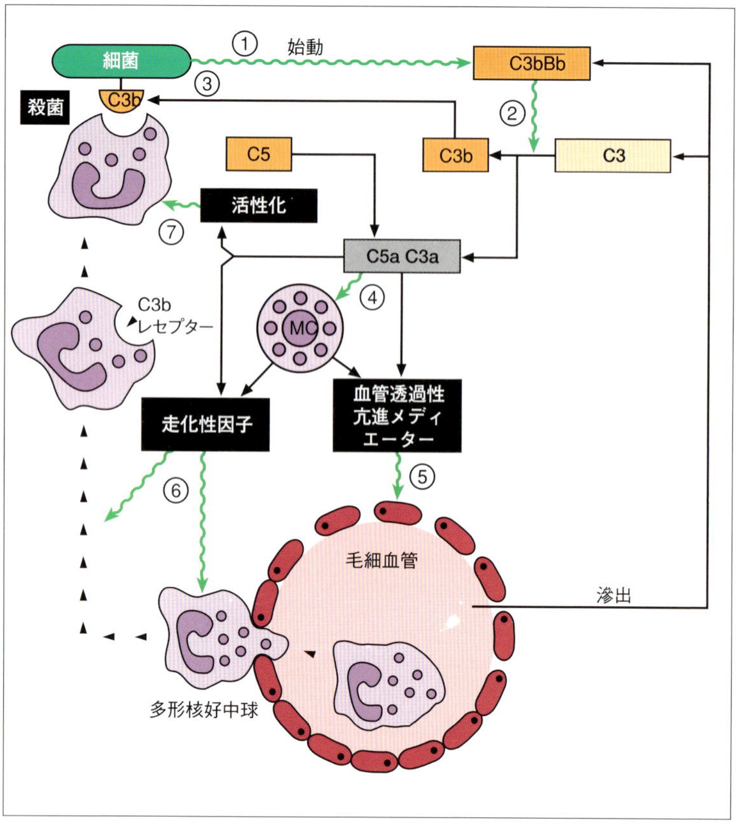

図 1.10　細菌感染後の急性炎症反応における第 2 経路の防御戦略：① C3bBb が細菌によって活性化される。② C3 より C3b が分離し，③ 細菌に結合する。④ C3a と C5a も同時に産生され，マスト細胞（MC）の可溶性因子がリクルートされる。⑤ 引き続き毛細血管が拡張し，血漿タンパク質が濾出する。⑥ また多形核好中球も C3b の結合した細菌へ誘引され，結合し，⑦ 最終的に白血球を活性化し，殺菌する

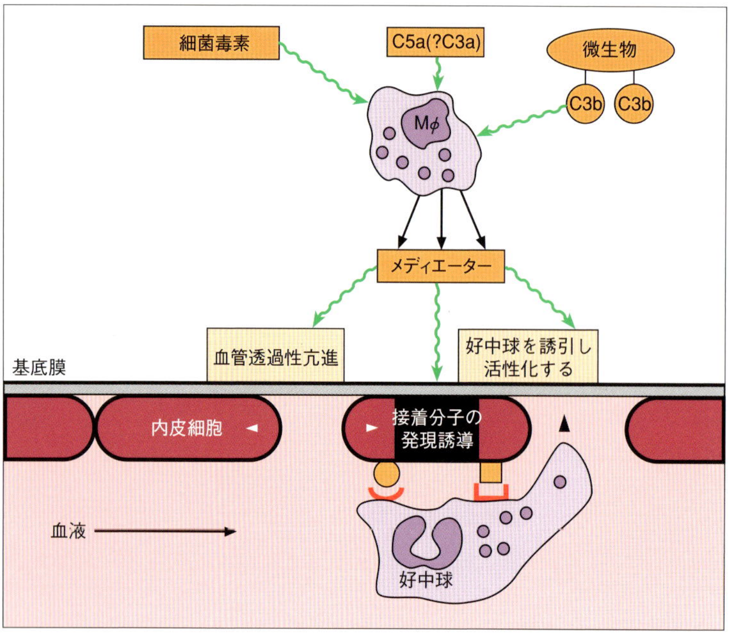

図 1.11　補体や LPS のような細菌毒素の刺激により，急性炎症を誘導する可溶性因子がマクロファージより分泌される：血中の好中球は血管内皮細胞の接着分子に結合し，内皮細胞の間を通り抜ける。さらに走化性因子の濃度勾配に従い，エステラーゼを用いて基底膜を溶解し，通過する。Mφ：マクロファージ

血管内皮細胞表面上の**接着分子** adhesion molecule の発現を増強し，また毛細血管透過性を亢進させ，さらに多形核好中球自身の走化性と活性を亢進する。すなわち，補体活性化による刺激状態においては，マクロファージは急性炎症を増強する細胞性因子の供給源となる。

液性因子による第 2 の生体防御戦略

液性因子による防御系を考えるとき，多くの微生物が補体系を活性化し，結果として MAC が微生物細胞膜内に挿入され，溶解されることを思い起こさなければならない。感染の進展は，組織損傷後に放出され，凝固系を活性化する酵素によって制限される。生体内で産生される殺細菌性物質のなかで，おそらく最も豊富で広範に存在するのはリゾチーム酵素であろう。リゾチームは，これに感受性を示す細菌の細胞壁に露出しているペプチドグリカンを切断するムラミダーゼである。**インターフェロン** interferon は広範な機能を示す一連の抗ウイルス因子で，ウイルス感染により誘導され，ウイルスの増殖と感染の進展を抑える。インターフェロン α（IFNα）は白血球が，インターフェロン β（IFNβ）は線維芽細胞や，ほとんどすべての細胞が産生する。

最後に，肺における 2 種のサーファクタントタンパク質 surfactant protein，SP-A と SP-D について触れる。これらは，種々の脂質とともに肺胞腔を確保するため，肺胞上皮細胞の表面張力を低下させる。また，これらのタンパク質は，コレクチン collectin と呼ばれる一連の分子とは異なる構造グループに属し，レクチン様領域を介して微生物上の炭水化物に結合し，一方の膠原線維様茎で貪食細胞のレセプターに結合することにより，これら感染源の取り込みと殺菌を促進し，自然免疫に貢献する。

感染後増加する急性期タンパク質

感染の間，内毒素 endotoxin（LPS）のような微生物産物はマクロファージを刺激し，IL-1，IL-6 や TNF を放出させる。IL-1 は内因性パイロジェン pyrogen で，体温を上昇させることにより，生体防御にとっては良好な影響を与える。これらは次に肝臓に働き，**急性期タンパク質** acute phase protein と呼ばれる多くの血漿タンパク質の合成と分泌を増加させる。これらのタンパク質には，感染によって血漿中の濃度が 1,000 倍にも増加する C 反応性タンパク質 C-reactive protein（CRP），MBL，血清アミロイド P 因子などが含まれる（**表 1.1**）。MBL が補体を活性化することはすでに示した。もう少し緩やかに血漿濃度が上昇する急性期タンパク質としては，α_1-抗トリプシン α_1-antitrypsin，フィブリノーゲン，セルロプラスミン，C9 や B 因子 factor B がある。結論として，これら急性期反応は生体の抵抗性を増強させ，組織損傷を抑制し，そして炎症局所の沈静化と修復を促進することにより，生体にとって良好な状況をつくり出すと考えられる。例えば，CRP は多数の微生物に結合して複合体をつくり，この複合体がおそらく補体経路を活性化する。ただしこの補体活性は，これまで述べてきた第 2 経路ではなく，**古典的経路** classical pathway による。その結果，微生物表面に C3b が沈着し，したがってこの微生物はオプソニン化され，容易に貪食細胞に結合する。CRP 量の計測は，活発な炎症病巣があるかどうかを推定するための有用な検査になっている。

表 1.1　急性期タンパク質

急性期反応分子	役割
急激に濃度が増加するもの	
C 反応性タンパク質（CRP）	補体結合，オプソニン化
マンノース結合レクチン（MBL）	補体結合，オプソニン化
α_1酸性糖タンパク質	タンパク質輸送
血清アミロイド P 因子	アミロイド因子前駆物質
比較的徐々に濃度上昇するもの	
α_1-プロテイナーゼ阻害因子	細菌のプロテアーゼを抑制
α_1-抗キモトリプシン	細菌のプロテアーゼを抑制
C3，C9，B 因子	補体活性上昇
セルロプラスミン	$\cdot O_2^-$スカベンジャー
フィブリノーゲン	血液凝固
アンギオテンシン	血圧
ハプトグロビン	ヘモグロビン結合
フィブロネクチン	細胞接着

細胞外における細胞傷害機構

ナチュラルキラー細胞は自然免疫の一員

ウイルスは自身の構成成分をつくる器官をもたないので，タンパク質合成などに関わる小器官の存在する感染宿主の細胞内に入ることが，自己複製には必須である。したがって，ウイルスが増殖を開始する機会を得る前に，そのような感染細胞を除去することが宿主としては重要である。**ナチュラルキラー細胞** natural killer（NK）cell は，そのような仕事にうってつけの細胞である。

NK 細胞は形態学的には大顆粒リンパ球 large granular lymphocyte（LGL）（**図 2.4a**）である。NK 細胞はウイルス感染細胞や腫瘍細胞の表面にあり，正常細胞との違いの目印になる高分子糖タンパク質上の構造を認識する。この認識は NK 細胞上の活性化レセプターを介して行われるが，このレセプターは同時に NK 細胞と標的細胞を近接させる（**図 1.12**）。

このような NK 活性分子の多くは，非感染正常細胞上にも存在し，それゆえ NK 細胞には正常な細胞を殺さないように，抑制レセプターも発現されている。これらの抑制レセプターは，ほとんどすべての有核細胞上に発現される**主要組織適合遺伝子複合体** major histo-

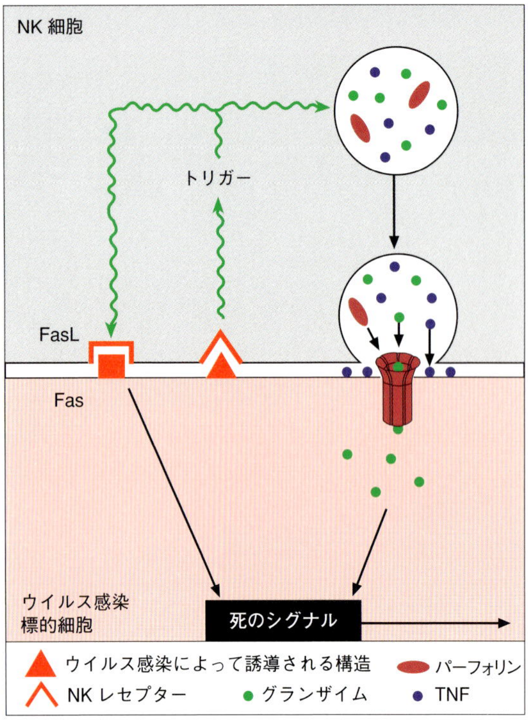

図 1.12 NK 細胞によるウイルス感染細胞の傷害：ウイルス感染細胞の表面に NK 細胞のレセプターが結合すると，NK 顆粒内のパーフォリン分子を細胞外に放出する。これらの分子は重合して標的細胞膜に孔をあける。この孔を通じて顆粒内のグランザイム，TNF や他の細胞傷害性因子が標的内に入る（Hudig, D., Ewoldt, G. R, Woodward, S. L：*Curr. Opin. Immunol.*, **5**, 90-6, 1993 によるモデルを修正）。NK レセプターの結合はまた，NK 細胞上の Fas リガンド（FasL）と，標的細胞の Fas の結合に媒介される傷害メカニズムも活性化し，アポトーシスを誘導する

compatibility complex（**MHC**）**クラス I** 糖タンパク質など，多くの細胞に共通する分子を識別すると，活性化レセプターからのシグナルを抑える。しかし，ウイルス感染細胞や腫瘍細胞は，しばしば MHC クラス I 分子を発現しない。すなわち，MHC クラス I 欠損だけでも，これら標的細胞は NK 細胞によって殺される（**図 4.4** 参照）。NK 細胞の活性化により数分以内に，標的細胞側の細胞質に NK 細胞の顆粒が集まり，次にこれら顆粒の内容が NK 細胞と標的細胞の間隙に放出され，標的細胞が傷害される。

これら顆粒内の分子のなかで最も重要と思われるのは**パーフォリン** perforin，またはサイトリジンで，これらは C9 と類似の構造を示す。ただしパーフォリンは，他の分子の参加なしでも Ca^{2+} の存在下で単独で標的細胞の膜内に突き刺さり，MAC と同じように 1 個の孔を貫通させる（**図 1.8**）。NK 細胞の顆粒には，パーフォリン以外にリンホトキシン α lymphotoxin α と，グランザイム granzyme と呼ばれるセリンプロテアーゼが存在する。グランザイム B は，標的細胞に**アポトーシス** apoptosis（プログラム細胞死programmed cell death）を誘導する，NK 細胞の細胞傷害因子として機能する。

アポトーシスにおいては，ヌクレオソーム間にある DNA 該当部位に Ca 依存性のエンドヌクレアーゼが作用して，急速な核の断片化が誘導される。他の NK 細胞媒介性細胞傷害の認識系では，標的細胞上に発現が亢進した **Fas レセプター**分子に，NK 細胞上の Fas リガンド（**FasL**）が結合し，傷害が始動される。Fas-FasL 結合は，標的細胞の中にアポトーシス・シグナルを送る。NK 細胞から放出された TNF と標的細胞上のレセプターが結合しても，アポトーシスが誘導される。これらの TNF ファミリーの 1 つで，活性化 NK 細胞上に発現されるものとして，TRAIL（tumor nerosis factor-related apoptosis-inducing ligand）がある。

NK 細胞はサイトカインを産生し，炎症と獲得免疫を制御する

NK 細胞はウイルス感染細胞や腫瘍細胞を殺すだけではなく，一度活性化されると多種のサイトカインを産生する。これらには，炎症で働く IL-1 や TNF，顆粒球-マクロファージ-コロニー刺激因子 granulocyte-macrophage colony-stimulating factor（GM-CSF），INFγ，トランスフォーミング増殖因子 β transforming growth factor-β（TGFβ）などがある。後者は獲得免疫に関与する（第 2 章参照）。NK 細胞はまた，CD40 リガンド（CD40L）のような補助刺激分子も発現し，さらに活性化後には，B 細胞機能を制御するとされている。

好酸球 eosinophil

蠕虫のように大きな寄生虫が貪食されることは物理的に不可能で，好酸球による細胞傷害はこのような場合に対処するため進化してきたと考えられる。好酸球は，骨髄から出た後，末梢血中を循環し，主として肺や腸管など末梢組織に移動する。好酸球のこの特異的な分布から，これらが粘膜の防御と監視において，重要な役割を果たすことがわかる。好酸球は酸性色素によって染色される特異な顆粒をもつ（**図 1.2b**）。好酸球は，サイトカイン，ケモカイン，接着分子，そして補体成分に対するレセプターをもち，活性化されると活性酸素代謝物と炎症性サイトカインの産生と同時に，きわめて特異的な呼吸性バーストを示す。

大部分の蠕虫は補体第 2 経路を活性化する。これらは C9 による膜攻撃には抵抗性であるが，C3b の結合した蠕虫は C3b レセプターを発現する好酸球に結合する。この結合が首尾よく好酸球の活性化を誘導できれば，好酸球は攻撃を開始する。すなわち，好酸球顆粒内の主要塩基性タンパク質 major basic protein（MBP）を放出して寄生虫の膜を傷害する。

復習

多様な自然免疫のメカニズムが働く。このメカニズムは，度重なる感染によっては改善されない。

感染に対する障壁

- 皮膚や粘膜上の粘液，線毛の動き，体液による洗浄，抗菌作用などによって，微生物は体内に侵入できない。
- いったん微生物が体内に侵入すると，リゾチームのような可溶性因子に破壊される。また，貪食された微生物は細胞内で消化される。
- 貪食細胞は微生物を殺す。
- 主要な貪食細胞は，多形核好中球と単核のマクロファージである。微生物は，それらの病原体関連分子パターン(PAMP)と，貪食細胞上のパターン認識レセプター(PRR)間の相互反応によって，貪食細胞に結合する。
- Toll 様レセプター(TLR)は，細菌の産物を認識する膜貫通タンパク質である。これらを介して活性化されると，炎症性サイトカインが放出される。
- 微生物が PRR に結合すると，これらの取り込みが始動され，微生物は細胞質の空胞内に取り込まれる。
- 強力な殺菌メカニズムが次に働く。これらには，活性酸素種(ROI)の産生，NO の合成，そして顆粒から多種の酸素非依存性要素の放出が含まれる。
- 貪食細胞が微生物に接近し，取り込む際，多種の分子カスケードより構成される補体系が用いられる。
- 量的に最も多い C3 は，酵素に解離されて C3b を形成する。C3b は微生物に付着する。
- マンノース結合レクチン(MBL)は，微生物上のマンノースに結合し，セリンプロテアーゼの MASP1 と MASP2 を結合することにより，補体活性化を始動する。
- いったん C3 が解離されると，C5 が活性化され，小さなペプチド C5a ができる。残りの C5b は微生物表面に結合し，C6-C9 を会合させ，膜攻撃複合体(MAC)を形成する。MAC は微生物膜に孔をつくり，浸透圧溶解を誘導する。

補体は多様な生体防御機能をもつ

- 微生物に結合した C3b は，貪食細胞上の C3b レセプター(CR1)に結合し，貪食作用を促進する。
- C5a は好中球に対して強い走化活性作用を有し，さらに好中球を活性化する。C3a と C5a は，好酸球に対しても同様に作用すると同時に，毛細血管の透過性を亢進させる。
- C3a と C5a はマスト細胞から，ヒスタミン，ロイコトリエン B4 や TNF などのメディエーターを放出させる。これらの分子も毛細血管透過性を亢進させ，また同時に好中球の走化性，血管付着と活性化を誘導する。
- MAC の微生物膜への挿入は，これらの溶解を起こす。
- C3b は B 細胞の抗体産生を促進させる。

補体媒介性急性炎症

- 補体活性化による好中球の誘引・活性化に続き，活性化された貪食細胞は，C3b レセプターを介して C3b の結合した微生物に結合し，これらを取り込む。好中球のリクルートと血管透過性亢進は，抗微生物急性炎症反応を形成する。
- 補体活性化により，血管内皮細胞上の接着分子発現が誘導される。これに伴い，好中球が内皮に結合し，内皮細胞間をすり抜け，微生物の存在する場所へ移動する。
- 貪食細胞は C5a によって活性化され，微生物を取り込み，これらを殺す。
- C5a や TLR に結合する，内毒素のような細菌産物によって活性化された組織のマクロファージによっても，炎症は誘導される。これらのマクロファージは，IL-1 や TNF などのサイトカインを分泌する。これらの炎症性サイトカインは，血管内皮の付着性を亢進させ，炎症局所にさらに多数の細胞を集積させる。

第 2 の防衛戦略となる液性メカニズム

- リゾチームに加え，デフェンシンや補体成分，C 反応性タンパク質(CRP)のような急性期タンパク質を含む他の可溶性因子，そしてマンノース結合リガンドなどの合成が，炎症によって著明に増強される。
- ウイルス感染からの回復には，インターフェロンなどのウイルス複製阻害分子が有効である。
- 微生物の糖鎖と，貪食細胞上のレセプターに結合するコレクチンは，貪食を増強する。

急性期タンパク質は感染によって増加する

- IL-1 や TNF などのサイトカインは，急性炎症期に放出され，肝臓に急性期タンパク質と呼ばれる血漿タンパク質を合成させる。
- これらは生体防御に有効である。
- CRP 計測は，炎症過程の臨床的評価に有効である。

細胞外傷害活性

- NK 細胞はウイルス感染細胞や腫瘍細胞上の糖を認識し，活性化するレセプターを発現する。また NK 細胞は，正常細胞に発現される MHC クラス I に結合すると抑制シグナルを送る抑制型レセプターを発現する。
- ウイルス感染細胞は，NK 細胞によって殺される。この細胞傷害は，パーフォリン/グランザイムを介するか，または NK 細胞の FasL と，標的細胞上の Fas 反応を介するアポトーシス誘導による。
- C3b に結合する好酸球による細胞外傷害は，多くの大型寄生虫による宿主寄生を防ぐ。

特異的獲得免疫

特異免疫機構の必要性

人類を脅かす微生物は，自然免疫による防御機構から免れる戦略を多くの突然変異の機会を利用して進化させ，その結果多数の微生物が，補体の活性化をまったく誘導しない外膜をつくり上げた。したがって生体は，これらの多くの微生物それぞれに対して，個々に対処可能な防御機構を新たにつくり上げる必要があった。つまり，生体が感染から免れるためには，途方もなくたくさんの数の**特異的免疫防御機構** specific immune defence が必要とされた。たいへんな要求である。

抗体 antibody—特異的適応分子

進化の過程は，その結果として，生体にとって有利な効果がもたらされたときにのみ，明快に理解される。進化は正に，補体系を活性化し，貪食細胞を刺激するのみならず，人類を脅かす微生物に結合することができるような適応分子をつくり出した。したがってこの適応分子は3つの領域をもつ。最初の2つは補体と貪食細胞との間の生物学的機能に関わる領域で，残りの1つは個々の微生物との結合に関与する，すなわち外部認識機能に関わる領域である。最後の領域は特定の微生物と相補的な構造を保有し，したがって一定の親和性をもってその微生物と結合することができる。生物学的機能を示す領域は一定の構造をもつが，最後の特異的認識に関与する部分は，無数の微生物個々に対応する必要がある。この適応分子とは，いうまでもなくわれわれが**抗体** antibody と呼んでいる分子である（**図 2.1**）。

抗原-抗体複合体によって誘導される補体活性化経路，古典的経路

抗体の重要な機能として，これらが微生物に結合したとき，**古典的補体活性系** classical complement sequence を活性化することが挙げられる。微生物に抗体が結合し，複合体を形成すると，古典的経路のなかでは一番最初の分子である C1q が抗体と結合する。C1q は，中心の1本のコラーゲン様分子から6本のペプチドが枝分かれした構造をとる。それぞれのペプチド先端は，抗体結合単位となる（満開の花に類似）。抗原-抗体複合体への結合によって生ずる C1q の変化に引き続いて，他の2つの分子，C1r，ついで C1s のタンパク質分解活性が増加する。これは Ca^{2+} によって安定化され，3分子よりなる C1 複合体を形成する。この C1 複合体は C4 と C2 に作用して，多くの新しい **C3 解離酵素** C3-splitting enzyme の $\mathbf{C\overline{4b2a}}$ 分子をつくり出す一連の反応を促進するうえで，重要な役割を果たす（**図 2.2**）。

この反応系の次の因子は C4 である（反応系の全体像が判明する前に番号がつけられたため順番にはなっていないことに注意）。C4 は C1 に結合し，$C\overline{1s}$ によって酵素的に分解される。多くの酵素系から構成される反応系であることから予想されるように，C4 のいくつ

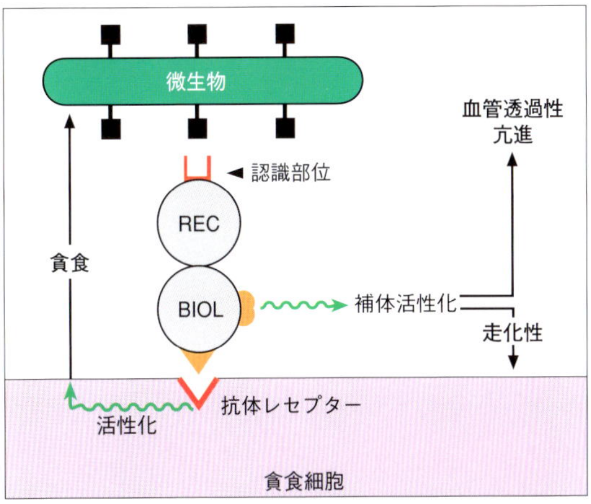

図 2.1 抗体分子：生物活性（biological function：BIOL）をもつ抗体の定常部位は，補体活性化や貪食などの促進機能をもつ。これに対して外来微生物の認識部位（recognition unit：REC）は抗体ごとに異なる

かの分子は，C4a と C4b の 2 つの断片に分解される。C4a は，弱いながら C5a や C3a のようにアナフィラトキシン活性をもつこと，そして C4b は C3b に似た**オプソニン活性** opsonic activity をもつことに注意すべきであろう。Mg^{2+}存在下で C2 は C$\overline{4b}$ と結合し，C$\overline{1s}$ の新しい基質になる。その結果できる C$\overline{4b2a}$ は，C3 の分解に必須の C3 変換酵素活性を保有する。

この古典的経路の C3 変換酵素は，第 2 経路で形成される C$\overline{3bBb}$ と同じ特異性をもち，同様に同じ C3a と C3b 断片を産生する。1 個の C1 複合体の活性化は文字通り数千の C3 分子のタンパク質分解をもたらす。この後は第 2 経路の C3 後の反応で示したと同じように進み，1 個の C3b 分子が C$\overline{4b2a}$ 結合して，C5 分解酵素をつくり，最終産物の**膜攻撃複合体** membrane attack complex（MAC）が形成される（**図 1.8，2.3**）。第 2 経路と同様に，C3 変換酵素は，H と I 因子によって制御され，C$\overline{4b2a}$ 分解は，C4 結合タンパク質（C4 bp），または CR1 と呼ばれる細胞膜の C3b レセプターによって生ずる。

第 2 経路と古典的経路の類似性は**図 2.2** に示してあるが，さらにこの図はいかに抗体が自然免疫系を補完し，またさらに改良して，**急性炎症反応** acute inflammatory reaction を誘導するかを示す。

抗体産生に関与する細胞群

抗原によって抗体産生リンパ球が選択される

休止期リンパ球 resting lymphocyte は，濃縮された染色質のため濃染される核と，基礎エネルギーを得るための少数のミトコンドリアのある狭小な細胞質をもつ（**図 2.4a**）。骨髄 bone marrow で分化するため，**B 細胞**（リンパ球）B-lymphocyte と呼ばれるリンパ球亜群があるが，これらはそれぞれたった 1 種類の抗体をつくるようにプログラムされており，相応する抗原に対するレセプターとしてこの抗体を細胞膜上に発現する。これらのレセプター抗体は蛍光標識で視覚化され

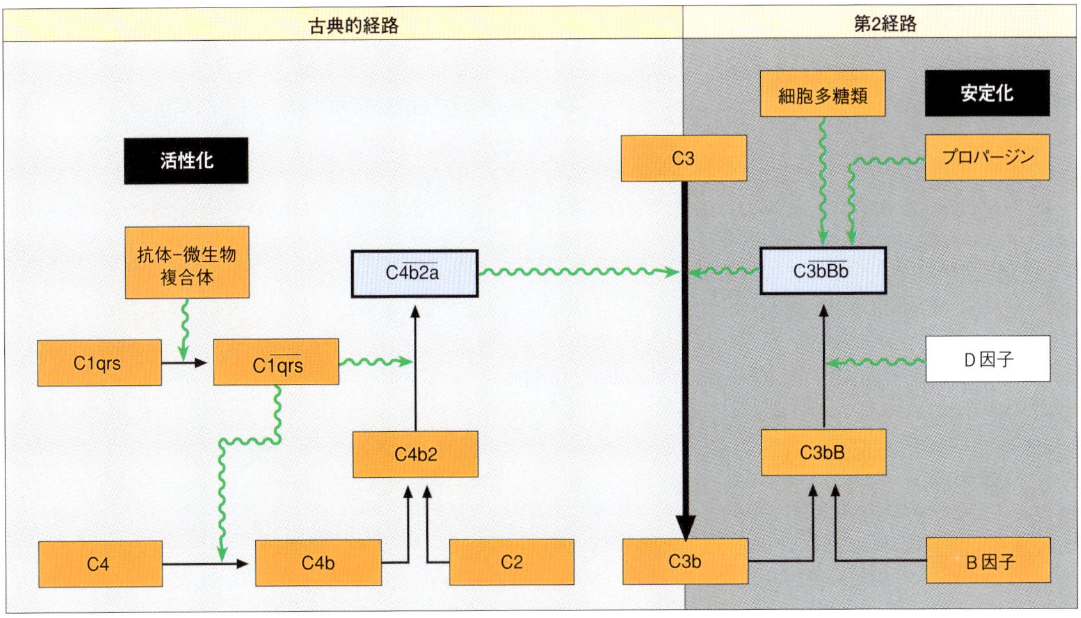

図 2.2 補体の古典的経路と第 2 経路の比較：古典的経路は抗体依存性で，第 2 経路は非依存性である。プロテアーゼ活性をもつ分子群を淡青で示す（C$\overline{4b2a}$，C$\overline{3bBb}$）。マンノース結合レクチン（MBL）経路（8 頁参照）はこの図には示されていない

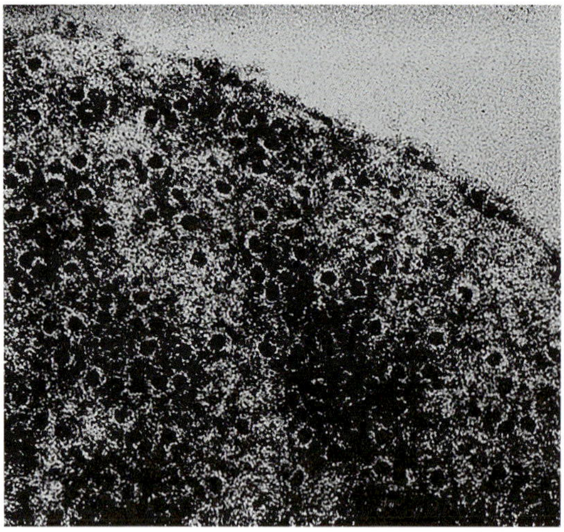

図 2.3 IgM 抗体と補体によって生じる大腸菌細胞壁の多数の孔：(ヒトの抗体には，IgM，IgG，IgA，IgE，IgD の 5 種(アイソタイプ)がある。これらの分子の尾部，すなわち補体活性化や，マスト細胞感作などの生物学的機能を担う定常域は，これら 5 種の抗体によりそれぞれ異なる。) 図の孔は，1 個の IgM によってつくられ，この膜を貫通する孔のために，ネガティブ染色され，暗いくぼみとして認められる。実際はこれらの孔は，火山のクレーター状をしており，それぞれ 1 個の MAC によって形成される(図 1.8 参照)(×400,000)(R. Dourmashkin 博士と J. H. Humphrey 博士の好意による)

る。**図 2.4c** に，ヒト抗体でウサギを免疫してつくったウサギ抗ヒト抗体を蛍光標識し，これによって染色したヒト B 細胞の表面上の抗体分子を示す。個々のリンパ球は，表面上に 10^5 オーダーの同一抗体分子をもつ。

微生物を構成する分子のなかで，抗体産生を誘導し，また抗体と反応するものを**抗原** antigen (generates antibody) と呼ぶ。抗原が体内に入ると，それぞれ異なる認識部位をもつ抗体レセプターを発現する膨大な数のリンパ球と遭遇する。抗原はそのなかで構造的に適合したレセプターとのみ結合する。抗原の結合したレセプターを発現するリンパ球には活性化シグナルが入り，その結果リンパ球の大きさは増大し，増殖を開始し(**図 2.4b**)，さらに抗体産生**形質細胞** plasma cell に分化する(**図 2.4d，2.5**)。1 個のリンパ球は 1 種類の抗体しか産生せず，形質細胞が分泌する抗体はもともとリンパ球のレセプターとして働いたものと同一なので，抗体は抗原と強く結合する。このようにして，抗原はそれ自身を効率的に認識する抗体を選別する(**図 2.6**)。

リンパ球クローンの拡張に依存する液性免疫は抗原と遭遇後獲得される

われわれは数百万の異なる抗体分子をつくることができるが，それぞれの型の抗体を産生する途方もなく多数のリンパ球を日常的にもつことは考えにくい。なぜならそれほど多くのスペースが体にはないからである。このことを可能とするのは，抗原との接触によって刺激されたリンパ球が連続的に増殖し(**図 2.4b**)，その抗原に特異的な抗体をつくる形質細胞クローンを拡張することである。この**クローン選択** clonal selection 方式で，効率的に感染に対抗するのに必要で，十分量の抗体が産生できる(**図 2.6**)。

十分な数にまでクローンを拡張するには時間がかかるので，通常抗体が血清中に検出されるのは，最初に抗原と遭遇した数日後である。抗体は，抗原暴露の結果新たにつくられるので，**獲得免疫反応** acquired

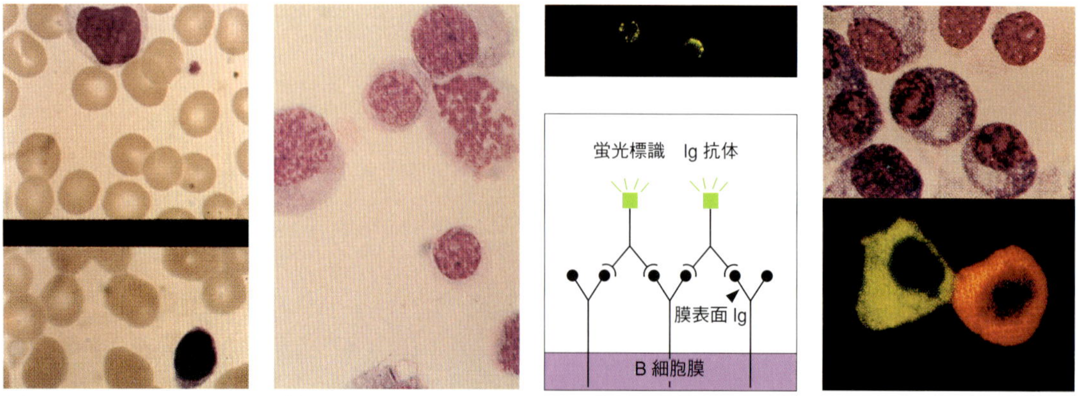

(a) (b) (c) (d)

図 2.4 獲得免疫を担う細胞：(a)小リンパ球。濃縮された染色質が，濃染された核として認められる。下図は細胞質が狭少な典型的休止期 T 細胞を示す。上図は大顆粒リンパ球(LGL)で，中等度に豊富な細胞質に，アズール好染性顆粒が認められる(ギムザ染色)。(b)ポリクロナールな活性化物質で刺激後出現するリンパ芽球。大型のリンパ芽球は，孤立する小リンパ球と比べて細胞質/核比が高く，また 1 個のリンパ球は分裂中である(メイ-グリュンヴァルト-ギムザ染色)。(c)蛍光色素で標識した抗 Ig 抗体で染めた B リンパ球(■)。貪飲を抑えるため，低温下で反応を行うと，抗体は生きたリンパ球の細胞質の中には入らないで，膜表面分子とのみ反応する。凝集した表面 Ig の集塊，パッチがみられる。右リンパ球内では，次に表面 Ig はキャップをつくっている。キャップ形成中に，細胞膜直下のミオシンが表面 Ig とともに再分散し，柄をもたなかった細胞が，キャップと反対方向に動き始める。(d)上図は形質細胞。核は車軸状である。細胞質は豊富な RNA のため強塩基好性である。核近傍の明るくみえる領域は，ゴルジ野に相当する(メイ-グリュンヴァルト-ギムザ染色)。下図は細胞内抗体をフルオレセインでラベルした抗 IgG 抗体(緑)と，ローダミンでラベルした抗 IgM 抗体(赤)で染めたものである。(a は M. Watts 氏により，b と c は P. Lydyard 博士，d は C. Grossi 教授より供与)

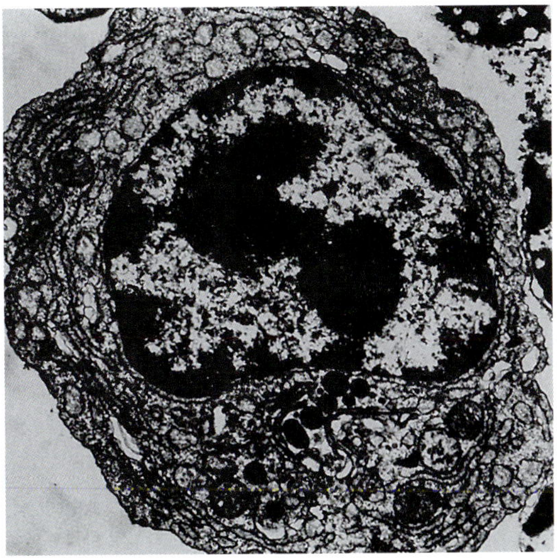

図 2.5 **形質細胞**(×10,000):著明な粗面小胞体があり，これらはIgを合成・分泌する

immune response と呼ばれる。

獲得される記憶

われわれがある感染源に対して抗体をつくり，そしてその微生物がわれわれの環境に存在し，また再び遭遇する可能性が高いと想定しよう。抗原に最初に接触したとき，われわれの免疫系がそれに応じて変化し，その後の同一抗原暴露に対して，より早く，強い反応を誘導することができる記憶機構を残すことは有効なことと思われる。

通常の多くの感染の経験から，実際免疫系がそのようにできていることはわれわれも知っている。われわれが，麻疹 measles，流行性耳下腺炎 mumps，水痘 chickenpox，百日咳 whooping cough などに二度かかることはほとんどない。1回目の感染によって，一定の情報が明らかに免疫系に入り，**記憶** memory として伝えられ，そのため，われわれの体はその後同一病原体が再び侵入したときに，効率的に備えることができる。これが，免疫の成立である。

より強力な二次抗体反応

最初と二度目の抗原との接触後に生ずる一次および二次抗体反応を解析することにより，免疫系の発達の基本を知ることができる。例えば，われわれが子供を破傷風 tetanus 毒素のような菌体成分で免疫すると，数日経過後に血中に抗体が検出されるようになる。抗体は増加してピークを示した後，減少する(**図 2.7**)。もしこの後，再び毒素を子供に注射すると反応の経過

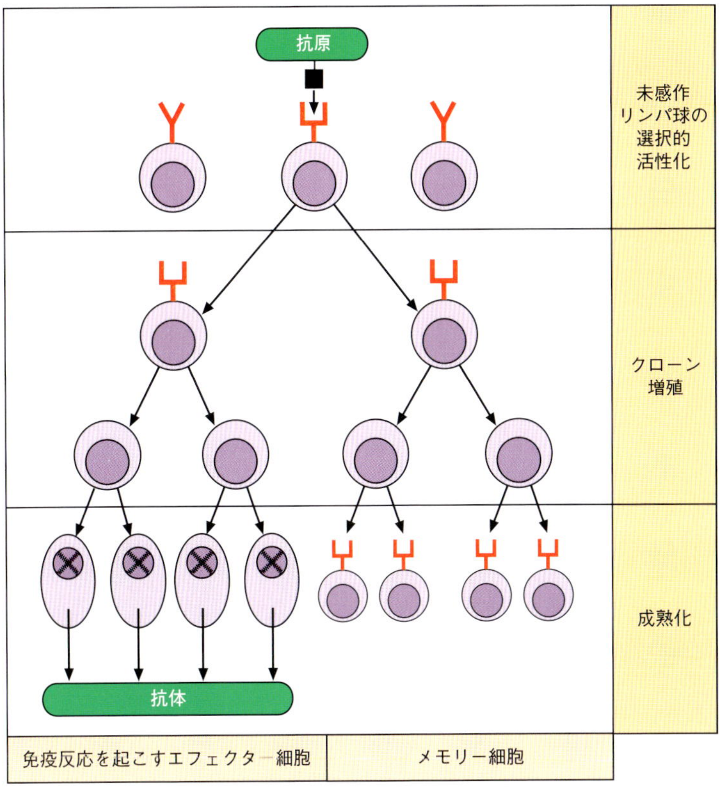

図 2.6 **抗原刺激後のクローン選択によってエフェクターとメモリー細胞が産生される細胞メカニズム**:抗原によって選択された細胞は，何度も分裂を繰り返し，成熟化して拡張し，抗体産生ポピュレーションとなる。抗原反応性リンパ球の一部はメモリー細胞となる。他の細胞は，液性免疫や細胞性免疫のエフェクター細胞へと成熟する。メモリー細胞は，未感作リンパ球より少ない数の分裂でエフェクター細胞へと分化できるので，二次反応では早期に反応が認められる。特定の抗原に反応するメモリー細胞の拡張したクローンによって，一時反応に比べ，二次反応は強くなる

は劇的に変わる。2〜3 日以内に，血中抗体価は急速に上昇し，**一次反応** primary response で認められたものよりはるかに高い値を示す。この**二次反応** secondary response では，抗体産生系の準備状態の完了，または抗体産生細胞の感作 priming によって，より早く反応が誘導され，より多量の抗体を産生することになる。

免疫されたリンパ球ポピュレーションが強い反応を誘導するのは，当該抗原により刺激されうるリンパ球数が増加していることが理由だが，そのほかにも後述するように，これら**メモリー細胞** memory cell が質的に変化していることも理由の 1 つである。

獲得免疫は抗原特異的である

抗原間の識別

1 つの微生物に対して成立した記憶や免疫は，他の無関係の微生物に対しては防御機構として働かない。麻疹にかかった後，さらなる麻疹ウイルス感染に対して免疫が働くが，ポリオや流行性耳下腺炎ウイルスに対しては免疫をもたない。獲得免疫は**特異性** specificity を示し，2 種の微生物を厳密に区別することができる。この特異性はもちろん，これら抗原に対する抗体分子の認識部位によって担われる。

自己と非自己間の識別

抗原間の識別は，さらに次の**自己** self と**非自己** non-self との識別へと展開を遂げる。個体は何が異物か，すなわち非自己かを識別しなければならない。この識別の欠陥は，自分の体を構成する成分に対する抗体（**自己抗体** autoantibody）の産生につながり，これは実際自己免疫疾患を生ずる。したがって，体は自己と非自己を区別するための機構を発達させなければならない。後述するように，出産前後の時期に発達しつつある免疫系組織に，血液などを介して到達する体の構成分は，その後自己とみなされる。これらの自己成分に対する永続する無反応性，または**寛容** tolerance がこの間に確立し，免疫系の成熟が完成した後も，自己反応性リンパ球は抑制または寛容状態となる。ここで注意すべきは，この自己寛容は成熟期においては決して完全ではなく，われわれの体には潜在的に有害な自己反応性リンパ球が，実は存在することである。

ワクチンによる免疫は，獲得される免疫記憶依存性である

およそ 200 年前に，Edward Jenner は重要な研究を行い，この研究はその後免疫学が 1 つの系統的学問として認識される第一歩となった。乳搾りの女の皮膚に痘瘡の痕跡がないことに気づき，Jenner はヒトには毒性を示さない牛痘ウイルスに暴露させれば，それと関連したヒト痘瘡ウイルスに対する防御が成立するのではないかと考えた。少年に牛痘を接種し，その後この子供が痘瘡ウイルスに暴露されても発症しないことを観察して，Jenner は喜び，同時に安心した。無害な形の病原体を接種することにより，特異性と記憶をもつ獲得免疫を賦与する，近代**ワクチン法** vaccination を確立したのである（ラテン語の *vacca* は牛の意）。

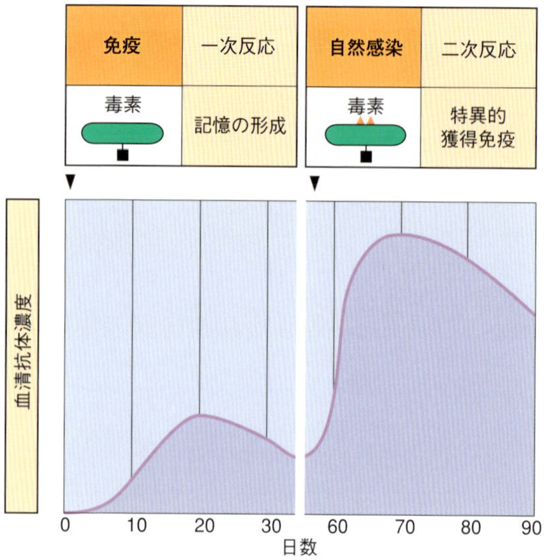

図 2.7 破傷風毒素に対するワクチンの投与の理論：毒性（▲▲で表示）をホルムアルデヒド処理によって失活させた細菌毒素は，抗原性は保持している。二度目の抗原との接触により生ずる抗体反応は，急速で強い。つまり，自然界における感染において毒素に暴露されても，メモリー細胞を刺激し，急速で高度の中和抗体反応を生じるために，個体は守られる

ワクチンの基本戦略は，毒性の少ない感染体，または防御免疫を成立させるために必要な抗原性を充分保持する無害毒素を準備することである。これは殺菌または弱毒化病原体，精製病原体因子，または化学的に修飾した抗原を用いることで可能である（**図 2.7**）。

細胞性免疫は細胞内病原体に対する防御機構である

多くの病原体は可溶性抗体が到達できない，宿主細胞内で生存する。ウイルスのような細胞内寄生体は，細胞内でなければ増殖できない。結核菌やリーシュマニアのような細胞内寄生体は，特にマクロファージのような細胞質内で増殖するが，細胞外でも生存可能である。これらはむしろ安全な細胞内を好むかにみえる。

1 つのまったく独立した免疫系が，このような状況に対処するため進化してきた。これは **T 細胞** T cell と呼ばれる，独立したリンパ球ポピュレーションを基盤

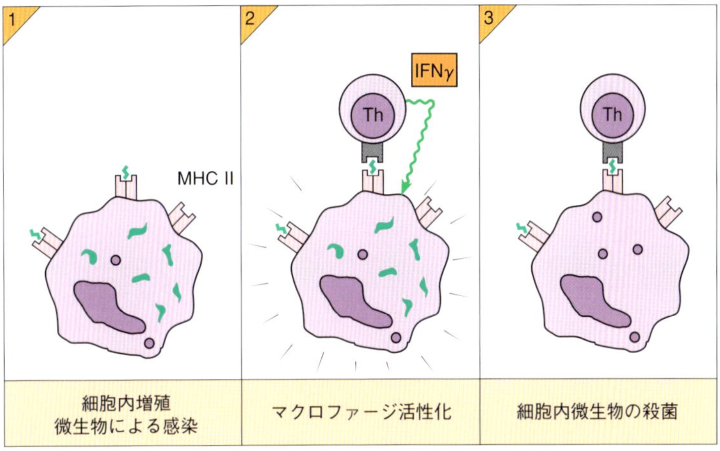

図 2.8 マクロファージによる細胞内微生物の傷害：(1)細胞の微生物由来の抗原( )が，MHC クラスⅡ( )と複合分子をつくる。(2)ヘルパー T 細胞(Th)がこの表面複合分子に結合し，サイトカインである IFNγ を産生する。IFNγ はマクロファージ内の殺菌メカニズムを活性化する。(3)感染源は死滅する

とする。これらはＢ細胞と異なり，**胸腺** thymus gland の環境下で分化するため，Ｔ細胞と名づけられた(**図 2.4a**)。Ｔ細胞は，細胞質内に感染源をもつ細胞に対処するために特化してきたので，これらは体細胞の表面に発現された抗原のみを認識する。したがって，**Ｔ細胞表面抗原レセプター** T-cell surface receptor (TCR) は，抗原と同時に，Ｔ細胞が接触しているのが他の細胞であることを示す目印も認識する。この点は，Ｂ細胞の抗原レセプターである抗体分子とは大きく異なる。これら目印分子は，**主要組織適合遺伝子複合体** (MHC) として知られる非常に重要な分子群で，そもそもは，同種間(アロ)で認められる強い移植免疫反応を誘導する抗原分子として同定されたものである。

Ｔ細胞はサイトカインを産生し，マクロファージによる細胞内寄生体処理を促進する

細胞内寄生体は，マクロファージのもつ固有の殺菌メカニズムを不活性化する能力を獲得することによって，初めてマクロファージ内で生存することが可能となった。しかし，細胞内で偶発的に死んだこれら寄生体をマクロファージが処理して，小さな抗原に断片化し，細胞表面に発現することをこれらの寄生体は妨げることができない。**ヘルパーＴ細胞** helper T-cell (Th) と呼ばれるＴ細胞サブセットは，このマクロファージ上の抗原によって免疫される。免疫されたＴ細胞は，次にマクロファージ細胞表面上の抗原と，MHC クラスⅡ分子両者の複合体に遭遇すると，これを認識して結合し，**サイトカイン** cytokine と呼ばれる種々の可溶性因子を産生する。これらサイトカインには，IL-2 などのインターロイキンが含まれる(65 頁参照)。細胞型により，異なるサイトカインが産生されるが，これらは一般的に近傍の細胞に対してのみ作用する。あるＴ細胞の産生するサイトカインは，Ｂ細胞を補助して抗体をつくらせるが，**インターフェロンγ** interferonγ (INFγ) のような他のサイトカインは，**マクロファージ活性化因子** macrophage activating factor として働く。これら INFγ などは，細胞内寄生体によって不活性化されたマクロファージ内殺菌メカニズムを働かせ，寄生体を殺す(**図 2.8**)。

細胞傷害性Ｔ細胞と抗体依存性細胞媒介性傷害(ADCC)細胞は，ウイルス感染細胞を殺す

ウイルスが増殖を開始する前に，ウイルス感染細胞を殺すことが宿主にとって有利であること，**ナチュラルキラー細胞** natural killer (NK) cell が，この細胞傷害で働くことをすでに述べてきた。しかし，NK 細胞は限られた標的しか殺さないので，この殺機構の効率を高めるには，標的特異性を拡張する必要がある。

この手段の１つとして，標的細胞表面のウイルス抗原に特異的な抗体を結合させる方法がある。なぜなら，NK 細胞は抗体分子の定常部位に対する Fcγ レセプターをもち，この点で貪食細胞に似ているからである。つまり，抗体は NK 細胞と標的細胞を架橋によって結合する。さらに，この標的細胞上の抗原と抗体分子複合体によって NK 細胞は活性化され，ウイルス感染細胞を細胞間メカニズムによって殺す(**図 2.9**)。この殺細胞系を**抗体依存性細胞媒介性傷害** antibody-dependent cellular cytotoxicity (ADCC) と呼ぶ。

ウイルス感染細胞はまた，**細胞傷害性Ｔ細胞** cytotoxic T-cell (Tc) と呼ばれるＴリンパ球のサブセットによって制御される。Tc はヘルパーＴ細胞のようにクローンごとに異なるＴ細胞レセプター(TCR)をもち，したがって，莫大な数の抗原特異性を保有する。このような多様なレセプターは，Ｂ細胞上の抗原レセプターとある意味で似ている。もちろん１個の Tc は，たった１種類のレセプターしか発現しないし，ヘル

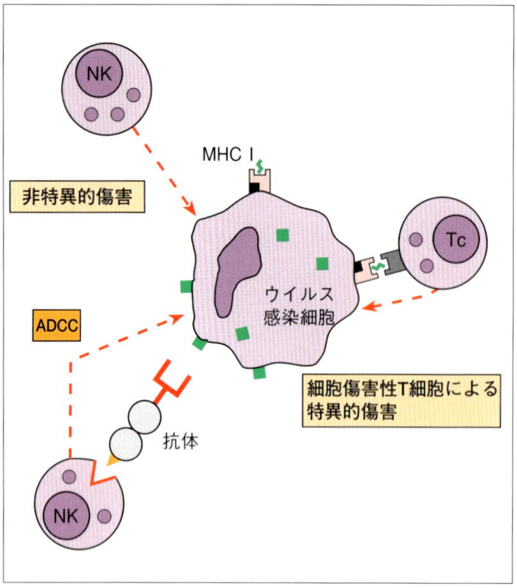

図 2.9 ウイルス感染細胞の死：NK 細胞の非特異的細胞傷害機構を抗体によって標的細胞に集中することが可能で，これにより抗体依存性細胞媒介性傷害（ADCC）が生ずる。細胞傷害性 T 細胞は特異レセプターを用い，標的細胞の抗原と MHC クラスⅠ複合分子を認識する

パー T 細胞同様，抗原と MHC，この場合は**クラスⅠ分子**を同時に認識する（**図 2.9**）。この認識を介して，Tc は標的細胞に接着し，アポトーシス経路による死のシグナルを送るのである。

B 細胞と類似の方法で T 細胞は選択され，抗原によって活性化される。クローンの増殖で拡張し，成熟して Th や Tc となると同時に，メモリー細胞ポピュレーションも拡張する。すなわち，T 細胞と B 細胞の両者は，多様な様式で**特異的獲得免疫** specific acquired immunity を誘導し，大部分の場合，それによって自然免疫の有効範囲を拡張し，最初の感染後に，同じ微生物による次の接触に対して免疫が準備されるという，生体にとって有利な機構を働かせる主役である。

免疫病理 immunopathology

免疫系は，明らかに生体にとってよい機構であるが，特殊な状況下では，宿主の破壊をもたらすことがある。すなわち，特別に強力な反応が誘導されたり，長期間外来抗原に暴露されたりすると，時に組織傷害や**過敏症** hypersensitivity 反応が生ずる。例えば，植物の花粉に対する**アレルギー** allergy や，ある種の薬剤服用に伴う血液疾患，溶血性連鎖球菌感染後に生ずる免疫複合体糸球体腎炎，そして結核症や住血吸虫症に付随する慢性肉芽腫である。

他の例として，自己抗原に対する過敏症が自己寛容機構の破綻により生じ，結果として甲状腺中毒症，重症筋無力症，その他多くの**自己免疫疾患** autoimmune disease が発症することが知られている。

他の免疫病理学反応として，**臓器移植後の拒絶** transplant rejection がある。この場合は，ドナー移植片上の MHC 抗原が強烈な反応を誘導する。最後に，免疫系が適当に機能することができない状態がまれに生ずることも考慮するべきであろう。このような状態を**免疫不全** immunodeficiency と呼ぶ。

復習

抗体—特異的適応（アダプター）分子

- 補体第 2 経路を活性化しない，または貪食細胞を活性化しない微生物に結合する特異的アダプター分子として，抗体は進化した。
- 特異的認識部位で抗原に結合する抗体は，その定常部位（Fc）によって補体古典的経路を活性化し（C1 を結合し，C3 を分解する $\overline{C4b2a}$ 変換酵素を産生する），また貪食細胞の抗体レセプターを介して，これらを活性化する。

抗体産生の細胞機序

- B 細胞の分化した形質細胞が抗体をつくる。1 個の形質細胞は，B 細胞の抗原レセプターとして使われた 1 種の抗体のみつくる。
- 相応する抗体分子に結合した抗原は，細胞を活性化し，クローン増殖を誘導する。最終的に B 細胞は抗体産生細胞とメモリー細胞へ分化する。つまり，抗原はそれ自身に対する抗体産生細胞をクローン選択する。

獲得される記憶とワクチン免疫

- 免疫後のメモリー細胞の増加は，迅速で強い二次反応を誘導する。この原理によって，無毒化された感染原によるワクチン免疫が行われる。

獲得免疫は抗原特異的である

- 抗体は各抗原の分子構造に基づき，これらを識別する。したがって，1 つの抗原に対して誘導されたメモリーは，他の無関係抗原には働かない。
- 免疫系は，異物と自己とを区別する。これは未熟な時期に，宿主抗原と接触した自己反応性リンパ球を不応答性にする機構による。外来抗原を認識するリンパ球は，未熟な時期に外来抗原に遭遇しないので，この機構には影響されない。

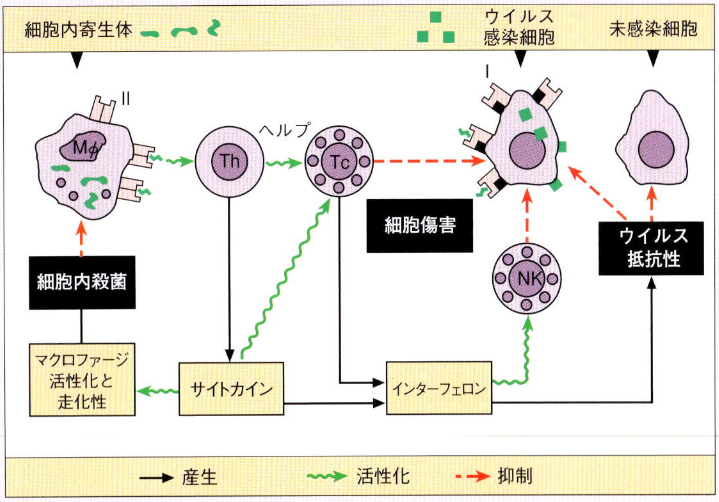

図 2.10 細胞質内感染に対して防御する T 細胞と自然免疫系の関わり：MHC クラス I ( )とクラス II ( )分子は，T 細胞が細胞表面の抗原を認識するのに重要である。ヘルパー T 細胞（Th）は，細胞傷害性 T 細胞（Tc）が前駆細胞から成熟化する過程を補助する。マクロファージ（Mφ）内の殺菌メカニズムは，マクロファージ活性化サイトカインによって始動する。インターフェロンはウイルス増殖を抑え，ナチュラルキラー（NK）細胞を刺激する。NK 細胞は Tc とともにウイルス感染細胞を殺す

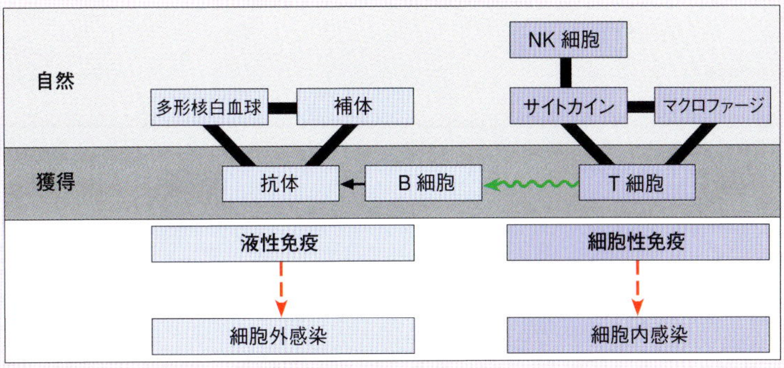

図 2.11 自然免疫と獲得免疫をつなぐ 2 つの経路：この 2 つの系路は，それぞれ液性免疫と細胞性免疫を誘導する

細胞性免疫は細胞内増殖性の微生物に対する防御を担う

- T 細胞は，細胞内微生物に対抗する。B 細胞同様，T 細胞も個々の抗原レセプター（TCR）をもつ。この抗原レセプターは B 細胞のものとは構造的に異なるが，抗原を認識した後，細胞はクローン増殖する。これらの T 細胞は，エフェクターやメモリー細胞となり，特異的獲得免疫を起こす。
- T 細胞は MHC 分子によって提示される抗原を認識する。
- ヘルパー T 細胞（Th）は，マクロファージ上の MHC クラス II と抗原を認識し，サイトカインを産生する。サイトカインは B 細胞の抗体産生を促し，またマクロファージを活性化して細胞内微生物の殺菌を誘導する。
- 細胞傷害性 T 細胞（Tc）はウイルス感染細胞上の MHC クラス I と抗原を認識し，ウイルスが複製・増殖する前に感染宿主細胞を殺す。細胞傷害性 T 細胞はまた，IFNγ を産生する。IFNγ は周囲の細胞をウイルス抵抗性にする（**図 2.10**）。
- NK 細胞は，ウイルス感染細胞を見分けるレクチン様非特異的レセプターをもつが，抗原特異的レセプターはもたない。しかし，NK 細胞は抗体が結合したウイルス感染細胞を Fcγ レセプターを介して認識し，標的を殺す（ADCC）。
- 自然免疫機構は獲得免疫と異なり，再感染によっても反応は変わらないが，これらは獲得免疫とリンクし，免疫全体をカバーする 2 種の防御過程で重要な役割を果たす。すなわち，抗体，補体，多形核白血球は，細胞外微生物に対する防御，T 細胞，サイトカイン，マクロファージ，NK 細胞は細胞内感染源に対して働く（**図 2.11**）。

免疫病理

- 免疫病理学的機序による宿主組織傷害は，以下のように生ずる。
  - (a) 外来抗原に対する不適切な超過敏性反応
  - (b) 寛容破綻による自己免疫病
  - (c) 移植拒絶
- 免疫不全は易感染性につながる。

抗 体

抗体(Ig)の基本構造は 4 本のペプチドユニットで構成される

抗体分子は 2 本の同一の**重鎖** heavy chain と**軽鎖** light chain からなり，それぞれの間はジスルフィド結合によって互いに結合している。これらの鎖は S-S 結合の還元や，酸化によって分離される。最も大量にあるタイプの抗体である，**免疫グロブリン G** immunoglobulin G(IgG)では，露出したヒンジ(蝶番)部分のプロリン含量が高いために，構造上引き伸ばされたような形となっていて，タンパク質分解酵素の攻撃を受けやすい弱い部分となっている。したがって，IgG はパパインで限定分解され，それぞれが抗原結合部位である同じ **Fab** フラグメントが 2 つと，**Fc** という抗原には結合できない 3 つめのフラグメントができる。一方，ペプシンはパパインとは違った場所を攻撃し，残った分子から Fc を切り出すため，より大きなフラグメントを生じる。これは抗原結合様式からみて，切断後も元の抗体と同じ 2 価のままなので，$(Fab')_2$と表される(**図 3.1**)。

アミノ酸配列から Ig の構造の多様性が明らかになる

いかなるヒトの抗体集団も，信じられないほど多種多様であり，正常血清中にはおそらく 10^9か，それ以上の Ig 種が存在する。このことから，単一クローンの均一な Ig が得られると証明されるまで，アミノ酸配列の決定はまったく無意味なことと思われていた。アミノ酸配列解析の最初の機会は，**骨髄腫タンパク質** myeloma protein の発見に端を発する。

多発性骨髄腫として知られるヒトの疾患では，ある特定の Ig を産生する 1 種類の細胞が，宿主の必要性をまったく無視した制御不能な状態で，どんどん細胞分裂する。この病気の患者は，もともと 1 個のクローンから発生した，莫大な数の同一細胞を体内にもち，それらすべてが同じ Ig(骨髄腫タンパク質，M タンパク質という)を産生する。これらは血清中に出現し，しばしば非常に高濃度になる。このような骨髄腫タンパク質を精製することによって，同一の構造を有する Ig を得ることができる。また，たった 1 種類の抗体をつくり，常に増殖し続ける細胞をつくるために，個々の抗体産生細胞と B 細胞腫瘍を細胞融合することによって，**モノクローナル抗体** monoclonal antibody が得られる。

このようなタンパク質の配列を多数解析することで，重鎖・軽鎖両者の N 末端のある部分にはかなりの多様性があるのに，他の部分は比較的一定の構造で，限られた数のグループ構造にまとめることができることが判明した。現在は，これらの部分は重鎖，軽鎖と

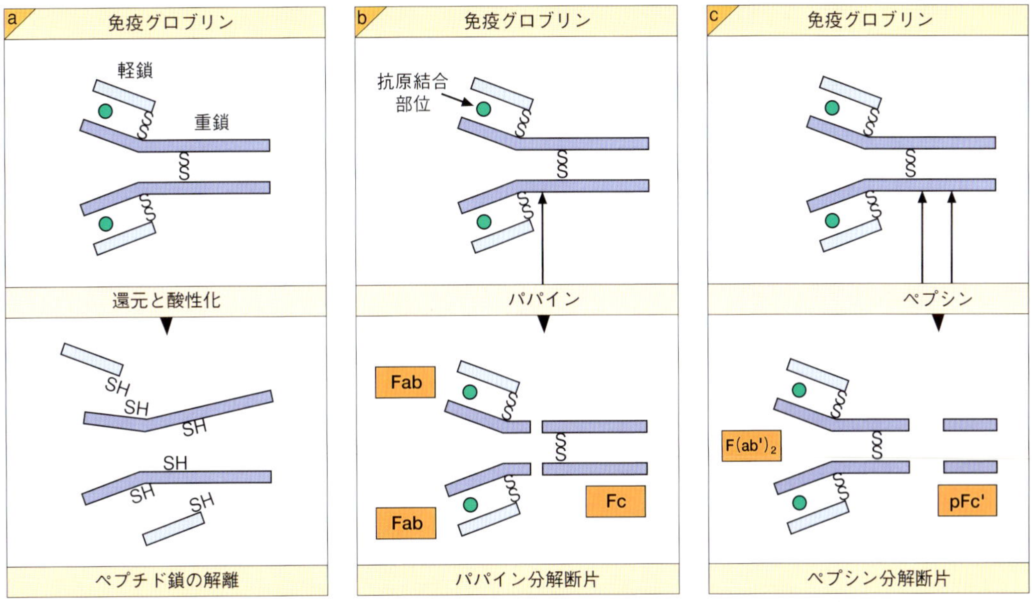

図 3.1　**2 本の同一重鎖と 2 本の同一軽鎖からつくられる抗体の基本ユニット**：基本ユニットは鎖間のジスルフィド結合でまとめられるが，それぞれの構成ペプチド鎖に分解できる。タンパク質分解酵素のペプシンでは，抗原結合部位を 2 つ残した形 $F(ab')_2$を，パパインでは結合部位は 1 つの Fab が生じる。パパイン消化後，Ig 分子の C 末端側半分を表す Fc フラグメントが生成されるが，これはジスルフィド結合により非共有結合的に会合している。Fab フラグメントの重鎖部分を Fd と表すこともある。N 末端は各鎖の左側になるように示してある

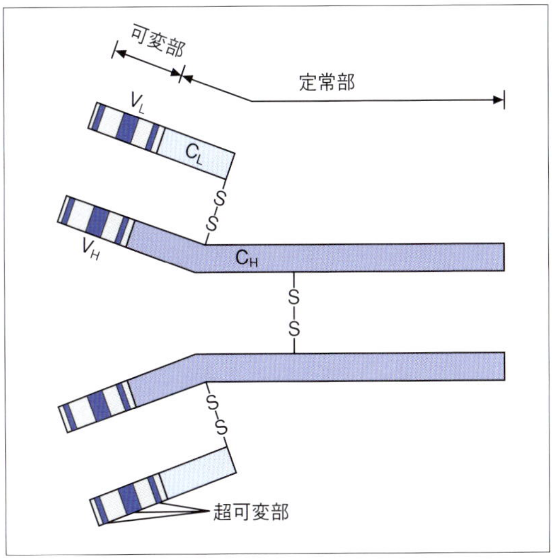

図 3.2　**抗体分子のアミノ酸配列の多様性**：V 領域，C 領域はそれぞれ可変部，定常部を表す。V_Lおよび C_Lは軽鎖の，V_H，C_Hは重鎖のそれぞれの領域を表す用語である。可変部の特定のセグメントは超可変部位で，これらに隣接するフレームワーク部分はより保存的である。前図でも強調したが，重鎖のペアのそれぞれの鎖は同一で，軽鎖のペアのそれぞれの鎖も，また同一である

も**可変部** variable region，**定常部** constant region と簡便に呼ぶ（**図 3.2**）。

可変部のなかでもある部分の配列は非常に多様性に富んでいて，系統的な解析からこれらの超可変部位は，それぞれ重鎖，軽鎖に 3 個ずつあることが明らかになっている（**図 3.3**）。

免疫グロブリン（Ig）遺伝子

Ig は多数の遺伝子セグメントによってコードされる

3 つの異なる染色体上の遺伝子クラスターが，κ 軽鎖，λ 軽鎖，重鎖をそれぞれコードする。様々なアミノ酸配列をもつ非常に多種類の抗体が産生されるので，これらそれぞれをコードするヌクレオチド配列があるに違いないと思われた。しかし，重鎖や軽鎖をコードする完全な遺伝子は，生殖細胞系列の DNA としては存在せず，B 細胞の早期分化の間に，遺伝子の小さいセグメント同士を繋げることによって，Ig 遺伝子が創出される。ヒト κ 軽鎖を例にとると，可変部は大きな V_κ と小さな J_κ の 2 つの遺伝子セグメントによってコードされており，定常部は 1 個の遺伝子がコードしている（**図 3.4**）。V_κ 遺伝子は 40 個か，それ以上の遺伝子クラスターで構成され，一方，機能的な J_κ 遺伝子は 5 個しか存在しない。未熟 B 細胞では，遺伝子組換えによって，1 つの V_κ 遺伝子が 1 つの J_κ セグメントと結合することになる。それぞれの V 遺伝子は，リーダー配列と制御因子が結合する，特徴的なオクタマー配列をはじめとする，多数の上流のプロモーターをもっている。Ig 遺伝子が転写されるときは，核の RNA が切り出されて（スプライシング），$V_\kappa J_\kappa$ 配列が定常部の C_κ 転写産物と直接繋げられ，全体が小胞体内で連続した κ 鎖として読み取られる。

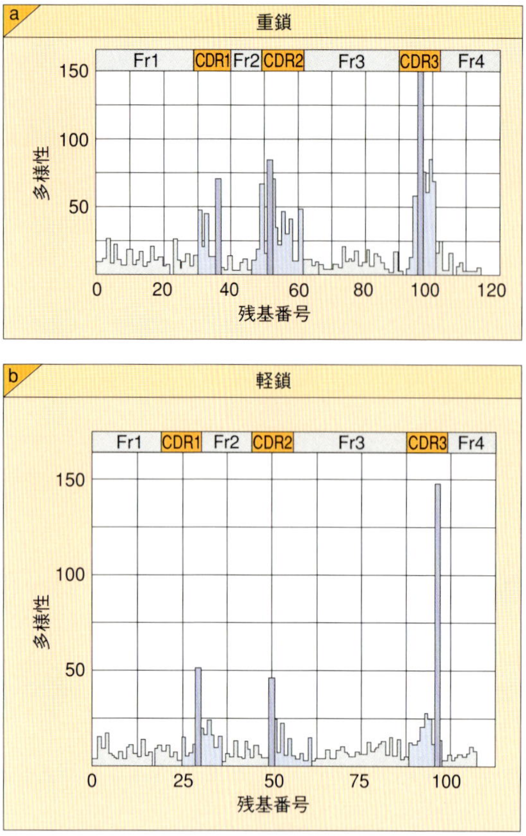

図 3.3　免疫グロブリン軽鎖と重鎖の可変部のアミノ酸の多様性についての Wu-Kabat プロット表示：多数のモノクローナルな骨髄腫タンパク質の配列比較から，ある残基の位置で認められる種々のアミノ酸数を最もありふれたアミノ酸の出現頻度で割った数を，各々の位置の多様性として表す。この数が大きくなればなるほど，多様性が大きいことを意味する。ある残基に 20 のアミノ酸がランダムに表れるとすると，その位置の多様性は，400 になり（20/0.05），もし完全に特定のアミノ酸しか表れないとすると，その数は 1（1/1）となる。3 本の，重鎖（a）および軽鎖（b）の超可変部（濃い青色）は，しばしば相補性決定領域（CDR：淡い青色）とも呼ばれるが，多様性が高い位置として明確に示されている。各々の CDR 間のペプチド配列（灰色）はフレームワーク領域と呼ばれる（Fr1～4）（E. A. Kabat 教授の好意による）

同じ原理が，約 30 の *V* 遺伝子セグメントと 4 つの *J* セグメントを伴う λ 軽鎖や重鎖の遺伝子組換えにも適用されるが，重鎖の場合，その遺伝子の配置には他の要素が付加されている。すなわち，定常部のサブクラスの遺伝子が 1 つのクラスターをつくっていること，25 個の高度に多様性をもつ *D* セグメントが，50 個くらいの *V* 遺伝子と 6 個の *J* 遺伝子の間に入り込んでいることである（**図 3.5**）。*D* セグメントは，*V* あるいは *J* セグメントとの結合により，3 番目の超可変部（CDR3）のほとんどの部分がコードされるのに対して，はじめの 2 つの超可変部は *V* セグメントのみによっている。

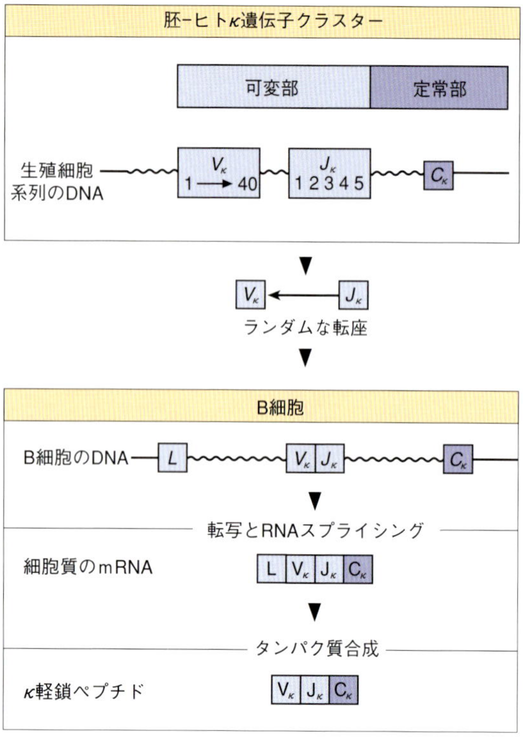

図 3.4　ヒト κ 鎖合成の遺伝学的基盤：V_κ 遺伝子は，一連のファミリー，あるいは密接に関連した配列をもつセットとして並んでいる。各々の V_κ 遺伝子は自身のリーダー配列（*L*）をもっている。B 細胞が分化・成熟する際，可変部は，V_κ と結合セグメントである J_κ とのランダムな組合せ，および V_κ セグメントの 3′ 側のイントロンにある塩基配列と *J* の 5′ 側のイントロンにある塩基配列がペアリングすることで促進される転座により形成される。個々のセグメントの最終的な結合は，介在配列が RNA 転写産物から切り出されるときに起こる。慣習に従って，遺伝子はイタリック体で，その遺伝子がコードする産物は標準の字体で表した

特別な機構が *VDJ* 遺伝子組換えをもたらす

それぞれの生殖細胞系列の *V* 遺伝子，*D*，*J* セグメントの隣にある，保存されたヘプタマー（7-mer）/スペーサー/ノナマー（9-mer）の組換え認識配列 recombination signal sequence を互いが認識して，転座が起きる。**組換え活性化遺伝子** recombination activating gene（*RAG*）***RAG-1***，***RAG-2*** は，結合させるエレメントと，それぞれの隣接する配列間の二重鎖切断 double-strand break の導入を触媒する。この段階，すなわち完全に結合する前に，それぞれのエレメント *VD*，*DJ* あるいは，*VJ* 結合の間に，ヌクレオチドが削除あるいは挿入される。

Ig 分子の構造的バリアント

アイソタイプ isotype

重鎖の定常部の構造に基づいて，Ig は**クラス** class

表 3.1　免疫グロブリンのバリアントのまとめ

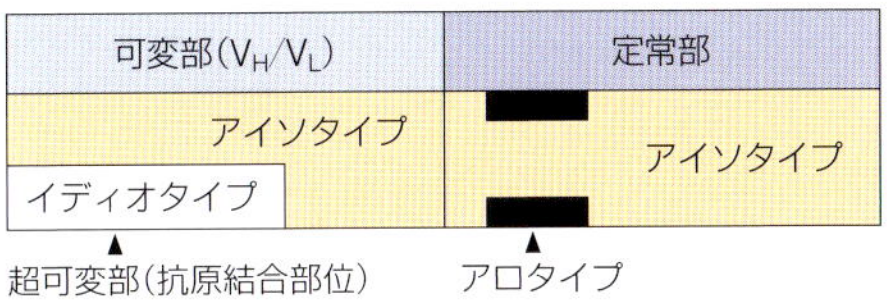

バリエーションのタイプ	分布	バリアント	局在	例
アイソタイプ	すべてのバリアントが存在 (健常者，血清中で)	クラス サブクラス タイプ サブグループ サブグループ	C_H C_H C_L C_L V_H/V_L	IgM，IgE IgA1，IgA2 κ，λ λOz^+，λOz^- $V_{\kappa I}$，$V_{\kappa II}$，$V_{\kappa III}$ V_{HI}，V_{HII}，V_{HIII}
アロタイプ	対立遺伝子 遺伝的にコントロール すべてのヒトにあるわけではない	アロタイプ	主に C_H/C_L 時に V_H/V_L	Gm グループ(ヒト) b4，b5，b6，b9(ウサギ軽鎖) Igh-1^a, Igh-1^b(マウスγ_{2a}重鎖)
イディオタイプ	個々の Ig に特異的	イディオタイプ	可変部	おそらく 1 つ以上の抗原結合部位を形成する超可変部

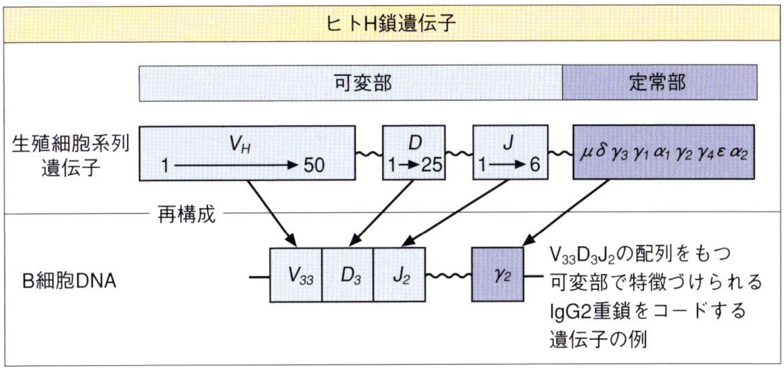

図 3.5　*V* 領域遺伝子の再構成により，各々の B 細胞に特徴的な特異性をもつ単一の重鎖ができる：*J* のほかに *D*(diversity)セグメントミニ遺伝子があることに注意

と呼ばれる主要なグループに分けられ，さらにこれは**サブクラス** subclass に分類される。ヒトでは，5 つのクラスがある。すなわち，免疫グロブリン G(IgG)，IgA，IgM，IgD，および IgE である。クラスやサブクラスを生ずる，すべての重鎖の定常部(C_H)は，健常者の血中で抗原性の違いから型が決定されるので，**アイソタイプバリアント** isotypic variant と呼ばれる(**表 3.1**)。同様に，すべての重鎖のアイソタイプに会合する，軽鎖の定常領域(C_L)にも，κ あるいは λ として知られているアイソタイプが存在する。ある抗体の軽鎖は同一，すなわち κ か λ かのいずれかで，決して両者の混合したものはつくられない(実験室で特別につくらない限り)。したがって，IgG は IgGκ か IgGλ，IgM は IgMκ か IgMλ，その他も同様，として存在する。

アロタイプ allotype

このタイプの多様性は，**対立遺伝子**(アレル)allele の型(単一の遺伝子座に複数の遺伝子がのりうるが，各個人はいずれか 1 つの遺伝子でコードされる)の存在に依存している。したがってアロタイプは，遺伝的マーカーとなる(**表 3.1**)。遺伝的に異なる個人(他人)の赤血球が，ABO 血液型で異なっているように，Ig 重鎖もまた個々人で異なるアロタイプグループを発現する。典型的なアロタイプは，IgG の **Gm アロタイプ** Gm specificity(Gm は，IgG 上の**マーカー** marker という意味)である。ある Gm 部位のアロタイプの違いは，ペプチド鎖の 1〜2 個のアミノ酸の違いによるものである。IgG1 上の G1 m(a)を例にとってみる。このアロタイプのヒトは，IgG1 分子にアスパラギン酸・グルタミン酸・ロイシン・スレオニン・リジンというペプチド配列をもつ。a-陰性のヒトでは，その配列がグルタミン酸・グルタミン酸・メチオニン・スレオニン・リジンになっており，2 個のアミノ酸が異なっている。これまで，25 種の Gm が γ 重鎖について知られており，κ の定常部にも 3 種のアロタイプが見つかっている。

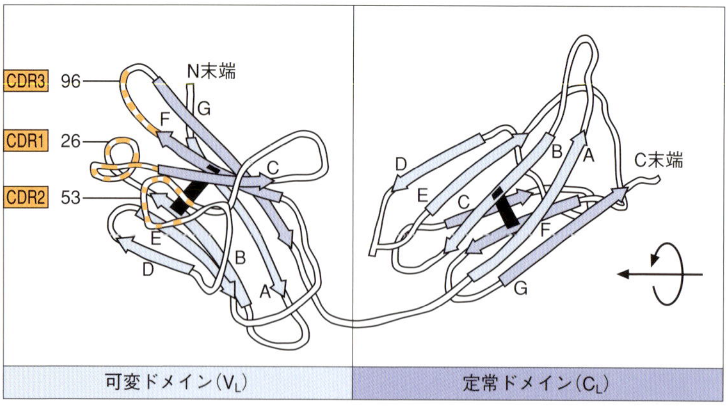

図 3.6　**Ig のドメイン構造**：軽鎖の球状ドメインの構造(Bence-Jones タンパク質の X 線結晶解析：Schiffer, M., Girling, R. L., Ely, R. R. *et al.*：*Biochemistry*, **12**, 4620, 1973 より。© American Chemical Society)。それぞれのドメインの 1 つの表面は基本的には逆平行 β シート構造の 4 本の鎖(淡青色の矢印)でできている。それぞれの鎖は，ペプチドの骨格上に沿って存在するアミド，すなわち CO-と NH-グループの間でできる水素結合によって安定化される。一方，反対側の表面には，3 本の同様のペプチド鎖(やや濃い青色の矢印)がある。黒いバーは鎖内のジスルフィド結合を示している。この構造は，すべての免疫グロブリンのドメインに特徴的なものである。この図で特に興味深いのは，3 つの分かれたループにある超可変部(■ ■ ■ ■)の位置である。これらは，もともと分かれたループ上にあるが，互いに近接して位置して，抗原結合に寄与すべく軽鎖の形をつくっている。それぞれの相補性決定領域からその位置がわかるように 1 個の残基の番号を示してある

イディオタイプ idiotype

アイソタイプやアロタイプを区別する抗体を得ることができるが，アイソタイプやアロタイプの構造とは無関係に，個々の抗体分子に対して特異的で，あるモノクローナル抗体と別のモノクローナル抗体を区別することのできる抗血清をつくることもできる。このような抗血清は，総称的に**イディオタイプ**と呼ばれ，個々の抗体に特徴的な部位を認識する。驚くにはあたらないが，イディオタイプの決定基は，抗体の可変部の超可変部位にあることが判明している。読者は，抗イディオタイプ自己抗体をつくることが可能と知って，驚かれるかもしれない(驚くべきである)。というのは，このことは，自分自身のイディオタイプに対して抗体をつくることを意味するからである。T 細胞抗原レセプターにも，イディオタイプを認識できるものがある。

Ig は異なる機能に役立つ球状ドメインより構成される

Ig のドメインは特徴的な構造をもつ

重鎖と軽鎖を繋ぐ鎖間のジスルフィド結合に加えて，ペプチド鎖にループをつくるような鎖内のジスルフィド結合がある。これらのループはコンパクトにたたまれた，特徴的な β シート蛋白質の構造をもつ，球状**ドメイン** domain を形成する。重要なこととして，超可変部は可変部の一端に表れて，β ターンループの一部を形成しているが，これらは空間的に互いに近接し，集合していることがあげられる(**図 3.6**)。

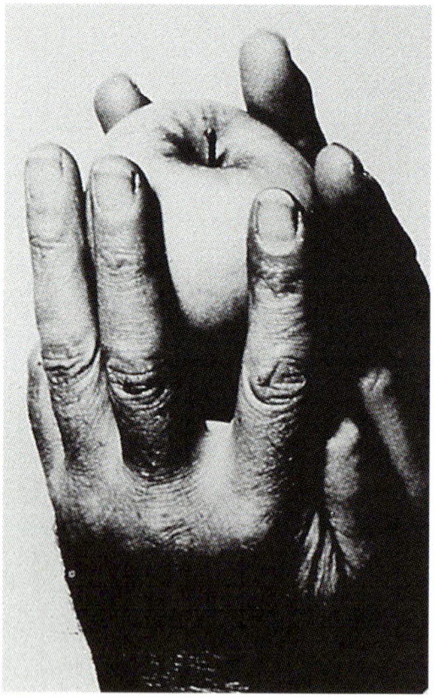

図 3.7　**抗体結合部位**：抗原上の単一のエピトープ(例えばハプテン；図 5.1 参照)の反応表面に対する抗体結合部位のシミュレーション。それぞれを超可変ループに見立てた，両手の 3 本の指を並べることによって，結合部位が形成される。タンパク質のエピトープとの結合部位は一般に大きく，もっと広い表面残基が関与する傾向がある(図 5.3 参照)(写真は B. N. A. Rice による。A. Munro によりインスピレーションを受けた)

可変部は抗原を結合する

抗原結合部が存在する可変部の尖端にある，超可変ループがクラスターをつくっている部位が，抗原認識を行う領域である(**図 3.6**，**3.7**)。実際このことは，モノクローナル抗体の Fab フラグメントと，その認識抗原とでつくった複合体の X 線結晶解析で実証された。3 つの重鎖超可変ループと，3 つの軽鎖超可変ループが，それぞれに様々な配列をもつために，それらがつ

くり出す表面の形や性状に変化が生じ，抗原の結合特異性に莫大な多様性が確保される。したがって，各々の超可変部は，それぞれ独立して抗原を結合する相補性に貢献する，独立した構造とみなすことができる。これを**相補性決定領域** complementarity-determining region（CDR）と呼ぶ。

定常部は副次的な生物学的機能を決定する部位である

抗体のクラスは様々な点で，互いに異なる。これらの違いとしては，体内での半減期，分布，補体結合能，Fc レセプターを介した細胞への結合などが挙げられる。すべてのクラスは κ か λ 軽鎖をもち，重鎖と軽鎖はともに可変部を保有するので，これらクラス間の違いは，重鎖の定常部にあるはずである。

IgG 分子のモデルを**図 3.8** に示す。この図は IgG の各ドメインの空間的配置と，各ドメイン間の相互作用を示し，様々な生物学的機能をそれぞれの相応する部分にあてはめている。原則として，V 領域ドメインは認識ユニットを形成し，C 領域ドメインは副次的な生物学的機能を媒介する。

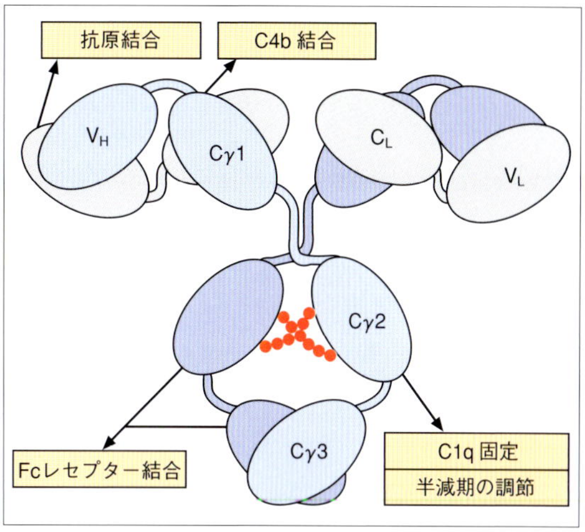

図 3.8 **Ig の生物機能を司る部位**：Cγ2 と Cγ3 を合わせた部位は，貪食細胞，NK 細胞，胎盤の合胞体栄養膜細胞などの Fc レセプターに結合する。また同部位は，ブドウ球菌のプロテイン A に結合する（IgG 重鎖は γ と呼ばれ，定常部の領域は Cγ1，Cγ2，Cγ3 などと称される）

Ig のクラスとサブクラス

主要な 5 つのヒト Ig クラスの物理化学的・生物学的特徴については**表 3.2 と 3.3** にまとめた。以下は，表の内容を補うためのものである。

IgG は最も多い抗体で，種々の細胞外防御の役割を担う

相対的に量が豊富であること，抗原に対して高親和性で結合すること，幅広い副次的生物学的特質をもっていることなどから，IgG は，Ig 世界の一番の働き者にみえる。また二次応答の際，IgG が主として合成される抗体である。IgG は，他の Ig よりも容易に血管外の生体スペースに拡散して，細菌毒素の中和，貪食を増強するための微生物への結合などにおいて，重い責任を負っている。

補体の古典的経路の活性化

細菌あるいは他の抗原と，IgG との複合体が形成され，複合体のなかの最低 2 つの Fcγ 領域が C1q を結合すると，C1 複合体の活性化が開始する。次の成分である C4 の活性化で，C4b が Cγ1 領域に結合する。その後，C3 変換酵素の形成，C3b の細菌への共有結合によるカップリングと，C3a と C5a の放出は，好中球の遊走などを誘導する。好中球は，補体や IgG 抗体の Fc 部分（Fcγ）に対するレセプターを介して細菌に接着し，貪食によりこれらを取り込む。同様に，IgG 抗体が結合した標的細胞に対しては，適当なレセプターをもった NK 細胞が，標的細胞表面の Fcγ を認識・結合して破壊する。**異なる Ig クラスの生物学的特徴が，重鎖定常部，特に Fc によって決められること**は，胎盤通過性，補体結合性，様々な細胞への結合性などの，生物活性との関連から十分に証明されている。これらの機能は，すべて Ig の Fc 部分で媒介される。

IgG によるオプソニン化

すべての貪食細胞は，微生物を貪食する能力をもっているが，このプロセスは侵入者を IgG で被覆することで大幅に増強される。抗体は微生物のエピトープに Fab フラグメントで結合し，Fc 部分で貪食細胞の Fc レセプターに結合する。このようにして貪食細胞は微生物に強固に接着し，より高い貪食活性を示す。

IgG の経胎盤通過

Ig のなかで唯一 IgG のみが，ヒト胎盤を通過するというきわめて重要な能力をもつ。このため，IgG は出生後最初の数週間，赤ん坊の生命を守る主たる防衛線を提供する。その後，新生児の腸粘膜を通して入る初乳中の IgG により，防衛線はさらに補強される。これらの輸送には，FcRn（**図 3.9** 参照）と呼ばれる Fcγ レセプターとの複合体形成を介する，細胞のバリアを越えた IgG の移動が関与している。

Fcγ レセプターの多様性

様々なエフェクター細胞と IgG 複合体との間で，種々の相互作用が明らかにされてきている。ここで，様々な作用を仲介する Fcγ に対する細胞膜レセプターについて触れる。

すべての Ig クラスに対して，特異的なレセプターが存在すると考えられているが，これまでのところ IgD

表 3.2 ヒト主要免疫グロブリンクラスの物理化学的性状

名称	IgG	IgA	IgM	IgD	IgE
沈降係数	7S	7S, 9S, 11S*	19S	7S	8S
分子量	150,000	160,000 と二量体	970,000	175,000	190,000
基本ユニット数	1	1, 2†	5†	1	1
重鎖	γ	α	μ	δ	ε
軽鎖	κ または λ	κ または λ	κ または λ	κ または λ	κ または λ
分子式 †	$\gamma_2\kappa_2$, $\gamma_2\lambda_2$	$(\alpha_2\kappa_2)_{1\sim2}$ $(\alpha_2\lambda_2)_{1\sim2}$ $(\alpha_2\kappa_2)_2S$* $(\alpha_2\lambda_2)_2S$*	$(\mu_2\kappa_2)_5$ $(\mu_2\lambda_2)_5$	$\delta_2\kappa_2$ $\delta_2\lambda_2$?	$\varepsilon_2\kappa_2$, $\varepsilon_2\lambda_2$
結合価	2	2, 4	5(10)	2	2
血中濃度	8〜16 mg/mL	1.4〜4 mg/mL	0.5〜2 mg/mL	0.003〜0.04 mg/mL	17〜450 ng/mL ‡
全 Ig での割合(%)	75	15	5〜10	0〜1	0.002
糖含有量	3	8	12	9	12

* 7S 単量体, 9S 二量体と分泌断片(S)を有し, 外界へ分泌される 11S 二量体
† IgA 二量体と IgM は J 鎖を含む
‡ ng＝10^{-9}g

表 3.3 ヒトにおける主要免疫グロブリンクラスの生物学的特徴

	IgG	IgA	IgM	IgD	IgE
主な特徴	体液中で最も豊富な Ig。特に血管外で微生物・毒素を中和。	漿粘液分泌物中でメジャーな Ig。体の外表面を防御。	最も効果的な凝集素；免疫応答早期に上昇。細菌血症の第一線での防御に有効。	ほとんどがリンパ球表面上にある。	体外表面の防御。抗微生物因子を動員。寄生虫感染で上昇。アトピー性アレルギーの原因。
補体活性化					
古典的経路	＋＋	−	＋＋＋	−	−
第 2 経路	−	＋	−	−	−
胎盤通過性	＋＋	−	−	−	−
マスト細胞・好塩基球への結合	−	−	−	−	＋＋＋
Mφ・好中球への結合	＋＋＋	＋	−	−	＋

Mφ：マクロファージ

と IgM に対するレセプターについては，明らかにされていない。IgG に対しては多数の Fc レセプターが存在し，主要な 4 種類のレセプター，すなわち FcγRⅠ，FcγRⅡ，FcγRⅢ，および FcRn を 9 個の遺伝子がコードしている。さらに，これらのグループのなかでも，多くのスプライスバリアントや遺伝的多型が存在する。

FcγRⅠ(CD64)は，単球，マクロファージ，樹状細胞に構成的に発現するメジャーな Fcγ レセプターで，インターフェロン γ(IFNγ)や，顆粒球コロニー刺激因子 granulocyte colony-stimulating factor(G-CSF)で刺激された好中球上にも発現が誘導される。また逆に，インターロイキン 4(IL-4)あるいは IL-13 に応答して発現が低下する。FcγRⅠの主たる機能は，貪食，抗原提示の促進と，**抗体依存性細胞媒介性傷害**(ADCC)と呼ばれる，IgG 抗体で被覆された標的細胞の殺傷を仲介することである(19 頁)。

FcγRⅡ(CD32)は，ほとんどの白血球や，内皮細胞などに発現しており，単量体の IgG にはほとんど結合しない。一方，免疫複合体は強く FcγRⅡに結合するため，これらは，細胞表面に選択的に吸着されることになる。

2 種類の **FcγRⅢ(CD16)**遺伝子は，ほとんどの白血球に認められる 2 つのアイソフォーム FcγRⅢA と FcγRⅢB をコードする。機能としては，FcγRⅢA は，主に NK 細胞による ADCC と，マクロファージによる循環血中からの免疫複合体の除去を担当する。一方，FcγRⅢB の架橋刺激で，好中球によるスーパーオキシド産生が亢進する。

FcRn は 4 番目の主要な Fcγ レセプターである。白血球上には存在せず，上皮細胞に発現する。FcγRn は，もともと新生児のレセプターとして命名されたが，成

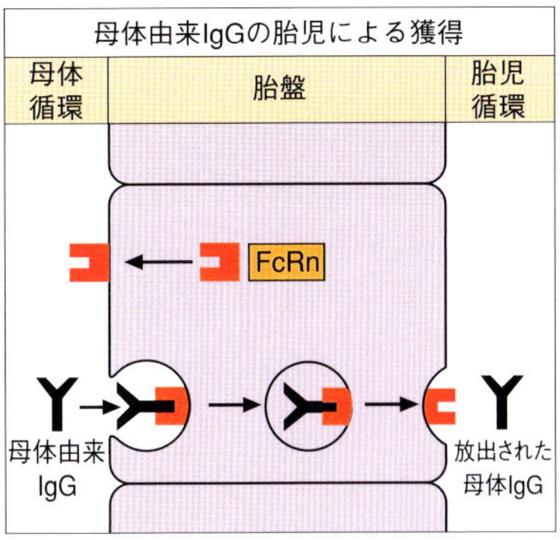

図 3.9　**IgG Fc 領域に対する上皮細胞表面のレセプター**：FcRn レセプターは胎盤に存在し，母体中の IgG を胎児循環中に転送するという重要な役割を果たす。このことで，胎児が免疫能を発達させる以前の防御を担っている。さらに，子宮中の胎児に到達可能な病原体も，まず母体を通過しなければならず，胎児は適切な結合特異性を有する IgG を産生する母体の免疫系に依存しているのは明白である。胎児に転送された IgG が新陳代謝されるまで生後数週間はかかるため，この母体由来の IgG はまた，新生児をも防御することになる

人にも発現している。胎児では，母体循環中の IgG が胎盤を越えて，胎児に転送されることに関与している(**図 3.9**)。

IgA は粘膜面をガードする

IgA は，唾液，涙液，鼻汁，汗，初乳，肺・泌尿生殖器・消化管の分泌物などの，漿粘液分泌液中に選択的に認められる。そして，これらの場で露出した体表面を微生物の攻撃から守る。IgA は形質細胞によって局所的に合成され，J 鎖と呼ばれるシステインに富んだポリペプチドの介在で，細胞内で二量体となる。二量体となった IgA は，粘膜上皮細胞に存在する多量体 Ig レセプターに，J 鎖を介して強く結合する。ついで，この複合体は能動的にエンドサイトーシスを受け，細胞質を越えて輸送された後，多量体 Ig レセプターペプチド鎖が分解され，IgA は細胞外の体液中に分泌される。IgA に結合し，分解後も残っているレセプターのフラグメントを分泌断片と呼び，全体の分子を**分泌型 IgA** secretory IgA と呼ぶ(**図 3.10**)。

分泌断片の機能はおそらく，IgA のヒンジ部分を細菌のプロテアーゼから守ることである。また，IgA 二量体分子にあまりベタベタくっつかない性質を与える，テフロン分子のように作用することも考えられるが，これは生体にとって都合のよいことである。なぜなら IgA は，結合した微生物が粘膜細胞の表面に付着するのを防ぐ機能があり，それによって体組織への微生物の侵入を妨げているからである。IgA はまた，無数に存在する食餌性，あるいは微生物由来の可溶性抗原に結合することで，これらの生体内へのアクセスを防ぐ。凝集 IgA は好中球に結合し，補体の第 2 経路を活性化する。血漿中の IgA は大部分が単量体であり，この単量体型 IgA は，補体活性化能が比較的低い。したがって，上皮バリアを破って，循環血中に入った抗原を直接中和するために，生体は IgA を利用しているらしい。しかしながら IgA は，単球，マクロファージ，好中球，活性化好酸球，T・B リンパ球の亜群などに発現する IgA に対する FcαR(CD89)を介して，それ以外の機能も発揮する。つまり，FcαR の架橋刺激によって，エンドサイトーシス，貪食，炎症性メディエーターの放出や，ADCC が活性化される。また，単球上の FcαR の発現は，細菌由来のリポ多糖によって強く誘導される。

IgM は細菌血症において防御因子として働く

IgM は分子量が大きいことから，マクログロブリン抗体などと呼ばれることもある。基本的に IgM は，C_H を 1 つ余分にもつ 4 つのペプチドサブユニット，5 個の集合体からなる。IgA と同様に，1 つの J 鎖が五量体(ペンタマー)に組み込まれている。IgM 抗体の**抗原親和性**(アフィニティ affinity)は，単一の決定基(ハプテン)に対して測定すると比較的低値であるが，抗原結合部位が多いので，多数のエピトープをもつ抗原に対しては，相当高い**アビディティ** avidity で結合できる。同様の理由によって，IgM は凝集や細胞溶解を生ずる抗体としては，非常に有効なものである。IgM は感染初期につくられ，また大多数は血中に留まることから，細菌血症の際，特に重要な役割を果たすものと考えられる。血球凝集素(抗 A，抗 B 抗体)や，多くの微生物に対する自然抗体は，通常 IgM である。

単量体の IgM(すなわち 4 つのペプチドユニット単独)は，細胞膜にアンカーされて，B リンパ球が抗原を認識するのに用いられる主要な抗原レセプターである。

IgD は細胞表面レセプターである

IgD は骨髄腫タンパク質で，IgG，A，M のいずれにも属さないが，軽鎖に対する抗体が反応し，基本的な 4 つのペプチド鎖からなる分子として発見され，抗体と認識されるようになった。IgD のヒンジ部分は，特に伸びた形になっていて，糖鎖でいくらか防御はされているものの，いろいろなクラスの Ig のなかで最もタンパク質分解酵素に感受性が高い。その結果として，IgD は血中の半減期が最も短い(2.8 日)。ある一定の割合の B リンパ球では，ほとんどすべての IgD が，IgM とともに細胞表面に存在する。細胞膜において，これら 2 種の Ig は，リンパ球の活性化や抑制のために互いに相互作用しあい，抗原レセプターとして働いている可能性がある。

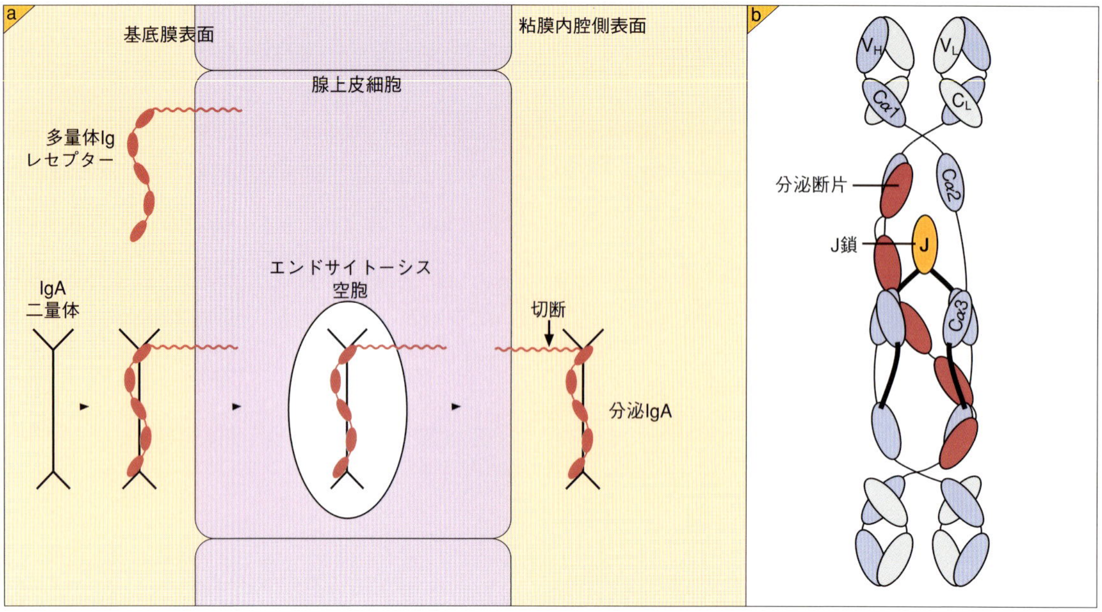

図 3.10 **分泌 IgA**：(a)粘膜表面での IgA の分泌メカニズム。粘膜細胞は基底膜側に対して，多量体 Ig(poly-Ig)に対するレセプターを合成する。二量体型の IgA はこのレセプターに結合し，エンドサイトーシス空胞の中に入り，粘膜表面方向(基底側の反対)に運ばれてゆく。レセプターを切断することで分泌型 IgA が放出されるが，レセプターの一部は IgA に付着したままである。この部分を分泌断片とよぶ。(b)分泌型 IgA 構造の概念図

IgE は炎症反応を開始させる

血中には，ごく少量の濃度の IgE しか存在しない。一部の形質細胞のみが IgE を合成する。したがって，多数例の IgG パラプロテイン血症と比べて，いまだに五指に満たない IgE 産生骨髄腫しか見つかっていないのは驚くにはあたらない。IgE 抗体は，マスト細胞上の FcεRⅠレセプターに高アフィニティで，長時間強固に結合する。その際，抗原との接触があると，あらかじめ合成されていた血管作動性アミン，サイトカインの放出を伴う脱顆粒と，アラキドン酸に由来する様々な炎症メディエーターの合成が生ずる。このプロセスは，枯草熱やアトピー体質の患者が，雑草の花粉などのアレルゲンと接触するときに生ずる，外因性喘息の症状の主因となる。

IgE の主たる生理的役割は，気道や消化管など，外傷や病原体の侵入に弱い解剖学的部位に，**急性炎症反応を惹起する**ことである。つまり，炎症によって，血漿成分やエフェクター細胞をリクルートして，その局所を防御すると考えられる。IgA による防御をかいくぐった感染微生物が，マスト細胞に結合した IgE に結合すると，血管作動性物質と顆粒球の遊走因子の放出が惹起され，その結果，血漿 IgG，補体，好中球や，好酸球の局所への流入を導く。

もう 1 つの IgE レセプターである低親和性レセプター FcεRⅡ(CD23)は，様々な造血系細胞上に発現している。FcεRⅡの第 1 の機能は，B 細胞による IgE 産生を，IgE が低濃度のときには刺激，高濃度のときには抑制することにより，制御することである。

各 Ig はさらにサブクラスに細分化される

IgG 骨髄腫タンパク質の抗原性の解析から，IgG はさらに，IgG1，IgG2，IgG3，IgG4 と名づけられる，4 つのアイソタイプのサブクラスに分けられることが判明した。それぞれの違いはすべて重鎖にあり，それぞれ γ1，γ2，γ3，γ4 と呼ばれる。これら IgG の重鎖にはかなりのホモロジーがあり，それぞれに共通の構造をもっている。例えば，特異的な抗 IgG 抗体は，すべてのサブクラスに共通な部位に反応するが，一方，各々のサブクラスには，アミノ酸の一次構造の違いや，鎖間のジスルフィド結合の違いに起因する，1 つかそれ以上のサブクラス特徴的構造をもっている。これらの違いによって，**表 3.4** に示すように，サブクラスの生物学的な挙動に差が生じる。

IgA にも，2 つのサブクラスが見つかっているが，IgA1 が全体の 80～90%を占める。

表 3.4　ヒト IgG サブクラス

	IgG1	IgG2	IgG3	IgG4
血清中の濃度(mg/mL)	9	3	1	0.5
全 IgG での割合(%)	67	22	7	4
血中での半減期(日)	23	23	8	23
補体活性化能(古典的経路)	++	+	+++	±
単球/Mφ Fc レセプターへの結合	+++	±	+++	+
胎盤通過性	+++	±	+++	+++
自発的凝集	−	−	+++	
プロテイン A との結合	+++	+++	±	+++
プロテイン G との結合	+++	+++	+++	+++
Gm アロタイプ	a, z, f, x	n	b0, b1, b3 g, s, t ほか	4a, 4b

Mφ：マクロファージ

目的に応じてつくられる抗体

モノクローナル抗体革命

まずはげっ歯類で

素晴らしい技術的な成功が，Milstein と Köhler によってもたらされた。彼らは，正常の抗体産生細胞と適当な B 細胞腫瘍株を細胞融合させることによって，単一特異性をもつ抗体を産生する，不死化した細胞クローンをつくり出す方法を確立したのである。これらのいわゆる**ハイブリドーマ** hybridoma からは，きわめて高力価のモノクローナル抗体が得られ，マウスの体内で腹水型として，あるいはラージスケールで培養することで，抗体を大量につくることが可能である。試薬としてのモノクローナル抗体のめざましい進歩によって，世界中の研究室に均一な標準材料を提供することができ，さまざまな応用が可能となった。それらは，特異的な表面マーカーをもつ個々の細胞の解析と分離(リンパ球亜群，神経細胞，その他)，細胞の除去，がんの診断，イメージング，イムノアッセイ，複雑な混合物からの抗原の分離精製，微生物の血清型タイピング，受動抗体による免疫学的介入療法，炎症性サイトカインの中和治療，抗腫瘍特異抗体に細胞毒性のある薬剤を結合させた“魔法の弾丸”療法などがあげられる。

ヒトモノクローナル抗体も作製可能

マウスモノクローナル抗体はたいへん免疫原性が高いので，治療目的でヒトに投与すると，免疫複合体による病気を起こす可能性がある。そこで，組換え DNA 技術を用い，モノクローナル抗体の異種(マウス)部分を除き，その部分をヒト Ig の構造のもので置換することが有効である。このようにしてできたマウス V_H, V_L とヒト C_H, C_L とのキメラ抗体(**図 3.11a**)は，ヒトにおける免疫原性が著しく減じている。このような抗体は，またヒト化したマウスに通常の抗原を免疫しても得ることができる。ヒト化マウス作製の 1 つの方法では，まず胎仔性幹細胞を用い，これらのマウス *Cγ1* 遺伝子をヒトの *Cγ1* 遺伝子で置換してしまう。できたマウスと，同じくマウス C_κ をヒト C_κ で置換したマウスを交配して，両方の遺伝子座がホモになった変異マウスでは，ヒト化 IgG1κ 抗体が産生される。

別な方法として，特異性を損なうことなく，高親和性マウス抗体の 6 つの相補性決定領域(CDR)をヒト Ig フレームワークの上に移植(接ぎ木)するというアプローチもある(**図 3.11b**)。ヒト B 細胞を細胞融合してハイブリドーマをつくるという目標は，いまだに感興をそそるものである。しかし，実際行ううえでの大きな問題は，ヒトで直ぐ使える B 細胞として唯一の末梢血 B 細胞が，抗体産生 B 細胞のソースとしてよい細胞とは普通みなされないことである。よい融合相手が見つけにくいという困難にもかかわらず，これまで多くのヒトモノクローナル抗体がつくられており，そのうちいくつかが臨床試験中である。例えば，腫瘍細胞上に発現する **TRAIL** (tumor necrosis factor-related apoptosis-inducing ligand) レセプターに対する抗体は抗腫瘍製剤として，あるいは眼科手術後の瘢痕形成を予防するための抗トランスフォーミング増殖因子 β transforming growth factor-β (**TGF-β**) 抗体である Trabio™, 炭疽菌 *Bacillus anthracis* 感染の予防と治療のための，炭疽菌防御抗原に対する抗体である ABthrax™ などがある。あるいはまた帯状疱疹やサイトメガロウイルスなどに対して，防御力の高いモノクローナル抗体を応用することも考えられる。

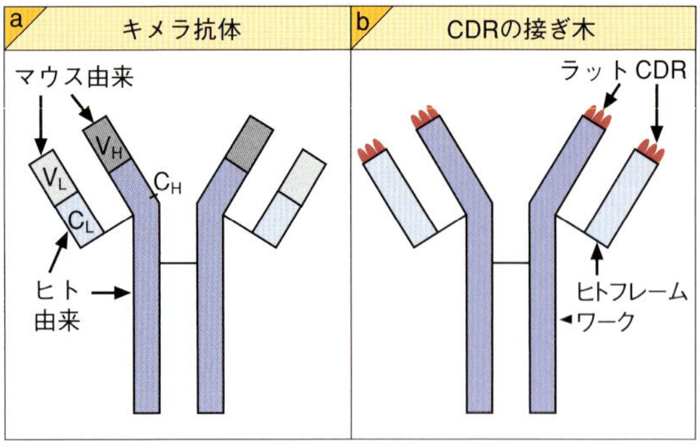

図 3.11 げっ歯類の抗体特異性を遺伝子工学的にヒト抗体へのせる：(a)マウス可変部をヒト Ig 定常部に融合させたキメラ抗体。(b) 6個の CDR をコードする遺伝子セグメントをヒト Ig フレームワーム上にのせた，ヒト化ラットモノクローナル抗体

抗体エンジニアリング

ヒトモノクローナル抗体をつくるにあたって生じる問題を回避するため，現代の分子生物学の手法を用いる別の方法も考えられている。げっ歯類の抗体をヒト化する方法をすでに示したが(**図 3.11**)，新しい方法として，抗体をバクテリオファージに発現させ，それを**選択**するという卓越した試みが成功している。まず感作されたヒト B 細胞からの mRNA を cDNA に逆転写し，抗体，あるいは抗体断片遺伝子を PCR で増幅する。ついで，バクテリオファージ *p*Ⅲ遺伝子のなかで，ランダムではあるが，単一の軽鎖と重鎖遺伝子が横つながりになるような，1 つのコンストラクトをつくる。このほとんどランダムな軽鎖と重鎖のペアリングを含む**コンビナトリアルライブラリー** combinatorial library は，バクテリオファージ表面の線維性コートタンパク質である pⅢと融合タンパク質の形で，抗体(あるいはそのフラグメント)の非常に大きなレパートリーをコードすることになる。今や，莫大な数のファージを固相化した抗原上に蒔き，抗原に対して最も高い親和性をもつものを選択することができる。最も高い親和性をもつ抗体をコードする遺伝子は，すでに選択されたファージの中にあるので，それらは容易にクローニングでき，また抗体は大量に発現できるわけである。この選択過程を応用できることは，**スクリーニング** screening 方法としては，非常に有利である。なぜならば調べられるファージの数が，数桁高い数であるからである。

試験管内での反応であるが，この特異抗体の生成へのアプローチは，抗原が最も高いアフィニティの抗体産生細胞を選択する際の決定的因子であるという意味において，生体内における免疫応答の**アフィニティ成熟** affinity maturation 過程に非常に似ている。

抗体の畑

乳を産生する動物を用いて，モノクローナル抗体の遺伝子産物をミルク中に大量に得る方法がある。さらに植物もまた，このような目的のために用いられている。いわゆる**植物抗体** plantibody は，バナナ，ジャガイモ，タバコなどで発現されてきた。ハイテク農夫が，1 つの畑では抗破傷風菌トキソイド産生野菜を，別の畑では抗髄膜炎菌多糖抗体野菜を育てるなどして，当惑する訪問者の注目を集めている様を思い浮かべられよう。多機能植物は，根菜は食用として収穫し，葉は欲しい遺伝子産物を発現させる，などということができれば，非常に有益と思われる。この調子では，サイエンスフィクションの作家が書く題材は，それほど残っていないかもしれない。

復習

基本的な Ig 構造は 4 つのペプチドユニットから構成

- 免疫グロブリン(Ig)は，2 つの同一重鎖と 2 つの同一軽鎖が，鎖間のジスルフィド(S-S)結合で繋がった，4 本のペプチドユニットからできている。
- パパインは，Ig を柔軟性のあるヒンジ部分の露出している部分で切断して，2 つの同一の 1 価の抗原結合フラグメント(Fab)と，1 個の Fc をつくる。ペプシンによるタンパク質分解では，Fc を欠く 2 価の抗原結合フラグメント$(Fab')_2$が生じる。

アミノ酸配列から Ig の構造のバリエーションが判明

- 血清中には 10^9か，それ以上の異なった抗体が存在する。
- 単一クローンの悪性形質細胞由来の均一な Ig 産物である骨髄腫タンパク質の解析から，重鎖と軽鎖の N 末端には多様なアミノ酸をもつ構造があり，残りは比較的一定の構造を示すことが判明した。

Ig 遺伝子

- 3 つの異なる染色体にのった遺伝子クラスターが，それぞれ κ・λ 軽鎖，重(H)鎖をコードする。各々のクラスターには，30〜50 個の可変部(*V*)遺伝子と約 5 個の小さな *J* ミニ遺伝子がある。重鎖のクラスターは，それに加えて約 25 個の *D* ミニ遺伝子がある。それぞれ 1 つの定常領域をコードする遺伝子がある。
- *V*，*D*，*J* のそれぞれの 5′ 側と 3′ 側の隣接配列を認識し，組換え酵素によって触媒される特殊な切り出しメカニズムが働いて，*VD*，*VJ*，*DJ* の遺伝子再構成が生じる。

Ig 分子の構造バリアント

・アイソタイプは，異なる重鎖の定常部に基づくバリアントであって，個々のヒトで，すべてのアイソタイプが存在する。例；IgG，IgA など。
・アロタイプは，単一遺伝子座の対立遺伝子によってコードされる重鎖のバリアントで，遺伝的に分布するものである。例；IgG 分子上の Gm グループなど。
・イディオタイプは，抗体上の抗原決定基の総称で，他の抗原レセプター，つまり抗体(抗イディオタイプ抗体)，あるいはT細胞レセプターで認識される，通常は超可変部に関連したものである。

Ig ドメインは異なる機能を発揮する

・可変部ドメインが抗原を結合し，相補性決定領域(CDR)と呼ばれる，3つの重鎖の超可変ループと，軽鎖の超可変ループが抗原結合部位を形成する。
・重鎖の定常領域ドメイン(特に Fc)は，抗原との結合後に副次的な生物機能を担う。例；補体結合，マクロファージへの結合など。

Ig のクラスとサブクラス

・ヒトでは，5つのクラスの Ig を決定する5つの主要なタイプの重鎖がある。IgG が最も豊富に存在する Ig で，血管外の体液中に特に多く，そこで毒素を中和したり，C1 経路を介して補体を結合し，また C3b や Fcγ レセプターを介して，微生物が貪食細胞に結合するのを促進し，生体防御を担う。IgG は妊娠後期に胎盤を，新生児では小腸を通過する。

Fcγ レセプター

・IgG に対しては多数の Fc レセプターが存在し，主に FcγRⅠ，FcγRⅡ，FcγRⅢ，および FcRn がある。IgG が結合することによって，これらのレセプターは，貪食，オプソニン化，抗体依存性細胞媒介性傷害(ADCC)などの抗体の機能にとって重要な働きを担う。FcRn は母体循環中の IgG を，胎盤を越えて，胎児に転送する。

IgA は粘膜面をガードしている

・IgA は，血清中では主に単量体(基本的な4つのペプチドユニットからできている)であるが，漿粘液分泌物のなかでは，分泌成分が結合した二量体として存在する。
・IgA で被覆された微生物は，粘膜上皮細胞への付着が阻止される。
・貪食細胞は FcαR を有し，IgA によって架橋されると活性化される。

他の Ig も免疫応答で多様な機能を示す

・IgM は五量体分子で，原則的には血中に存在し，免疫応答の早期に産生される。その高い結合価から，効力の高い，細菌の凝集素，補体依存性細胞溶解のメディエーターとして働く。したがって，IgM は細菌血症に対する強力な第一線の防御となる。
・IgD はリンパ球表面上にあり，おそらく抗原レセプターとして機能している。
・IgE はマスト細胞に強固に結合し，抗原との接触によって，マスト細胞からの脱顆粒と炎症メディエーターの合成を誘導し，局所に抗微生物因子をリクルートする。IgE はある種の寄生虫感染防御において重要で，アトピー性皮膚炎症状の主因となっている。
・さらなる機能の多様化は，各々の健常者に存在するすべての重鎖の構造の違いに基づき，クラスをさらにサブクラスに細分化することで可能となる。

抗体をあつらえる

・モノクローナル抗体をつくる不死化したハイブリドーマ細胞株は，強力な免疫学的試薬と，免疫応答研究の発展に寄与する。その応用として，リンパ球サブポピュレーションを区別すること，細胞の除去，イムノアッセイ，がんの診断，イメージング，抗原の精製がある。
・マウスモノクローナル抗体は，ヒトには免疫原性がある。マウス *V* 遺伝子を切って，ヒト *C* 遺伝子に繋げることでキメラ抗体がつくられる。
・未感作か，もし可能ならば感作してあるドナーから得た V_H，V_L 遺伝子を増幅することによって，遺伝子工学的に作製したヒト抗体フラグメントを得，バクテリオファージの表面にランダムな融合遺伝子発現ライブラリーとして発現させることができる。

細胞膜上の抗原レセプター

B 細胞表面抗原レセプター

B 細胞は膜貫通型免疫グロブリン(Ig)を発現する

ある抗原は，リンパ球表面上の抗体分子と結合する能力を介し，その抗原に対して相補的な抗体をつくるリンパ球を選択してしまう。抗原にとっては冷酷にも命運を尽きさせるような，この巧妙なシステムについては第 2 章で学んだ。つまり，抗原と細胞表面レセプターの結合は，細胞を活性化・増殖させ，刺激抗原に対する特異抗体を産生する形質細胞に成熟させるということを思い出してみるとよい(**図 2.6** 参照)。

ラベルした抗 Ig 抗体で，生きた B 細胞を免疫染色すると(例えば**図 2.4c**)，最も早期に認められる膜型 Ig は IgM クラスである。1 つの B 細胞は，それぞれ 1 組みの VJC_{κ}(あるいは λ)と $VDJC\mu$ 遺伝子のみを転写し，単一の特異性をもつ抗体を産生する。分泌する抗体と，細胞表面に膜型 Ig として発現するレセプターが，同一の特異性を有することになるメカニズムとして，**ディファレンシャルスプライシング** differential splicing という機構を挙げることができる。最初に核内に生じる μ 鎖 RNA 転写産物は，IgM が **B 細胞レセプター** B-cell receptor(**BCR**)として膜に刺さり込めるように，疎水性の膜貫通部 hydrophobic transmembrane region をコードする配列を含んでいる。したがって，この部分が切除(スプライスアウト)されれば，抗体分子は可溶性の抗体分子として分泌されるというわけである(**図 4.1**)。

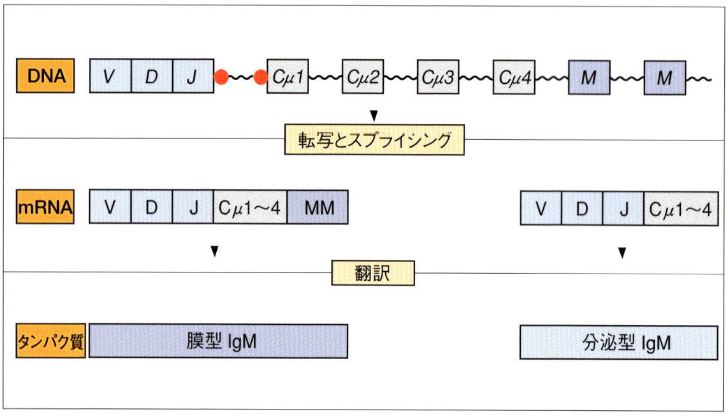

図 4.1　膜型から可溶性の IgM へのスイッチに至るスプライシング機構：IgM を膜に挿入させる疎水性の配列は，エキソン *M-M* によりコードされる。これら *M-M* 領域をスプライシングによって除く(スプライスアウトする)と可溶性になる。簡略のために，図ではリーダー配列を略してある。〰：イントロン

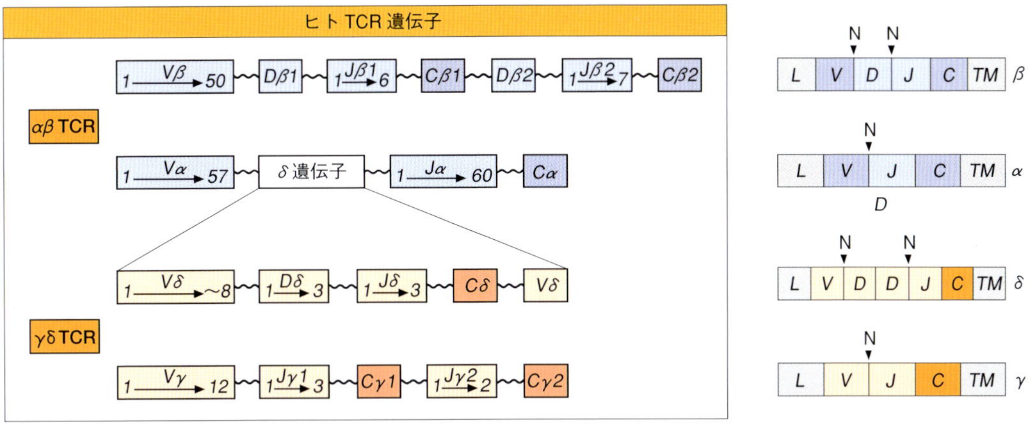

図 4.2　**αβタイプおよびγδタイプ T 細胞レセプター(TCR)をコードする遺伝子**：δ鎖をコードする遺伝子は Vαと Jαクラスターの間にあり，この領域内のいくつかの V セグメントは，δ鎖にも，またα鎖にも(すなわち Vδ，Vαとして)使用可能である。T 細胞レセプター遺伝子も，Ig 遺伝子で認められる方式と同様な組換えを行う

B 細胞が成熟すると，IgM と同じ特異性をもつ IgD を同時に発現するようになる。IgM と IgD 両者を発現する B 細胞は，二次リンパ濾胞のマントルゾーンのリンパ球に多く存在し(例えば，**図 6.7c, d**)，膜型 IgM あるいは IgD を産生する VDJ，Cμ，Cδ セグメントを含む，単一の転写産物を別個に切り出す(ディフレンシャルスプライシング)ことによって，この表現型をもつ。この B 細胞がさらに成熟すると，IgG のような他のアイソタイプが発現される。

細胞表面 Ig(sIg)は他の膜タンパク質と複合体をつくる

細胞表面 IgM 細胞質の尾部には，たった 3 個のアミノ酸残基しかない。この長さでは，シグナル伝達分子群の活性化を仲介する細胞内のプロテインチロシンキナーゼや，G タンパク質との会合に必要な構造モチーフを折り込むことができない。しかし細胞表面 Ig は，Ig と会合している **Ig-α**(CD79a)と **Ig-β**(CD79b)と呼ばれる 2 つの膜糖タンパク質を介して，シグナルを伝達する。これら Ig-α と Ig-β はリン酸化される。

T 細胞表面抗原レセプター

抗原レセプターは膜貫通性のヘテロ二量体である

抗原特異的な **T 細胞レセプター** T-cell receptor (**TCR**)は，2 個のジスルフィド結合でリンクされた，α と β 鎖からなる膜結合分子である。それぞれのポリペプチド鎖は，あまり多型性のない構造をもつ部分と，Ig の Fab フラグメントのように多型性をもつ，2 つの Ig 様ドメインが折りたたまれたものである。

2 つのクラスの TCR がある

αβ タイプの TCR が同定されるという発見からほどなく，γ と δ 鎖からなる第 2 のタイプのレセプターの存在が報告された。γδ タイプの TCR は，αβ タイプよりも早期に，胸腺において産生される。

ヒトでは，γδ T 細胞は，末梢血中の T 細胞のわずか 0.5～15.0% を占めるのみであるが，腸上皮や皮膚では大多数を占める。

TCR の遺伝子配列は Ig に似ている

TCR β 鎖をコードする遺伝子セグメントは，Ig で示した *V*，*D*，*J* と *C* セグメントと同様の順に配列している(**図 4.2**)。免疫担当 T 細胞ができるときには，*V*，*D*，*J* 遺伝子が再構成して，一繋がりの *VDJ* 配列を形成するようになる。B と T 細胞が，類似の遺伝子再構成のメカニズムを用いることに対する，最も確固たる証拠は，*V*，*D*，*J* セグメントを繋ぐことができない，単一の常染色体劣性異常による**重症複合免疫不全症** severe combined immunodeficiency (**SCID**)のマウスから得られた。この劣性遺伝子のホモ接合体マウスでは，免疫担当 B，T 細胞が分化できず，プレ B 細胞系とプレ T 細胞系において，*VDJ* の結合部の形成に同一の配列障害が認められる。

まず，β 鎖のクラスターからみてみると，2 個ある *D*β 遺伝子の 1 つが，隣接する *J*β 遺伝子群の 1 つへ遺伝子組換えを起こす。1 つ目の *D*β 遺伝子である *D*β*1* は，13 個ある *J*β 遺伝子をすべて使用できるが，*D*β*2* 遺伝子は 7 個の *J*β*2* のなかからしか候補を選べない。ついで，50 個ほどの *V*β 遺伝子のうちの 1 つが，

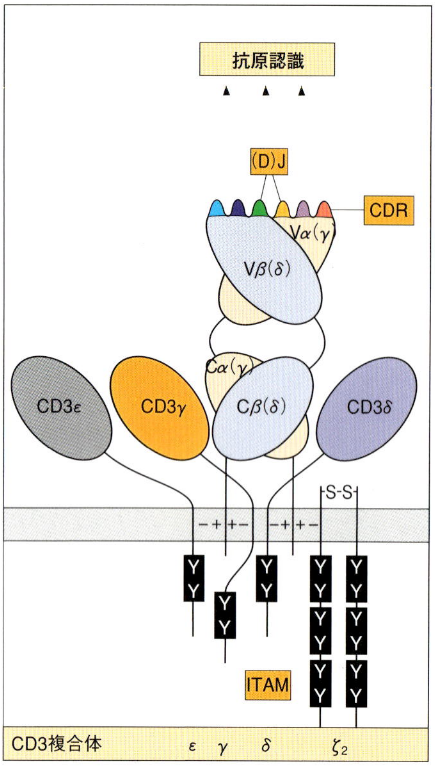

図 4.3 **T 細胞レセプター(TCR)/CD3 複合体**：TCR は，Ig の Fab 抗原結合フラグメントに，構造的に似ている。TCRαとβ鎖の可変および定常部(VαCα/VβCβ)，また対応するγδ TCR のγ鎖，δ鎖は，構造的に Ig タイプのドメインファミリーに属する。CD3 ポリペプチドの細胞質は，図中で黒く表しているが，細胞内の転写因子を活性化するプロテインチロシンキナーゼと会合している

先にできた *DβJβ* に転位・結合する。**結合部形成による多様性**増大と，D セグメントの両側に創出する N 領域への**ランダムなヌクレオチドの挿入**は，Ig の遺伝子再構成でみられるのと同じ現象である。DNA 配列解析によって，抗体分子との類似性が確認された。すなわち，それぞれの *V* セグメントには 2 つの超可変部があるが，(*D*)*J* 領域が加わることで，**高度に超可変性**の相補性決定領域 3(CDR3)ができるので，それぞれの TCR 鎖は計 6 個の抗原に対する CDR を有することになる。抗体の合成の際に認められるように，*VDJ* と *C* の間のイントロンは，翻訳の前に mRNA から切り出される。このとき Dβ2Jβ2 クラスターに関わる遺伝子組換えでは，*C*β2 のみへの結合が許される(位置関係により Cβ1 へは結合できない)。

他のすべてのポリペプチド鎖も，似たような遺伝子の転座によってつくられる遺伝子でコードされている。α鎖の遺伝子プールは *D* セグメントを欠くが，補ってあまりある莫大な数の *J* セグメントがある。Vγ と Vδ 遺伝子の数は，Vα と Vβ 数に比べるとたいへん少ない。α鎖のプールと同様，γ鎖のクラスターには *D* セグメントがない。

CD3 複合体は TCR の機能発現には必須である

T 細胞と B 細胞の抗原認識複合体は，敵が見えたときにシグナルを出すのが仕事の陸軍斥候部隊になぞらえられる。TCR が敵を発見した場合，すなわち抗原で架橋された場合には，レセプターに会合している膜貫通性のポリペプチド複合体 **CD3** を通して，T 細胞の中にシグナルを伝え，リンパ球をうたた寝状態の G0 期から目覚めさせて，何か役に立つ，すなわちエフェクター細胞にさせる。すべての免疫担当 T 細胞において，抗原レセプターは非共有結合ではあるが，しっかりと CD3 と複合体を形成するように会合している。複合体には，CD3 ペプチド鎖γとδ，2 分子の CD3ε とジスルフィド結合で繋がったζ-ζ二量体，さらにこれと並んだ 2 つのヘテロ二量体構造の TCR αβ，あるいはγδ 認識ユニットが含まれる。全複合体を $TCR_2CD3\gamma\delta\varepsilon_2\zeta_2$ と表す(**図 4.3**)。したがって CD3 分子の TCR ヘテロ二量体に対する関係は，B 細胞における Ig-α と Ig-β の sIg に対する関係に等しい。

抗原認識のための多様性の創出

われわれは，免疫系がこれまで出現したことのある病原体でも，これから出現するかもしれない病原体でも，すべてを認識できることを知っている。予測不能の未来に対して備えるためには，個人が一生涯に必要とする以上の何百万種類もの異なった特異抗原レセプターをつくり出す必要がある。このことは体の中に存在する遺伝子の数をはるかに越えてしまうことになる。特に抗体や TCR をコードする遺伝子数は，たかだか 400 個のオーダーのものであるから，すべての多様性をつくり出すためには，何らかの賢い方法を使っているはずである。われわれは，このような限られた遺伝子プールから，膨大な多様性をつくり出すように進化してきたメカニズムを確かめることができる。

1 本鎖での多様性創出の増幅法

ランダムな *VDJ* 遺伝子再構成は幾何級数的に多様性を増加させる

ちょうど，子供用の組立ておもちゃセットに入っている，限られた数の形の違ったブロックでも，いろいろな建物などの作品をつくることができるように，個々のレセプターの遺伝子セグメントは，B と T 両細胞の抗原特異的レセプターの多様性を創造する。

Ig の重鎖の遺伝子を例にとってみよう(**表 4.1**)。遺伝子セグメントの正確な数はヒトにより違うが，ここには，機能的な 25 個の *D* セグメントと，6 個の *J* セ

表 4.1　ヒト *V* 遺伝子の多様性の計算：生殖細胞系列の遺伝子断片の，単純にランダムな組合せにより生成する特異性の最少の予想数を計算してある。これらの数字は，他のメカニズムによりさらに増加する

	γδ TCR(TCR1)		αβ TCR(TCR2)		Ig		
					H	L	
	γ	δ	α	β		κ	λ
V 遺伝子断片	12	~8	75	50	50	40	30
D 遺伝子断片	—	3	—	1,1	25	—	—
J 遺伝子断片	3,2	3	60	6,7	6	5	4
ランダムな繋ぎ合わせ	*V*×*J*	*V*×*D*×*J*	*V*×*J*	*V*×*D*×*J*	*V*×*D*×*J*	*V*×*J*	*V*×*J*
(結合部多様性無しで)	12×5	8×3×3	75×60	50(13+7)	50×25×6	40×5	30×4
合計	60	72	4,500	1,000	7,500	200	120
ヘテロ 2 量体の組合せ	60×72		4,500×1,000		7,500×200		7,500×120
合計(端数切捨て)	4.3×10^3		4.5×10^6		1.5×10^6		0.9×10^6
他のメカニズム (3 つの読み枠内の D，結合部多様性，N 塩基挿入；$\times10^3$)	4.3×10^6		4.5×10^9		1.5×10^9		0.9×10^9
体細胞突然変異	−		−		+++		+++

グメントがある。もし，*D* から *J* への完全に**ランダムな結合** random joining があるとすれば(**図 3.5** 参照)，150 通りの *DJ* の組合せができる可能性がある(25×6)。次のステージに進んでみよう。これらの 150 通りの *DJ* セグメントの各々が 50 個の機能的な V_H に結合しうるので，重鎖の可変領域をコードする生成可能な *VDJ* 遺伝子レパートリーは 50×150=7,500 となる。言い換えると，単純にそれぞれを足しただけでは 81 にしかならない *V*, *D*, *J* 遺伝子を用い，それぞれの要素を**幾何級数的に組み合わせる** geometric recombination ことによって，およそ 7,500 種もの異なった可変部を生み出すことができることになる。しかも，これはまだ序の口なのである。

結合部分をいろいろに変える

生殖細胞系列のレパートリーからさらに多くのバリエーションを引き出すための，もう 1 つの術策は，*V*, *D*, *J* を再構成するときの境界部分に変更を加えることによって，異なる結合配列にすることである。

すなわち，さらなる多様性は，*V*, *D*, *J* セグメントの間へのヌクレオチドの挿入による N 領域多様性によるもので，この過程には**ターミナルデオキシヌクレオチジルトランスフェラーゼ** terminal deoxynucleotidyl transferase (TdT) の発現が関与している。この方策によって，そのままでは多様性が少ない TCR γ や δ 遺伝子の多様性を大きく増やすことができる。

またさらに，*D* 領域配列に限って作用し，多様性を増加するメカニズムも存在する。特に TCR δ 遺伝子の再構成の場合，*D* セグメントは 3 つの異なる読み枠で読めるし，また 2 つの *D* セグメントを *DD* のように結合させ，部品として使うこともできる。

レセプター編集

最近の知見では，リンパ球は必ずしも最初につくり出した抗原レセプターに束縛されていないことが判明している。すなわち，もしリンパ球が，すでに保有するレセプターが気に入らなければ，変更できるというのである。この望ましくないレセプターを許容可能な性質のレセプターに置換することを，**レセプター編集** receptor editing と呼ぶ。このプロセスは，Ig と TCR 両方に認められており，無機能あるいは自己反応性のレセプターを正しいものに置換するためのものである。さらに，末梢におけるレセプター編集においては，低親和性レセプターを高親和性の選択可能なレセプターに置換することで，低親和性 B 細胞をアポトーシスからレスキューする。この過程には，**組換え活性化遺伝子** recombination activating gene (*RAG*) の再活性化を伴い，Ig や TCR の特異性を変えてしまう新しい軽鎖や重鎖の産生が生じる。レセプター編集は，Ig 重鎖や TCR β 鎖よりも，軽鎖や TCR α 鎖で生じることが多い。実際 TCR α 鎖遺伝子においては，選択されうる TCR が産生されるまで，すでに組み換えられていた *VJ* セグメントを除去しつつ，一連の遺伝子組換えを行うことが示唆されている。

各ポリペプチド鎖間での多様性の増幅

免疫系が 2 つの異なるポリペプチド鎖を認識分子として使用できることになったときに，精妙な仕組みをさらに進歩させることになった。つまり，2 本の鎖の組合せによって，より親和性を増した結合部位ができるだけでなく，新しい多様性も増加させたのである。Ig の場合，重鎖が異なった軽鎖に会合すると，最終的にできる抗体の特異性は，さらに変化するのである。

この TCR の γ と δ，α と β，Ig の重鎖と軽鎖間のランダムな会合で，多様性をさらに幾何級数的に増加

させることができる。**表 4.1** から，生殖細胞系列の遺伝子に存在する機能的な，約 230 個の TCR，約 160 個の Ig は，特にこれまで紹介した結合部にみられる凝ったメカニズムを勘定に入れないとしても，ストレートな会合のみを考えただけで，それぞれ 450 万，240 万もの異なる組合せを生み出す。

体細胞超変異

Ig 可変(*V*)部遺伝子は，**体細胞超変異** somatic hypermutation を起こすという動かしがたい証拠がある。

この体細胞で生じる多様性創出現象には，注目に値するいくつもの特徴がある。変異は，単一のヌクレオチド置換であり，定常部ではなく可変部に限定され，フレーム部分と超可変部の両者に生ずる。免疫に関連しないリンパ球の遺伝子に，ヌクレオチド置換の生じる割合は 0.0001％以下であるのに比べて，例えば V_H 遺伝子に変異の生じる割合は 2〜4％の間と，きわめて高い。体細胞超変異は，IgM よりも IgG や IgA により頻繁に認められるので，突然変異のメカニズムはクラススイッチと密接な関係にあると考えられる。体細胞突然変異は，一次応答の早期に使えるレパートリーを増加はさせないが，メモリー B 細胞の生成の間に生じ，おそらく免疫応答を高い親和性をもったものに変化させる役割をもっていると考えられる。

一方，**TCR 遺伝子は，明確な体細胞突然変異は起こさない**ようである。T 細胞はすでに自己の主要組織適合遺伝子複合体(MHC)を認識するので，突然変異によって高親和性の自己反応性レセプターの出現を促進すると，自己免疫を生じさせる危険性があるため，このことは幸運なことである。

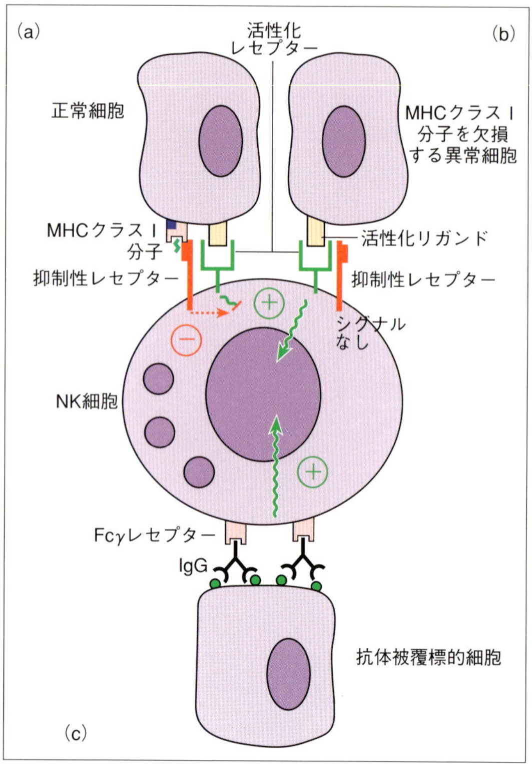

図 4.4 ナチュラルキラー(NK)細胞：NK 細胞は，活性化・抑制性レセプターの両方を有する。活性化レセプターをリガンドで刺激すると，NK 細胞には活性化シグナルが伝達されるが，普通は主要組織適合遺伝子複合体(MHC)クラスⅠ分子を，抑制性レセプターが認識することで伝達される抑制シグナルで妨害されてしまう(a)。クラスⅠ分子を欠損する有核細胞はすべて異常な細胞であり，活性化シグナルが途中妨害されないため殺傷されてしまう(b)。NK 細胞は通常数種類の活性化・抑制性レセプターを有し，細胞が活性化されるか否かは，それらのレセプターからのバランスが決定している。数種の他のタイプの細胞と同様，NK 細胞はその Fcγ レセプターを利用して，抗体で被覆された標的細胞の抗体依存性細胞媒介性傷害(ADCC)活性を担う(c)

NK 細胞による抗原の認識

第 1 章で記したように，ナチュラルキラー(NK)細胞の主な機能は，生体内をパトロールして，正常では広汎に発現されている MHC クラスⅠ分子の発現を失った，悪性転換した細胞や感染細胞を探すことである。活性化レセプターは，すべての標的細胞上に共通に存在する分子を認識し，一方で抑制性レセプターは，MHC クラスⅠ分子を認識する。したがって，MHC クラスⅠ分子を欠く有核細胞は，すべからく抑制性レセプターを架橋できないために，活性化レセプターのみを刺激し，その結果 NK 細胞に傷害されることになる。T 細胞上の TCR や B 細胞上の BCR と違い，NK 細胞の認識システムは抗原特異的ではない。しかし，NK 細胞が使用する 2 番目の傷害メカニズムは，抗体依存性細胞媒介性傷害(ADCC)(19 頁参照)であり，抗体で被覆された標的細胞を認識するために NK 細胞は FcγRⅢ レセプターを装備している(**図 4.4**)。この場合，抗体が NK 細胞に特異抗原の存在を警告することになる。

主要組織適合遺伝子複合体(MHC)

複雑な染色体領域を構成する遺伝子によって発現される MHC 分子は，もともとは同種間で交換された移植片に対する激しい拒絶反応を惹起する能力によって明らかにされたものである。第 2 章では，細胞表面に発現される抗原が T リンパ球によって認識されるためには，抗原ペプチドが MHC クラスⅠ，あるいはクラスⅡとともに発現することの必要性について簡単に述べた。ここでは MHC 分子の特徴を明らかにすることにより，この抗原提示についてより詳細に考えてみる。

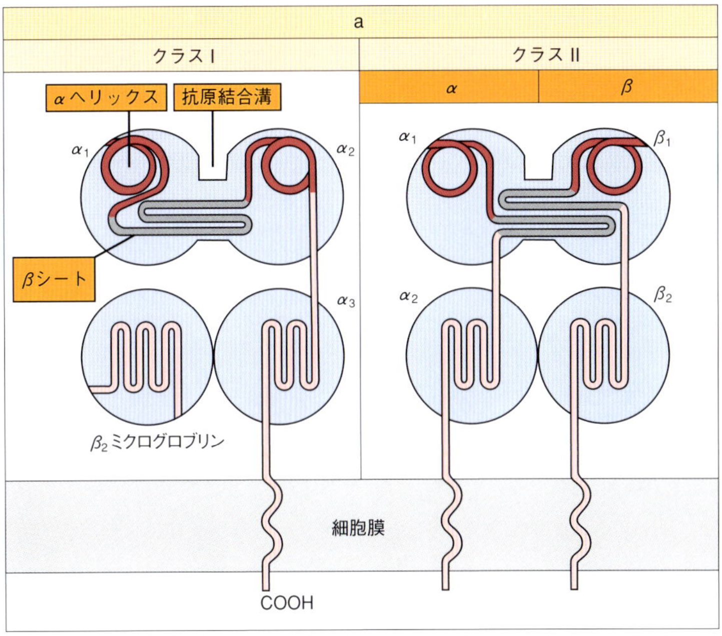

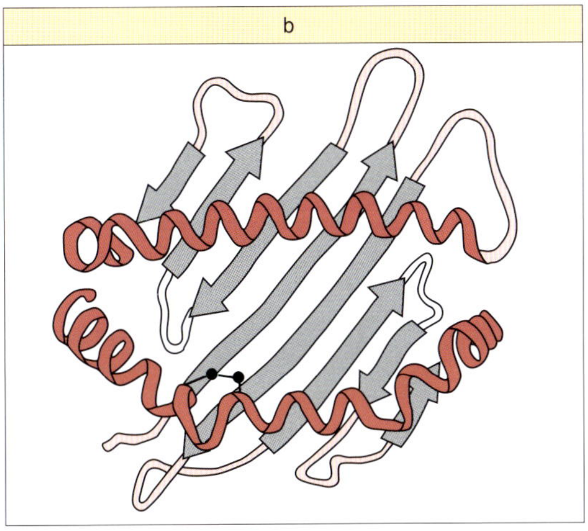

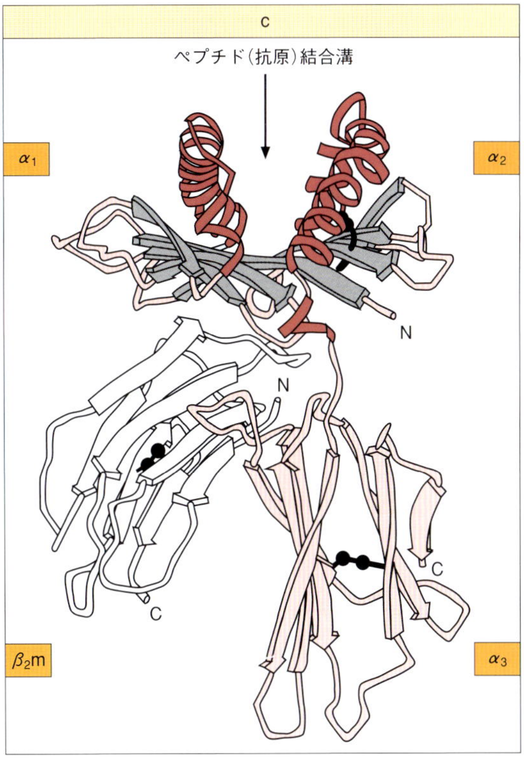

図 4.5 **MHC クラス I と II 分子**：(a)図は各ドメインと膜貫通セグメントを表している；αヘリックスとβシートは端をぴたっと寄せた形で示してある。(b)X 線結晶解析に基づいたヒトクラス I 分子(HLA-A2)の表面の鳥瞰図。βシートをつくる鎖は N 末端から C 末端の方向へ，濃い灰色の矢印で，αヘリックスは暗赤色のリボンで表している。2 つのヘリックスの内側に向かう表面と，βシートの上面は T 細胞エピトープ(ペプチド)を結合して，提示する溝を形成する。2 つの黒い球は，鎖内のジスルフィド結合を示す。(c)同一分子を横から眺めた図。溝の構造と，α_3とβ_2-ミクログロブリンの典型的な Ig フォールドを示している(4 個のアンチパラレルβ鎖が 1 つの面に，3 個が別の面に配置している)。(Bjorkman, P. J. *et al.*：*Nature*, **329**, 506-12, 1987 より許可を得て転載)

クラス I , II 分子は膜結合性のヘテロ二量体である

MHC クラス I

クラス I 分子は，44 kDa の**重鎖** heavy chain と非共有結合性に会合する 12 kDa の **β_2ミクログロブリン** β_2-microglobulin (β_2m) と呼ばれる小さいポリペプチドから構成される。重鎖のほとんどの部分は，細胞表面に突出する 3 個の球状領域(ドメイン)(α_1, α_2およびα_3；**図 4.5a**)である。さらに膜へ分子を固定する疎水性アンカー，細胞質内の親水性の短い C 末端配列がある。

MHC 分子の機能についてのわれわれの理解は，ヒトクラスⅠ分子のX線結晶解析によって，飛躍的に進歩した。アミノ酸一次配列から予想されるβ_2ミクログロブリンと，α_3領域の折りたたみパターンは，古典的なIgドメインに似ている。しかし，膜から最も離れているα_1，α_2領域は，まったく驚くべき構造をつくっていることが判明した。それは，βシートをつなぎ合わせてつくった底面上に，伸ばした2本のαヘリックスがのった形で，全体として議論の余地のない空洞を形成しているのである(**図 4.5b, c**)。もう1つの興味を惹く特徴が認められた。その空洞は，現在ではペプチドとわかっているが，クラスⅠとともに結晶化されていた直線状の分子で占拠されていたのである。これらのユニークな知見が，T細胞の抗原認識機構解明に与えた重要性は，第5章で明らかにされる。

MHC クラスⅡ

MHC クラスⅡ分子は膜貫通性の糖タンパク質で，それぞれ34 kDaと29 kDaのポリペプチド，**α鎖**と**β鎖**から構成されている。

クラスⅠとかなりの配列上の類似性(ホモロジー)があり，構造研究から膜に近いα_2とβ_2は典型的なIg折りたたみ構造をとり，一方α_1とβ_1は，2つのαヘリックスとβシートの底面で溝をつくり，クラスⅠのα_1とα_2の構造と似ている(**図 4.5a**)。

補体遺伝子が残る MHC のクラスⅢ領域を占める

MHC の染色体領域内にコードされる他の様々な遺伝子は，クラスⅢという名でグループ化されている。まとめて簡単に説明すると，その多くは直接あるいは間接的に免疫防御機能に関係するものである。注目に値すべきは，C2，2つのC4アイソタイプとB因子をコードする遺伝子のクラスターが存在することである。サイトカインである腫瘍壊死因子(TNF)とリンホトキシンもまた，クラスⅢとしてコードされている。

MHC の遺伝子地図

ヒト MHC の完全塩基配列が，まさに20世紀末に発表された。そのなかには224個の遺伝子座が含まれていた。ヒト MHC(ヒト白血球抗原 human leukocyte antigen(**HLA**)システム)のクラスⅠ，Ⅱ，Ⅲの主な遺伝子クラスターの全体像を**図 4.6**に示す。多くの翻訳されない，あるいは偽遺伝子は，簡略のためにこの図からは省いた。

MHC の遺伝子は著しい多型性を示す

これまでみてきたように，多様性がそれぞれの個人における多遺伝子系によって達成されるIg, TCRの系とは異なり，MHCは，**多くの対立遺伝子** multiple allele(同一の遺伝子座にのる複数の遺伝子)をベースにした，高度に**多型** polymorphic(文字どおりいろいろな形を示す)なシステムをもつ。ある特定の MHC 遺伝子複合体をハプロタイプと称し，通常は単純メンデル遺伝形質としてひとまとめの形で遺伝してゆく。クラスⅠとクラスⅡ遺伝子は，ヒトゲノムのなかで最も多型性を示す遺伝子である。これらのうちのある遺伝子では，200以上の対立遺伝子のバリアントがその遺伝子座に同定されている。これらの多型性を生じさせるアミノ酸の置換は，クラスⅠではα_1とα_2，クラスⅡはα_1，β_1ドメインに限られる。そして，その変異は基本的に中央の空洞に沿った，βシートの床面や，αヘリックスの内面(すなわちペプチド抗原結合部位)，および上面に生じていることに，きわめて重要な意味がある(**図 4.5**)。

主要組織適合遺伝子複合体													
MHCクラス	II				III					I			
HLA	DP	LMP&TAP	DQ	DR	C4	FB	C2	HSP70	TNF	B	C	E	A	G

図 4.6　ヒト主要組織適合遺伝子複合体(MHC)の主な遺伝子領域：HLA：ヒト白血球抗原。もともと白血球上に同定されたが，HLA クラスⅠ分子はほぼすべての有核細胞上に存在する

MHC 分子の組織分布

基本的に，すべての有核細胞はクラスⅠ分子を発現する。**クラスⅠ分子**は，リンパ系の細胞には豊富に，肝臓・肺・腎臓ではそれより少なく，脳や骨格筋ではほんの少しだけ発現している。ヒトでは，絨毛栄養芽細胞はHLA-A，B，Cを発現せず，その代わりに他のどんな細胞にも発現しないHLA-Gが発現している。一方，**クラスⅡ分子**の発現は限定され，B細胞，樹状細胞，マクロファージなどの抗原提示細胞(APC)上や，胸腺上皮細胞上に発現している。しかし，インターフェロンγなどで刺激されたときには，毛細血管の上皮や，胸腺以外の組織にもクラスⅡの発現誘導や，クラスⅠの発現増加が生じる。

MHC の機能

MHC 分子は，そもそも移植反応を通して発見されたが，われわれの重要な生物機能に使われていることが判明している。感染細胞が，細胞傷害性あるいはヘルパーT細胞にシグナルを伝達するための，細胞表面マーカーとしての MHC の機能は，以降の章でより詳細に論じることになろう。MHC の機能が免疫応答においてきわめて重要であることは疑いない。この点で，**MHC 領域の豊富な多型性**は，ある生物種の免疫系が，**膨大な微生物に対しての防御を最大限に発揮する**ために進化してきたと考えられている。

復習

B細胞表面抗原レセプター

・B細胞は膜貫通セグメントを含むIg遺伝子産物を膜に挿入し，抗原レセプターとして作動させる。
・細胞表面IgはIg-αとIg-βと会合し，これらは細胞活性化に伴ってリン酸化され，Ig抗原レセプターを通して受け取ったシグナルを伝達する。

T細胞表面の抗原レセプター

・抗原レセプターは膜貫通性の二量体で，それぞれ2個のIg様領域から構成される。
・外側のドメインには構造的に多様性があり，内側のドメインは定常部様で，全体として，膜結合性IgのFabのようになっている。
・ほとんどのT細胞は，αとβ鎖からなる抗原レセプターを発現する。別の系統のT細胞は，胸線の個体発生の早期に強く$\gamma\delta$鎖を発現するが，これらは成長してからは，主に上皮組織に分布する。
・TCR遺伝子の発現はIg発現の様式に似ている。すなわち，分化しつつあるT細胞において，可変部をコードする遺伝子は*V*，*D*(βとδ鎖で)，*J*セグメントのクラスターのランダムな遺伝子組換えによって，それぞれのポリペプチド鎖の単一の*V*(*D*)*J*組換え体を形成する。
・Ig鎖のように，それぞれの可変部は抗原認識において機能する，3個の超可変部をもつ。
・γ，δ，ε_2とζ_2からなるCD3複合分子は，レセプターの重要な部分を構成し，TCRが抗原の結合で架橋された後，シグナルを伝達する役割を果たす。

抗原認識のための抗体の多様性創出

・それぞれのレセプターの遺伝子セグメントは，莫大な数のT，B細胞の抗原レセプターを生み出すための，個々の組立てブロックである。
・さらなる多様性は，組換え酵素がそれぞれの間を切り出すときに様々な形で生じる組換えによって，*V*, *D*, *J*セグメント間の結合部に導入される。
・さらに，一次応答の後に，B細胞では*V*領域に高頻度の突然変異が起きる。T細胞ではこの突然変異は認められていない。

MHC

・それぞれの脊椎動物種では，非常に強い移植の拒絶反応を誘導する分子として，MHCが明らかにされた。
・MHC領域には，3種のクラスの遺伝子がコードされている。クラスⅠは，β_2ミクログロブリンと会合するポリペプチドをコードする。クラスⅡは膜貫通性のヘテロ二量体である。クラスⅢ領域の産物は様々であるが，補体成分や腫瘍壊死因子をコードしている。
・MHC遺伝子は著しい多型性を示す。ある1セットのMHC遺伝子クラスターをハプロタイプと呼ぶ。これは通常，単純メンデル遺伝形質としてひとまとめの形で遺伝してゆく。
・古典的クラスⅠ分子は，実質的には体内のすべての有核細胞上に発現し，細胞傷害性T細胞にシグナルを送る。
・クラスⅡ分子は，特にB細胞，樹状細胞，マクロファージ，胸腺上皮細胞などに発現するが，インターフェロンγによって毛細血管内皮，上皮細胞に発現を誘導できる。クラスⅡ分子は，ヘルパーT細胞にシグナルを送り，結果としてB細胞やマクロファージの活性化が生じる。
・構造解析により，MHCの膜から遠位の2つの領域は，2つの平行なαヘリックスとβシートのペプチド鎖の底面上で空洞を形成することが判明した。この空洞(抗原結合溝)の壁と床，およびαヘリックスの上面は，最も多型を生じるアミノ酸の置換の多いところである。
・多くのクラスⅢ遺伝子産物は，補体タンパク質や腫瘍壊死因子を含む，生体防御に関連する分子である。

抗原に対する一次応答

抗原とは何か

男は妻なしには夫たりえず，また同様に，分子は対応する抗血清あるいは**抗体** antibody（Ig），**T 細胞レセプター** T-cell receptor（TCR）なしには**抗原** antigen たりえない。抗原という言葉は 2 つの意味で使用される。まず，第 1 には免疫応答を生じさせる分子（**免疫原** immunogen とも呼ばれる）であり，第 2 には，抗体あるいは感作 T 細胞と反応する分子である。例えば，**ハプテン** hapten は，ジニトロフェニル dinitrophenyl（DNP）や *m*-アミノベンゼンスルホン酸のような低分子の構造のはっきりわかっている化学基で，これら自身では免疫原性はないが，ハプテンと免疫原性のあるキャリア分子を結合させ，これで免疫して作製した抗血清とは反応することができる（**図 5.1**）。

抗原と結合する抗体の超可変部の部位は**パラトープ** paratope と呼ばれ，パラトープと結合する抗原側の部位を**エピトープ** epitope，あるいは**抗原決定基** antigenic determinant と定義する。それぞれの抗原は，構造的には独立しているが，その表面に普通，数個の決定基を有する。したがって，ある決定基に反応するモノクローナル抗体は，同じ抗原上にある別の決定基には反応しない（**図 5.2**）。もし，抗原が直線状のペプチド，あるいは多糖であるならば，結合部位の大きさは 5〜6 アミノ酸残基，あるいは六炭糖（ヘキソース）単位くらいになる。抗原がもし，球状タンパク質ならば，多いものでは 16 くらいのアミノ酸長が，抗体と結合すると考えられる（**図 5.3**）。

抗原の構造

一般的に大きなタンパク質は，決定基となりうる残基が多いので，小さなタンパク質よりも強い抗原と考えられる。さらに，抗原が自己成分と異なるものであればあるほど，免疫応答を惹起するのに効果的である。抗体は，外来抗原のほとんどすべての部分に対して産生されうるが，ある部位は他の部位よりも免疫原性が高く，抗原のイムノドミナントな領域と呼ばれる。これらエピトープの存在密度の高い部位は，球状タンパク質の中でも明確に突出したポリペプチドのある場所であることが多い。

抗原-抗体相互作用

抗原と抗体は広い接触面にわたって，構造上の相補性によって相互作用する（**図 5.3**）。つまり，それぞれ

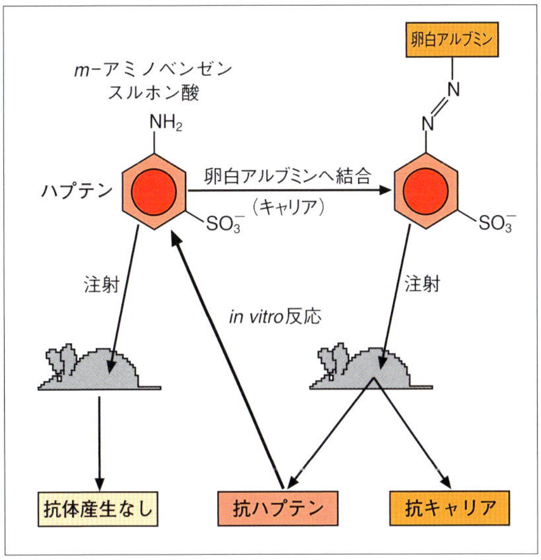

図 5.1　**ハプテン自身は抗体産生を誘導しない**：しかし，ハプテンは，ハプテンと免疫原性のキャリアとの複合体に対して産生された抗体とは試験管内で反応する

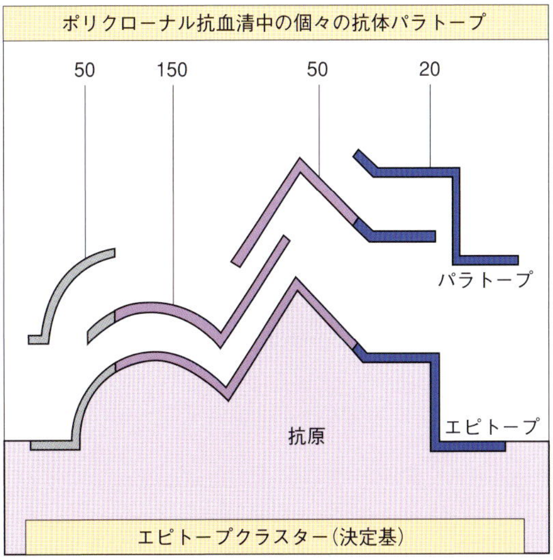

図 5.2　**球状タンパク質は通常その表面にモザイク状に抗原決定基（ドミナントエピトープクラスター）をもつ。エピトープクラスターは，抗血清中の様々な抗体分子によって規定される**：この模式図は，ポリクローナル抗血清中で異なる結合部位（パラトープ）をもつそれぞれの抗体が，抗原の表面上の決定基を形成し，それぞれが重なりあうエピトープと反応しうることを示している。数字はそれぞれの抗体の特異性の，想定上の相対頻度を表す

が鍵と鍵穴のように，互いに強固にフィットするような，柔軟性のない様式では結合しない。言い換えれば，岩よりは雲にもっと似ており，互いに変形可能な様式で結合する。相互作用は，それぞれの分子がきわめて接近した場合にのみ効力のある強さになりうるファンデルワールス力，静電結合，疎水結合，水素結合などの弱い結合力に依存している。したがって，パラトープとエピトープが，ぴったりとフィットすればするほ

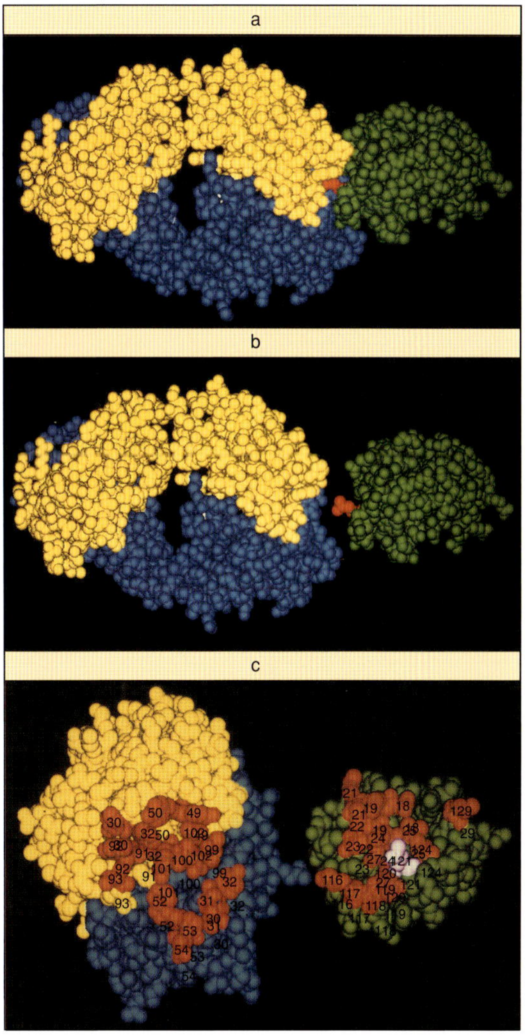

図 5.3　**抗リゾチームモノクローナル抗体の Fab とリゾチームとの結合部の構造**：(a)空間充填モデルで表した，Fab とリゾチームがぴったりフィットした様子。抗体重鎖は青，軽鎖は黄，リゾチームは緑で 121 番のグルタミンは赤で示した。(b)Fab とリゾチームを引き離して，いかにそれぞれの突出部と凹んだ部分が相補的かを示した。(c)(b)図を垂直の軸を中心に 90° 回転した，抗体の結合部（左）とリゾチームのエピトープ（右）の側面図（Amit, A. *et al.*：*Science*, **233**, 747-753, 1986 から許可を得て転載。©AAAS）

ど，**親和性（アフィニティ）**affinity と呼ばれる結合力が強くなる。アフィニティは，抗体と 1 つのエピトープ（例えばハプテン，**図 5.1**）との可逆的会合における平衡定数（K_a）として定義され，次式のように表される。

$$Ab + Hp \rightleftharpoons AbHp$$

明らかに，アフィニティが高いということは，強い結合を意味する。通常，われわれは抗原と多価抗原で個体を免疫して得た血清，すなわち抗血清との間の相互作用を問題にする。このとき相互作用（結合）は，1 価のハプテンや，単一のエピトープに比較して，幾何級数的に増加する。この場合の相互作用を表す術語と

しては，**アビディティ** avidity を用いるが，これは抗原全体に対する抗血清の機能的アフィニティを表すもので，体内での抗原と抗体の反応を明確に反映するものである。高いアビディティは，例えば抗原の免疫学的除去，ウイルスの中和，細菌や他の寄生体に対する防御など，体内での様々な機能において，低いアビディティに勝っている。

抗体による抗原認識の特異性は絶対的なものではない

抗原-抗体反応の強さは，特異的な抗原に対するアフィニティ，あるいはアビディティによって定量化できる。ある抗体が，ある抗原より他の抗原に対して相対的に高いアビディティを有するという事実は，同時に抗血清というもの自体が，絶対的というよりも相対的な特異性を示すことを意味する。これは現実的には，**交差反応性** cross-reactivity の概念と同一である。ある抗原に対して作製した抗血清は，1つかそれ以上の同一あるいは類似した決定基をもつ関連抗原に交差反応する。**図 5.4** に示すように，抗原 1(Ag_1)に対する抗体は，たった1つだけ同一の決定基をもつ Ag_2に対しては少し弱く反応する。なぜならば血清中のある抗体のみ反応できるからである。同一ではないが，類似の決定基をもつ Ag_3は，もとの抗体とのフィットはそれほどよくないので，交差反応性はさらに弱くなる。構造的類似性がまったくない Ag_4は，その抗体とは有意な反応性は示さない。このように，立体化学的に考えると，なぜ Ag_2と Ag_3に対する抗血清のアビディティが，一致する抗原に対するものよりも低く，関連のない Ag_4では反応はほとんど無視できるほどであるかがわかる。このことを習慣的に，「抗血清が Ag_4と比較して Ag_1に対して高度に特異的で，Ag_2と Ag_3それぞれに，異なる程度で交差反応する」というように記述する。つまり，抗体はその産生を刺激した元の抗原とだけでなく，まったく関係ない分子とも反応しうる。このことはヒトの自己免疫疾患を考えるとき，重要性をもつ。

試験管内 *in vitro* での抗原-抗体反応

抗原-抗体反応の特異性は，きちんとした実験条件で，血清あるいは体液中の特異抗体を，既知の抗原に結合させることによって検出可能になる。陽性反応は，特異抗体があることを知らせるだけでなく，特異抗体の階段希釈をテストすることによって，抗体の量，あるいは体液中の特異抗体の力価について，評価することができる。例を挙げてみよう。血清を1万倍に希釈しても，まだ陽性反応が出たとしよう。この1万倍という力価は他の，もっと弱い力価の抗体，例えば100倍に希釈したときに反応が陰性になるという，力価が1：100の抗体との比較を可能にする。力価は，臨床的な疾患をもった患者で，抗体の意義を解釈する際に特に重要な意味合いをもつ。多くの健常者では，例えば，以前にサイトメガロウイルスに罹患していても，ほとんど無症候性感染で，サイトメガロウイルスに対する低力価の抗体しかもたない。しかし，活動性の感染では，ウイルスに対する抗体の力価は高く，かつ上昇する。

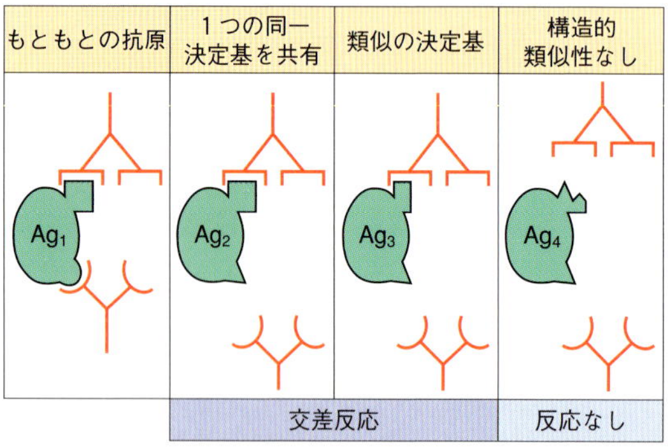

図 5.4　特異性と交差反応性：血清中の抗体]-[と)-(のアビディティは $Ag_1 > Ag_2 > Ag_3 \gg Ag_4$ である

抗体の存在と力価を測定するには様々な方法がある

沈降反応 precipitation

抗原溶液を力価の高い抗血清に徐々に加えていくと，抗原-抗体沈降物が形成され，これは様々な実験方法で検出される。このような沈降反応は，カウンターカレント(対向流)免疫電気泳動により増強される。例えば，寒天ゲルにつくった穴(ウェル)の中に抗原と抗血清を入れ，電流を流す。抗原はゆっくりと，抗体の存在する領域(抗体ゾーン)に移動し，沈降線を形成する。この方法はかなり鋭敏かつ迅速な方法で，多数の臨床的に重要な抗体，または同様にして抗原を検出するのに応用されてきた。

非沈降性の抗体は比濁法(ネフェロメトリー)で検出できる

希釈した抗原・抗体溶液が混合された場合には，懸濁が生じるが，これは光源に対する前方散乱により測定することができる(ネフェロメトリー，比濁測定法)。レーザーの単色光を用いることで，より大きな感度が得られる。

抗原をコートした粒子を用いる凝集反応 agglutination

抗体による多価タンパク質抗原の架橋結合は，沈降反応を生じるが，抗体による細胞や巨大粒子の架橋は，凝集を引き起こす。

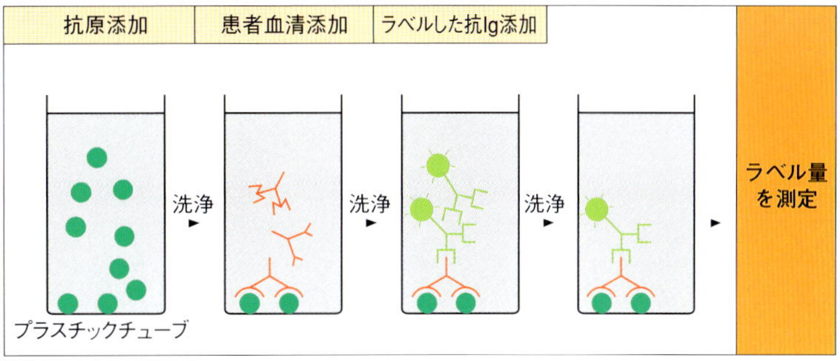

図 5.5　**抗体の固相イムノアッセイ**：抗 Ig 抗体は，放射性ヨード，あるいは通常は可溶性の発色反応物や化学ルミネッセンス反応物をつくらせる酵素をラベルしておく

凝集反応は細菌を同定するときや，赤血球のタイピングのときに用いられる。凝集反応は白血球・血小板でも認められ，さらに抗精子抗体による男性不妊症の例では，精子でも認められる。

固相化した抗原を用いる抗体のイムノアッセイ

血清中の抗体の含量は，プラスチックチューブ，あるいはマイクロプレートのウェルに，物理的な吸着で固相化した抗原への結合能によっても測定できる。抗原に結合した免疫グロブリンは，他の種で作製してラベルした，抗 Ig 抗体によって検出することになる(**図 5.5**)。例えば，**全身性エリテマトーデス** systemic lupus erythematosus(**SLE**)患者の自己抗体 DNA の測定について考えてみよう。抗原(この場合は DNA)をコートしたマイクロウェルに患者の血清を添加すると，自己抗体はプラスチックにコートした DNA に結合し，他の血清タンパク質は，簡単に洗い流される。結合した抗体は，酵素ラベルした精製ウサギ抗ヒト IgG 抗体の添加によって定量される。余剰の非結合ラベル抗体をすみやかに洗い流した後に，そのチューブの酵素活性を患者血清中の自己抗体の含量として測定するわけである。種々のクラスの抗体の存在は，特異抗体を用いて決定できる。例えば，アレルギー患者の IgE を調べるためには，ペーパーディスクやプラスチックウェルに花粉の抽出物などのアレルゲンを共有結合性に固定化し，そこに患者血清を加える。アレルゲンに結合した特異的 IgE は，酵素ラベルした抗 IgE 抗体を加えて検出するわけである。反応生成物として可溶性の色素化合物を生じる，西洋ワサビペルオキシダーゼ，あるいはアルカリホスファターゼのような酵素は，これらの**酵素免疫測定法** enzyme-linked immunosorbent assay(**ELISA**)に広く用いられている。

抗原の同定と測定

抗原は，もし反応液中で特異抗体が使用可能であれば，試験管内 *in vitro* で容易に同定・測定可能である。抗体の検出と類似の実験方法が，抗原の検出にも使用できる。例えば，B 細胞や形質細胞の腫瘍によって，血中や尿中に分泌される異常タンパク質を検出するために，沈降反応をゲル内で行う。このモノクローナルパラプロテインは，決まった移動度をもつ分厚い M バンドとして電気泳動される。このタンパク質抗原としての同一性は，電気泳動したゲルと平行に特異的抗血清をしみ込ませたペーパーを置き，沈降線をつくらせるという，免疫固定法で明らかにする。

抗原に対する免疫比濁アッセイ法

抗原を抗体過剰の溶液中に添加していくと，前方散乱光を用いて免疫比濁計で測定できる複合体の量が，抗原の濃度に対して直線関係となる。様々なモノクローナル抗体が広く使用できるために，方法の標準化が進んでおり，免疫比濁法は，Ig，C3，C4，ハプトグロビン，セルロプラスミン，C 反応性タンパク質(CRP)など様々な血清タンパク質を検出するのによく用いられる。

多数のマイクロスポット上でのイムノアッセイ

DNA マイクロアレイ技術により，イムノアッセイのミニチュア化が進展している。このためには，スライドガラスのような固相の支持体上に，多数の抗原や抗体を整然と並べてスポットする必要がある。患者血清やその他の体液をこのスライド上に重層し，抗体との結合を化学発光や酵素ラベルした二次抗体で検出する。これらの発現は，精密な分析機器で記録，データベース化される。最良のイムノアッセイと比肩されうる検出感度をもち，ミニチュア化により多数の異なる特異性を有する抗体を，マイクロ抗体アレイとして固定化できるようになる。この技術により，アレイ中のグリッドの配置から検体がわかるため，多数の検体をたった一度の検査でスクリーニングすることが可能となった。

T 細胞が認識する抗原

われわれはこれまで，細胞表面の主要組織適合遺伝子複合体(MHC)クラスⅠ，あるいはクラスⅡ分子に会合した抗原を TCR が認識すると簡単に示してきた。この認識機構の重要部分について明らかにするときがやってきた。

ハプロタイプ拘束性は MHC 関与の必要性を明らかにする

$\alpha\beta$ TCR をもつ T 細胞は，例外はあるものの，抗原提示細胞（APC）が，T 細胞が由来する宿主と同じ MHC ハプロタイプを発現するときにのみ反応する。この T 細胞認識の**ハプロタイプ拘束性** haplotype restriction は，抗原特異的 T 細胞と抗原提示細胞との相互作用に，MHC 分子が密接にかつ必須のものとして関与していることを明白に示している。われわれはまた，細胞傷害性 T 細胞が MHC クラスⅠを，ヘルパー T 細胞は抗原提示細胞に発現されるクラスⅡに会合する抗原を認識することを学んだ。

MHC の役割に光明を与えた非常に重要な知見は，Peter Doherty と Rolf Zinkernagel が，ノーベル賞を受賞することになった衝撃の実験事実である。彼らは，ウイルス感染から回復した個体から得た細胞傷害性 T 細胞が，宿主と共通の MHC ハプロタイプをもつウイルス感染細胞のみを傷害することを発見した。例えば，インフルエンザの回復途上に，MHC ハプロタイプとして HLA-A2 をもつ個人より得た $CD8^+$ T 細胞は，インフルエンザ感染 HLA-A2 陽性標的細胞を殺傷するが，異なる HLA-A 組織適合性をもつ標的は殺傷しない。

T 細胞は抗原由来の直線的なペプチド配列を認識する

どのように複雑な抗原であっても，特異的な T 細胞に認識されるのは，ある特定の直線的なペプチドである。これらの T 細胞プールから得た同一の特異性をもつそれぞれの T 細胞クローンは，たった 1 個のペプチドとしか反応しない。言葉を変えると，B 細胞クローンのように，それぞれのクローンは 1 つの対応するエピトープにのみ特異的なのである。したがって，もともとの抗原由来のペプチドで処理された抗原提示細胞で，細胞傷害性 T 細胞やヘルパー T 細胞を刺激した場合のみ，これらのクローンは活性化される。一連のペプチドを合成することによって，ある程度の正確さをもって，T 細胞エピトープをマップすることができる。

結論として，**T 細胞が MHC とペプチドの両者を認識する**ことが判明した。また，T 細胞エピトープとして作用するペプチドは，膜から最も離れた MHC クラスⅠとⅡの領域によって形成される，α ヘリックスと β シートよりなる抗原結合溝に結合することが判明した。しかし，ペプチドはどうやってそこに到達するのだろう？

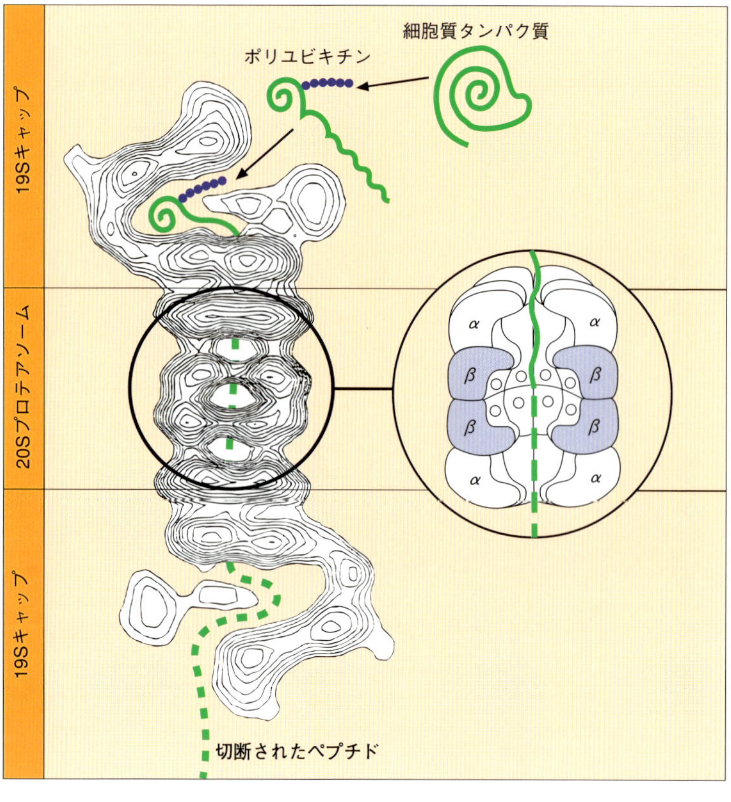

図 5.6 プロテアソームによる細胞質タンパク質の分解：両端に 2 つの 19S キャップをもつ 20S プロテアソームからなる，完全な 26S プロテアソームは，電子顕微鏡と画像解析より，等高線図として描かれている。プロテアソームの横断図から，7 つのメンバーからなる β サブユニットの輪の内部コア内のペプチダーゼ活性部位（○）がわかる（Peters, J.-M. *et al.*：*J. Mol. Biol.*, **234**, 932-937, 1993 と Rubin, D. M., Finley, D.：*Curr. Biol.*, **5**, 854-858, 1995 に基づく）

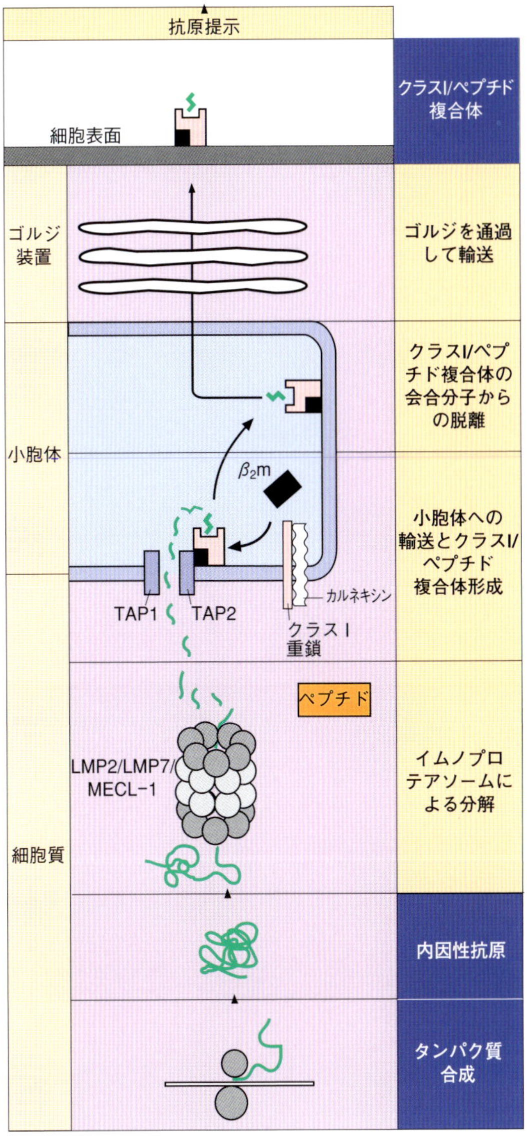

図 5.7　内因性抗原の処理(プロセシング)と MHC クラスⅠによる提示：細胞質のタンパク質はプロテアソームによりペプチドに分解され，ペプチドは小胞体内に輸送される。小胞体内で，できたてのクラスⅠ重鎖は，シャペロンであるカルネキシンから，β_2ミクログロブリン(β_2m)依存性に脱離させられる。次に膜結合性のクラスⅠに，ペプチドが結合する。このペプチド/MHC 複合体は，TAP トランスポーターとの結合から解放され，ゴルジ系を通過して，TCR への提示のために，細胞表面に出現する

クラスⅠによって提示される細胞内抗原の処理(プロセシング)

細胞質には，**プロテアソーム** proteasome と呼ばれるタンパク質分解構造体が潜んでおり，タンパク質の通常の代謝回転や分解などに関与している。ウイルスタンパク質のような細胞質に存在するタンパク質は，ユビキチンと呼ばれる低分子量のペプチドを結合され，**免疫プロテアソーム** immunoproteasome という特殊なプロテアソームに投入されて，タンパク質分解を受ける(**図 5.6**)。分解されたペプチドは，細胞質から小胞体 endoplasmic reticulum (ER) 内にペプチドを輸送する TAP1/TAP2 (transporters associated with antigen processing) というトランスポーターに結合する。免疫プロテアソームは，多型性のない MECL-1 と，2 つの MHC 関連性の低分子量のタンパク質 LMP2 (low molecular weight protein 2) と LMP7 を含んでいる。後者 2 つは，多型性に富んでいて，TAP1/TAP2 へのペプチドの受け渡しを最適化する機能がある(**図 5.7**)。ペプチドは ER に入って，TAP トランスポーターとの会合から解放されて，今度は膜結合型の MHC クラスⅠ分子と複合体を形成する。ついで，この複合体はゴルジ装置を通過して，おそらくは途中で糖鎖を結合し，細胞表面に到達し，細胞傷害性 T 細胞の標的として発現されることになる。T 細胞により盛んに産生されるインターフェロン γ (IFNγ) は，LMP2 と LMP7 サブユニットの産生を増加させるために，抗原提示を増強することは特筆すべきであろう。

MHC クラスⅡで提示される抗原処理は異なる経路をたどる

抗原ペプチドと MHC クラスⅡとの複合体は，クラスⅠの場合とは根本的に異なる細胞内メカニズムによって生成される。なぜなら，ヘルパー T 細胞と相互作用する抗原提示細胞が，**細胞外** extracellular と**細胞内** intracellular の両方から抗原を収集する必要があるからである。つまり，クラスⅡを含むトランスゴルジ粒子は，エンドサイトーシスによって細胞内に取り込まれ，外来抗原を含む後期エンドソームと融合しなくてはならないのである。

まず，クラスⅡ分子そのものについてみてみよう。クラスⅡは小胞体のなかで，2～3 の機能をもつ膜貫通性の**インバリアント鎖** invariant chain と会合し，α 鎖と β 鎖から組み立てられる(**図 5.8**)。インバリアント鎖は，できたてのクラスⅡ分子の正しい折りたたみ構造を保持するためのシャペロンである。すなわち，クラスⅡ分子が，抗原を含むエンドソームに到達する前に，ER 内で早々と自己ペプチドを結合してしまうことを，インバリアント鎖は阻止する。また，インバリアント鎖とクラスⅡ $\alpha\beta$ ヘテロ二量体との結合は，ER への停留シグナルを不活化し，ゴルジへの輸送を可能にする。

一方，外来タンパク質は**エンドサイトーシス** endocytosis で取り込まれ，早期エンドソームの酸性化が進行することで，部分的に分解される。リソソームの性質を多くもつこの後期エンドソームは，クラスⅡ-インバリアント鎖複合体を含む空胞と融合する。このクラスⅡに富んだコンパートメント内の酸性条件下で，イ

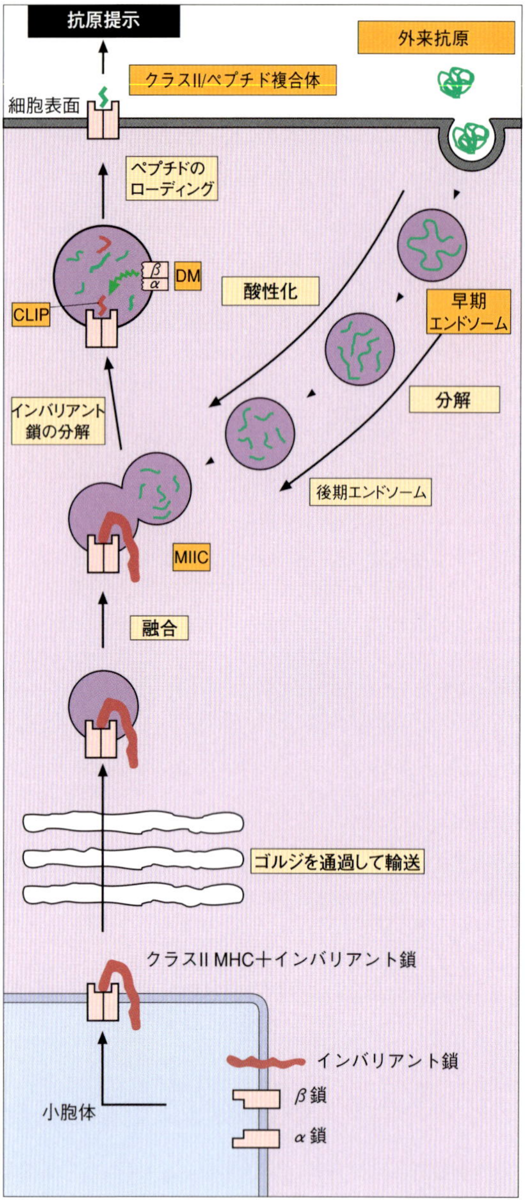

図 5.8 外来抗原の処理(プロセシング)とクラスⅡMHC による提示：インバリアント鎖と会合したクラスⅡ分子は，小胞体内で組み立てられ，ゴルジを通過し，トランスゴルジ領域に輸送される。クラスⅡは MⅡC(MHC クラスⅡに富んだコンパートメントという意味)として知られる，リソソームの性格をもった後期エンドソーム粒子として分別されていく。MⅡC は外来抗原をエンドサイトーシスで取り込んで，部分的に分解したタンパク質を含んでいる。インバリアント鎖の分解で，抗原結合溝に CLIP(クラスⅡ会合性インバリアント鎖ペプチド)と呼ばれるペプチドが残るが，MHC 関連二量体分子(DM)の影響下に，それらは外来抗原由来のペプチドを含む空胞内で，それらのペプチドに置き換えられていき，外来抗原が乗ったクラスⅡ複合体がヘルパーT 細胞へ提示されるために細胞表面に輸送される

ンバリアント鎖は分解され，ペプチドとクラスⅡ分子複合体が，ヘルパーT 細胞に提示されるために細胞表面へと輸送される。

クラスⅡによる提示のための抗原処理(プロセシング)は，外部から取り込んだ可溶性タンパク質に限られるわけではなく，ER 内のタンパク質やペプチド，貪食された直後の，あるいは長く細胞内に共生している微生物が，リソソーム内で分解されてできたタンパク質や，ペプチドもまた守備範囲に入る。逆に，クラスⅠ拘束性の免疫応答もまた，外来性抗原に対して生じうる。すなわち，1 つは貪食細胞内で，タンパク質がファゴソームから細胞質へ転送されて，TAP 依存性経路に入ること，他方は，細胞表面のクラスⅠ分子をエンドサイトーシスでクラスⅡに富んだコンパートメントに取り込み，そこでエンドサイトーシスプロセシング経路由来のペプチドと交換すること，などが考えられる。

クラスⅠへの結合

抗原結合溝に結合するペプチドの長さはおおむね 8〜10 アミノ酸長である。ウイルス感染のケースを除いて，クラスⅠの生理的リガンドは，ヒストン，熱ショックタンパク質，酵素，リーダーシグナル配列など，細胞内で合成されるタンパク質由来の自己ペプチドである。75%くらいのものが，細胞質に由来することが判明している。

クラスⅡへの結合

両端がオープンになったクラスⅡの抗原結合溝の特徴は，リガンドが比較的自由に溝の両端から垂れ下がることができるので，結合ペプチドの長さには制限がないことである。これは，拘束服のようなクラスⅠのリガンド結合部位とまったく異なる点である(**図 5.9**)。したがって，それぞれのクラスⅡ分子は，長さ 8〜30 アミノ酸長までの，様々な大きさのペプチドを結合する。

異なる認識機構をもつ T 細胞

CD1 非 MHC クラスⅠ様分子は独特の抗原を提示する

MHC クラスⅠ，Ⅱ分子についで，**CD1 ファミリー**は T リンパ球に認識される抗原を提示する，第 3 の抗原提示分子である。CD1 ポリペプチド鎖は β_2 ミクログロブリンと会合し，全体の構造も古典的なクラスⅠ分子と類似している。CD1 分子は，細菌由来の脂質や糖脂質抗原，なかでも結核菌 *Mycobacterium tuberculosis* 由来の抗原を T 細胞に提示する。CD1 拘束性 T 細胞の抗原認識には，多様な $\alpha\beta$，$\gamma\delta$ TCR クローンが用いられることから，CD1 は様々な抗原を提示する

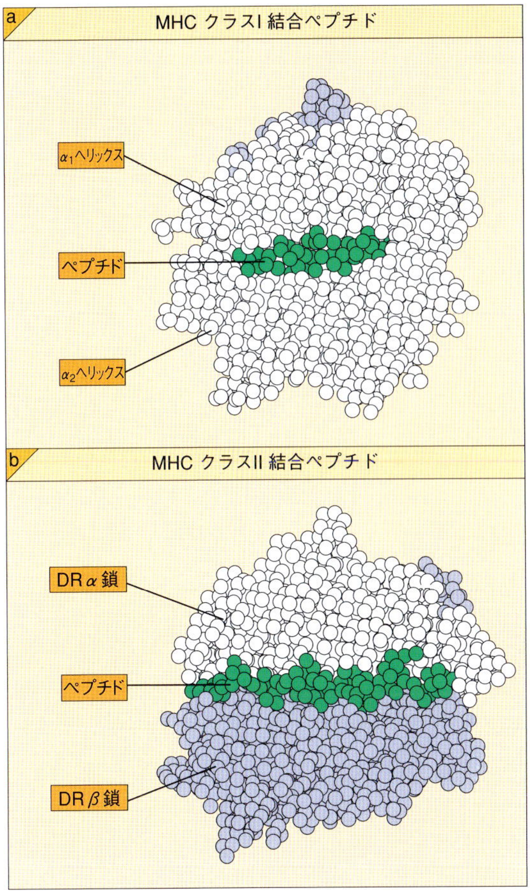

図 5.9 **MHC の抗原結合溝へのペプチドの結合**：空間充填モデルで表した溝に沿った，αヘリックスを見下ろす TCR からの俯瞰図。(a)クラス I の HLA-A2 の溝に強固に結合した HIV 逆転写酵素由来のペプチド 309〜317。(b)クラスⅡの HLA-DR1 の溝に横たわるインフルエンザヘマグルチニン 306〜318 ペプチド。クラス I と対照的に，ペプチドは抗原結合溝の両端からはみだしている(Vignali, D. A. A., Strominger, J. L.：*The Immunologist*, **2**, 112, 1994 より著者と出版社の許可により転載)

と考えられる。ちょうどタンパク質抗原と同様に，外来性の脂質・糖脂質は，酸性エンドソームコンパートメントへと輸送される。内因性の病原体由来の抗原も，CD1 経路で提示可能だが，クラス I 仲介性の提示と異なり，TAP 非依存性の過程で行われる。

ナチュラルキラーマーカーを発現する T 細胞

ナチュラルキラー(NK)細胞に特徴的なマーカーとともに，TCR を発現する T 細胞の亜群を，**NK-T** あるいは **NK1.1$^+$ T 細胞**と呼ぶ。NK-T 細胞は T 細胞コンパートメントのなかではメジャーな構成員で，骨髄・肝臓の T 細胞の 20〜30%，脾細胞の 1%を占める。NK-T 細胞は肝臓に最も豊富で，ユニークな分子・細胞メカニズムが，この細胞の肝臓への移動と定住をコントロールしている。

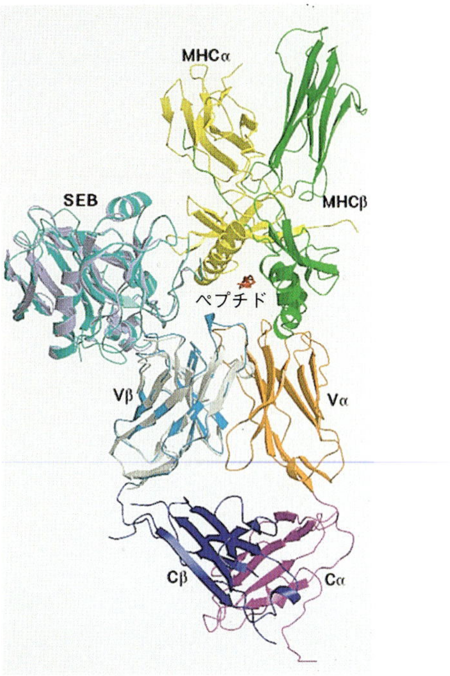

図 5.10 **スーパー抗原と MHC・TCR との相互作用**：この複合モデルでは，スーパー抗原であるブドウ球菌エンテロトキシン B(SEB)は，TCR Vβ 鎖と MHC との間にくさびのように入り込んでいる。このために，TCR と抗原結合溝内のペプチドとの結合，および TCR Vβ 鎖と MHC との結合を効果的に阻止している。したがって，TCR と MHC 間の直接の結合は Vα 鎖のアミノ酸残基に限定されている(Li, H. *et al.*：*Annu. Rev. Immunol.*, **17**, 435-466, 1999 より許可を得て転載)

NK-T 細胞は，刺激後すみやかに大量のインターロイキン 4(IL-4)や IFNγ を産生し，このため重要な制御性機能を発揮する。かなりの数の NK-T 細胞は CD1 拘束性であるが，他は古典的 MHC 分子により拘束されており，この亜群のなかにもさらにサブセットが存在することを示唆している。

$\gamma\delta$ TCR は抗体のような特徴を有する

$\alpha\beta$ T 細胞と異なり，$\gamma\delta$ T 細胞は，抗原プロセシングなしに直接抗原を認識する。$\gamma\delta$ T 細胞のあるものは MHC 分子を認識するが，ペプチド結合に関与する多型アミノ酸残基も，ペプチド抗原そのものも認識に関係はしない。したがって，単純ヘルペスウイルス糖タンパク質 1 特異的 $\gamma\delta$ T 細胞クローンは，プラスチックに固相化した非変性タンパク質により刺激可能である。このことは，$\gamma\delta$ T 細胞クローンの TCR が，抗原架橋により刺激されること，すなわち抗体と同様にインタクトな抗原を認識することを示唆している。TCR の可変ドメインの X 線結晶解析の結果から，$\gamma\delta$ TCR は確かに Ig と TCR の V 領域の両方のキーとなる構造的な要素を有していることが判明した。

γδ T 細胞は，熱で処理した細菌や細菌の抽出物，*Mycobacterium tuberculosis* 由来のペプチド性・非ペプチド性成分など，一連の抗原によって刺激される。ストレスや損傷を受けた細胞は，γδ T 細胞を強力に活性化する。実際，熱ショックタンパク質のような分子が，γδ T 細胞を刺激できるという証拠がある。細菌から哺乳類の細胞まで広く分布する，イソペンテニルピロリン酸やエチルリン酸などのような非タンパク質性の低分子化合物も，γδ T 細胞に対して強力な刺激活性を有することが明らかにされている。事実，γδ T 細胞の応答は，ほとんどすべての感染症で明らかになっている。またγδ T 細胞は，宿主の免疫応答を終結させるために重要であることが，かなりはっきりしてきている。つまり，細胞傷害性を獲得したγδ T 細胞が，活性化マクロファージを殺傷することで炎症性免疫応答を消退させ，慢性炎症性疾患への移行を防止する役割を果たしているのである。

上記の特徴により，γδ T 細胞が，αβ T 細胞の役割に対して補完的で，独特な機能を果たしており，免疫応答の調節のみならず，病原微生物や傷害・ストレスを受けた宿主細胞の認識においても機能することがわかる。

スーパー抗原はリンパ球レセプターの 1 つのファミリー全体を刺激する

細菌毒素は 1 つの主要な T 細胞グループに対するスーパー抗原である

MHC と結合する個々のペプチドは，抗原特異的 T 細胞とのみ反応する。抗原特異的 T 細胞は T 細胞プールのなかの比較的少ない割合しかない。**スーパー抗原** superantigen と呼ばれる分子は，抗原特異性に限定されず，同じ TCR Vβ ファミリーを発現するすべての T 細胞集団を刺激できる。したがって，場合によっては全 T 細胞の 5～20％を刺激可能である。スーパー抗原には，食中毒の原因の単鎖のタンパク質である，黄色ブドウ球菌のエンテロトキシン（ブドウ球菌エンテロトキシン A staphylococcal enterotoxin A（SEA），SEB など）が含まれる。これらは，MHC クラスⅡを発現するアクセサリー細胞の存在下で，特定の Vβ を発現する T 細胞に対し強力に細胞分裂を誘導する。スーパー抗原は，抗原提示細胞によってプロセスされるのではなく，MHC と TCR 間の直接の相互作用とは関係なく，クラスⅡと特定の Vβ ファミリーを架橋する作用がある（**図 5.10**）。SEA は，今まで知られているのものなかで，最も強い T 細胞マイトジェンの 1 つであり，著明な T 細胞増殖をもたらし，大量の IL-2 や，リンホトキシンなどのサイトカイン産生を誘導する。スーパー抗原はまた，マスト細胞からのロイコトリエンの放出を惹起し，**毒素ショック症候群** toxic shock syndrome の基礎的病態を形成する。毒素ショック症候群は，ブドウ球菌や A 群溶連菌により惹起され，多臓器を侵す発熱性疾患である。この疾患は，タンポンを使用する生理中の女性によく認められる。細菌毒素がスーパー抗原として作用し，T 細胞，マクロファージ，マスト細胞から持続的な炎症性メディエーター分泌を誘導することが原因である。

復習

抗原の性質

- 抗原は抗体によって定義されるものである。抗体と結合する抗原部分をエピトープと呼び，対応する抗体の部分をパラトープと呼ぶ。
- 抗血清は，抗原の表面にある一連のエピトープの集まった部分（エピトープクラスター）を認識する。それぞれのクラスターのことを決定基という。

抗原と抗体は，共有結合ではなく，空間的な相補性に基づいて相互作用する

- 相互作用に関与する力は，静電結合，水素結合，疎水結合，ファンデルワールス力である。
- 抗原と抗体の間の結合は可逆的なものである。
- 抗原と抗体は，互いに変形しうるものである。
- 抗原と抗体の単一の結合部位との結合力は，親和性（アフィイニティ）として測定される。
- 多価抗原と，様々な抗体が混じった抗血清との反応は，アビディティ（機能的アフィニティ）によって定義される。
- 抗体の特異性は絶対的なものではない。したがって抗体は，相対的アビディティで推測される様々な程度で，他の抗原と交差反応する。

試験管内 *in vitro* での抗原–抗体反応

- 抗体は，特異抗原に結合するという能力を利用して，血清中や他の体液中に検出できる。
- 抗体の溶液中の強さを抗体の力価と呼ぶ。

抗体の測定には様々な方法が使用できる

- 溶液中の抗体は，ゲル内で明らかな沈降物として検出できるが，これはカウンターカレント（対向流）電気泳動により，さらにはっきりさせることができる。

・非沈降抗体はレーザーを用いた比濁法で測定できる。
・抗体は，抗原で被覆したビーズなどの目に見える凝集という様式でも検出可能であるし，また酵素免疫測定法(ELISA)でも測定できる。これは，固相化した抗原に結合した抗体を，酵素を結合した抗 Ig 抗体で検出するという 2 段階の方法である。

抗原の同定と測定法

・抗原は，抗体を用いたゲル内での単一放射状免疫拡散法で定量化できる。
・高いレベルの抗原は，しばしば比濁法で測定される。
・グラススライドやチップ上に多数の抗原，あるいは抗体をスポットすることで，イムノアッセイをミニチュア化できる。また，この方法で多数の検体スクリーニングを一度に行うことも可能となる。

T 細胞の抗原認識

・$\alpha\beta$ T 細胞は，抗原を MHC 分子と複合体の形で認識する。
・T 細胞は，最初に感作されたものと同じ MHC ハプロタイプに拘束される。
・タンパク質抗原は抗原提示細胞(APC)によってプロセスされて，MHC 分子に会合する小さな直線状のペプチドになる。このペプチドはαヘリックスとβシートの床で形づくられる MHC の中央の溝に結合する。

MHC クラスⅠによる提示のための抗原プロセシング

・内因性の細胞質抗原，例えばウイルスタンパク質などは，ユビキチンと結合しプロテアソームにより分解される。このようにしてできたペプチドは TAP1/TAP2 システムによって ER に輸送される。
・ペプチドは TAP1/TAP2 から解離して，新しく合成された MHC クラスⅠ重鎖，β_2ミクログロブリンと結合して，安定なヘテロ三量体を形成する。
・このペプチド-MHC クラスⅠ複合体は細胞表面に輸送され，細胞傷害性 T 細胞に提示される。

MHC クラスⅡによる提示のための抗原プロセシング

・$\alpha\beta$クラスⅡ分子は ER 内で合成され，膜結合のインバリアント鎖と複合体を形成する。
・インバリアント鎖との複合体形成は，クラスⅡを含む空胞のゴルジ装置を通っての輸送を促進し，後期エンドソームコンパートメントへと導く。
・抗原は分解されてペプチドになり，インバリアント鎖が外れたクラスⅡに結合する。
・このクラスⅡ-ペプチド複合体は細胞表面に発現されヘルパー T 細胞に提示される。

ペプチドの性質

・クラスⅠペプチドは，MHC の溝の中で引き伸ばされた形に保持される。
・その長さは通常 8～9 アミノ酸長である。
・クラスⅡペプチドは 8～30 アミノ酸長で，溝の長さを越えてはみだす。

異なる認識機構をもつ T 細胞

・CD1 分子が T 細胞に脂質あるいは糖脂質抗原を提示する。
・内因性，外因性脂質とも CD1 で提示されうる。
・T 細胞レセプターに加えて，NK 細胞のマーカーを有する T 細胞亜群を NK-T 細胞と呼ぶ。
・NK-T 細胞は，免疫応答を制御するのに重要な IL-4 や IFNγを産生する。

$\gamma\delta$ T細胞

・プロセスされない，未変性の状態で抗原を認識することができる。
・ストレスや傷害を受けた細胞や多くの細菌により活性化される。
・活性化マクロファージを殺傷することで免疫応答を終結させる重要な役割を果たす。

スーパー抗原

・これらは，抗原特異性とは無関係に，同じ TCR Vβファミリーを共有する T 細胞亜集団全体を刺激する強力なマイトジェンである。
・黄色ブドウ球菌エンテロトキシンは強力なヒトスーパー抗原で，食中毒や毒素ショック症候群などの原因となる。
・スーパー抗原はプロセスされず，MHC クラスⅡと TCR Vβの直接の相互作用とは無関係に，両者を架橋する。

免疫応答の解剖的考察

免疫系細胞の表面マーカー

免疫系全体がどのように働くかを論ずるために，免疫応答で働く細胞上の表面マーカーを同定する用語は必須である。これらは細胞の分化状態を反映する機能分子としても重要である。これらの用語は，以下のように決定される。

免疫に関与する細胞の表面分子に対するモノクローナル抗体をつくってきた世界中の免疫学者が，定期的に一堂に会し，自分たちの抗体の特異性を国際ワークショップでつきあわせる。同じポリペプチドと反応性を示す，一連のモノクローナル抗体が発見されると，それらが与えられたポピュレーションのマーカーとして登録され，**CD**（cluster of differentiation）ナンバーが与えられる。CD ナンバーは現在 250 を超えるが，その一部を**表 6.1** に示す。

表面マーカーの検出

フルオレセイン fluorescein や，ローダミン rhodamine のような蛍光色素は，抗体の特異性を保ったまま抗体と結合できる。これらの蛍光抗体は，組織片に存在する抗原に結合し，蛍光顕微鏡観察で同定される（**図 6.1a**）。このようにして，組織内や細胞内の抗原分布が示される。

蛍光マーカーの代わりにアルカリホスファターゼや，西洋ワサビペルオキシダーゼなどの酵素を用いて抗体と結合させる方法が，その後開発された。これらは通常の組織化学的手法を用いることにより，光学顕微鏡（**図 6.1b**）や，電子顕微鏡で観察される。

血液や他の組織液などに浮遊している細胞を分類するときにも，標識抗体を用いることにより表面抗原が観察される。現在では 1 個ずつの細胞を，数種類の異なる蛍光色素で染色し，フローサイトメーターのレーザー光を通過する 1 個 1 個の水滴中で，解析することが可能となっている。レーザー光は蛍光色素を励起し，発色した蛍光強度は計測器で定量される（**図 6.2**）。膨大な数のモノクローナル抗体があるので，1 つの均一な細胞集団の詳細な表現型解析が行える。さらに，多くの解析法が開発され，白血病やリンパ腫の診断・分類は飛躍的に向上した。

リンパ組織構造の必要性

免疫反応が効果的に誘導されるために，複雑な細胞間の反応が生ずる。抗原は，抗原提示細胞（APC）に結合するか，また場合によっては APC 内で処理されなければならない。これら APC 上の抗原は，次々に T 細胞や B 細胞を活性化する。さらに特定の B 細胞や，**細胞傷害性 T 細胞** cytotoxic T-cell（Tc）前駆細胞が機能するために，ヘルパー T 細胞の補助が必要である。これらの機能を発揮するためには，増殖によって**エフェクター細胞** effector cell の数を増加させること，液性や細胞性免疫を媒介する可溶性因子を産生することが必要である。さらに，二次反応に備えてメモリー細胞が産生され，また全体の反応が適度にコントロールされ過剰にならないよう，そして対応する感染の型にふさわしい反応型となるように，調節されなければな

表6.1 ヒト細胞上に発現される主要なCDマーカー

CD	発現	機能
CD1	IDC，B細胞亜群	糖脂質や非ペプチド抗原をT細胞に提示
CD2	T細胞，NK細胞	CD58(LFA-3)補助刺激分子のレセプター，ヒツジ赤血球(SRBC)を結合
CD3	T細胞	TCR刺激の伝達
CD4	ヘルパーT細胞 単球，マクロファージ	MHCクラスⅡのレセプター，HIVレセプター
CD5	T細胞，B細胞亜群	抗原レセプターからのシグナル伝達
CD8	細胞傷害性T細胞	MHCクラスⅠのレセプター
CD14	顆粒球，単球，マクロファージ	LPS/LBP複合体のレセプター
CD16	顆粒球，NK細胞，B細胞 マクロファージ，IDC	FcγⅢレセプター(IgGレセプター中親和性)
CD19	B細胞，濾胞DC	B細胞抗原レセプター複合体を構成
CD20	B細胞	不明，細胞質内シグナル伝達
CD21	B細胞，濾胞DC	CR2，C3dとEBウイルスに対するレセプター B細胞抗原レセプター複合体を構成
CD23	B細胞，単球，濾胞DC	FcεⅡレセプター(IgEレセプター低親和性)
CD25	T細胞*，B細胞* 単球*，マクロファージ*	IL-2レセプターα鎖
CD28	T細胞，B細胞*	CD80/CD86(B7.1/B7.1)のレセプター補助刺激
CD32	単球，マクロファージ，濾胞DC IDC，顆粒球，NK，B細胞	FcγⅡレセプター(IgGレセプター低親和性)
CD34	前駆細胞	接着分子，幹細胞マーカー
CD40	B細胞，マクロファージ IDC，濾胞DC	CD40Lに対するレセプター補助刺激
CD45RA	休止期/ナイーブT細胞 B細胞，顆粒球，単球，NK細胞	ホスファターゼ，細胞活性化
CD45RO	活性化/メモリーT細胞 単球，DC	ホスファターゼ，細胞活性化
CD64	単球，マクロファージ，DC	FcγⅠレセプター(IgGレセプター高親和性)
CD79a/CD79b	B細胞	BCR形質導入
CD80	B細胞*，T細胞* マクロファージ，DC	B7.1，CD28とCTLA4に対するリガンド
CD86	B細胞，IDC，単球	B7.2，CD28とCTLA4に対するリガンド
CD95	広範	Fas. FasLに対するレセプター，アポトーシスシグナルを伝達

*：活性化
IDC：連結指状突起樹状細胞，DC：樹状細胞，EBウイルス：エプスタイン・バーウイルス

らない。

免疫反応の基盤となる，このように複雑な細胞間の反応は，末梢，または二次リンパ組織の構造の中で生ずる。末梢リンパ組織には，リンパ節，脾臓，呼吸器系，消化器系と性器系の粘膜関連リンパ組織が含まれる。

これらの組織は，まず網内系起源の細胞によって形成され，次に骨髄内の**幹細胞** stem cell 由来のマクロファージや，リンパ球が中に入る。T細胞は**胸腺** thymus 内の厳しい選択を経て成熟し，B細胞は骨髄の中で分化する(**図6.3**)。末梢リンパ組織の役割を一言でいえば，リンパ節は体組織を流れる異物を濾過し，また必要ならばこの異物に反応する。脾臓は血液を濾過し，呼吸器系，腸管系などの被膜をもたないリンパ組織は，IgA分泌に基づく第1線の防御機構として，粘膜表面の構造に戦略的に組み込まれている。骨髄もまた抗体産生の重要な場である。

これらのリンパ組織と，他の体組織間のコミュニケーションは，再循環するリンパ球によって担われる。リンパ球は血中よりリンパ節，脾臓，その他のリンパ組織へ入り，主要リンパ管の**胸管** thoracic duct を介して血中に戻る(**図6.4**)。

リンパ組織間のリンパ球移動

体組織，血流とリンパ節間のリンパ球の移動は，特定の抗原に感受性のあるリンパ球が，その抗原に遭遇するのに役立ち，また反応の生じている場所に，リンパ球が到達するのにも都合がよい。一方，メモリー細

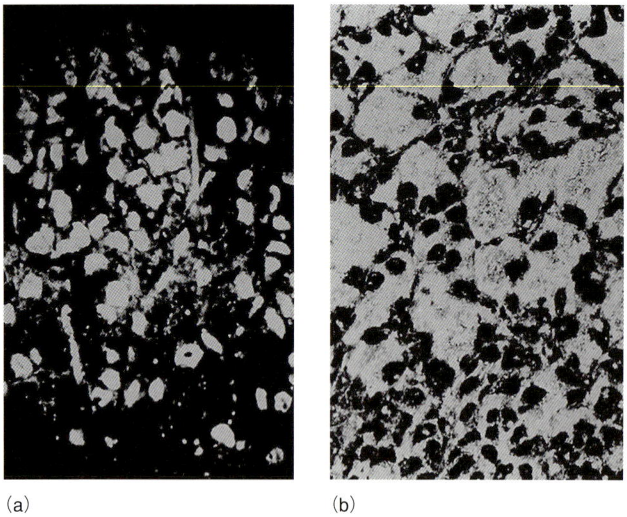

図 6.1　蛍光(白)(a)と，ペルオキシダーゼ(黒)(b)でラベルした抗体による胃壁細胞の染色像：切片をヒト壁細胞に対する自己抗体で処理後，ウサギ抗ヒト IgG 抗体で染めた。酵素はペルオキシダーゼ反応で可視化した(V. Pett 氏による)

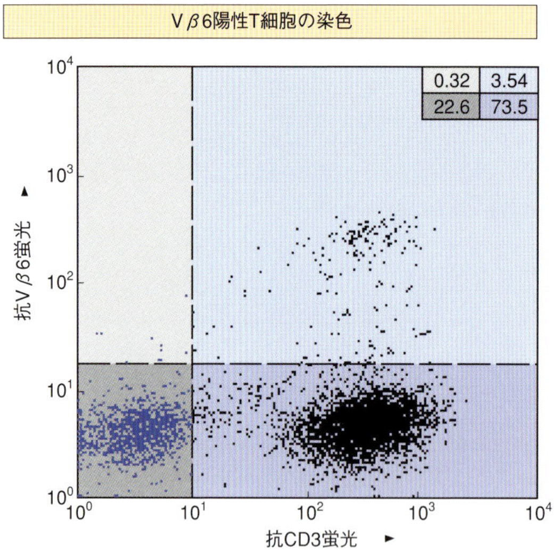

図 6.2　ヒト末梢血リンパ球のフローサイトメトリーによる解析：細胞をフルオレセイン標識抗 Vβ6 TCR 抗体と，フィコエリスリン標識抗 CD3 抗体で染色した。それぞれの点は個々のリンパ球を示し，図の分割部分の細胞の割合が示されている。Vβ6 TCR を発現するリンパ球で，CD3 を発現しないものはまったく認められない。一方，成熟 T 細胞の 4.6%(77%(全 T 細胞)のうちの 3.5%)は，Vβ6 を発現する(データは D. Morrison 氏の好意により提供)

胞の散布は，さらに広範な反応がリンパ系で統一的に機能するのを助ける。実際，リンパ節や脾臓に抗原が到着して，最初の 24 時間以内に，再循環リンパ球ポピュレーションから，その抗原に反応するリンパ球が消失する。数日後には，抗原の存在する場で増殖が始まり，その後，胸管内に活性化された細胞が多数認められる。

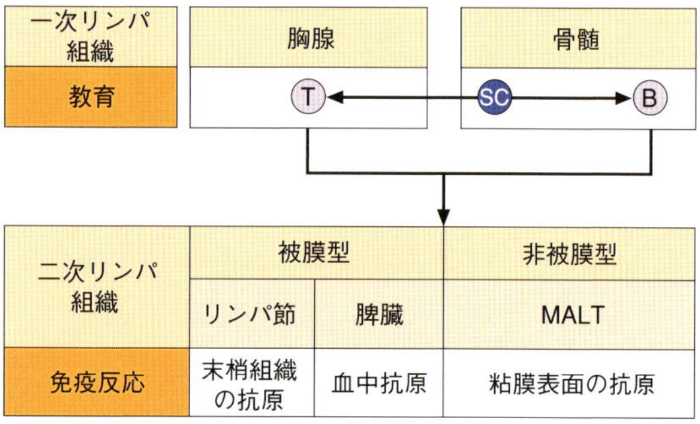

図 6.3　リンパ組織の機能的構成：幹細胞(SC)は骨髄で生じ，免疫能をもつ T 細胞，B 細胞へ分化する。その後，これらは二次リンパ組織へと移住し，免疫反応を生ずる。粘液中に抗体を産生する粘膜関連リンパ組織は，MALT 系とも呼ばれる。

リンパ球はそれら固有のリンパ組織にホーミングする

未感作リンパ球は，輸入リンパ管経由，または**後毛細管細静脈** postcapillary venule(PCV)，別名**高内皮細静脈** high endothelial venule(HEV)の特殊な内皮細胞間を通過して，リンパ節内に入る(**図 6.5**)。**パイエル板** Peyer's patch においても，類似の HEV を介して，粘膜免疫に関与する細胞が入る。正常組織や炎症組織に入る場合は，リンパ球は局所で産生されるメディエーターに反応して通常形態の薄い局所の血管内皮を通過する。

このような系統的なリンパ球移動は，相応するリンパ球が，**ホーミングレセプター** homing receptor を用いて免疫系の異なる場や，種々の組織に向かうことによって調節されている。ホーミングレセプターには，インテグリンスーパーファミリーや，セレクチンファミリーの **L-セレクチン** L-selectin がある。これらは，適応する血管内皮細胞上に発現する**血管アドレッシン**

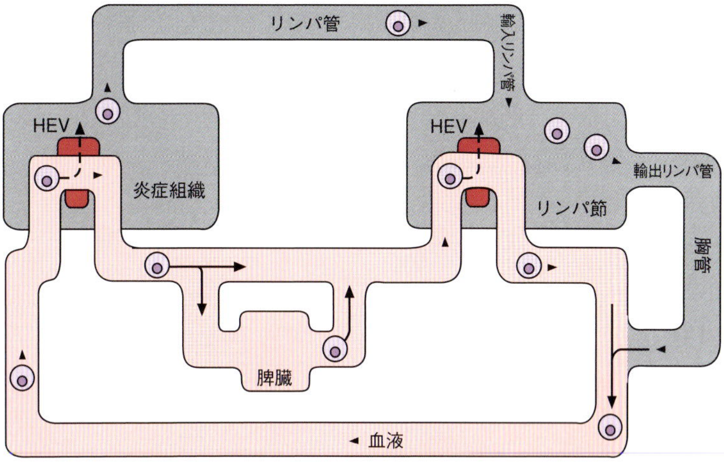

図 6.4 被膜をもつリンパ組織と炎症部位間のリンパ球の移動と再循環：血中のリンパ球は，高内皮細静脈(HEV)のたけの高い血管内皮細胞からリンパ節へ入り，輸出リンパ管より出る。これらは最終的に胸管を経由して血中に戻る。脾臓では，リンパ球は小動脈を介して白脾髄に入り，赤脾髄の類洞を通過して脾静脈に戻る。粘膜免疫系の経路を図 6.10 に示す

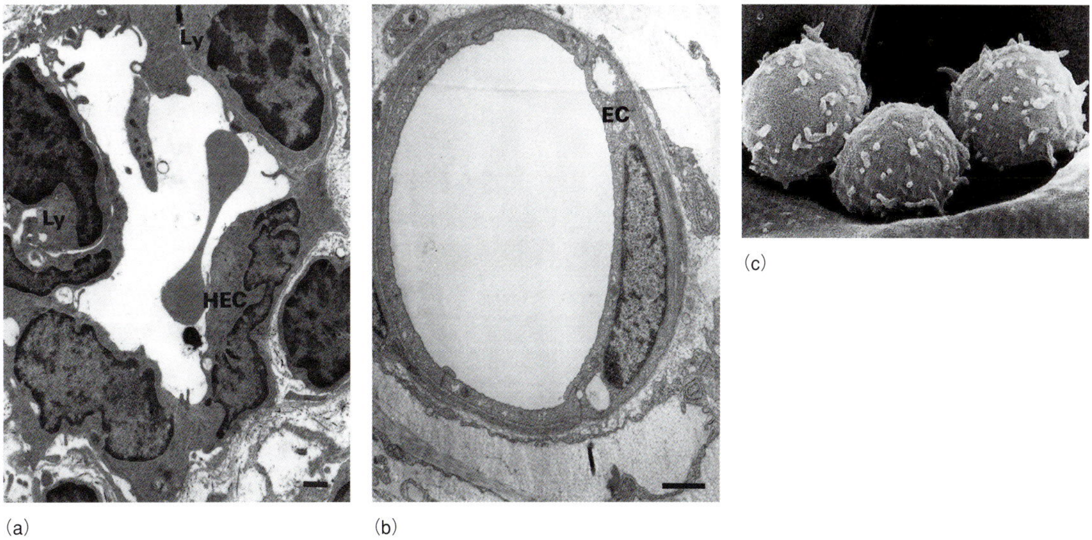

図 6.5 高内皮細静脈(HEV)におけるリンパ球：(a)ラット頸部リンパ節 HEV のたけの高い内皮細胞(HEC)は，リンパ球(Ly)と密着している。(b)毛細血管の内皮細胞(EC)は扁平である。(c)走査電顕によって，HEC に付着したリンパ球がみえる(a，b は Ann Ager 博士，c は W. van Ewjk 博士の好意による)

vascular addressin と呼ばれる相補的なリガンドを認識する。アドレッシンを発現する血管内皮は，リンパ球が適切な組織へアクセスするための選択的関門である。また，血管内皮細胞の提示するケモカインも，リンパ球を内皮上に留めるうえで重要な役割を果たす。リンパ球上のケモカインレセプターは，リンパ球上の機能的インテグリンホーミングレセプター発現亢進に関与する。

組織間移動 transmigration

リンパ球は，通常血管内で血流の速い中心部を流れる。したがって，リンパ球が内皮細胞に接近するためには，血液の流れる速度に対して，流体力学的力に打ち勝たなければならない。これらはリンパ球上のホーミングレセプターと，血管壁のリガンド間の引力によって生ずる。リンパ球，内皮細胞間の連結反応の過程後に，リンパ球の一部は**セレクチン** selectin 相互反応によって，内皮細胞上を転がる(ローリング)ようになる(**図 6.6**，第 2 相)。さらに，種々の**インテグリン** integrin とそのリガンド間の結合により，リンパ球と内皮細胞間の結合力をしだいに増す。

この過程により，β_2インテグリンファミリーが活性化され，リンパ球の膜表面に発現される。特にリンパ球機能関連抗原 1 lymphocyte function-associated antigen-1(LFA-1)のような分子は，活性化後に内皮細胞上の ICAM-1,-2(intercellular adhesion molecule-1,2)と強く結合する。この結合によりリンパ球は内皮上で扁平になる(**図 6.6**，第 4 相)。扁平化したリンパ球は，内皮細胞間に腕を進入させ，組織内へ入る(**図 6.6**，第 5 相)。

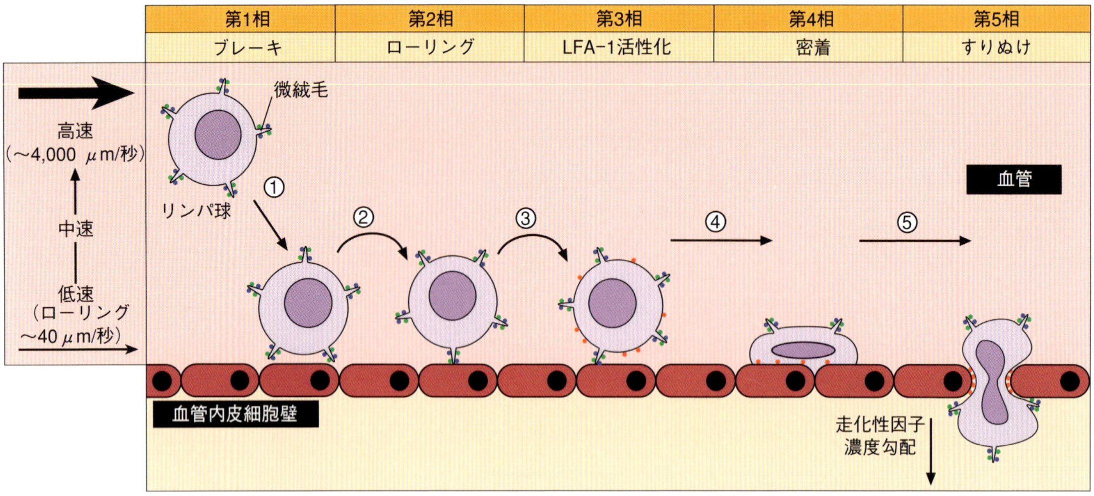

図 6.6 **リンパ球のホーミングと組織間移動**：急速に移動するリンパ球は，これから侵入する組織の血管壁に粘着する(第 1 相)。これは，リンパ球上のホーミングレセプターと特異的リガンド間の反応を介する。リンパ球は内皮表面に沿って転がり(第 2 相)，内皮上の β_2インテグリンの活性化が生ずる(第 3 相)。それによって細胞の接着が強められ，細胞は扁平化し(第 4 相)，リンパ球は内皮細胞間の間隙に入り込む(第 5 相)

類似のホーミング機構は，粘膜関連リンパ組織 mucosa-associated lymphoid tissue (MALT) に対するホーミングレセプターを発現するリンパ球にも働き，これらのリンパ球は，粘膜表面を防御するリンパ組織内，またはリンパ組織間を循環する(**図 6.10** 参照)。

被膜をもつリンパ節

被膜をもつ**リンパ節** lymph node は，細網細胞の網目構造を保有し，これら網目は最終的に**洞** sinus を形成する。リンパ節は末梢体組織を環流し，外来抗原を含むリンパ液を濾過する。すなわち，リンパ液は輸入リンパ管より皮膜下洞に入り，皮質のリンパ球内を拡散し，**髄洞** medullary sinus のマクロファージに到着し(**図 6.7a，c**)，その後輸出リンパ管より出る。リンパ節の構造の重要な点は，T と B リンパ球が異なる解剖学的部位に分離されていることである。

B 細胞領域

濾胞を構成する B 細胞は，外側皮質では最も明確なリンパ球集団である。未刺激リンパ節では，B 細胞は球形の**一次濾胞** primary follicle を形成する(**図 6.7f**)。一次濾胞は，**濾胞樹状細胞** follicular dendritic cell (FDC) の網目より構成される。この網目構造には再循環する休止期 B 細胞がぎっしりとつまっている。これら休止期小型 B 細胞は，抗原刺激後，**二次濾胞** secondary follicle を形成する。二次濾胞は，細胞表面に IgM，IgD をもつ，休止期小型 B 細胞の密着した**コロナ** corona，または，**マントル** mantle と，これらが囲み明るく染まる**胚中心** germinal center より形成される(**図 6.7b,c**)。胚中心には大型の増殖 B 芽細胞と，胚中心に特有な FDC の密な網目が認められる。二次抗体反応では，胚中心は著明に腫大する(**図 6.7d**)。胚中心は，B 細胞の成熟と，メモリー B 細胞産生にとって重要な部位と考えられている。

メモリー memory 細胞の系路に入る B 細胞は，マントル領域に留まり，残りは再循環する B 細胞に加わる。他の B 細胞は，プラズマ芽球に分化する。これらは発達した小胞体と，ゴルジ装置そして細胞質 Ig をもち，リンパ系細胞の密集する髄索に移行し，形質細胞に分化する。**髄索** medullary cord は，髄洞にはさまれる。抗体産生細胞の成熟は，抗原刺激の行われた部位とは離れたところで生じ，また，脾臓においても認められる。脾臓の形質細胞は，主として辺縁帯に認められる。他の皮質辺縁部位も，基本的には B 細胞領域と考えて差し支えないが，少数の T 細胞も混在する。

T 細胞領域

T 細胞は，主として**傍皮質** paracortical area，または**胸腺依存領域** thymus-dependent area に存在する(**図 6.7a**)。選択的に T 細胞を欠く子供や(**図 13.4** 参照)，生下時胸腺摘出マウスのリンパ節では，傍皮質にはほとんどリンパ球が認められない(**図 6.7f**)。さらに，皮膚移植や，接触性皮膚炎を起こす“つたうるし”を塗布し，T 細胞の反応を惹起すると，胸腺依存域において細胞が増殖し，典型的リンパ芽球が認められるようになる(**図 6.7e**)。対照的に，胸腺非依存抗原によって抗体産生を誘導すると，皮質のリンパ濾胞における増殖が起こり，胚中心が発達するが，傍皮質は何ら変化し

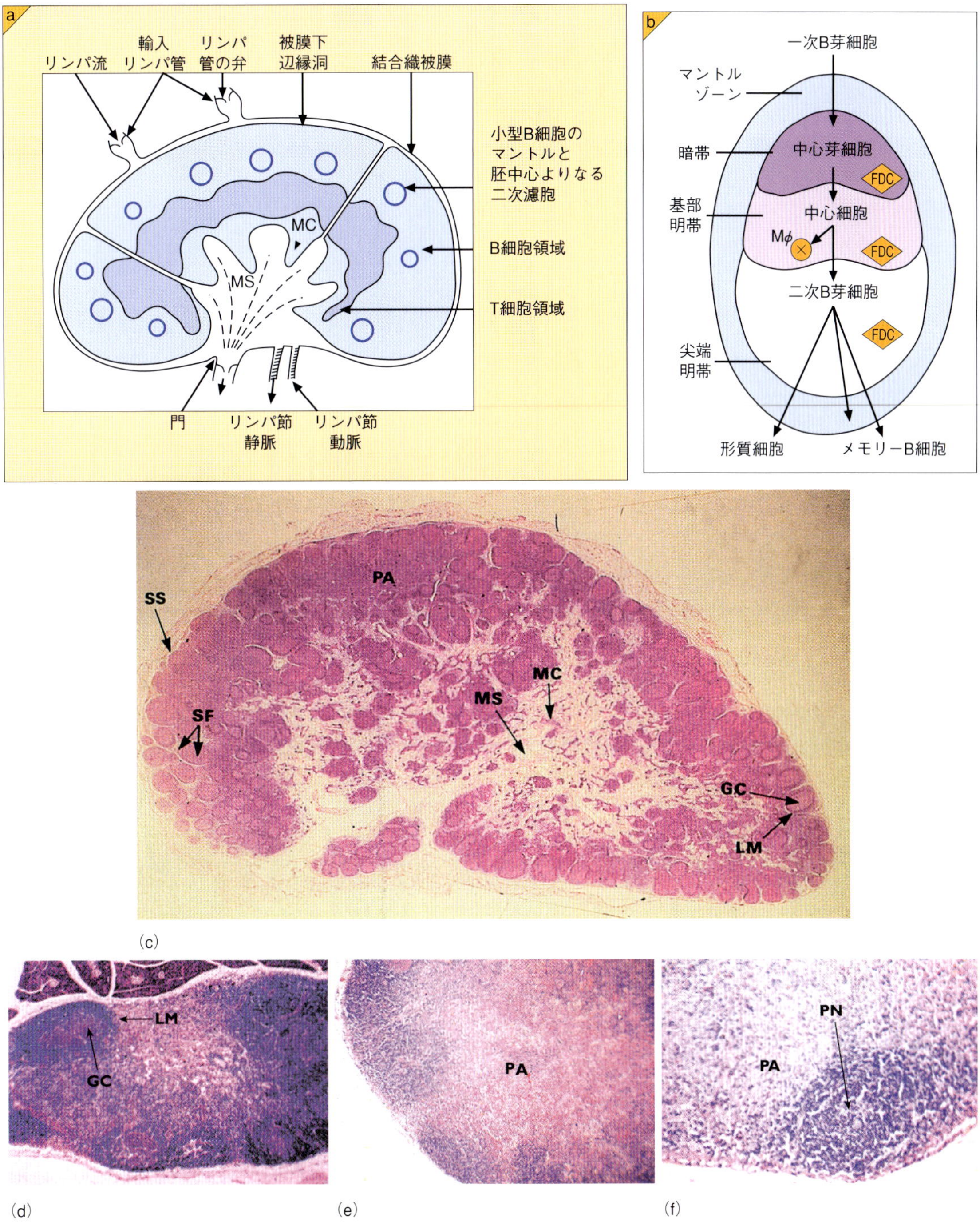

図 6.7 リンパ節：(a)リンパ節全体の模式図。(b)活性化胚中心の異なる領域を通過する間に，B 細胞は分化する。FDC：濾胞樹状細胞，Mφ：マクロファージ，×：アポトーシスの B 細胞。(c)ヒトリンパ節の弱拡像。(d) T 非依存抗原の肺炎双球菌多糖 SⅢで免疫されたマウスの胚中心をもった刺激型二次リンパ濾胞。(e)接触皮膚炎を誘導するオキサゾロンを塗布した皮膚の所属リンパ節のメチルグリン/ピロニン染色。傍皮質の T 細胞領域が著明に活性化され，拡張しており，強塩基好性の T リンパ芽細胞が認められる。(f)(e)と同じ研究を生下時胸腺摘出マウスで行うと，傍皮質の細胞反応を欠き，一次濾胞のみが認められる。SS：被膜下洞，PN：一次濾胞，SF：二次濾胞，LM：二次濾胞のリンパ球マントル，GC：胚中心，PA：傍皮質，MC：髄索，MS：髄洞（c は P. M. Lydyard 教授，d〜f は M. de Sousa 博士と D. M. V. Parrott 教授の好意による）

ない(**図 6.7d**)。予想されるように，B 細胞の発達を欠く先天性低ガンマグロブリン血症の子供のリンパ節においては，一次，および二次リンパ濾胞が認められない。

脾臓

新鮮な脾臓 spleen 切片では，**白脾髄** white pulp を構

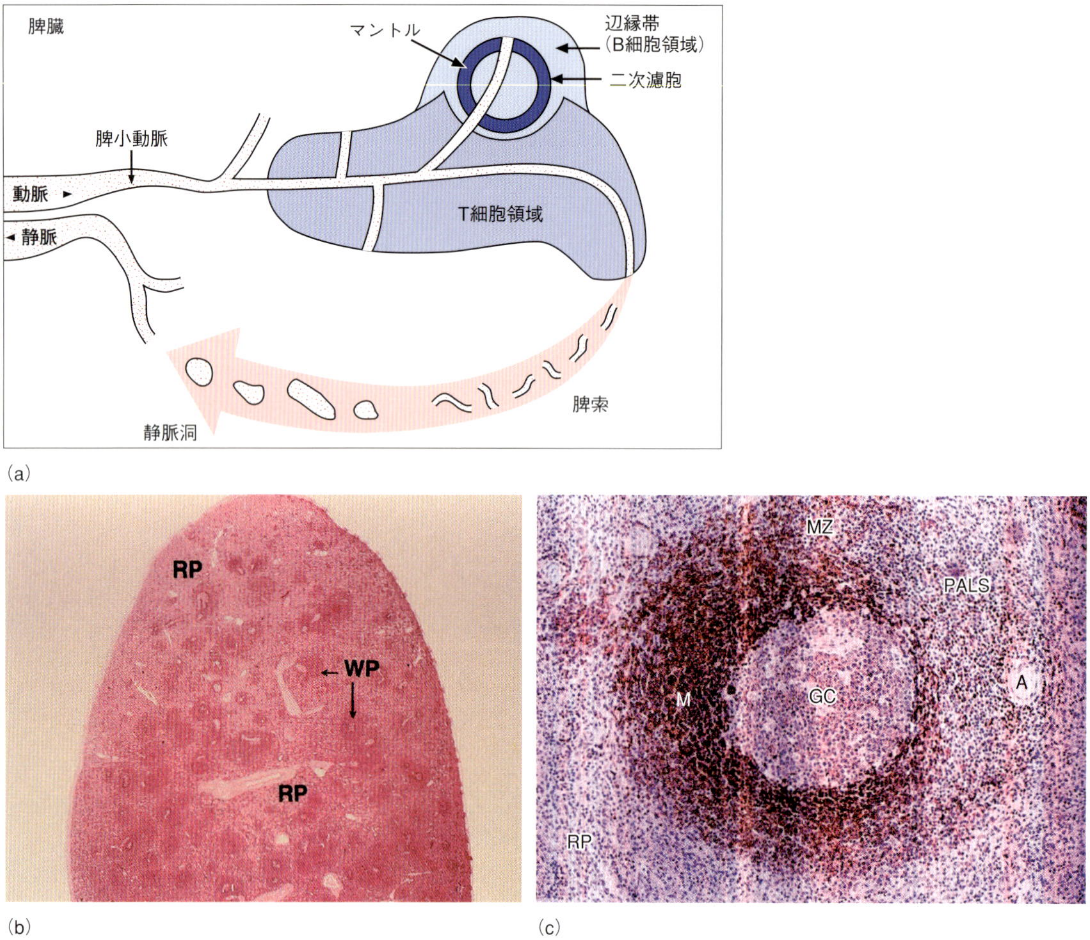

図 6.8 脾臓：(a)脾臓の模式図。(b)弱拡組織図。白脾髄(WP)，赤脾髄(RP)がみえる。(c)胚中心の強拡像。胚中心(GC)と，辺縁帯(MZ)と赤脾髄(RP)に囲まれたリンパ球マントル(M)。リンパ濾胞に隣接して，周囲を小動脈周囲リンパ組織鞘 periateriolar lymphoid sheath(PALS)によって囲まれた小静脈(A)が認められる。PALS には主として T 細胞が存在する。MZ は二次濾胞にのみ認められる(b は P. M. Lydyard 教授，c は N. Milicevic 教授による)

成するリンパ組織は，マクロファージや静脈洞によって裏打ちされる髄索内に赤血球が詰まった**赤脾髄** red pulp に囲まれる，円形または細長い灰色の領域としてみることができる(**図 6.8b, c**)。T と B 細胞領域は，リンパ節のように，分離して存在する(**図 6.8a**)。脾臓は血液の効率的フィルターで，死にかけた赤血球や白血球を除去すると同時に，血液中の抗原に反応する。抗原が粒子状の場合は，反応は強い。形質芽細胞や成熟した形質細胞は，赤脾髄内に突出する**辺縁帯** marginal zone 内に認められる(**図 6.8c**)。

粘膜関連リンパ組織(MALT)

呼吸器系，消化系，そして生殖系は，粘膜上皮直下のリンパ球の組織によって免疫学的に防御されている。これらのリンパ組織は，結合組織の被膜をもたない(**図 6.9**)。MALT は最初，リンパ球，形質細胞，貪食細胞の粗な集合として，肺や腸管壁の固有層に認められ(**図 6.9a, b**)，また時には発達したリンパ濾胞を伴うこともある。後者は，**扁桃** tonsil(**図 6.9c**)，小腸の**パイエル板**(**図 6.9, d**)，**虫垂** appendix などにみられる。MALT 内には，IgA または IgE を合成する細胞が循環し，独立した分泌防御系を構成すると考えられている。

腸においては，抗原は **M 細胞** M-cell(**図 6.12** 参照)と呼ばれる特殊な上皮細胞を通過してパイエル板に入り(**図 6.9d**)，その抗原に特異的なリンパ球を刺激する。刺激後，これらのリンパ球はリンパ管に入り，腸間膜リンパ節を通過し，最終的に胸管に入る。その後，これらは血中を介して粘膜固有層に入り，IgA 産生細胞となる(**図 6.10**)。このように IgA 産生細胞は，広範な腸管系を防御抗体によって守ることができる。IgA 産生細胞はまた，肺のリンパ組織や他の粘膜部位に，特異的ホーミングレセプターと，前に示した HEV-アドレッシン間の反応に基づき定着する。

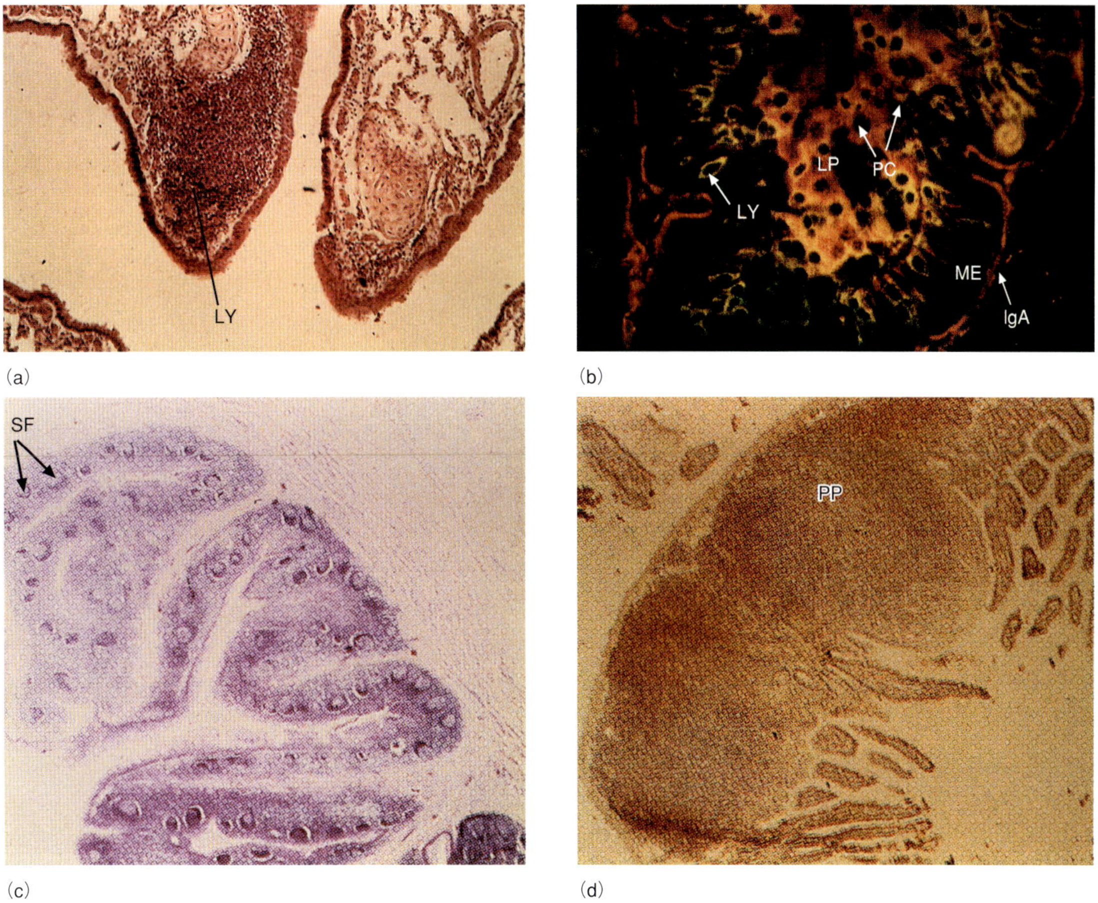

図6.9 **IgA 産生免疫系(MALT)**：(a)気管壁にリンパ球(LY)が集積している。(b)ヒト空腸において，粘膜上皮(ME)と固有層(LP)内に，抗白血球モノクローナル抗体で緑に染まるリンパ球がみられる。抗 IgA 抗体は，固有層内の形質細胞(PC)の細胞質を赤く染色し，また腸管壁表面の粘液中の IgA も検出している。見事な染色図といえよう！ (c)弱拡でみるヒト扁桃には，胚中心を含む多数の二次濾胞(SF)をもつ MALT がある。(d)マウス回腸のパイエル板(PP)。T 細胞領域はペルオキシダーゼ標識抗 Thy1 抗体で褐色に染色(a は P. M. Lydyard 教授，b は G. Jannosy 教授，c は C. Symes 氏，d は E. Andrew 博士の好意による)

腸管リンパ球

腸管の固有層には，末梢血中のリンパ球に匹敵する数の活性化 T 細胞が，主として存在する。これら T 細胞は末梢血リンパ球と類似の表現型を示す。すなわち 95%以上が T 細胞レセプター(TCR) $\alpha\beta$ を発現し，CD4：CD8 比は 7：3 である。また活性化 B 芽細胞や IgA 産生形質細胞も存在し，これらはポリ Ig レセプターを介して，腸管の内腔 intestinal lumen に移動する。しかし**腸の上皮内リンパ球** intestinal intraepithelial lymphocyte(IEL)は大部分が T 細胞で，そのうち 10～40%が TCR $\gamma\delta^+$ 細胞である。$\gamma\delta$ T 細胞がこのように多いのは，腸管上皮内 T リンパ球の特徴である。

免疫学的特権部位

体の特定部位，例えば脳，眼の前房や精巣は，**免疫学的特権部位** privileged immunologic site と呼ばれる。これらの部位では，抗原は免疫反応を誘導しない。例えば，他人の角膜移植は，免疫抑制をしなくても通常は拒絶されないことは，昔から知られてきた。

一般的に，特権部位は強固な血液-組織関門と，水溶性物質の低透過性によって守られている。機能的には問題にならない，わずかな量の補体しか存在しないため，急性炎症も起こりにくい。さらに，インターロイキン 10(IL-10)や，トランスフォーム増殖因子 β (TGF- β)のような免疫調節物質が高濃度存在するため，マクロファージも免疫抑制的に働く。また免疫学的特権部位では，恒常的に Fas リガンド(FasL)が発現されており，Fas 陽性の白血球が侵入するとこれと結合し，アポトーシスを誘導すると考えられている。しかし，血液-組織関門局所における急性炎症反応は，関門をこじ開け，免疫学的侵略者の進入を許す。たとえ角膜といえども，すでに存在する炎症局所には生着しない。

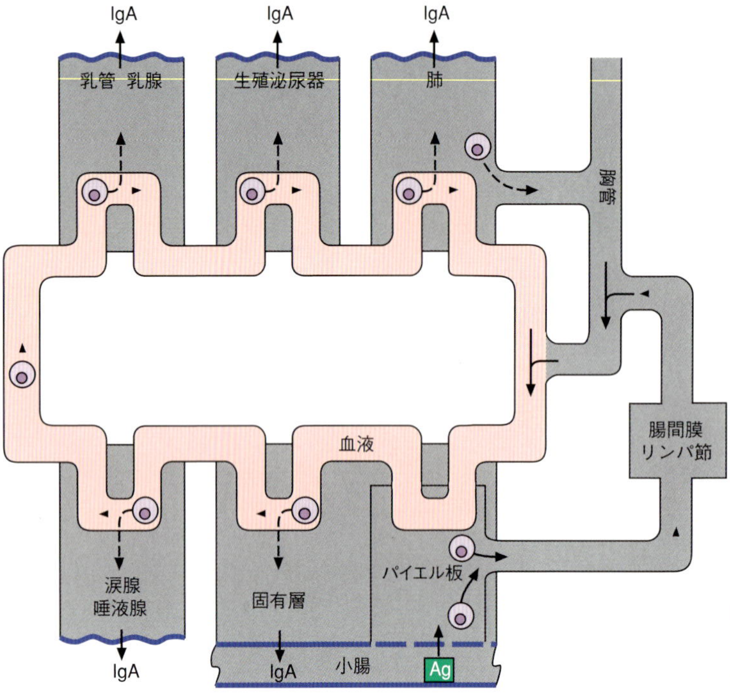

図 6.10　粘膜関連リンパ系組織内のリンパ球再循環：抗原で刺激された細胞は，パイエル板（おそらく肺や他の多くの粘膜層も）から粘膜固有層や，他の粘膜表面に移住する（〜〜〜）

抗原処理

体にいったん入った抗原はどこへ行くのか？　もし抗原が組織を貫通すれば，その領域の所属リンパ節に抗原は到着する。上部呼吸器系または腸管に入った抗原は，局所の粘膜付属リンパ組織に入る。一方，血中に入った抗原は，脾臓内で反応を誘導する。

抗原提示細胞（APC）としてのマクロファージ

リンパ組織に入った抗原は，通常はマクロファージによって取り込まれる。これらの抗原は，リソソーム内で完全に，また時によって部分的に分解される。あるものは可溶性となってマクロファージから遊離し，さらに他の抗原提示細胞によって取り込まれる。これらの断片は，主要組織適合遺伝子複合体（MHC）クラスⅡ分子とともに，抗原ペプチドの形で細胞表面に再び発現される。

ポリ多糖類のような抗原は，マクロファージ内に分解酵素がないため処理されない。この場合は，脾臓の辺縁帯や，リンパ節の皮膜下洞の特殊なマクロファージが抗原を捕捉し，そのまま直接 B 細胞に提示する。すなわち，ポリ多糖類のような抗原は分解されず，またこの過程に T 細胞は介在しない。

樹状細胞（DC）はプロの抗原提示細胞（APC）

マクロファージは重要な APC であるが，未感作 naive リンパ球を活性化することができない。このような機能は**樹状細胞** dendritic cell（DC）が担う。DC には少なくとも 2 つの亜群が存在する。1 つはミエロイド細胞由来で，皮膚の**ランゲルハンス細胞** Langerhans' cell や，他のすべての免疫組織に存在し，**連結指状突起 DC** interdigitating DC（IDC）が属する。他の亜群は，**形質細胞様 DC** plasmacytoid DC で，これらはウイルスに遭遇すると，抗ウイルス作用をもつサイトカイン，Ⅰ型インターフェロンを大量に分泌する。末梢組織の DC は未熟型で，**Toll 様レセプター**（TLR）のような様々な**パターン認識レセプター**（PRR）を発現し，病原体上の分子をパターン認識する。DC は，これらの病原体産物や腫瘍壊死因子（TNF），インターフェロン γ（IFNγ）や IL-1 などの炎症惹起性サイトカインによって一度活性化されると，成熟して強力な APC となる。成熟型 DC は，高レベルの MHC 分子や，補助刺激分子，接着分子を発現する。

APC 機能に加えて，DC は**ケモカイン** chemokine，特に T 細胞を引きつけるケモカインを産生する。このようなことが一度起こると，TCR による MHC ペプチドの認識に加えて，多くのレセプター–リガンド相互反応が生じ，DC によって T 細胞が活性化されるのである。これらのレセプター–リガンド反応には，B7–CD28，CD40–CD40 リガンド（CD40L）が含まれる。

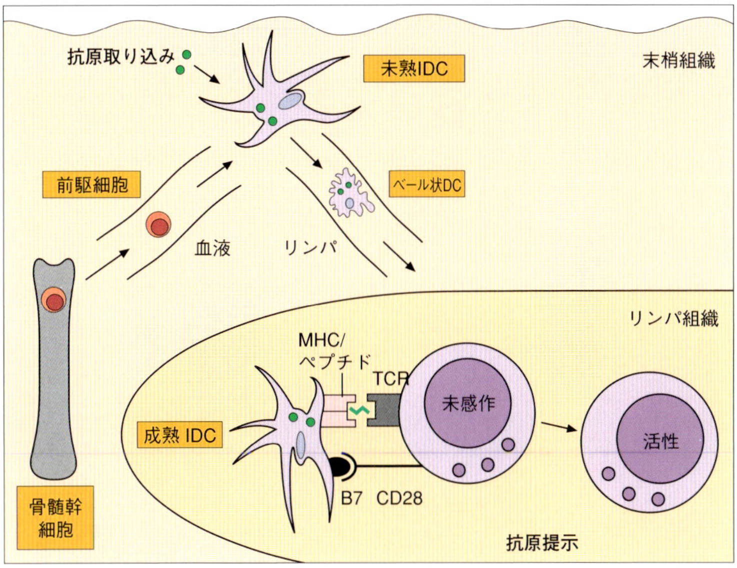

図 6.11 IDC の遊走と成熟化：IDC の前駆細胞は骨髄の幹細胞に由来する。前駆細胞は，血流を介して非リンパ組織に入る。これら未成熟 IDC，例えば皮膚のランゲルハンス細胞は，抗原取り込みを効率よく行う。その後，IDC はベール状 DC の形態で，輸入リンパ管より二次リンパ組織に定着し，高レベルの MHC クラスⅡや，B7 などの補助刺激分子を発現する。この時点で，成熟型となった IDC は，未感作 T 細胞に抗原を提示し，活性化する

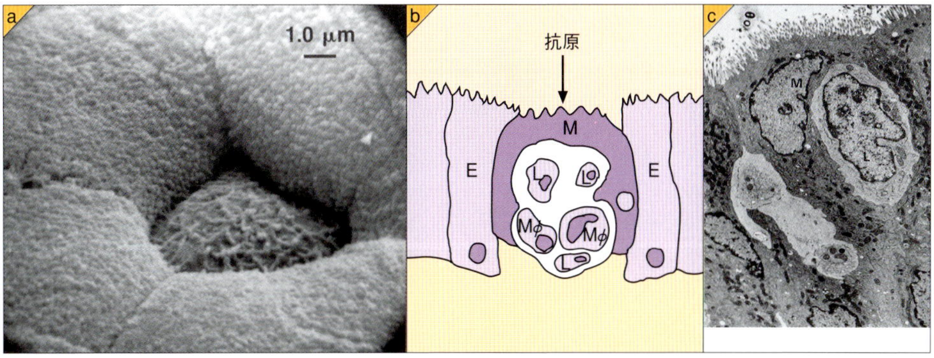

図 6.12 パイエル板上皮内の M 細胞：(a)パイエル板上皮細胞の走査電顕像。抗原を取り込んだ M 細胞が中心にあり，吸収腸管上皮細胞が周囲を取り囲む。上皮上には，規則的に分布する絨毛が密に認められる。M 細胞上には，不規則で短い突起があることに注意。(b)M 細胞(M)に取り込まれ，移送された後，抗原はマクロファージ(Mφ)によって処理され，さらに場合によっては樹状細胞に受け渡され，パイエル板と腸管膜リンパ節内で T 細胞に提示される。E：腸管上皮，L：リンパ球。(c)M 細胞の透過型電顕像(核内に M と表示)。隣接する上皮細胞が，典型的刷子縁をもつ吸収型上皮であることに注意(a は Kato, T., Owen, R. L.：Mucosal Immunology, 2nd edn., Ogra, R. *et al.*(eds.), Academic Press, Dan Diego, pp.115-132, 1999 より著者と出版社の許可を得て転載。b は Sminia, T., Kraal, G.：Encyclopedia of Immunology, 2nd edn., Delves, P. J., Roitt, I. M.(eds.), Academic Press London, p.188, 1992 を基にした)

連結指状突起樹状細胞(IDC)は T 細胞に抗原を提示する

T 細胞感作の過程は，以下のように進む。**ランゲルハンス細胞**のような末梢の未熟型樹状細胞は，抗原を取り込んで処理する。成熟型になるに従って，これらは CCR7 ケモカインレセプターの発現を増強し，いわゆる“ベール状”DC veiled cell となってリンパ管を経由し，所属リンパ節の傍皮質 T 細胞領域へと移動する。この場で DC の成熟過程は終了し，未感作抗原特異的 T 細胞に対して抗原を提示し，同時に補助刺激シグナルを与える。この際，**IDC** 細胞膜上の MHC-ペプチド複合分子と，T 細胞上の TCR が結合するためには，DC の膜表面積が大きい方が有利である(**図 6.11**)。慢性の T 細胞反応に基づく炎症部位は，これらの樹状細胞を引き寄せる。関節リウマチの滑膜組織や，慢性自己免疫性甲状腺炎の腺組織には，非常に多数の DC が，活性化 T 細胞と密着して認められる。

濾胞樹状細胞(FDC)は胚中心において B 細胞を刺激する

他の型の DC として，中胚葉起源の**濾胞樹状細胞**(FDC)がある。これらは，貪食機能とリソソームを欠くが，長い突起を出し，二次濾胞の胚中心内に存在するリンパ球と接触する。FDC 表面には，IgG の Fc 領域，および C3b に対するレセプターがあり，これによって抗原-抗体複合体を非常に効率よく捕捉し，長時間にわたって細胞表面に抗原を保持し，二次濾胞の記憶に関わる機能を継続する。したがって，二次抗体

反応は,少量の免疫原によって誘導されることになる。循環抗体やC3と結合した抗原・抗体・補体複合分子は，二次濾胞の胚中心内に存在するFDCの細胞表面上に，効率よく集積される。

M細胞は粘膜リンパ系への入口を構成する

粘膜表面は，生体にとって好ましくない無数の微生物と接している。この場では，緊密なタイトジャンクションと粘液層によって，大部分の抗原を排除する。パイエル板のような腸管系のリンパ組織は，一層の円柱上皮と，その間に介在する**M細胞**によって，腸管内腔とは隔絶されている。M細胞は，特殊な抗原輸送機能をもつ。これらは，上皮内細胞やマクロファージ様樹状細胞と重層する(**図6.12**)。細菌などの多様な異物はM細胞に取り込まれ(**図6.12**)，その下の抗原提示細胞(APC)に渡される。次にこれらのAPCは所属リンパ組織へと移動し,特異的なリンパ球を活性化する。

復習

免疫系細胞の表面マーカー

・個々の表面分子はCDナンバーで呼ばれる。これらは，その分子に反応するモノクローナル抗体によって同定される。

・抗原は蛍光色素で標識した抗体と，蛍光顕微鏡で検出される。

・免疫組織化学的に抗原を同定するときは，酵素で標識された抗体も用いられる。

・単一浮遊細胞は，蛍光色素とフローサイトメーターで解析できる。

免疫組織

・複雑な免疫応答は，高度に特殊化されたリンパ組織の構造によって担われる。

・リンパ節は末梢組織を還流するリンパ液を濾過し，脾臓は血液を濾過する。

・BとT細胞領域は分離して存在する。B細胞は，リンパ節では一次リンパ濾胞に集積するが，これは抗原刺激後胚中心をもった二次リンパ濾胞になる。

・FDCの網目構造を伴う胚中心では，二次抗原刺激によって，B芽細胞がメモリー細胞や抗体産生形質細胞へ分化する。

・再循環リンパ球は血中よりリンパ組織へ入り，主要リンパ管を介して再び血中に戻る。

リンパ球の移動

・血中とリンパ組織間のリンパ球循環は,HEV上の特殊なホーミングレセプターによって行われる。

・リンパ球は特殊な血管内皮細胞の上で，セレクチン，インテグリンと，それらのリガンド間の相互作用により流速を落とし,内皮細胞上を転がるように進む(ローリング)。次にLFA-1分子の活性化が生じ，リンパ球は内皮細胞上に密着・扁平化し，内皮細胞間をくぐり抜け，実質に入る。

・炎症部位へのメモリーT細胞の流入は，リンパ球上のインテグリン発現増強と，血管内皮細胞上の相応するリガンドの発現増強により促進される。

リンパ節と脾臓

・リンパ濾胞には主としてB細胞とFDCが存在する。B細胞は分化後，形質細胞になる。

・T細胞はリンパ節の傍皮質領域に存在する。

粘膜関連リンパ組織(MALT)

・腸管系を防御するリンパ組織は被膜をもたないが，一定の構造をもつもの(扁桃，パイエル板，虫垂)，または粘膜固有層に散在性に集属するリンパ球の形で認められるものがある。

・呼吸器系や生殖泌尿器系の粘膜表面直下のリンパ球とともに，これらのリンパ組織は分泌型免疫系を形づくる。これらは共通に，防御的抗体(IgA)で粘膜表面をカバーする。

他の免疫組織

・骨髄は抗体産生の主要部位である。

・脳，眼前房，精巣は，抗原が免疫系から隔離される免疫特権部位である。

抗原処理

・マクロファージは一般的な意味で抗原提示細胞(APC)である。しかし，これらは感作リンパ球には抗原提示できるが，未感作T細胞にはできない。

・未熟樹状細胞(DC)は末梢組織に分布し，抗原を認識し反応する。一度活性化されると，これらは成熟DCとなり，CCR7ケモカインレセプターの発現を増強させる。CCR7リガンドに誘引されて，成熟DCは所属リンパ節に移住し，その場でIDCとして，一次T細胞反応を強力に誘導する。

・胚中心のFDCは,免疫複合体をFcRやC3bRを介して表面に結合する。これらの免疫複合体は長期間残存し，B細胞を持続的に抗原刺激する。

・特殊な抗原輸送細胞，M細胞が腸管にあり，抗原を粘膜リンパ組織に送り込む入り口になっている。

リンパ球の活性化

免疫反応を担うT細胞とB細胞は多くの点において異なる

免疫担当細胞のT細胞とB細胞は，表面マーカーの違いによって区別することができる(**表7.1**)。すなわち，T細胞が発現するCD3，あるいはB細胞が発現するCD19またはCD20を認識する試薬によって，それぞれの細胞を明確に同定できる。研究室においてこれらのマーカーは，2種のリンパ球亜群を定量するのに最も頻繁に用いられる。さらに，B細胞は膜表面に免疫グロブリン(Ig)を発現しており，一方T細胞は**T細胞レセプター**(TCR)を発現している。

CD(cluster of differentiation)マーカーは，モノクローナル抗体によって検出されるが，これらの発現は細胞の機能的特徴を反映し，特にT細胞においてはそのサブセットを規定する。ヘルパーT細胞は，B細胞や細胞傷害性T細胞の活性化や成熟を誘導し，マクロファージからの刺激を介して抗原特異的慢性炎症反応を制御する。**CD4**はヘルパーT細胞のマーカーである。CD4分子は，**抗原提示細胞**(APC)に発現する，主要組織適合遺伝子複合体(MHC)クラスIIと補助的な結合を形成する。同様に，細胞傷害性T細胞に発現する**CD8**分子は，MHCクラスIと結合する(**図7.1**)。

T細胞と抗原提示細胞(APC)は複数の補助分子を介して結合する

TCRとMHC-抗原ペプチド複合体との結合力は比較的低く，十分に安定したT細胞とAPCとの会合には，相補的に対をなすLFA-1/ICAM-1(lymphocyte function-associated antigen-1/inter cellular adhesion molecule-1)や，CD2/LFA-3などのアクセサリー分子の結合が必要である(**図7.2**)。また，これらの分子による相互作用は，必ずしも細胞間接着のみに関与しているわけではない。

T細胞の活性化には2つのシグナルが必要である

休止期T細胞において，RNAやタンパク質の合成を誘導し，G0期から分裂周期であるG1期に移行させるためには，2つのシグナルが必要であることが，ここしばらくの間で知られるようになった(**図7.2**)。シグナルの1つは，APC表面上のMHCクラスIIに結合した抗原によって，明確に$CD4^+$ T細胞集団にもたらされる。TCRと抗原-MHCの複合体形成によってCD3を介するシグナル1が伝達され，このシグナルは通常CD4とMHCとの結合によって増強される。これと同時にT細胞は，APCに発現する**B7.1(CD80)**および**B7.2(CD86)**と呼ばれる2つの関連した分子を介して，補助刺激であるシグナル2を受ける。これらの分子は，ヘルパーT細胞に発現する**CD28**，または活性化T細胞に発現する**CTLA-4**(cytotoxic T-lymphocyte antigen-4)と呼ばれるレセプターに結合する。したがって，抗原提示による休止期T細胞の活性化は，抗B7抗体によるシグナル2の阻害によって抑制される。驚くべきことに，このシグナル2の阻害により，T細胞の**不応答**(アナジー)anergy(いかなる抗原による再刺激よってもT細胞が反応しない状態)が誘導される。後半の章で示されるように，2つのシグナルでは活性化され，1つのシグナルでは不応答が誘導されるという抗原特異的T細胞の特性は，免疫抑制治療の標的となりうる。それ以外の補助刺激作用として，APC上の**CD40**とT細胞上の**CD40L**(CD40-ligand)

表 7.1 ヒトにおける T 細胞と B 細胞の比較

	T 細胞	B 細胞
末梢血中における%	65〜80	8〜15
抗原認識	分解された状態	自然の状態
細胞表面分子		
抗原レセプター	TCR/CD3	表面 Ig
MHC クラスⅠ	＋	＋
MHC クラスⅡ	活性化後に陽性	＋
CD2	＋	−
CD4	MHC クラスⅡ-依存性（ヘルパー T 細胞）	−
CD5	＋	B1a マイナーサブセットのみ
CD8	MHC クラスⅠ-依存性（細胞傷害性 T 細胞）	−
CD19	−	＋
CD20	−	＋
CD21（CR2：C3d と EBV レセプター）	−	＋
CD23（FcεRⅡ）	−	＋
CD32（FcγRⅡ）	−	＋
ポリクローナルな活性化	抗 CD3 抗体 フィトヘマグルチニン（PHA）	抗 Ig 抗体 EB ウイルス

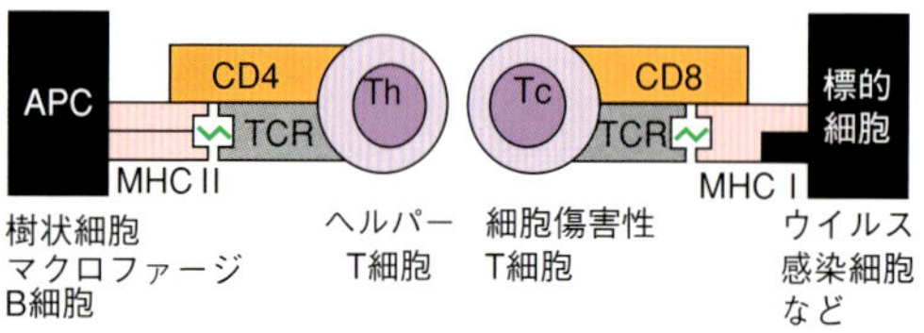

図 7.1 ヘルパーおよび細胞傷害性 T 細胞サブセットは MHC クラスに拘束される：ヘルパー上の CD4 は MHC クラスⅡに結合し，細胞傷害性 T 細胞上の CD8 はクラスⅠに結合する

との結合があげられる。この相互作用は T 細胞を直接活性化しないが，APC による B7 分子の発現を増加させ，T 細胞の活性化を増強するようなサイトカインの分泌を促進する。

ICAM-1，VCAM-1（vascular cell adhesion molecule-1），および LFA-3 などの接着分子は，それ自身は補助刺激分子ではないが，他のシグナルの作用を増強するという重要な特質をもつ。

$CD8^+$ T 細胞の活性化には，MHC クラスⅠ分子の溝内のペプチドと，TCR との相互作用が必要であり，補助刺激分子はこの作用を増強する。CD4 および CD8 T 細胞による反応はそれぞれ独立したものではなく，$CD4^+$ T 細胞から産生される様々なサイトカインが，主に二次的なシグナルとして $CD8^+$ T 細胞を活性化することができる。

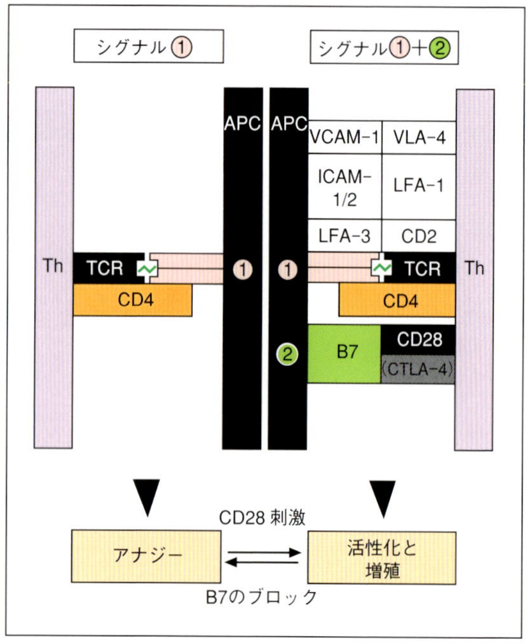

図 7.2 休止期 T 細胞の活性化：T 細胞レセプター（TCR）と抗原 MHC 複合体との結合において，抗原提示細胞（APC）の補助刺激分子との相互作用が，休止期 T 細胞の活性化を誘導する。補助刺激シグナル 2 を伴わない TCR シグナル 1 の導入は，不応答（アナジー）を誘導する。もちろん，ヘルパー T 細胞（Th）ではなく細胞傷害性 T 細胞では，CD8 と MHC クラスⅠの結合が関与する。CTLA-4 分子（CD152）と B7 との結合は，シグナル 1 を弱める。LFA-1/2：intercellular adhesion molecule-1/2，ICAM-1/2：intercellular adhesion molecule-1/2，VLA-4：very late antigen-4，VCAM-1：vascular cell adhesion molecule-1（Liu Y., Linsley P. S.：*Curr. Opin. Immunol.*, **4**, 265-270, 1992 に基づく）

T 細胞のシグナル伝達初期におけるタンパク質のチロシンリン酸化

APC と T リンパ球との結合における結合力の大半は，比較的弱い親和性による TCR と MHC/ペプチドとの結合ではなく，ICAM-1/LFA-1 や LFA-3/CD2 などの相対するアクセサリー分子の結合によってもたらされる。それでもなお，TCR による対応抗原の認識は，T 細胞の活性化に必須条件である。TCR と MHC に結合したペプチドとの相互作用は，細胞周期の亢進やサイトカイン産生へとつながるシグナル伝達連鎖を著しく誘導する。

この TCR を介する T 細胞活性化に関わる初期のシグナルは，通常 CD3 ζ 鎖近傍の CD4 と会合したプロテインチロシンキナーゼ protein tyrosine kinase（PTK），Lck を介して増強される。CD3 ζ 鎖上の **ITAM**（immunoreceptor tyrosine-based activation motif）がリン酸化され，ZAP-70 に結合する。それによって ZAP-70 は活性化 PTK となり（**図 7.3**），下流にある生化学反応の連鎖を始動することができる。最近，非常に多くの TCR が，わずか数個のペプチド-MHC 複合体と相互反応することが明らかになってきた。つまり，それ

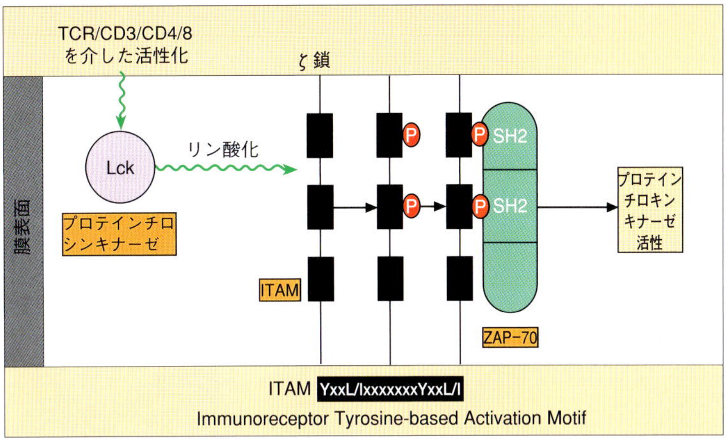

図7.3 **T細胞レセプター(TCR)/CD3/CD4/8複合体を介するシグナルは，プロテインチロシンキナーゼ(PTK)の連鎖を始動する**：PTKの1つ，Lckは，CD3ζ鎖の複数のITAM配列にあるチロシンをリン酸化する。これらはSH2ドメインを介してζ鎖結合タンパク質(ZAP-70)に結合し，ZAP-70が代わってPTK活性を獲得し，下流にあるこの連鎖における後半の構成要素をリン酸化する。それ以外のCD3鎖はそれぞれ1個のITAMをもつ

ぞれのMHC-ペプチド複合体が，200個程度のTCRを次々と活性化することができることを示唆する。このような活性化は，TCRがAPCの表面を一定の時をかけてサーチする間に起こる。こうしてT細胞における細胞内カルシウム値の上昇が維持され，この上昇はT細胞増殖やサイトカイン産生に必須である。

TCRシグナルに続く下流の現象

TCRシグナルによって，初期にRas-GTP(guanosine triphosphate)複合体の活性化が起こる。この活性化は一連のリン酸化酵素の連鎖を介して，重要なマイトジェン活性化プロテインキナーゼ mitogen-activated protein kinase(**MAPK**)を制御する。**図7.4**に示されるように，多くの異なる経路がT細胞の活性化に関与している。

TCR刺激の15秒以内に，ホスホリパーゼCはリン酸化されてその触媒活性が増加し，ホスファチジルイノシトール経路を活性化する。これは最終的に細胞質へのCa^{2+}の放出を誘発する。細胞質内Ca^{2+}の上昇は，ジアシルグリセロールと協調してプロテインキナーゼC protein kinase C(PKC)を活性化し，カルモジュリンとともにカルシニューリンの活性を増加する。

インターロイキン2(IL-2)遺伝子の転写制御

IL-2の転写は，シグナルを受けたT細胞がアナジーに陥るのを防ぐ重要な要素の1つで，プロモーター領域の転写因子が結合する複数のレセプターによって制御されている(**図7.4**)。

カルシニューリンの影響下で，NFκB(nuclear factor-kappa B)と$NFAT_c$(cytoplasmic component of the nuclear factor of activated T-cells)が活性化される。NFκBは，細胞質においてその阻害因子であるIκBから解き放たれ，その後NFκBと$NFAT_c$はともに核へ移行する。核において$NFAT_c$は，核に恒常的に発現するNFAT$_n$と二量体を形成する。NFAT複合体はNFκBとともにIL-2調節領域に結合し，サイトカイン生産を誘導する(**図7.4**)。カルシニューリンの作用は，T細胞抑制剤であるシクロスポリンやFK506によって阻害される(15章参照)。

われわれはT細胞活性化の早期における重要な事象としてIL-2の転写を取り上げたが，実際にはT細胞活性化の4時間以内に，70以上の遺伝子が新たに発現する。その結果として，T細胞の増殖，および複数のサイトカインやそれらのレセプターの合成が誘導される。

T細胞活性化の減衰

これまでしばしば示してきたが，自身を維持しようとする生物は，増殖するT細胞集団のような一方的な拡大に対して，十分効力のある制御機構を必然的にもつことになる。T細胞機能の制御については9章で記述されるが，ここではその要点を示す。**CD28**はT細胞に恒常的に発現されており，一方**CTLA-4**は休止期のT細胞には発現せず，活性化の後に急速に発現が上昇する。CTLA-4とB7.1，またはB7.2との結合は，補助刺激を発生するCD28，B7の結合に比べ10～20倍高い親和性を有し，T細胞の活性化を減衰させる。

B細胞活性化の仕組み

B細胞は細胞表面Ig(sIg)の架橋によって活性化される

B細胞表面のレセプターが(例えば胸腺非依存性抗

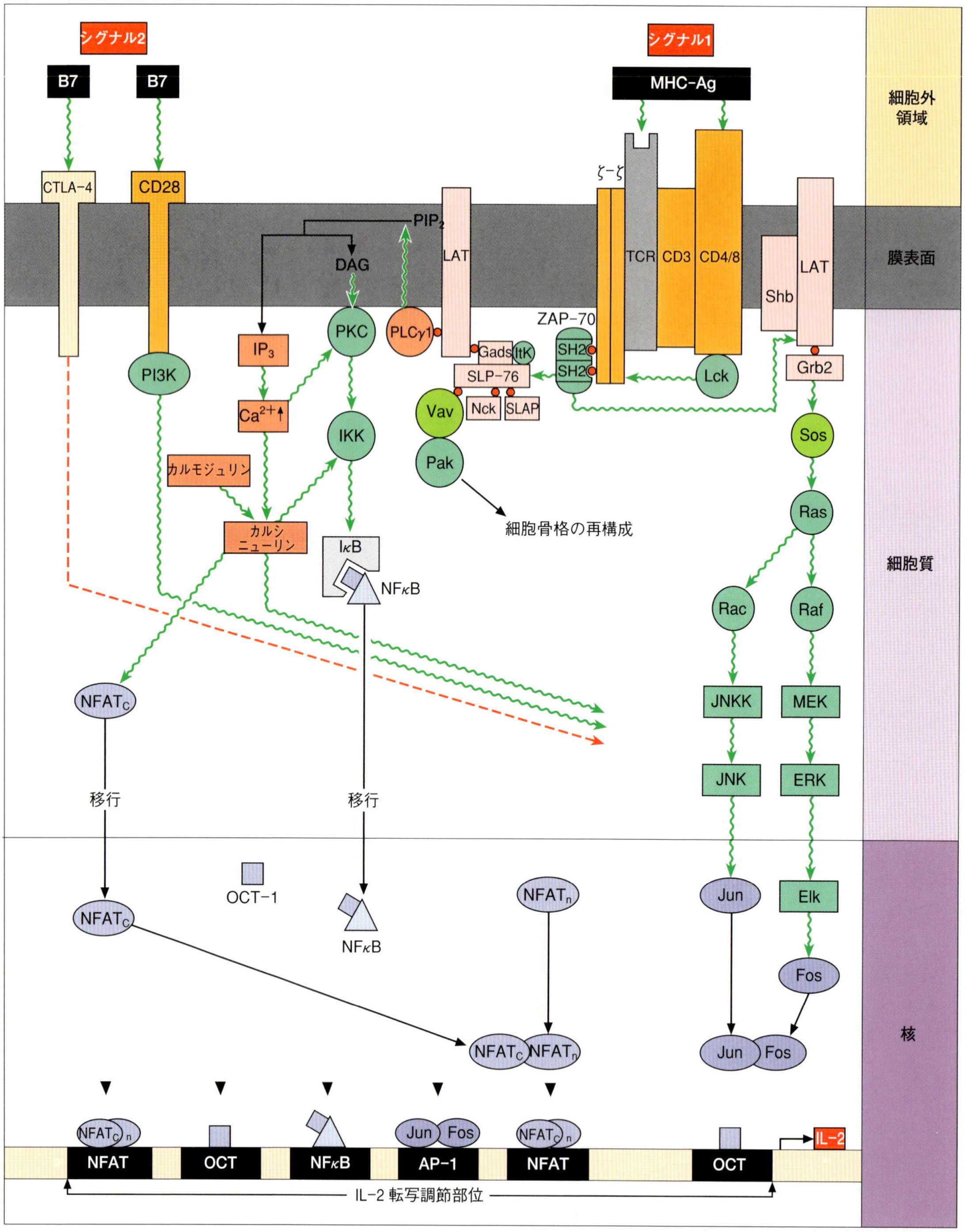

図 7.4 T細胞シグナリングによる活性化：MHC-抗原複合体（シグナル 1）と，補助刺激分子 B7（シグナル 2）を介するシグナルは，プロテインキナーゼ連鎖や細胞内カルシウムの上昇を引き起こす。これにより，G0 期から細胞周期への移行や，インターロイキン-2（IL-2），および他の多くのサイトカインの発現を制御する転写因子が活性化される。この図式では，シグナル伝達系において重要で付加的な役割を果たすと考えられているいくつかの分子を省略している。DAG：ジアシルグリセロール，ERK：細胞外シグナル制御キナーゼ，IP_3：イノシトール三リン酸，JNK：Jun N 末端キナーゼ，LAT：活性化 T 細胞リンカー，NFκB：nuclear factor-kappa B，NFAT：nuclear factor of activated T-cell，OCT-1：octamer-binding factor，Pak：p21 活性化キナーゼ；PI3K，ホスファチジルイノシトール 3-キナーゼ，PIP_2：ホスファチジルイノシトール二リン酸，PKC：プロテインキナーゼ C，PLC：ホスホリパーゼ C，SH2：Src ホモロジードメイン 2，SLAP：SLP-76 結合ホスホプロテイン，SLP-76：SH2 domain containing leukocyte-specific 76 kDa phosphoprotein，ZAP-70：ζ 鎖結合プロテインキナーゼ，〜〜▶：正のシグナル伝達，- - -▶：負のシグナル伝達，□：アダプタータンパク質，■：グアニンヌクレオチド変換因子，■：リン酸化酵素，■：転写因子，■：その他の分子

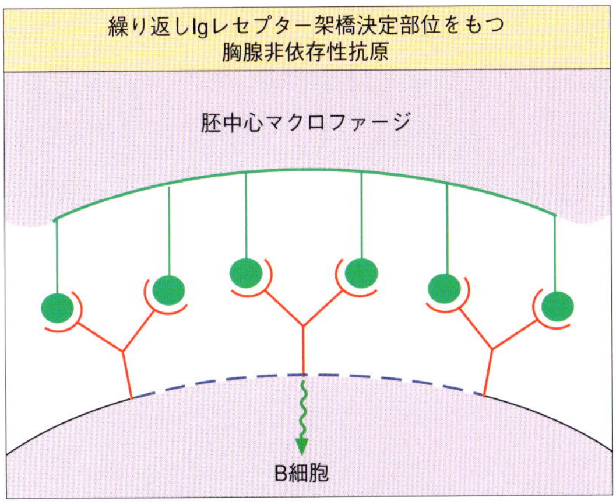

図 7.5　**B 細胞による胸腺非依存性抗原の認識**：この複合体は持続したシグナルを B 細胞に与える。なぜなら，このタイプの分子は半減期が長いからである。〜〜▶：活性化シグナル，—<：表面免疫グロブリン(sIg)レセプター，— — — —：レセプターの架橋

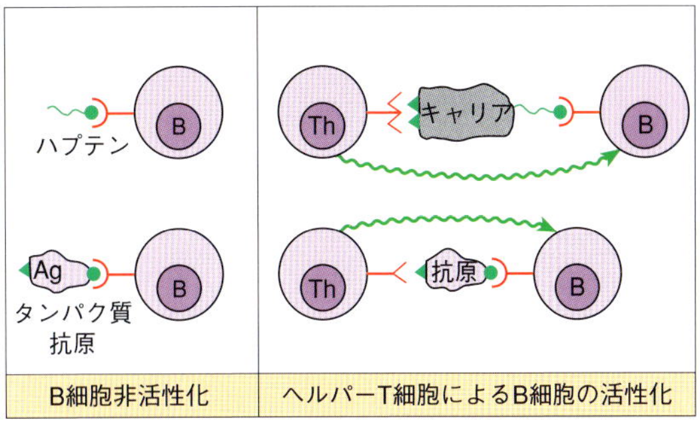

図 7.6　**ヘルパー T 細胞はタンパク質のキャリア抗原決定基を認識し，補助シグナルを供給することによって，B 細胞のハプテンまたはそれに相当する抗原決定基への反応を補助する**：単純化するために，T 細胞による認識における MHC の構造や，エピトープのプロセシングを無視している

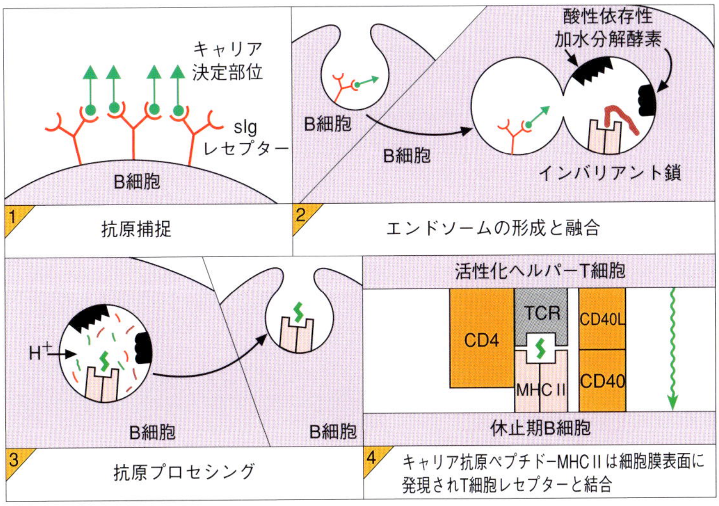

図 7.7　**B 細胞による胸腺依存性抗原の処理**：表面の免疫グロブリン(sIg)レセプターによってとらえられた抗原は，エンドソーム内に取り込まれ分解された後，MHC クラスⅡとともに表面に提示される(図 5.8 参照)。ヘルパー T 細胞による CD40-CD40L 相互作用を介した補助刺激シグナルは，休止期細胞の活性化に必要とされる。〜〜▶：活性化シグナル

原によって)架橋されると，種々の活性化現象がすみやかに誘導される。細胞表面 Ig(sIg)が架橋されると，1 分以内に Src ファミリーキナーゼが，Syk キナーゼであるブルトン型チロシンキナーゼ(Btk)や，sIg レセプター関連鎖の Ig-α 鎖，および Ig-β 鎖上の ITAM をすみやかにリン酸化する。これに続いて細胞内カルシウムが上昇し，ホスホキナーゼ C が活性化される。

B 細胞は T 細胞非依存性抗原および T 細胞依存性抗原に反応する

胸腺非依存性抗原

胸腺非依存性抗原 thymus independent (TI) antigen とは，T 細胞の関与を必要とせず，B 細胞を直接活性化することのできる抗原である。これらは，*Pneumococcus* 多糖のように，生体内において容易に分解されず，適度な間隔の高度な繰り返し配列をもつ直線状抗原である。TI 抗原は，リンパ節の被膜下洞や，脾臓の辺縁領域に分布する特別なマクロファージの表面に長期間存在し続け，Ig レセプターとの多重結合によって，高い親和性で抗原特異的 B 細胞と結合し，Ig レセプターを架橋する(**図 7.5**)。この架橋は B 細胞の早期の活性化現象を誘導する。一般的に胸腺非依存性抗原は，低親和性 IgM 反応を誘導しやすく，比較的記憶されにくい。

胸腺依存性抗原

多くの抗原は胸腺依存性 thymus dependent (TD) で，出生時に胸腺を摘出した動物では，これらの抗原によって抗体反応がほとんど，またはまったく誘導されない。TD 抗原は，直接 B 細胞を刺激するための分子条件が備わっていないため，それが B 細胞レセプターに結合したとしても，ハプテンのように表面に存在するだけで，B 細胞を活性化することはできない(**図 7.6**)。ハプテンの定義を思い返してみると，その分子

は小さく機能的な抗体(B細胞の表面に存在するレセプターなど)に結合することができるが，抗体産生(言い換えればB細胞の活性化)を誘導することはできない。先述したように，ハプテンは，適当なキャリアタンパク質と結合した場合にのみ免疫原となりうる。このキャリア機能によってヘルパーT細胞は活性化され，T細胞はB細胞にハプテンに反応するためのシグナルを供給する。すなわち，胸腺依存性抗原に対する抗体反応には，T細胞とB細胞がともに必要とされる(**図7.6**)。**図7.6**で明示されるように，典型的なタンパク質抗原において，1つの抗原決定基がB細胞との結合においてハプテンのように機能し，別の決定基がヘルパーT細胞を活性化するためのキャリア機能を示す。

B細胞による抗原のプロセシング

B細胞は，一義的には抗原産生細胞として考えられるが，実際にはT細胞に対する抗原プロセシング，および抗原提示において重要な役割を果たしている。実際に感作されたB細胞は，表面のレセプターを介して抗原を選択的にとらえるので，他の抗原提示細胞(APC)と比較して，より低い濃度の抗原に対しても機能することができる。表面のsIgに結合した抗原はエンドソームに取り込まれ，インバリアント鎖に結合したMHCクラスⅡ分子を含む小胞と融合する。その後，5章で示されたように抗原タンパク質はプロセシングを受け，その結果生成された抗原ペプチドがMHCクラスⅡ分子に結合した状態で，細胞表面に提示される。このようにして，キャリア特異的ヘルパーT細胞はTCRを介してB細胞上の抗原を認識することができる(**図7.7**)。**CD40と，そのリガンドであるCD40Lとの相互作用**によって生じる補助刺激シグナルの導入によって，B細胞の活性化は確実なものになる。

復習

免疫反応を担うT細胞とB細胞は多くの点において異なる

- CD3細胞表面抗原は，T細胞の同定に用いることができ，CD19，CD20はB細胞固有抗原である。
- T細胞上の抗原特異的TCRや，B細胞上の表面Ig(sIg)によっても，これらの細胞を明確に区別することができる。
- CDマーカーの違いによって，T細胞サブセットを特定できる。

Tリンパ球と抗原提示細胞(APC)は，アクセサリーのペア分子を介して結合する

- T細胞と抗原提示細胞との会合は，細胞表面に発現する相補的な分子ペア，MHCⅡ/CD4，MHCⅠ/CD8，ICAM-1/LFA-1，LFA-3/CD2，B7/CD28(CTLA-4)による強い相互結合に依存する。

T細胞の活性化には2つのシグナルが必要である

- T細胞は2つのシグナルによって活性化され，1つのみでは不応答状態(アナジー)となる。
- 1つのシグナルはMHC-ペプチドと，それに対応するTCRとの親和性の弱い結合によって導入される。
- CD28にB7.1またはB7.2が結合することによって，2つめの補助刺激シグナルが導入される。

T細胞のシグナル伝達初期におけるタンパク質のチロシンリン酸化

- プロテインチロシンキナーゼ(PTK)の酵素反応連鎖によって，TCRシグナルが伝達および増幅される。これによって細胞分裂やサイトカイン生産が誘導される。
- 非常に多くのTCRが，わずか数個のペプチド-MHC複合体と結合する。
- 活性化の過程において細胞内カルシウム値が上昇し，プロテインキナーゼC(PKC)やカルシニューリンが活性化される。
- カルシニューリンの影響下で，転写因子，NFATやNFκBが活性化される。その結果，インターロイキン-2(IL-2)などのサイトカイン遺伝子の転写が誘導される。
- B7とCTLA-4との結合など，T細胞活性を制御する多くの機構が存在する。

B細胞は2つの異なるタイプの抗原に反応する

- 胸腺非依存性(TI)抗原は，多くのsIgレセプターを架橋することのできる重合体分子であり，半減期が長いためB細胞に持続的なシグナルを供給する。
- 胸腺依存性(TD)抗原によるB細胞からの抗体産生誘導には，ヘルパーT細胞の協力が必要である。
- 特異的sIgレセプターによってとらえられた抗原は，B細胞に取り込まれ処理された後，MHCⅡ分子と会合したペプチドとしてその表面に提示される。
- この複合体はヘルパーT細胞によって認識され，抗原を認識したヘルパーT細胞は休止期B細胞を活性化する。

B細胞活性化の仕組み

- sIgレセプターの架橋(胸腺非依存性抗原など)によってB細胞が活性化される。
- ヘルパーT細胞は，MHCⅡ-キャリアペプチド複合体を認識し，CD40L/CD40の相互作用による補助刺激(T細胞活性化におけるB7/CD28による二次シグナルに類似した)を導入することによって，休止期B細胞を活性化する。

エフェクターの産生

T 細胞活性化に伴う遺伝子発現の上昇

前章までに，適切な補助刺激を伴った T 細胞レセプター（TCR）の抗原認識によって引き起こされる，リンパ球活性化の初期現象について論じてきた。一連の複雑なチロシンやセリン/スレオニンのリン酸化反応によって，細胞を分裂サイクルに移行させ，クローン増殖を促進し，エフェクター細胞へ分化を誘導する因子が産生される。最初の 30 分以内に，インターロイキン 2（**IL-2**）の発現を制御する核内転写因子や，がん遺伝子 c-*myc* が発現され，次の数時間で，ある範囲の**可溶性サイトカイン** soluble cytokine やそのレセプターの合成が認められる（**図 8.1**）。さらにその後，細胞分裂に関係するトランスフェリンレセプターのような分子や，接着分子である超後期活性抗原 very late activation antigen 1（VLA-1）などの遅延期抗原の発現がみられる。

細胞間伝達物質としてのサイトカイン

T 細胞や T 細胞依存性 B 細胞の初期の活性化には，抗原提示細胞（APC）が密接に関与するが，それに続く増殖や成熟反応は，可溶性メディエーターとして細胞間の情報を中継するサイトカインによって制御されている。これらの介在タンパク質のリストを，**表 8.1** に示す。

サイトカインは一時的に，通常限られた局所で作用する

サイトカインは低分子量の分泌型タンパク質で，細胞増殖，炎症，免疫，分化，移動，修復などを媒介する。これらの作用は非常に強力で，フェムトモル（10^{-15}M）の濃度で，十分に作用することができる。これらは，少ない数の高い親和性をもつ細胞表面レセプターに結合し，RNA やタンパク質の合成パターンを変化させる。内分泌ホルモンとは異なり，大部分のサイトカインは，通常局所的に傍分泌または自己分泌にて作用する。したがって，リンパ球系サイトカインが血流を循環し続けることはまれであるが，マクロファージなどの非リンパ球系細胞が細菌由来物質からの刺激によって産生するサイトカインには，血流中に検出されるものがあり，これはしばしば生体にとって有害な作用を及ぼす。インターロイキン 1（**IL-1**）や腫瘍壊死因子（**TNF**）など，ある種のサイトカインは膜結合型としても存在し，可溶性になることなくその刺激作用を発揮することができる。

サイトカインは細胞表面レセプターを介して作用する

6 つの主要なサイトカインレセプター構造ファミ

活性化	0分		
初期	15分	c-*fos*/c-*jun*	核内転写因子，AP-1へ結合
		c-*myc*	細胞内がん遺伝子，G0からG1への制御
		Nur77	未成熟T細胞におけるTCRを介したアポトーシスの制御
	30分		
		NFAT	活性化T細胞の核内転写因子，IL-2遺伝子の制御
		NF*κ*B	核内因子，多くの遺伝子の発現を制御
		I*κ*B-*α*	NF*κ*Bの抑制因子
		PAC-1	ERKを不活性する核ホスファターゼ
中期	数時間	IL-2/3/4/5/6	サイトカインとそのレセプター
		IL-9/10/13	ミエロイドおよびリンパ系細胞の増殖と分化に影響を与え，ウイルスの成長を制御し，慢性炎症に関与する
		GM-CSF	
		IFN*γ* TGF*β*	
後期	14時間	トランスフェリンレセプター	細胞分裂に関与
	16時間	c-*myb*	細胞内がん遺伝子
	3〜5日	クラスⅡ MHC	抗原提示
	7〜14日	VLA-1	超後期活性抗原，接着分子

図8.1　**T細胞刺激における一連の遺伝子の活性化，mRNAの出現**：GM-CSF：顆粒球-マクロファージコロニー刺激因子，IL：インターロイキン，IFN*γ*：インターフェロン*γ*，MHC：主要組織適合遺伝子複合体，TCR：T細胞レセプター，TGF*β*：トランスフォーミング増殖因子*β*，AP-1：activator protein-1，ERK：細胞外シグナル制御キナーゼ

リーがあり，最も大きなものはヘマトポエチンレセプターファミリーである。これらは通常，サイトカインとの結合を担う1または2個のポリペプチド鎖と，シグナル伝達を担う共通の(common または“c”)鎖で構成される。**γc鎖**はIL-2，IL-4，IL-7，IL-9，IL-15およびIL-21レセプターを，**βc鎖**はIL-3, IL-5および顆粒球-マクロファージコロニー刺激因子(GM-CSF)レセプターを構成する。他のファミリーとして，インターフェロン(IFN)レセプター，TNFレセプター，免疫グロブリンスーパーファミリー immunoglobulin superfamily (IgSF) レセプター (IL-1 レセプターなど)，ケモカインレセプターファミリーや，トランスフォーミング増殖因子(TGF)*β*などのTGFレセプターがあげられる。サイトカインとそのレセプターとの相互作用によって，通常**JAK**(Janus kinase)-**STAT** (signal transducers and activators of transcription)，または**Ras-MAPK**(mitogen-activated protein kinase)経路の細胞シグナル伝達が開始される。

サイトカインの多面的作用

一般的にサイトカイン作用は多面的である。すなわち，サイトカインは多種類の細胞に対して増殖や分化など多様な作用を示す(**表8.1**)。これらの機能には，かなりの重複が認められる。その部分的な理由として，レセプターの構成要素を共有していることや，共通の転写因子が活性化されることが挙げられる。たとえば，IL-4の生理活性の多くはIL-13と重複する。

エフェクターT細胞およびB細胞の産生誘導や，慢性炎症反応の調節におけるサイトカインの役割は(**図8.2a,b**)，この章の後半に議論する。ここでは造血細胞を調節するサイトカインの重要な役割について述べる(**図8.2c**)。血液の構成要素になるための，骨髄環境内での幹細胞の分化は，ストローマ細胞，T細胞やマクロファージが産生するGM-CSFなどのサイトカインを介して慎重に育まれている。したがって，炎症が起こっている間に産生される，新しい前駆細胞の造血分化過程への移行を促進するサイトカインが，感染症患者でよくみられる白血球増加症を生ずることは，驚くべきことにはあたらない。

ネットワーク相互作用

複雑に統合された異なるサイトカイン間の関係は，細胞内の事象を反映している。たとえば，IL-3，IL-4，IL-5やGM-CSFの遺伝子は，すべて5番染色体上に密接に連結しており，その領域には，マクロファージコロニー刺激因子 macrophage-colony stimulating factor (M-CSF)とそのレセプター，およびその他いくつかの成長因子とレセプターの遺伝子が存在する。相互反応には，あるサイトカインが他のサイトカイン産生を誘導する連鎖や，あるサイトカインによる別のサイトカインのレセプターに対する調節，さらに同じ細胞に対する2つのサイトカインによる協調作用や拮抗作用などが挙げられる(**図8.3**)。また，先に示したように，多くのサイトカインは同じシグナル伝達経路を共有し，そうすることによって，互いの作用を補い合うことができる。

表 8.1　サイトカイン：その由来と機能：IL-14 は存在しないことに注意。この表記(IL-14)は活性に対して与えられたが，さらなる研究においてこの活性が 1 つのサイトカインに起因することを確定することができなかった。IL-8 はケモカインファミリーに属す。これらのサイトカインは表 8.2 に分けて記載する

サイトカイン	産生細胞	効果
インターロイキン		
IL-1α, IL-1β	Mono, Mφ, DC, NK, B, Endo, Eosino	IL-2 やそのレセプターなどの発現を増強し T の活性化を促す。B の増殖および分化を促進する。NK の細胞傷害性増強。Mφ からの IL-1，-6，-8，TNF，GM-CSF および PGE_2 産生誘導。内皮細胞における ICAM-1，VCAM-1 およびケモカイン発現誘導による炎症促進。発熱，APP，破骨による骨吸収誘導。
IL-2	Th1, Eosino	活性化 T および B の増殖誘導。NK の細胞傷害性増強。単球および Mφ による腫瘍細胞および細菌の殺傷。
IL-3	T, NK, MC, Eosino	造血系前駆細胞の増殖と分化。MC の増殖。
IL-4	Th2, Tc2, NK, NK-T, γδ T, MC, Eosino	Th2 細胞の誘導。活性化 B，T，MC の増殖誘導。B，Mφ 上の MHC クラスⅡ上昇。B 上の CD23 上昇。IL-12 産生抑制による Th1 分化の抑制。Mφ 貪食能増強。IgG1 から IgE へのクラススイッチ誘導。
IL-5	Th2, MC, Eosino	eosino および活性化 B の増殖誘導。IgA へのクラススイッチ。
IL-6	Th2，Mono，Mφ，DC，BM ストローマ，Eosino	ミエロイド系幹細胞の分化。B の形質細胞への分化。APP の誘導。T 増殖の増強。
IL-7	BM，胸腺ストローマ	リンパ系幹細胞の T および B 前駆細胞への分化誘導。成熟 T の活性化。
IL-8	Mono, Mφ, Endo, Eosino	走化性を誘導。好中球を活性化。
IL-9	Th	胸腺細胞の増殖を誘導。MC の増殖を増強。IgG1 から IgE へのクラススイッチにおいて IL-4 と相乗作用。
IL-10	Th (マウス Th2)，Tc，B，Mono，Mφ，Eosino	マウスにおける IFNγ 分泌を抑制。ヒト Th1 からの IL-2 産生を抑制。単球，Mφ，DC における MHC クラスⅡおよびサイトカイン(IL-12 など)産生を低下させ，Th1 分化を抑制。T 増殖を抑制。B 分化を増強。
IL-11	BM ストローマ	B 前駆細胞および巨核芽球の増殖亢進。APP の誘導。
IL-12	Mono, Mφ, DC, B	Th1 分化に重要なサイトカイン。Th1，$CD8^+$，γδ T および NK における増殖および IFNγ 産生誘導。NK や $CD8^+$ T による細胞傷害性増強。
IL-13	Th2, MC, Eosino	Mφ における活性化およびサイトカイン分泌の抑制。B 増殖の活性化促進。B や Mono 上の MHC クラスⅡおよび CD23 の発現上昇誘導。IgG1 や IgE へのクラススイッチ誘導。Endo 上の VCAM-1 誘導。
IL-15	T, NK, Mono, Mφ, DC, B	T，NK および活性化 B の増殖誘導。NK や $CD8^+$ T のサイトカイン産生や細胞傷害性の誘導。T の走化性誘導。腸管上皮の増殖誘導。
IL-16	Th, Tc, Eosino	CD4 T，Mono および eosino の走化性因子。MHC クラスⅡの誘導。
IL-17	T	炎症亢進。TNF，IL-1β，-6，-8，G-CSF などのサイトカイン産生誘導。
IL-18	Mφ, DC	T による IFNγ 産生誘導。NK 細胞傷害性増強。
IL-19	Mono	Th1 活性の調節。
IL-20	ケラチノサイト？	皮膚に対する炎症反応の制御？
IL-21	Th	造血調節。NK 分化。B 活性化。T 補助刺激。
IL-22	T	Th2 による IL-4 産生阻害。
IL-23	DC	Th1 による増殖および IFNγ 産生誘導。メモリー細胞の増殖誘導。
コロニー刺激因子		
GM-CSF	Th, Mφ, Fibro, MC, Endo, Eosino	Mono，neutro，eosino，baso の増殖刺激。Mφ の活性化。
G-CSF	Fibro, Endo	neutro 前駆細胞の増殖刺激。
M-CSF	Fibro, Endo, Epith	Mono 前駆細胞の増殖刺激。
SLF	BM ストローマ	幹細胞分裂刺激(c-*kit* リガンド)。
腫瘍壊死因子		
TNF(TNF-α)	Th, Mono, Mφ, DC, MC, NK, B, Eosino	腫瘍細胞傷害。悪液質(体重減少)。サイトカイン分泌誘導。Endo 上の E セレクチン誘導。Mφ 活性化。抗ウイルス。
リンホトキシン(TNFβ)	Th1, Tc	腫瘍細胞傷害。neutro および Mφ による貪食亢進。リンパ系組織形成に関与。抗ウイルス。
インターフェロン		
IFNα	白血球	ウイルス複製阻害。MHC クラスⅠ増強。
IFNβ	線維芽細胞	ウイルス複製阻害。MHC クラスⅠ増強。
IFNγ	Th1, Tc1, NK	ウイルス複製阻害。MHC クラスⅠ，Ⅱ増強。Mφ 活性化。IgG2a へのクラススイッチ誘導。いくつかの IL-4 効果を阻害。Th2 の増殖阻害。
その他		
TGFβ	Th3, B, Mφ, MC, Eosino	Mono や Mφ の遊走誘導などによる炎症促進作用を有し，逆にリンパ球増殖阻害などによる抗炎症作用も有する。IgA へのクラススイッチ誘導。組織修復促進。
LIF	胸腺上皮，BM ストローマ	APP の誘導。
Eta-1	T	IL-12 産生刺激および Mφ による IL-10 産生阻害。
オンコスタチン M	T, Mφ	APP の誘導。

APP：急性期タンパク質，B：B 細胞，baso：好塩基球，BM：骨髄，DC：樹状細胞，Endo：内皮細胞，eosino：好酸球，Epith：上皮細胞，Fibro：線維芽細胞，GM-CSF：顆粒球-マクロファージコロニー刺激因子，IL：インターロイキン，LIF：白血病抑制因子，Mφ：マクロファージ，MC：マスト細胞，Mono：単球，neutro：好中球，NK：ナチュラルキラー細胞，SLF：SL 因子，T：T 細胞，Th：ヘルパー T 細胞，Tc：細胞傷害性 T 細胞，TGFβ：トランスフォーミング増殖因子 β

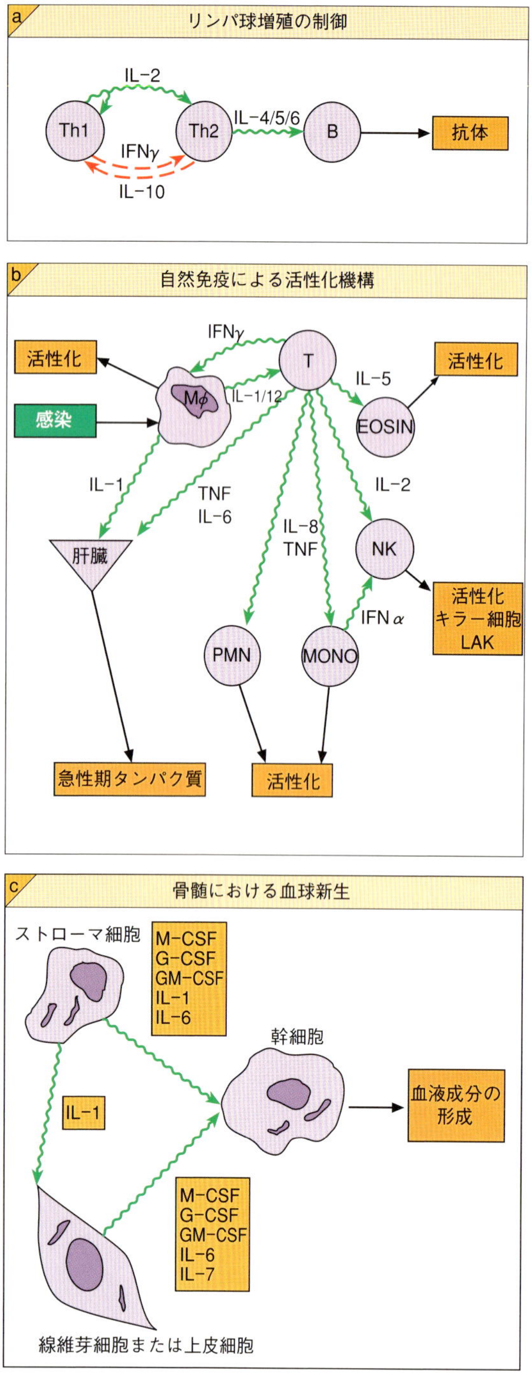

図 8.2 サイトカインの作用：厳密にはこれがすべてではないが，一般的なサイトカイン相互作用のパターンを示す。EOSIN：好酸球，G-CSF：顆粒球-コロニー刺激因子，GM-CSF：顆粒球-マクロファージコロニー刺激因子，IFN：インターフェロン，IL：インターロイキン，LAK：リンホカイン活性化キラー，Mφ：マクロファージ，M-CSF：マクロファージコロニー刺激因子，MONO：単球，NK：ナチュラルキラー細胞，PMN：多形核好中球，TNF：腫瘍壊死因子

CD4$^+$ T 細胞サブセット間におけるサイトカイン発現パターンの違い

Th1/Th2 両極性の概念

ヘルパー T 細胞(Th)は，サイトカインの分泌パターンによって種々のサブセットに分類することができる。**Th0 細胞**は，IL-2，IL-3，IL-4，IL-5，IFNγや，GM-CSF を分泌する。これらの細胞は Th1 に分化することができる。**Th1 細胞**はその特徴として，IL-2，IFNγやリンホトキシンを分泌し，細胞性免疫，特に細胞傷害型過敏症，遅延型過敏症や，マクロファージの活性化を促進する。

これとは別に，Th0 細胞は **Th2 細胞**に分化することができる。Th2 細胞は，IL-4，IL-5，IL-6，IL-10 や IL-13 を分泌し，B 細胞を活性化することによって抗体産生を促進する。Th1 または Th2 細胞によってそれぞれ産生される特徴的なサイトカインは，互いのサブセットに対して抑制的に働く。IFNγは Th2 細胞の増殖を抑制し，IL-10 は Th1 細胞の機能を抑制する。これら 2 つの亜群への分化に関与する因子は，完全には解明されていないが，APC，特に樹状細胞(DC)が Th1 または Th2 への分化誘導に，きわめて重要な働きをすると考えられる。また，これらの細胞のサイトカイン環境が，最終的な Th 表現型に影響を与えていると思われる。すなわち，APC が産生する IL-12 は，NK 細胞からの IFNγの産生を促進し，これら 2 つのサイトカインは Th1 細胞の分化を誘導し，Th2 反応を抑制する。コインの裏側のように，ヘルパー T 細胞が IL-4 存在下で抗原によって活性化された場合，この細胞は Th2 細胞に分化する(**図 8.4**)。

これらの T 細胞亜群よるサイトカイン産生パターンの違いは，生体防御反応において，異なる種類の微生物に対応するために重要である。Th1 細胞が産生する IFNγのようなサイトカインは，ウイルスやマクロファージなどの細胞内で成長する細胞内生物に対して特に効果的である。Th2 細胞は B 細胞の機能を助け，IL-4 によってクラススイッチされた IgE や，IL-5 によって誘導された好酸球の攻撃を受けやすい寄生虫や，主として液性免疫によって排除される病原体に対する防御反応を媒介する。

結核の病因である**結核菌** *Mycobacterium tuberculosis* の感染は，これらの Th サブセットの臨床的意義を示すよい実例である。効果的な感染制御は，適切な Th1 反応に依存している。これらの Th1 細胞は，IFNγ産生を促進することによってマクロファージを活性化する。これによりマクロファージは細菌を減らし，肉芽腫形成に必要な TNF を分泌する。

Th1 および Th2 細胞によるサイトカイン産生パターンは，リーシュマニア菌による感染にも影響する。

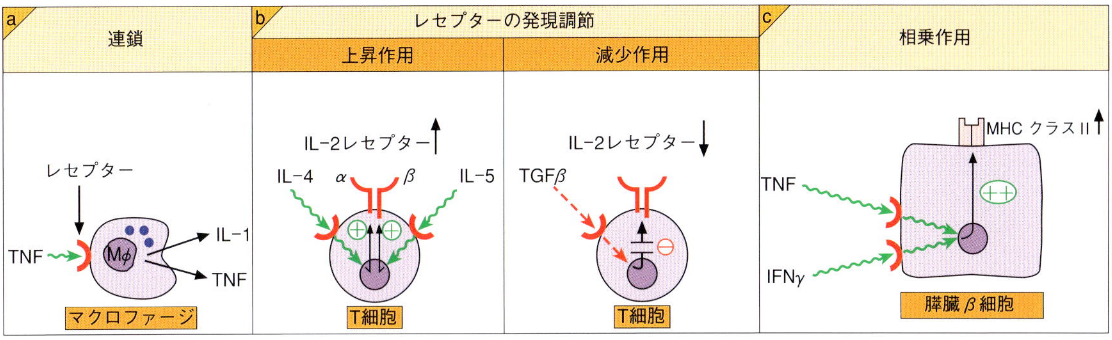

図 8.3 **サイトカイン相互作用のネットワーク**：(a)サイトカイン連鎖：この例では TNF がマクロファージにおいて IL-1 とそれ自身(自己分泌)の分泌を誘導する(この図のすべての模式図において，サイトカインとそのレセプターの結合によってもたらされる情報伝達物質による核に対する作用は簡略化してある)。(b)レセプターの発現調節。活性化 T 細胞における高親和性 IL-2 レセプターを形成する，それぞれのポリペプチド鎖の個々のリンホカインによる上昇作用と，TGFβ による減少作用を示す。(c)培養ポリペプチド膵臓インスリン分泌細胞の膜上の MHC クラスII分子の発現上昇における TNF と IFNγ の相乗作用。Mφ：マクロファージ

皮膚に局在する病巣では，Th1 反応を示す IL-2 および IFNγ mRNA の優位な発現が認められ，この反応が感染を抑止している。一方，より重篤な慢性皮膚粘膜リーシュマニア症の病巣では，多量の IL-4 mRNA が発現しており，細胞性免疫に適切でない Th2 反応が優位に誘導されていると考えられる。最も，重篤な内臓リーシュマニア症では，循環リンパ球が病因物質である *Leishmania donovani* に反応して，IFNγ や IL-12 を産生することができなくなっている。しかし，IL-10 に対する抗体を加えることによって，IFNγ 産生が増加する。これらの発見は，Th1 サイトカインの活性を増強させ，Th2 サイトカインを減少させる療法がリーシュマニア病態の改善を促すことを示唆し，この療法の臨床応用への可能性を顕著に示している。実際に，マクロファージの寄生虫殺傷能力を高める IFNγ を，重篤な患者や難治性の病状の患者に投与することによって，病状の改善効果が得られている。

自然免疫系の細胞による相互反応は Th1/Th2 反応の偏りに影響する

APC，特に DC は Th1 または Th2 への分化誘導にきわめて重要であると考えられる。Th1 または Th2 集団のどちらか一方の刺激に特化した，DC 亜群の存在を示すいくらかの事象があるが，これはまだ完全には解明されていない研究領域である。**IL-12 は Th1 細胞，IL-4 は Th2 の産生**に特に重要である。貪食細胞における細胞内病原体の侵入は，大量の IL-12 の分泌を誘導し，この IL-12 は NK 細胞からの IFNγ 産生を刺激する。これら 2 つのサイトカインは Th1 への分化を選択的に誘導し，Th2 反応を抑制する(**図 8.4**)。一方，IL-4 の相対作用は，IL-12 よりも優位であると考えられる。それゆえ，IL-12 および IFNγ の量に対する IL-4 の相対量は，Th0 から Th1 または Th2 への分化を決定する過程において最も重要であろう。

サイトカインによる活性化 T 細胞の増殖

T 細胞の活性化に続く増殖は，IL-2 に明確に依存している(**図 8.5**)。このサイトカインは，高親和性 IL-2 レセプターを発現する細胞にのみ作用する。これらのレセプターは休止期の細胞には存在せず，活性化後数時間で合成される(**図 8.1**)。細胞上のこれらの IL-2 レセプターは，抗原と IL-2 の作用によって増加する。また，これらのレセプターは抗原が除去された後に減少し，それに伴い IL-2 に対する反応性が減弱する。

T 芽細胞は，他にも多数の効果的なサイトカインを産生する。IL-2 による増殖促進作用は IL-4 や IL-15 によって増強され，これらのサイトカインは T 細胞の分裂に関与するレセプターに反応する。また，IL-2 による増殖を抑制する TGFβ(**図 8.3b**)，ならびに Th1 や Th2 サブセットの機能を相互に抑制する，IFNγ，IL-4 および IL-12 などのサイトカインによる制御機構も重要で見逃せない。T 細胞は繰り返し活性化されると，IL-2 による活性化誘導型細胞死 activation-induced cell death(**AICD**)が生じ，これによって免疫反応の強さが制御される。

細胞性免疫における T 細胞のエフェクター機能

サイトカインを介する慢性炎症反応

T 細胞は，獲得免疫反応における役割に加え，細胞内に侵入した微生物に対する抗原特異的炎症反応の誘導を担っている(**図 8.6**)。

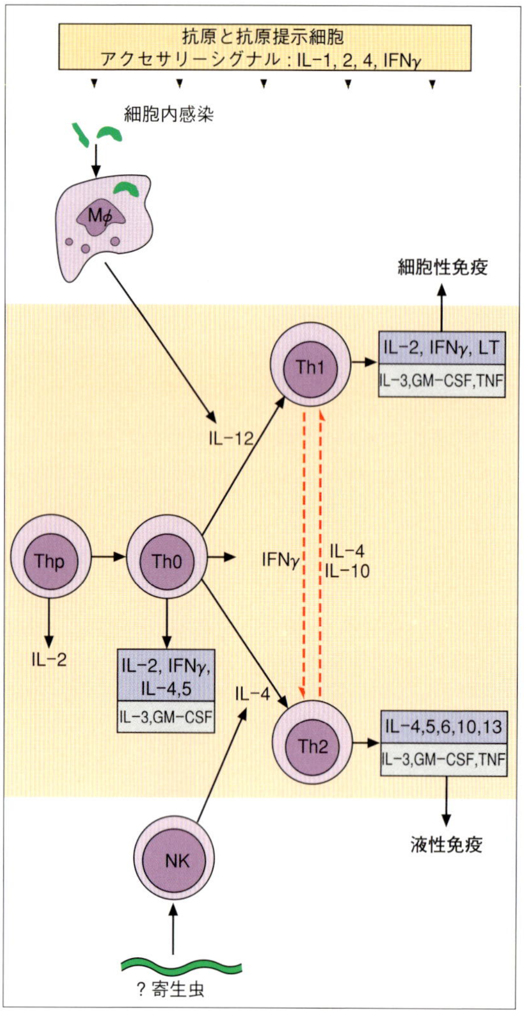

図 8.4 **Th1 および Th2 CD4⁺ サブセットの産生**：T 細胞の最初の刺激の後，特定のサイトカインパターンを発現する細胞亜群が出現する。異なる条件のもとで，結果的に現れる集団は 2 極化される。IL-12 は，おそらくマクロファージの細胞内感染に対する自然免疫反応によって産生され，細胞性免疫に特徴的なサイトカインを産生する Th1 細胞の分化を促進する。IL-4 はおそらく NK 細胞の微生物に対する反応によって産生され，B 細胞の抗体分泌や，液性免疫機構の促進を助けるサイトカインを産生する Th2 細胞への分化を推進する。Th1 または Th2 に分極化した亜集団によって産生されるサイトカインは，互いの集団の作用を抑制する。LT：リンホトキシン，Th0：広範囲のサイトカインを産生する初期ヘルパー細胞，Thp：T ヘルパー前駆体，それ以外の略語は表 8.1 を参照

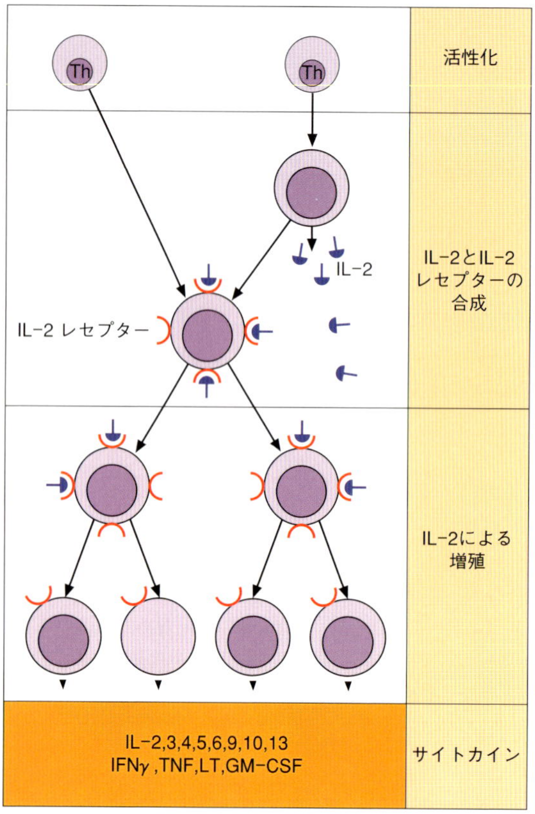

図 8.5 **表面に IL-2 レセプターを発現する活性化 T 芽細胞は自身または他の T 細胞サブセットによって産生される IL-2 に反応して増殖する**：分裂・増殖した細胞集団は，広範囲の生理的活性をもつリンホカインを分泌する。IL-4 も T 細胞増殖を増強する。GM-CSF：顆粒球-マクロファージコロニー刺激因子，IFNγ：インターフェロンγ，LT：リンホトキシン，Th：ヘルパー T 細胞，TNF：腫瘍壊死因子

早期反応

初期の反応は，感染物質による組織傷害に対する炎症反応であり，この感染物質は隣接する血管上皮細胞における VCAM-1（vascular cell adhesion molecule-1）や ICAM-1（intercellular adhesion molecule-1）などの接着分子の発現を上昇させる。これによりメモリー T 細胞は，自ら発現する VLA-4 やリンパ球機能関連抗原 1（LFA-1）などのホーミングレセプターを介して感染部位へ移行することができる。抗原特異的 T 細胞は，細胞内に侵入した微生物由来の抗原断片に接することによって活性化され，サイトカインを分泌する。TNF は上皮細胞におけるアクセサリー分子の発現量をさらに増強する。これによって，循環している他のメモリー細胞の感染部位へのホーミングが促進され，そのメモリー細胞が抗原に遭遇する機会が増し炎症が増強される。

細胞の遊走

T 細胞やマクロファージの炎症部位への選択的移行は，**ケモカイン** chemokine（走化性誘導サイトカイン）と呼ばれる走化性サイトカインの作用によって著しく増強される。ケモカイン産生を促進する主な刺激因子は，IL-1 や TNF などの炎症性サイトカインであり，細菌やウイルス由来の物質もその刺激因子となる。現在 50 以上のケモカインが同定されており，それらは，主に白血球に発現する少なくとも 19 の機能的レセプターに結合する。ケモカインには 4 つのファミリーが存在し，有力なファミリーとして **CC**，**CXC** ケモカインがあり，より小さなファミリーとして **CX3C**，**C** ケモカインがある（**表 8.2**）。レセプターの活性化によっ

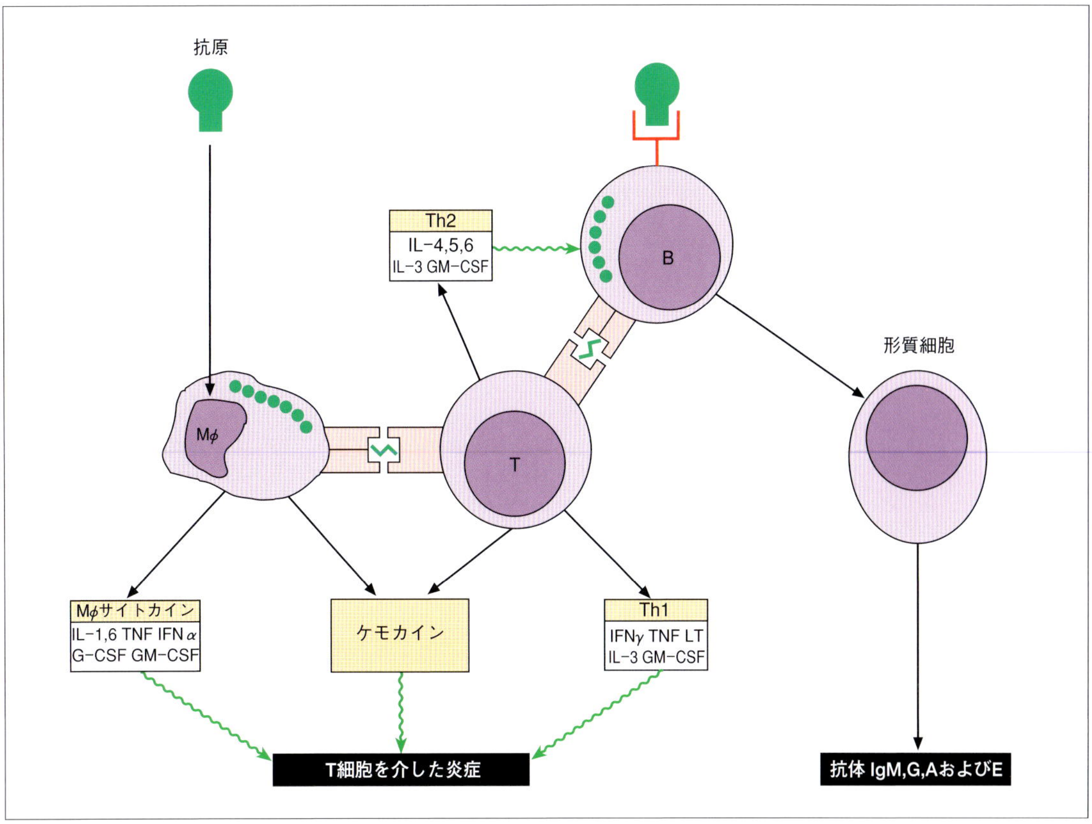

図 8.6　**サイトカインは抗体や T 細胞を介する炎症反応を制御する**：略語は表 8.1 と同様

て細胞内刺激の連鎖反応が起こり，最終的にはある特定の方向へ推進するために必要な，細胞運動機構が活性化される。複数のレセプターに結合することができるケモカインや，複数のケモカインに結合することができるレセプターが存在する一方で，多くのケモカインが強い組織およびレセプター特異性をもつ。ケモカインは炎症，リンパ組織形成，細胞移動，リンパ組織における細胞分布，Th1/Th2 分化，脈管形成，創傷治癒において重要な役割を果たしている。CCR5 や CXCR4 レセプターは，ケモカインに特異的なレセプターではあるが，ヒト免疫不全ウイルス human immunodeficiency virus (**HIV**) のコレセプターとしても働くことが知られている。これは CD4 分子に結合した HIV ウイルスが，T 細胞や単球に侵入することを可能にする。

マクロファージの活性化

細胞内に微生物が侵入したマクロファージは，IFNγ，GM-CSF，IL-2 や TNF によって活性化され殺菌力を得る。この過程で，ある程度のマクロファージは死滅し（おそらく細胞傷害性 T 細胞（Tc）の助けによって），生き残った微生物を放出するかもしれない。しかし，これら残存微生物は，走化性によってその場へ移行し局所のサイトカインによって活性化された別のマクロファージによって処理される。

ウイルス感染との戦い

ウイルス感染細胞の除去には，別の戦略が必要とされる。基本的な戦略の 1 つは，自然免疫によるインターフェロン機構を活用しており，この機構により，ウイルス感染が細胞増殖に伴って拡大することを抑制する。TNF は，ウイルスが感染した細胞に対して強い細胞傷害活性を示す。ウイルスが複製する前に感染細胞が死滅することは，宿主にとって明らかに有利なので，この細胞傷害作用は特に有用である。当初 TNF の細胞傷害活性は，標的細胞として腫瘍細胞を用いた研究により発見された（これが名前の由来である）。IFNγ やリンホトキシンは，TNF レセプターの発現を誘導することによって，TNF による細胞破壊作用を相乗的に高める。

キラー T 細胞

細胞傷害性 T 細胞の発生

細胞傷害性 T 細胞（Tc）は，細胞傷害性 T リンパ球（CTL）とも呼ばれ，細胞性免疫反応において主要な役割を担っており，ウイルスが感染した細胞を殺傷する上において，戦略的に重要であると一般的に考えられ

表 8.2 ケモカインとそのレセプター：ケモカインはシステインの配置によって分類される。L はリガンドを示し（すなわち個々のケモカイン），R はレセプターを示す。ヒトケモカインと，マウス相同分子の名称が異なる場合，マウス相同分子の名称は括弧内に示す。また，マウスケモカインのみで，ヒト相同分子が発見されていない場合，括内に示される

ファミリー	ケモカイン	別名	走化性	レセプター
CXC	CXCL1	GROα/MGSAα	Neutro	CXCR2>CXCR1
	CXCL2	GROβ/MGSAβ	Neutro	CXCR2
	CXCL3	GROγ/MGSAγ	Neutro	CXCR2
	CXCL4	PF4	Eosino, Baso	CXCR3
	CXCL5	ENA-78	Neutro	CXCR2
	CXCL6	GCP-2(CKα-3)	Neutro	CXCR1, CXCR2
	CXCL7	NAP-2	Neutro	CXCR2
	CXCL8	IL-8	Neutro	CXCR1, CXCR2
	CXCL9	Mig	T, NK	CXCR3
	CXCL10	IP-10	T, NK	CXCR3
	CXCL11	I-TAC	T, NK	CXCR3
	CXCL12	SDF-1α/β	T, B, DC, Mono	CXCR4
	CXCL13	BLC/BCA-1	B	CXCR5
	CXCL14	BRAK/Bolekine	?	?
	CXCL15	Lungkine	Neutro	?
C	XCL1	リンホタクチン/SCM-1α/ATAC	T	XCR1
	XCL2	SCM-1β	T	XCR1
CX3C	CX3CL1	フラクタルカイン/ニューロタクチン	T, NK, Mono	CX3CR1
CC	CCL1	I-309(TCA-3/P500)	Mono	CCR8
	CCL2	MCP-1/MCAF	T, NK, DC, Mono, Baso	CCR2
	CCL3	MIP-1α/LD78α	T, NK, DC, Mono, Eosino	CCR1, CCR5
	CCL4	MIP-1β	T, NK, DC, Mono	CCR5
	CCL5	RANTES	T, NK, DC, Mono, Eosino, Baso	CCR1, CCR3, CCR5
	(CCL6)	(C10/MRP-1)	Mono	?
	CCL7	MCP-3	T, NK, DC, Mono, Eosino, Baso	CCR1, CCR2, CCR3
	CCL8	MCP-2	T, NK, DC, Mono, Baso	CCR3
	(CCL9/10)	(MRP-2/CCF18/MIP-1γ)	?	?
	CCL11	エオタキシン-1	T, DC, Eosino, Baso	CCR3
	(CCL12)	(MCP-5)	T, NK, DC, Mono, Baso	CCR2
	CCL13	MCP-4	T, NK, DC, Mono, Eosino, Baso	CCR2, CCR3
	CCL14	HCC-1/HCC-3	T, Mono, Eosino	CCR1
	CCL15	HCC-2/リューコタクチン/MIP-1δ	T	CCR1, CCR3
	CCL16	HCC-4/LEC/(LCC-1)	T	CCR1
	CCL17	TARC	T, DC, Mono	CCR4
	CCL18	DCCK1/PARC/AMAC-1	T	?
	CCL19	MIP-3β/ELC/Exodus-3	T, B, DC	CCR7
	CCL20	MIP-3α/LARC/Exodus-1	DC	CCR6
	CCL21	6Ckine/SLC/Exodus-2/(TCA-4)	T, DC	CCR7
	CCL22	MDC/STCP-1/ABCD-1	T, DC, Mono	CCR4
	CCL23	MPIF-1	T	CCR1
	CCL24	MPIF-2/エオタキシン-2	T, DC, Eosino, Baso	CCR3
	CCL25	TECK	T, DC, Mono	CCR9
	CCL26	SCYA26/エオタキシン-3	T	CCR3
	CCL27	CTACK/ALP/ESkine	T	CCR10

B：B 細胞，Baso：好塩基球，DC：樹状細胞，Eosino：好酸球，Mono：単球，Neutro：好中球，NK：ナチュラルキラー細胞，T：T 細胞

ている。また，細胞傷害性 T 細胞は，がん細胞に対しての基本的な監視機構に貢献していると思われる。

細胞傷害性 T 細胞の前駆細胞 cytotoxic T-cell precursor(Tcp)は，細胞表面上の主要組織適合遺伝子複合体(MHC)クラスⅠ分子に結合した抗原を認識し，B 細胞と同様に他の T 細胞の支援を必要とする。しかし，その支援のメカニズムはまったく異なる。効果的な T 細胞と B 細胞の協力には，B 細胞上に発現した Ig レセプターによる抗原の取り込みが必要とされる。この抗原は細胞内で分解されペプチドとなり，MHC クラ

スⅡと結合した状態で Th 細胞に提示される。Th 細胞や Tcp 細胞は，ともに同じ抗原提示細胞（APC）に結合すると考えられる。すなわち，同じ APC が，ウイルス抗原を分解した後，そのペプチドと結合した MHC クラスⅡおよびクラスⅠを表面に提示し，それぞれ Th 細胞および Tcp 細胞に結合する。APC そのものがウイルスに感染していることもありうる。活性化された Th 細胞や DC からのサイトカインは，近接する Tcp に放出され，抗原-MHC からのシグナルと連動して Tcp に作用し，IL-2，IL-6，IL-12 および IL-15 の影響下で，Tcp 細胞の増殖および Tc へ分化が促進される（**図 8.7**）。

殺傷過程

ほとんどの Tc は通常 $CD8^+$ サブセットであり，標的細胞に結合し，T 細胞レセプター（TCR）を介して抗原プラス MHC クラスⅠを認識する。この結合は，CD8 とクラスⅠとの結合，および LFA-1 や CD2 などのアクセサリー分子によって補強される（**図 7.2** 参照）。ある状況においては，$CD4^+$ T 細胞が Fas-FasL を介して細胞傷害性を示すこともあると考えられる。

Tc は**通常とは異なった分泌型細胞** unusual secretory cell であり，特殊なリソソームを使って溶解性タンパク質を分泌する。TCR/CD3 からのシグナル伝達を受けて，**溶解性顆粒** lytic granule は微小管機構に従って移動し，Tc と標的細胞の接着面へ運ばれる（**図 8.8**）。この殺傷機構の特異性は，TCR による標的認識によって保証され，周辺の細胞への傷害を制限する。類似した顆粒をもつ NK 細胞のように，パーフォリン，グランザイムや TNF などの顆粒内物質のエキソサイトーシスにより，標的細胞の細胞膜傷害やアポトーシス誘導による細胞死がもたらされる。また，Tc は Fas とそのリガンドを介した第 2 の殺傷機構を有する（19 頁および 153 頁を参照）。

ビデオ顕微鏡による観察で，Tc が連続殺人犯であることがわかる。“死の接吻”の後，そこから離れ，さらなる生け贄を探し求めつつ，新しい顆粒を即座に合成する。ある局面では $CD8^+$ 細胞の増大を抑制する必要があり，これは新たに活性化された $CD8^+$ 細胞がその活性化を担った APC を殺した場合に起こる。$CD8^+$ T 細胞は，抗ウイルス作用を有する IFNγ などのサイトカインを合成することも忘れてはならない。

炎症反応の調節

炎症反応によって刺激因子が取り除かれた後，生体はその抗原に対する免疫反応を終結させる必要がある。多くの抗炎症性サイトカインが，液性および細胞性免疫反応の過程で産生される。**IL-10 は強力な抗炎症作用と免疫調節作用**をもち，マクロファージや Th1 細胞に作用して，IL-1 や TNF などの炎症増強因子の放出を抑制する。IL-10 は内因性 TNF 抑制因子である可溶性 TNF レセプターの放出を誘導し，細胞表面の

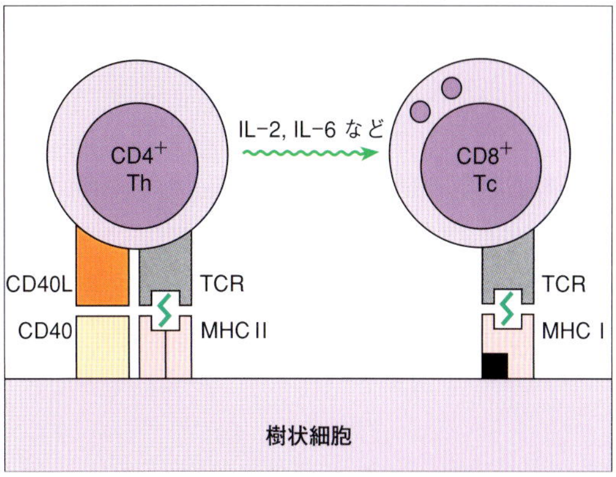

図 8.7　T ヘルパー細胞（Th）による細胞傷害性 T 細胞（Tc）の活性化：樹状細胞（DC）による $CD4^+$ Th 細胞活性化には，CD40-CD40L（CD40 リガンド）（CD154）を介する補助刺激シグナルと，MHC クラスⅡによる T 細胞レセプターへのペプチド提示が伴う。活性化 Th 細胞から放出されるサイトカインによって，$CD8^+$ 前駆体の活性化 MHC クラスⅠ拘束性 Tc への分化が促進される

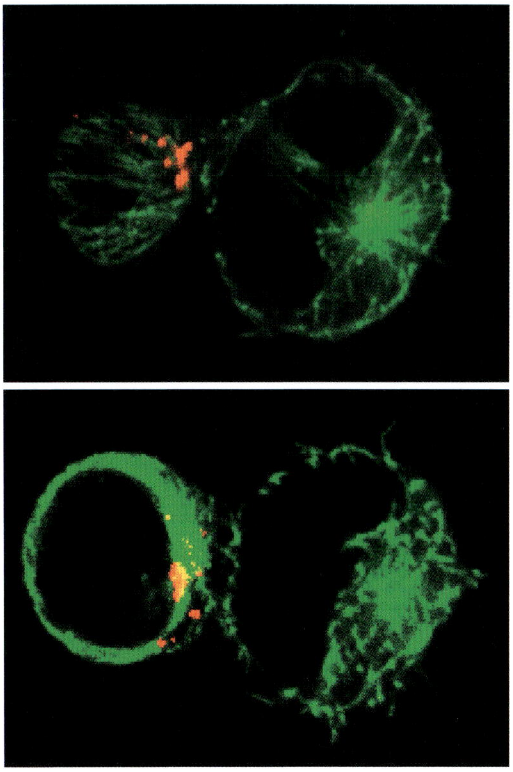

図 8.8　細胞傷害性 T 細胞（左）と標的細胞との接合。ここでの標的はマウス形質細胞腫である。顆粒が標的との接合点に向かって局在しているのがみられる：両細胞の細胞骨格を免疫染色によって視覚化した。チューブリンはチューブリンに対する抗体（緑），溶解性顆粒はグランザイム A に対する抗体（赤）で染色した。接合の 20 分後，標的細胞の細胞骨格はまだ完全なままにみえる（上），しかしこれはすぐに崩壊する（下）（写真は Gillian Griffiths 博士からの好意による）

TNF レセプターの発現を低下させる。**IL-1 は強力な炎症増強性サイトカイン**で，炎症過程において放出される IL-1 のおとりとして働く可溶性 IL-1 レセプターや，IL-1 レセプターアンタゴニスト IL-1 receptor antagonist（IL-1Ra）によって，その作用が調節される。この IL-1Ra は，IL-1 に類似した構造をもち，炎症過程において単球やマクロファージによって産生され，IL-1 と競合してレセプターに結合し，IL-1 の活性を抑制する。IL-Ra の産生は IL-4 によって促進される。また IL-4 は IL-1 の産生を抑制し，先に示したように Th1 細胞の機能も抑制する。TGFβ はあるときは炎症増強作用を示し，あるときは抗炎症作用を示す。したがって，TGFβ の役割を単純に説明することは困難である。しかし，TGFβ が炎症終結後に組織修復を促進することは明白である。

これらの抗炎症性サイトカインは，炎症性サイトカインが原因となって生ずるような疾患の治療に，大きな可能性を秘めている。**敗血症** septic shock でみられるような多くの臨床所見は，IL-1，TNF や IL-6 の過剰な産生に起因している。ウサギを用いた実験では，IL-1Ra が外毒素による敗血症，およびそれによる死を抑制した。しかしヒトでの研究では，IL-1Ra の投与によって敗血症患者の死亡率は減少しなかった。IL-1Ra を用いたさらなる臨床試験と，他の抗炎症性サイトカインを用いた臨床試験が進行中である。

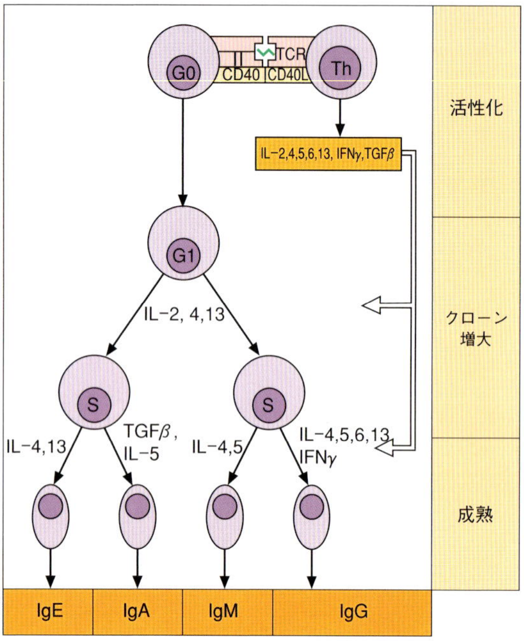

図 8.9　B 細胞の胸腺依存性抗原に対する反応：T 細胞由来液性因子の影響下でのクローン増大および活性化 B 細胞の成熟：CD40L-CD40 相互作用を介する補助刺激は，胸腺依存性抗原に対する一次および二次免疫反応，ならびに胚中心およびメモリーの形成に必須である。IFNγ：インターフェロンγ，IL：インターロイキン，Ig：免疫グロブリン，TCR：T 細胞レセプター，TGFβ：トランスフォーミング増殖因子β，Th：T ヘルパー細胞

サイトカインによる B 細胞の増殖と成熟

MHC に結合する抗原ペプチドの TCR による認識と，**CD40L-CD40 の相互作用** CD40L-CD40 interaction を介する Th による B 細胞の活性化によって，B 細胞表面の IL-4 レセプターの発現が上昇する。局所における Th による IL-4 の大量放出によって，活性化 B 細胞集団の強力なクローン増殖，および増加が誘導される（**図 8.9**）。IL-2 や IL-13 もこの過程に貢献する。

IgM 形質細胞は，IL-4 および IL-5 の存在下において出現し，これらの IgG 産生細胞への分化は，IL-4，IL-5，IL-6，IL-13 および IFNγ の存在下で生ずる。IL-4 および IL-13 の影響下では，増大したクローンは IgE 合成細胞に分化成熟する。TGFβ および IL-5 は，細胞の Ig を IgA へクラススイッチすることを促進する（**図 8.9**）。

胸腺非依存性抗原は，B 細胞を直接活性化するが，より効率的な増殖と Ig 産生にはサイトカインが必要とされる。

胚中心では何が起こっているのか？

抗原による二次感作や，免疫複合体によって胚中心の増大，新しい**胚中心** germinal center の形成，メモリー B 細胞の出現，および高親和性 Ig 産生細胞が誘導される。B 細胞は胚中心に移行し，1 回の分裂所要時間が 6 時間という，非常に速い速度で分裂を繰り返す**中心芽細胞** centroblast になり，その後分裂しない中心細胞 centrocyte となり明領域に分布する。中心細胞の多くはアポトーシスによって死滅する（**図 8.10**）。生き残った中心細胞は成熟し，抗原が存在しなくても Ig を分泌する，**免疫芽形質細胞前駆体** immunoblast plasma cell precursor または**メモリー B 細胞**に分化する。

その後の筋書きはどうだろう。二次抗原感作によって，メモリー B 細胞は，連結指状突起樹状細胞（IDC）またはマクロファージの存在下で，皮質の Th 細胞に活性化され，胚中心へ浸潤する。そこで，B 細胞は，**濾胞樹状細胞**（FDC）上の抗原複合体による刺激，および B 細胞の抗原提示により Th 細胞が産生するサイトカインからの強い刺激を受けて増殖する。この細胞増殖の局面において，高い頻度で B 細胞の Ig 遺伝子の**体細胞高頻度変異** somatic hypermutation が起こる。そ

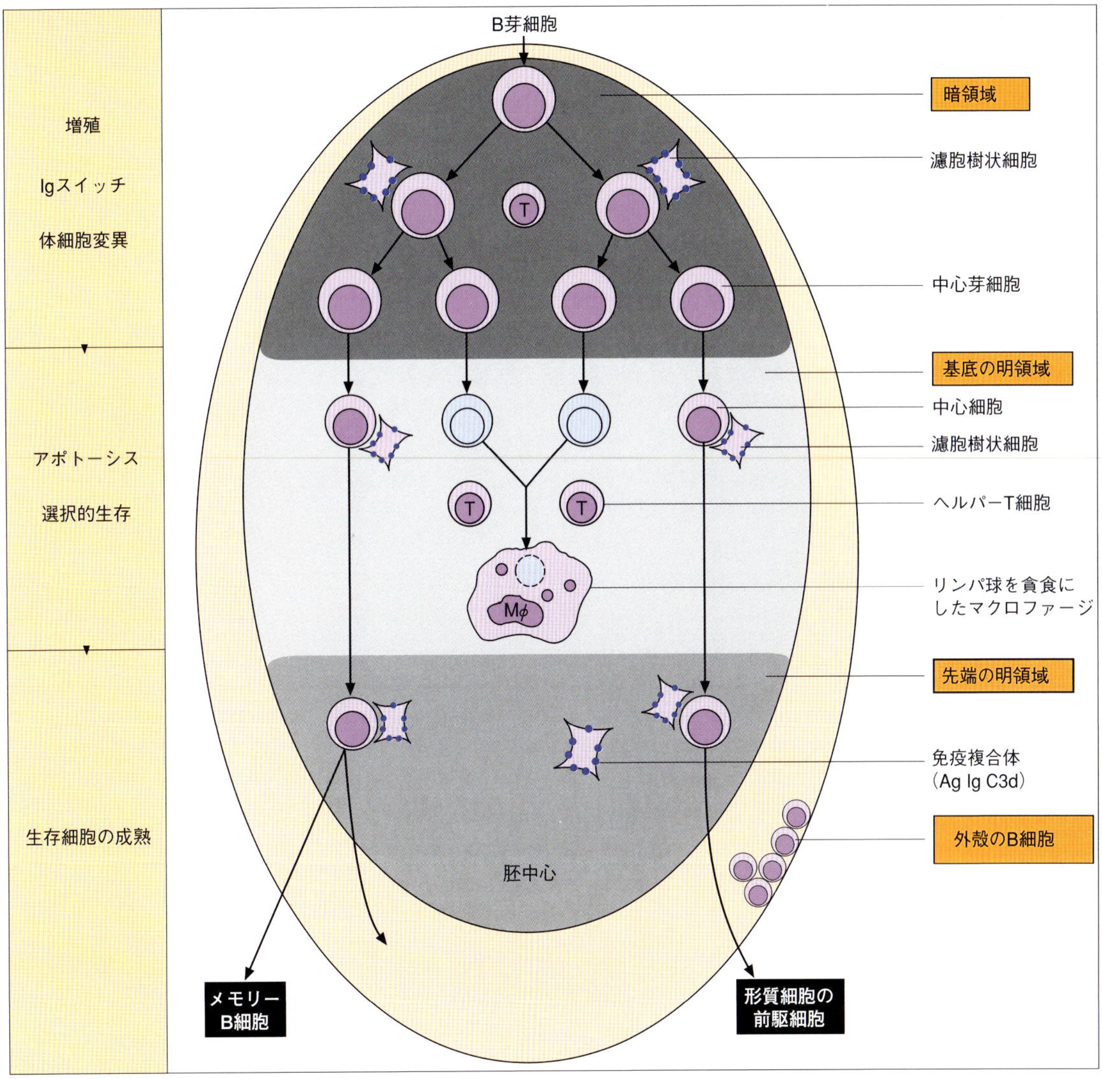

図 8.10　リンパ組織の胚中心での事象：胚中心 B 細胞の抗体遺伝子には多数の変異がみられる。胚中心の B 細胞および濾胞樹状細胞（FDC）に発現する LFA-1 および ICAM-1 は細胞接着に関与する。FDC は表面のレセプターを介して，抗原や C3 を含む免疫複合体が結合する。B 細胞の表面レセプターに抗原と C3 がともに結合すると，B 細胞活性化の閾値が低下する。したがって C3 は非常に効果的な B 細胞刺激因子である。補助刺激分子である CD40 と B7 はきわめて重要な役割を果たす。CD40 または B7 に対する抗体は，胚中心の形成を抑制する。Ag：抗原，Ig：免疫グロブリン，Mφ：マクロファージ

して，抗原に対し強い親和性をもつように表面抗体が変異した細胞が正に選択される。このようにして，免疫反応の過程において**抗体親和性の成熟** maturation of antibody affinity が導かれる。その後 B 細胞は **Ig クラススイッチ** Ig class switching をして，さらに分化が進む。最終的に，B 細胞は形質細胞の領域（リンパ節髄質など）へ移行するか，またはメモリー B 細胞のプールで増殖する。

個々の B 細胞における免疫グロブリンのクラススイッチ

種々の Ig クラスに属する抗体の合成は，それぞれ異なる割合で起こる。通常，初期の IgM 反応はすぐに減退する傾向がある。**IgG 抗体**の合成は長期にわたって最大値を示す。抗原による二次感作によって，IgG 抗体の合成がすみやかに促進され，非常に高い力価を示し，血清中の抗体量の減少は比較的緩やかである（**図 8.11**）。**IgA** もおそらく同じ経緯をとるであろう。こういった特徴によって，これら 2 つの Ig クラスは，外来抗原が再び侵入した場合，すみやかに生体防御反応を誘導することができる。

ほとんどのクラスの抗体合成は，T 細胞にきわめて依存しており，T 細胞を欠く動物では抗体合成が著しく損なわれている。同様に，IgM から IgG や，他のクラスへのスイッチは，CD40 を介する T 細胞による制

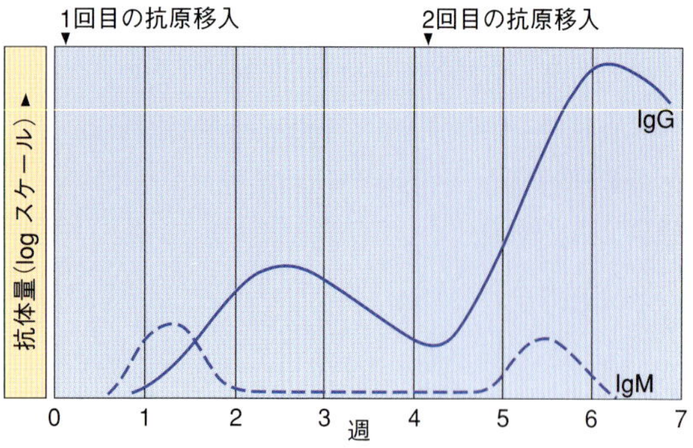

図 8.11 抗原に対する一次反応および二次反応における IgM および IgG 抗体クラスの合成

御に大きくゆだねられており，その制御には先に示したようなサイトカインも関与していると考えられる。ひとたび一次免疫反応が起こり，その後抗原濃度が低レベルに減少したとき，高親和性の獲得に成功した細胞のみが増殖の維持に十分な抗原に結合しうることから，二次免疫反応は，より活発であることに加え，抗原に対してより強い親和性を示す傾向がある。

メモリー細胞

麻疹のような早期の感染に対する記憶は，長期間維持される。このことから，メモリー細胞は長期間生存するのか，また，その維持には残存する抗原からの抗原刺激の反復や，人為的な再感染を受ける必要があるのか，というような疑問が浮かび上がる。1847 年 Fanum は，その前年にフェロー諸島で麻疹が流行したとき，ほとんどすべての人々が感染を受けたが，65 年前にすでに感染を受けたことのある少数の老人は，このときの感染を免れたことを示した。この事実は免疫記憶の半減期が長いことを支持し，B 細胞の記憶が有効な状態にあることを示す。メモリー B 細胞の生存は，胚中心での唯一の抗原の長期貯蔵所である FDC からの再刺激によって維持される。

メモリー T 細胞は，$CD4^{+}$ および $CD8^{+}$ 両サブセットにおいて存在し，抗原が存在しない場合でも維持されるかもしれない。しかし通常は，FDC 上の抗原抗体複合体によって維持される。すなわち，胚中心の APC がこの抗原抗体複合体を捕捉，分解処理し，メモリー T 細胞に提示している可能性がある。

メモリー細胞の集団は未感作細胞が単に増殖したものではない

一般的に，メモリー細胞は抗原に対する親和性が高いので，ある量の抗原に対してより敏速に反応する。B 細胞の場合，遺伝子の変異に基づく高親和性 Ig レセプターの出現と，抗原による選択によって，二次リンパ節濾胞の胚中心において，高親和性メモリー細胞が出現する。未感作 B 細胞における細胞表面の IgM や IgD が消失し，スイッチしたレセプターのアイソタイプがメモリー細胞になる過程において出現する。補助刺激分子である B7.1(CD80) や B7.2(CD86) の発現がメモリー B 細胞上において急速に上昇し，その結果，B 細胞は T 細胞に対する強い抗原提示能を得る。このことは活発で強力な二次免疫反応の特徴に大きく寄与している。

CD2，LFA-1，LFA-3 や ICAM-1 などのアクセサリー接着分子の発現上昇によって，メモリー T 細胞と APC との結合力は増大している。これらの分子のいくつかは，シグナル伝達を増強する機能があるので，メモリー T 細胞はナイーブ(未感作)なものよりも迅速に活性化される。実際に，メモリー細胞はナイーブ細胞よりも急速に細胞分裂し，サイトカインを分泌する。また，メモリー細胞はナイーブ細胞よりも幅広い範囲のサイトカインを分泌していることを示す証拠がある。

復習

T 細胞活性化に伴う遺伝子発現の上昇

- 15～30 分以内に G0 期から G1 期への転換や，IL-2 の制御に関わる転写調節因子の遺伝子が発現する。
- 14 時間までに種々のサイトカインや，それらのレセプターが発現する。
- その後，細胞分裂や接着に関係する多くの遺伝子の発現が上昇する。

サイトカインは細胞間情報伝達物質として働く

- サイトカインは，一時的に通常局所的に働く。しかし，IL-1 や IL-6 は循環して，肝臓からの急性期タンパク質の放出に関与することがある。
- サイトカインは細胞表面の高親和性レセプターを介して作用する。
- サイトカインは多面的である。すなわち，以下に示す 3 つの一般的な機能において，多面的な作用をもつ。1)リンパ球の増殖。2)炎症を含む自然免疫の活性化。

3)骨髄血球細胞の制御。

・サイトカインは連続的に作用する。すなわち，ある1つのサイトカインが他のサイトカインの産生を促進したり，あるいは他のサイトカインに対するレセプターの発現を調節したりする。このように，サイトカインは互いに協調したり，拮抗したりする。

異なる $CD4^+$ T細胞サブセットは異なったサイトカインを産生する

・免疫の過程において，Th細胞は2つのサブセットに分化する。Th1細胞は，炎症の過程におけるマクロファージの活性化や遅延型過敏症に関与しており，IL-2, IL-3, IFNγ, リンホトキシンや, GM-CSFを産生する。Th2細胞は，B細胞による抗体合成を促進し，IL-3，4，5，6，10およびTNFαや，GM-CSFを分泌する。

・IL-12を産生するマクロファージ，またはIL-4を分泌するT細胞サブセット共存下での初期における抗原との相互作用は，それぞれTh1反応またはTh2反応を優位に誘導する。

・様々な感染症における増悪度や臨床症状は，サイトカインの異なる発現パターンによって影響を受ける。

サイトカインによる活性化T細胞の増殖

・IL-2はIL-2レセプターを発現しているTh細胞に作用し, Th1の自己分泌増殖因子またはTh2の傍分泌増殖因子として働く。

・サイトカインは，そのレセプターを発現している細胞に働く。

細胞性免疫におけるT細胞エフェクター

・サイトカインは慢性炎症反応を媒介する。

・α-ケモカインは好中球の遊走を誘導し，β-ケモカインはT細胞，マクロファージや他の炎症性細胞に作用する。

・CCR5とCXCR4ケモカインレセプターは, HIVウイルスの補助レセプターとして働く。

・細胞の殺傷において，TNFはIFNγと協調して働く。

キラーT細胞

・細胞傷害性T細胞は(Tc)，細胞表面のMHCクラスIに結合した細胞内由来のペプチドを提示する細胞(ウイルスが感染した細胞など)に対してつくられる。

・Tcは極近傍のヘルパーT細胞によって放出されるIL-2の影響下で増殖する。

・Tcは $CD8^+$ で，その標的との間の接着面に溶解性タンパク質を分泌する。

・Tcの顆粒は, 標的細胞の膜に傷害をもたらすパーフォリンやTNF, あるいはアポトーシスによる死の原因となるグランザイムを含む。

感染の制御

・免疫反応の過程で，様々な抗炎症性サイトカインが産生される。

・T細胞を介する炎症は, IL-10により強く抑制される。

・IL-1の作用は，IL-1レセプターアンタゴニスト(IL-1Ra)やIL-4によって抑制される。

サイトカインによるB細胞増殖反応

・IL-4は初期の増殖反応を誘導し，IgEの合成も助長する。

・IgA産生細胞は，トランスフォーミング増殖因子β(TGFβ)やIL-5によって誘導される。

・IL-4プラスIL-5はIgMの合成を，IL-4，5，6，13プラスIFNγはIgGの合成を誘導する。

胚中心での反応

・胚中心では，クローン増殖，アイソタイプスイッチ，および中心芽細胞における遺伝子変異が起こっている。

・B中心芽細胞は非増殖性の中心細胞になり，その後形質細胞の前駆細胞，またはメモリー細胞になる。

Igクラススイッチは個々のB細胞において起こる

・反応の初期に産生されるIgMは, 特に胸腺依存性抗原に対する反応の場合，IgGにスイッチする。そのスイッチはT細胞の制御下で行われる。

・IgG反応は二次免疫感作において増強されるが，IgM反応は増強されない。

・二次反応においては，抗原に対する親和性が上昇している。

メモリー細胞

・活性化メモリー細胞は，抗原による反復刺激によって維持されると考えられる。

・濾胞樹状細胞の表面にある抗原抗体複合体が，唯一の長期にわたる抗原の供給源なので，メモリー細胞の維持は主に胚中心で行われる。

・メモリー細胞は，未感作(ナイーブ)細胞よりも抗原に対し高い親和性をもつ。

免疫制御機構

主たる免疫制御因子は抗原である

獲得免疫反応は，まずはじめに感染抗原と接触することによって始動する。適切な抗原特異的細胞が増殖し，そのエフェクターが抗原を除去し，その後反応が鎮静化され次の感染に備える。**フィードバック機構** feedback mechanism は，抗体産生を制限する。さもなければ，抗原刺激の後，われわれは反応し続ける抗体産生細胞のクローンや，その産生物質に圧倒されてしまう。抗原の存在によって抗体産生が誘導され，その後抗原濃度の低下に伴って，その抗体産生が低下するということから，抗原は主な調節因子といえる(**図9.1**)。さらに免疫反応の過程に，過剰量の抗体を注入して抗原を除去すると，抗体合成および抗体分泌細胞数の劇的な減少を導く。

抗体はフィードバック制御機構を示す

免疫反応の有効な制御機構は，産生物質自身が抑制因子として働くことである。実際，このタイプのネガティブフィードバックは，抗体においてみられる。すなわち，反応が起こっている際に，血漿分離交換法によって循環抗体を消去すると，抗体合成の増加が誘導される。一方，前もって合成されたIgG抗体の注入によって，抗体産生細胞数が，すみやかに著しく減少する。このように，抗体産生全般においてフィードバック制御が働いており，これはおそらくB細胞のFcγレセプターを介している。

イディオタイプネットワーク

Jerneのネットワーク仮説

抗原との結合部位を形成するIg分子の超可変ループは，個々に特徴的な形状をもち，これは**イディオタイプ** idiotype 決定基として認識される。1人につき，少なくとも10万の異なるイディオタイプが存在する。

Jerneは，イディオタイプの壮大な多様性が，外界における抗原形状の多様性を著しく反映していると考えた。すなわち彼は，もしリンパ球がすべての外来抗原の抗原決定基を認識することができるのなら，他のリンパ球のイディオタイプも認識するはずであると想定した。つまりリンパ球は，大きなネットワーク，またはネットワークの連携を形成しており，それは多様なTおよびB細胞サブセット間でのイディオタイプと抗イディオタイプの認識に依存していると考えられる(**図9.2**)。外来抗原によって，特定のリンパ球クローンが増殖し，特定のイディオタイプが増加すると，それに呼応して抗イディオタイプ反応が起こり，もとのリンパ球集団は抑制される。イディオタイプネットワークを形成する要素が生体内に存在することは明白である。ある個体を自らの抗体のイディオタイプで免疫することができ，そうしてできた抗イディオタイプが，実際抗原に対する反応の過程で確認されている。初期のT細胞においても似たような相互作用が，おそらくB細胞ネットワークと連携した形で，確立されていると考えられる。確かに，抗イディオタイプ活性は，実際T細胞集団においても示すことができる。そこでは，比較的閉ざされたイディオタイプと，抗イディオ

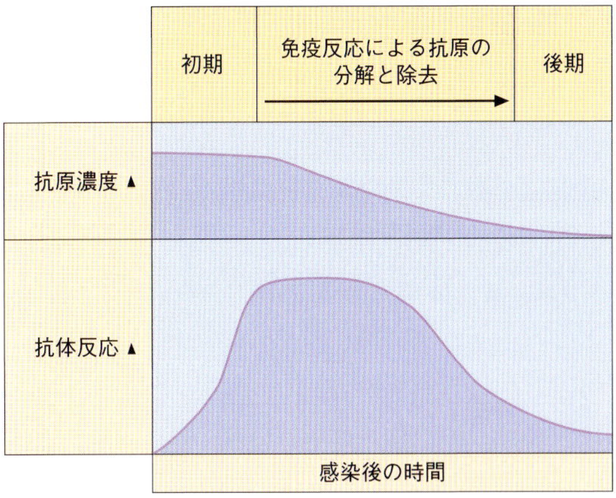

図 9.1 抗原が免疫反応を推進させる：抗原濃度が分解や抗体による除去によって減少するに従い，免疫反応の強度も低下する。しかし，その免疫反応は胚中心の濾胞樹状細胞上に捕捉された抗原によって，ある期間低レベルで維持される

タイプのサーキットが，ある調節機構に貢献している。

T 細胞の制御

活性化誘導型細胞死 activation-induced cell death（AICD）

T 細胞反応の終結は，紫外線やガンマ線の照射，低酸素，高濃度のコルチコステロイド，種々の細胞傷害性サイトカインによってもたらされる。それは，活性化刺激因子または成長因子の減少や，プログラム細胞死（アポトーシス）によることもある。抗原による T 細胞活性化によって，T 細胞は増殖をし続けるのではなく，最終的にはアポトーシスによって，活性化誘導型細胞死に至る。アポトーシスには主に 2 つの経路，すなわち **CD95-CD95L**（CD95 リガンド）（Fas）細胞死システムと，ミトコンドリア経路が存在する。この 2 つの経路は，ともにカスパーゼファミリーに属するプロテアーゼ群の活性化に依存している。結果的に，T 細胞の数は免疫前のレベルにまで減少する。

CD95 システムにおいて，すべてのリンパ系細胞の表面に発現する Fas（CD95）は，活性化された T 細胞上に発現する Fas リガンド（FasL）と結合する。FasL は，同じまたは近傍の細胞，たとえば B 細胞に発現する多数の Fas 分子と結合し，細胞死を誘導する。FasL が Fas に結合すると，FADD（Fas-associated death domain）と呼ばれる細胞内タンパク質によって，不活性化型カスパーゼ 8 が分解され，活性化型へと変わる。活性化されたカスパーゼ 8 は下流のカスパーゼを分解し，最終的に DNA のエンドヌクレアーゼ分解を誘導する。これによって核の断片化および細胞死が起こる。詳細を**図 9.3** に示す。

ミトコンドリア経路 mitochondrial pathway では，チトクロム *c* がミトコンドリアから細胞質に放出され，細胞質の Apaf-1（apoptosis activating factor-1）と呼ばれるタンパク質と会合し，カスパーゼ 9 を活性化す

III 獲得免疫系

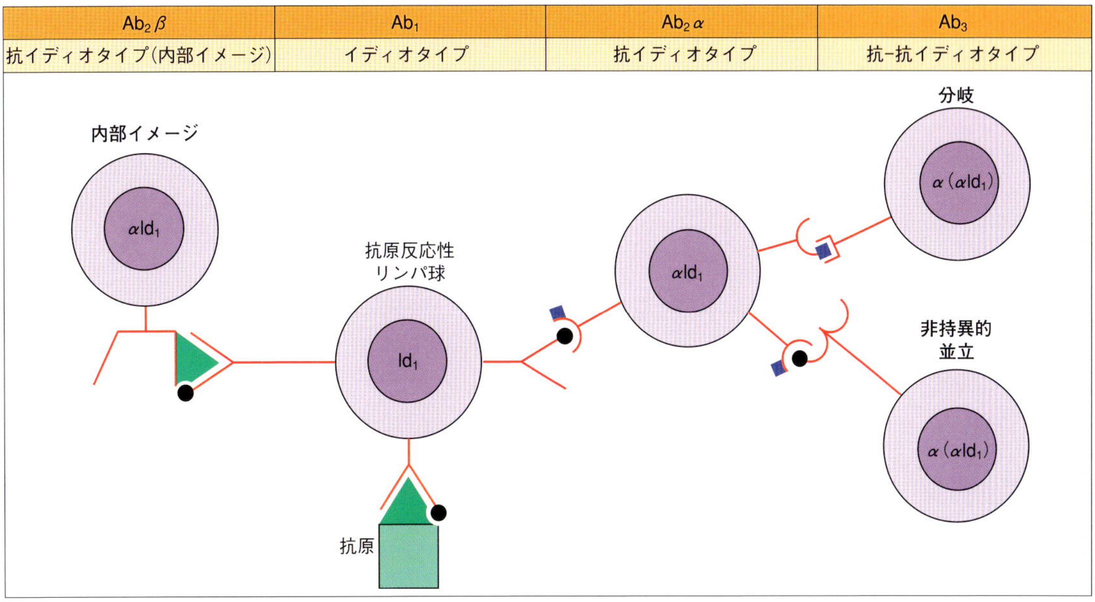

図 9.2 イディオタイプネットワークの構成要素：イディオタイプネットワークでは，1 つのリンパ球に発現する抗原レセプターが，他のリンパ球のレセプター上にあるイディオタイプを相互に認識する。ある T 細胞レセプター（TCR）が，他のレセプターに直接認識されることによって，あるいはさらに一般的に考えて，分解されたある TCR ペプチドが MHC と結合した状態で他の TCR に認識されることによって，T-T 相互作用が起こりうる。抗イディオタイプセットの 1 つとして，$Ab_2\beta$ はその抗原に似た形のイディオタイプ（すなわちその抗体（Ab1）の**裏返しの形**を示す内部イメージ）をもつのかもしれない

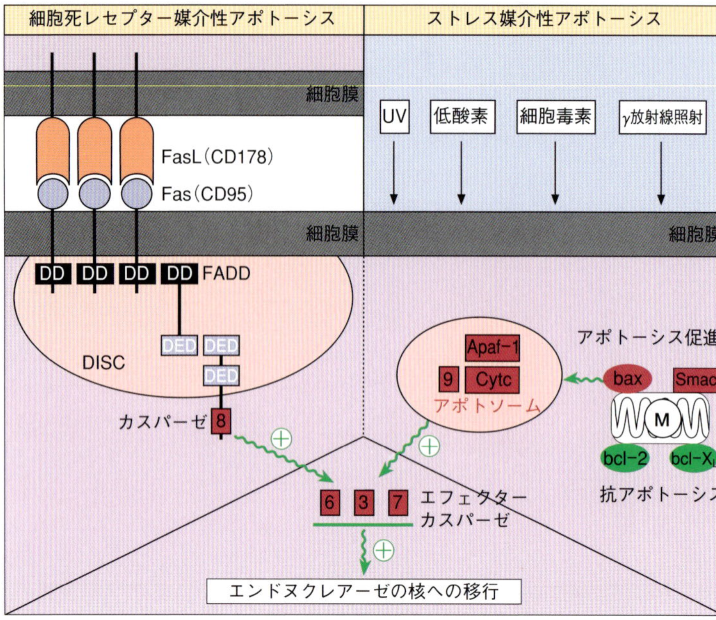

図 9.3 **活性化誘導型細胞死**：レセプターに基づいたアポトーシスの誘導には FasL による Fas の 3 量対形成が関与している。Fas の 3 量対形成により細胞内のデスドメイン death domain(DD)が連結され，これにより，FADD など DED(death effector domain)を含む多くのアダプター分子が DISC(death-inducing signaling complex)を形成するために集結する。DISC によって，不活性型プロカスパーゼ 8 が分解されて，活性型カスパーゼ 8 へ誘導される。これに引き続き下流のエフェクターカスパーゼが活性化される。アポトーシス誘導の第 2 の経路は，しばしば細胞に対するストレスによって起こり，チトクロム *c*，Smac/DIABLO，bcl-2 ファミリーメンバーである bax など，多くのミトコンドリア関連タンパク質が関与している。カスパーゼ 9 の活性化は，この経路において鍵となる現象で，これには補助因子であるアポトーシス活性化因子 1(Apaf-1)など他の多くのタンパク質との連携が必要である。この過程におけるチトクロム *c* を含んだ複合体はアポトソームと呼ばれる。その後，活性化カスパーゼ 9 はプロカスパーゼ 3 を分解する。細胞死レセプターおよびミトコンドリア経路を分けて図に示しているが，これらにはクロストークがある。すなわち，カスパーゼ 8 は bcl-2 ファミリーメンバーの bid(図示せず)を分解し，これはチトクロム *c* のミトコンドリアからの放出を促進する。bcl-2 そのものや，bcl-X$_L$などの bcl-2 ファミリーの他のメンバーは，おそらくミトコンドリアからのアポトーシス促進分子の放出を抑制することによって，アポトーシスを抑制する。M：ミトコンドリア，UV：紫外線

る。これによってアポトーシスが誘導される。他の多くの生命現象と同様に，アポトーシスは制御される必要がある。いくつかの遺伝子産物はアポトーシスを抑制するが，これらは主に **bcl-2 ファミリー**に属する。抗アポトーシス活性をもつ bcl-2 ファミリーのメンバーは，おそらくチトクロム *c* の放出を制御することによってその効果を発揮する。

IL-2 サイトカインは，活性化誘導型細胞死において重要な役割を果たす。免疫反応の初期において，IL-2 は重要な T 細胞増殖促進因子として作用する。しかし，反応が進み IL-2 レベルが増加した場合，IL-2 はアポトーシス誘導に対する T 細胞の感受性を増加させることによって，増殖抑制効果を示す。

活性化 T 細胞における CD28 から CTLA-4 への転換

反応初期において，B7 分子は T 細胞の活性化に重要な CD28 に結合する。しかし活性化の後に **CTLA-4** (cytotoxic T-lymphocyte antigen-4)が T 細胞上に発現する。CTLA-4 は，CD28 と抗原提示細胞(APC)上の B7 を競合する。CTLA-4 は IL-2 の転写，およびそれに続く T 細胞増殖を阻害する。これによって免疫反応は減衰する。

調節性 T 細胞

長年多くの免疫学者は，様々な液性反応または細胞性反応を調節することのできる抑制性細胞や調節性細胞の存在を証明してきた。現在では，T 細胞は活性化されるとその表面に IL-2 レセプター(IL-2R)(CD25)を高発現し，それら活性化 **CD4$^+$CD25$^+$細胞群**は，T 細胞反応において調節性活性をもつことが知られている。この調節は，他の T 細胞の増殖を抑制する抑制性サイトカインを介している。これらのサイトカインには，特定の T 細胞増加を制御する IL-10 や，トランスフォーミング増殖因子 β (TGFβ)が含まれる。これらのサイトカインによって，T 細胞からのインターフェロン γ (IFNγ)の産生が抑制され，活性化 APC が休止状態になる。CD4$^+$CD25$^+$調節性 T 細胞の他の集団はサイトカイン非依存性で，細胞間結合依存性の機構により作用すると考えられるが，詳細なメカニズムは不明である。

遺伝的素因の影響

いくつかの遺伝子は全般的な免疫反応に影響する

抗体反応が高い，または低いマウスを幾代にもわたり選択的に飼育することによって，2つの系統が得られる。1系統は様々な抗原に対して常に高い力価の抗体を産生し（高反応系），もう1系統は比較的低い力価の抗体を産生する（低反応系）。複数の異なる遺伝子座がB細胞のより高い効率の増殖や分化に関与し，それ以外の遺伝子座が，マクロファージの反応に影響を与えている。

多くの単純な構造をもつ胸腺依存性抗原に対する抗体反応性が，MHCの遺伝子マッピングによって決定されたことは当初衝撃的なことであった。その結果，MHCに関連した高反応性および低反応性を説明する3つのメカニズムが提案された。

1　プロセシングと提示の不備：高反応系では，抗原のプロセシングとT細胞による認識によって，リンパ球の活性化とクローン増殖が誘導される（**図9.4a**）。しかし，抗原を与えられたある個体において，抗原の通常のプロセシングによってできた抗原ペプチドが，その個体のMHC分子にあまりフィットしないことがある。さらに，MHCの特定のアミノ酸残基の多様性が，個々のペプチドの結合に影響することが知られている。もしあるMHCがそのペプチドに結合できなければ，当然それはT細胞に提示されない（**図9.4b**）。

2　T細胞レパートリーの不備：自己のMHC分子や，プロセシングを受けた自己抗原とMHCとの複合体に対して，中程度から高い親和性をもつT細胞は不応答となる（免疫寛容参照）。それがT細胞レパートリーにおける“盲点”となる。もし交差反応があった場合，言い換えればT細胞認識レベルにおいて外来抗原と自己抗原の形状が類似していた場合，その抗原に対する不応答性がすでに誘導されている。したがって，その宿主はその抗原に特異的なT細胞を欠如しており低反応体となる（**図9.4c**）。

3　T細胞抑制：特定のMHC拘束性に見られる低反応性は，いくつかの異なるエピトープを含む比較的複雑な抗原に対して認められる。このような所見は，低反応状態が調節性細胞活性の誘導によってもたらされうるという概念によって説明される（**図9.4d**）。

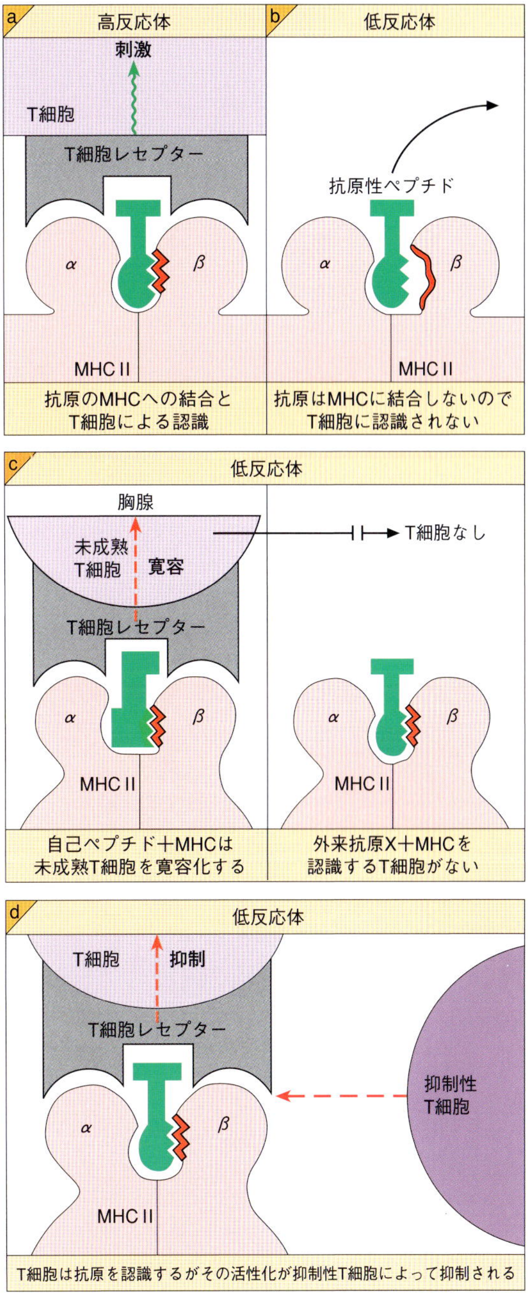

図9.4　主要組織適合複合体（MHC）クラスIIに関連した抗原に対するT細胞低反応性の異なるメカニズム

情動免疫学

免疫システムと神経内分泌システムの連携がますます注目を集め，その結果，情動免疫学という概念が形成された。今日では，心理・社会的な**ストレス**が免疫系に変調をきたし健康を害することを示す多くの根拠がある。これらの研究の多くでは，試験をしている学生，長期間アルツハイマー病の配偶者の介護をしている人，最近家族を亡くした人など，心理・社会的なストレスに直面した個体の免疫機能を調べた。これらすべての集団において，免疫機能の低下が立証された。また，ヒト免疫不全症ウイルス（HIV）に感染した男性における抑うつ症状が，$CD4^+$数の減少および免疫力のより早い減弱と関連づけられている。全般性不安障害の人では，ナチュラルキラー(NK)活性が低下し，活性化T細胞上のIL-2レセプターの発現が減少しているが，IL-6や腫瘍壊死因子α(TNFα)などの炎症性サイトカインの産生は増加している。さらにストレスは，医学生のB型肝炎に対する反応性に影響した。ストレスの少ない学生は不安の多い学生に比べ，より早く抗体反応が起こった。すなわち，感染物質に対する免疫反応は後者の群において減弱しているようだ。外傷の治癒がストレスによって妨げられることを立証した研究もあり，ストレスによって，外科手術や外傷の後の傷口からの感染の危険性が増大することは十分想定される。

ストレスの免疫系に対する作用の多くは，内分泌系を介しているようだ。社会的なストレスは，多様な免疫調節作用をもつカテコールアミンや，コルチゾールなどのホルモンを上昇させる。

グルココルチコイドの分泌は，温度の急激な変化，不安，空腹，怪我などの様々な刺激によってもたらされる，すなわちストレスに対する主反応として生ずる。ステロイドは，神経内分泌フィードバックループにおいて，免疫反応や，その抑制反応の結果としても放出される。すなわち，IL-1，IL-6やTNFαは，グルココルチコイドの合成を促すことができ，それは，視床下部-下垂体-副腎の軸連鎖を介している。これは，次々とTh1やマクロファージの活性を抑制へと導く，完全な**ネガティブフィードバックサーキット** negative feedback circuitである(**図9.5**)。

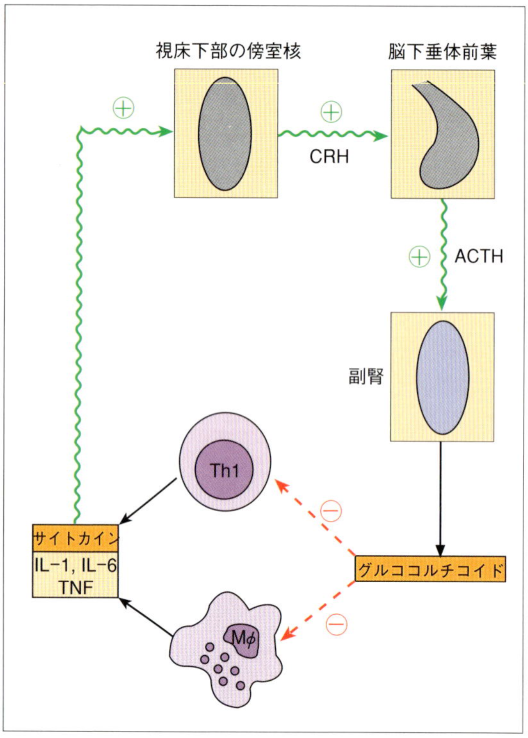

図9.5 サイトカイン産生におけるグルココルチコイドによるネガティブフィードバック：一次および二次リンパ組織の免疫システムに関与する細胞は，ホルモンや神経ペプチドを産生することができる。一方，神経細胞やグリア細胞と同様に，古典的内分泌腺はサイトカインやそのレセプターを合成することができる。ACTH：副腎皮質刺激ホルモン，CRH：副腎皮質刺激ホルモン放出因子，IL：インターロイキン，Mφ：マクロファージ，TNF：腫瘍壊死因子

性ホルモンの関与

エストロゲンは，男性に比べ女性での免疫反応をより強くしている因子といわれている。女性は血清中のIgや，分泌されるIgAの値が高く，より高いT細胞非依存性抗体反応を示し，T細胞寛容に比較的抵抗性であり，感染により強い抵抗性を示す。また，女性は自己免疫疾患にはるかにかかりやすい。この問題に関しては17章でより詳細に議論するが，ここでは経口避妊薬が，自己免疫疾患である全身性エリテマトーデス(SLE)の増悪を誘導することを記述しておく。

加齢による免疫反応の減弱(免疫の老化)

加齢は通常の免疫反応の多くの部分に複雑な変化をもたらし(**表9.1**)，それゆえ高齢者はウイルスや微生物に易感染性となる。反応初期の事象としては，好中球の貪食能や殺菌活性が加齢によって著しく減弱する。さらに，加齢による黄色ブドウ球菌 *Staphylococcus aureus* 貪食能力の著しい減少は特に重要であり，このことが，高齢者がこの病原体に感染しやすくなる原因である。高齢者においてNK細胞の数は増加するが，その細胞傷害活性は減弱する。

加齢に伴いT細胞の機能や数が著しく変化する。T細胞，特にCD8分画が著しく減少しており，これはおそらくアポトーシス活性の増加による。このことはCD28発現，増殖，細胞傷害性，IL-2分泌，遅延型過敏反応など，T細胞の多くの重要な機能に影響を与える。加齢により第1にTh1サブセットが減少し，Th2サブセットによるサイトカイン産生が増加する。すなわち，高齢者ではIL-6のレベルが増加し，IL-2のレベルが減少する(**図9.6**)。

液性免疫に対する加齢の影響は少ないが，自己抗体のレベルが増加する。血流中のIgG，およびIgAレベルは一般的に増加する。しかし，高齢者においては一次抗体反応が減弱しており，抗体のレベルは低くなる。また抗体レベルが最大値に達した後，若い世代に比べて非常にすみやかに減少する。

健康な高齢者の血液では，TNFα，IL-6およびIL-1レセプターアンタゴニスト(IL-1Ra)のレベルが高く，弱い炎症活性が認められる。その原因は不明であるが，これらの炎症性サイトカインはアルツハイマー

表 9.1 一般の高齢者にみられる免疫不全

好中球
貪食能の低下
殺菌活性の低下
細胞性免疫
CD3^{+} 細胞の減少
Th2 サブセットの増加と Th1 サブセットの減少
リンパ球増殖能の減少
CD28 発現の減少
遅延型過敏反応の低下
炎症性サイトカインの産生増加
液性免疫
抗自己抗体の増加
一次免疫反応誘導能の低下
ナチュラルキラー細胞
比率の増加
細胞傷害性活性の低下

病 Alzheimer's disease，パーキンソン病 Parkinson's disease や，動脈硬化などの成人病の発症に関与しているかもしれない。これらのサイトカインレベルの増加は，高齢者にみられる筋肉の衰弱や，骨粗鬆症の原因となる破骨細胞の活性増加にも関与する。この高齢者での弱い炎症は，T 細胞を慢性的に刺激することによってその反応性を低下させ，これが細胞性免疫反応の減弱に関係しているのかもしれない。すなわち，**加齢は細胞性免疫の減弱と，弱い慢性炎症**を引き起こす。

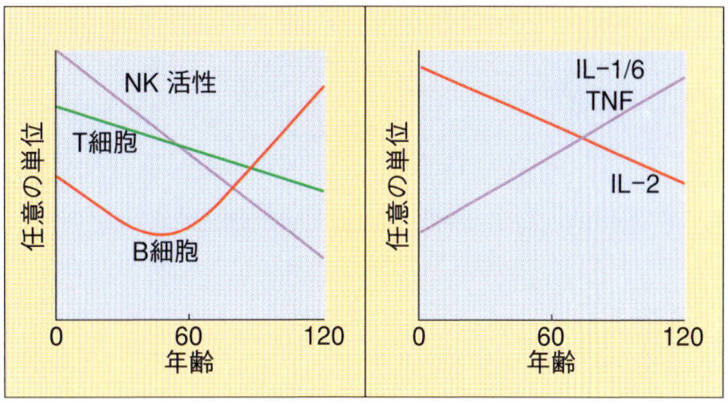

図 9.6 **加齢による免疫パラメータの変化**：IL：インターロイキン，NK：ナチュラルキラー，TNF：腫瘍壊死因子（Franceschi, C., Monti, D., Sansoni, P., Cossarizza, A.：*Immunology Today*, **16**, 12, 1995 に基づく）

栄養失調は免疫反応の効果を減弱する

栄養不足の個体における感染に対する感受性は，ストレスの多い生活様式，劣悪な公衆衛生や個人衛生，過密や間違った健康知識など，多くの因子によって著しく増大する。しかしさらに，タンパク質カロリーの失調は，免疫能力に大きな影響を与える。栄養失調は，広範囲にわたるリンパ節の萎縮や，循環 CD4^{+} T 細胞の 50％の減少を引き起こし，細胞性免疫に重篤な欠陥をもたらす。抗体反応は損なわれていないかもしれないが，抗体の親和性は低下する。また細菌の貪食は比較的正常であるが，それに続く細胞内での細菌破壊は不完全である。

高齢者における栄養不足は非常に一般的であり，リンパ球増殖やサイトカイン合成などの細胞性免疫をさらに減衰させ，ワクチンに対する抗体反応を弱める。高齢者においてきわめて高頻度に認められる亜鉛の欠乏は，免疫抑制をさらに加速する。

復習

抗原による調節
・免疫反応は主として抗原に起因し，外来抗原レベルの低下に伴って，反応の程度も低下する。

抗体によるフィードバック制御
・IgG 抗体は，B 細胞上の Fcγ レセプターを介して反応を抑制する。

イディオタイプネットワーク
・リンパ球上の抗原特異的レセプターは，他のリンパ球のレセプター上にあるイディオタイプに結合し，ネットワークを形成する（Jerne）。

T 細胞制御
・活性化 T 細胞は Fas と FasL を発現し，無制限なクローン増殖を制御する。
・補助刺激分子 CD28 は，T 細胞の活性化に伴って抑制性分子 CTLA-4 に置き換わる。
・免疫反応の間に調節性 T 細胞が出現し，ヘルパー T 細胞を抑制する。これはおそらく過剰な T ヘルパー細胞（Th）増大のフィードバックコントロールである。

遺伝的素因の素因反応に対する影響
・多くの遺伝子が，複雑な抗原に対する抗体反応全体を制御している。そのいくつかはマクロファージの抗原プロセシングや，殺菌活性に影響し，いくつかは分化過程のB細胞の増殖速度に影響する。

免疫-神経-内分泌ネットワーク

- 免疫系，神経系，内分泌系はすべて相互に影響し合う。
- 情動免疫学の領域では，急性または慢性的なストレスの大きい出来事のなかで暮らす人々の免疫システムの状態が研究されている。
- ストレスによって，ナチュラルキラー(NK)細胞活性，抗体産生，細胞性免疫が減弱し，易感染性となり，創傷の治癒が遅くなる。
- エストロゲンは，男性に比べ女性におけるより活発な免疫反応の主な原因であると思われる。

免疫における加齢や食事の影響

- 高齢者では感染物質に対する免疫反応が減弱している。
- 末梢血細胞によって産生されるサイトカインのパターンは，加齢によって変化する。加齢に伴いIL-2は減少し，TNFα，IL-1およびIL-6は増加する。
- タンパク質カロリーの摂取不足によって，細胞性免疫や貪食による殺菌力が大きく損なわれる。

発 生

多能性造血幹細胞は血液を構成するすべての要素を生み出す

血液新生は，胚形成過程の初期の卵黄嚢に起源をもつ。この機能は，胎児期には肝臓に引き継がれ，最終的には骨髄に落ち着く。骨髄における造血は生涯にわたって継続する。血液を構成する要素を生み出す**造血幹細胞** hematopoietic stem cell（**図 10.1**）は多能性であり，他の器官に根づき，その場で分化することができる。つまり，幹細胞は比較的無制限な自己複製能力をもち，さらなる幹細胞を生み出すことができる。したがって，動物が致死量の強い放射線を照射されても，骨髄細胞を移入すれば，リンパ系および骨髄（ミエロイド）系のシステムが再構築され，生存することができる。このことがヒトにおける骨髄移植の基盤となっている。

われわれは，高度に精製された造血幹細胞集団の分離という目標に向かって，長い道のりを進んできた。しかし，現時点でそれを達成したことに，すべてが同意しているわけではない。CD34はきわめて初期の細胞のマーカーであるが，これが神聖なる多分化能性幹細胞そのものを同定するものか否かには，議論の余地がある。幹細胞は，インターロイキン（IL）-3，IL-4，IL-6，IL-7，顆粒球-マクロファージコロニー刺激因子（GM-CSF）などの，様々な成長因子を産生する**ストローマ細胞** stromal cell の微小環境の中で分化する（**図 10.1**）。

胸腺にはT細胞が分化するための環境が整っている

胸腺は，一連の上皮細胞の編み目構造を基礎とした小葉で構成されていて，特徴ある**皮質** cortex 領域と**髄質** medulla 領域を形成している（**図 10.2**）。この上皮細胞の枠組みはT細胞分化のための微小環境を提供する。そこには細胞外マトリックスタンパク質と，種々のリンパ球サブポピュレーション上に発現する多様なインテグリンとの微妙な相互作用があり，これらがケモカインやケモカインレセプターとともに，前駆細胞の胸腺へのホーミングや，それに続く組織内への浸潤で役割を果たしている。さらに，上皮細胞は一連のペプチドホルモンを産生する。これらは，サイミュリン，サイモシン α_1，胸腺液性因子 thymic humoral factor（THF）やサイモポエチンであり，T細胞分化マーカーの発現を促進すると考えられている。

皮質の外側にある特殊な大きな上皮細胞は**ナース細胞** nurse cell として知られている。なぜならこれらは，細胞質内に存在するように見える多数のリンパ球と結合し，これらリンパ球の発達に関わっているからである。皮質の深部にある上皮細胞は枝分かれした樹状突起を有し，主要組織適合遺伝子複合体（MHC）クラスIIの発現が豊富である。これらはデスモソームを介して結合し，ネットワークを形成する。皮質のリンパ球が髄質へ移行するためには，これらをくぐり抜けなくてはならない（**図 10.2**）。髄質に比べ，皮質におけるリンパ球の密度は高く，その多くが分裂途中である。また皮質では，正または負の選択の結果として，驚くべき数のリンパ球がアポトーシスに陥る（後に示す）。髄質

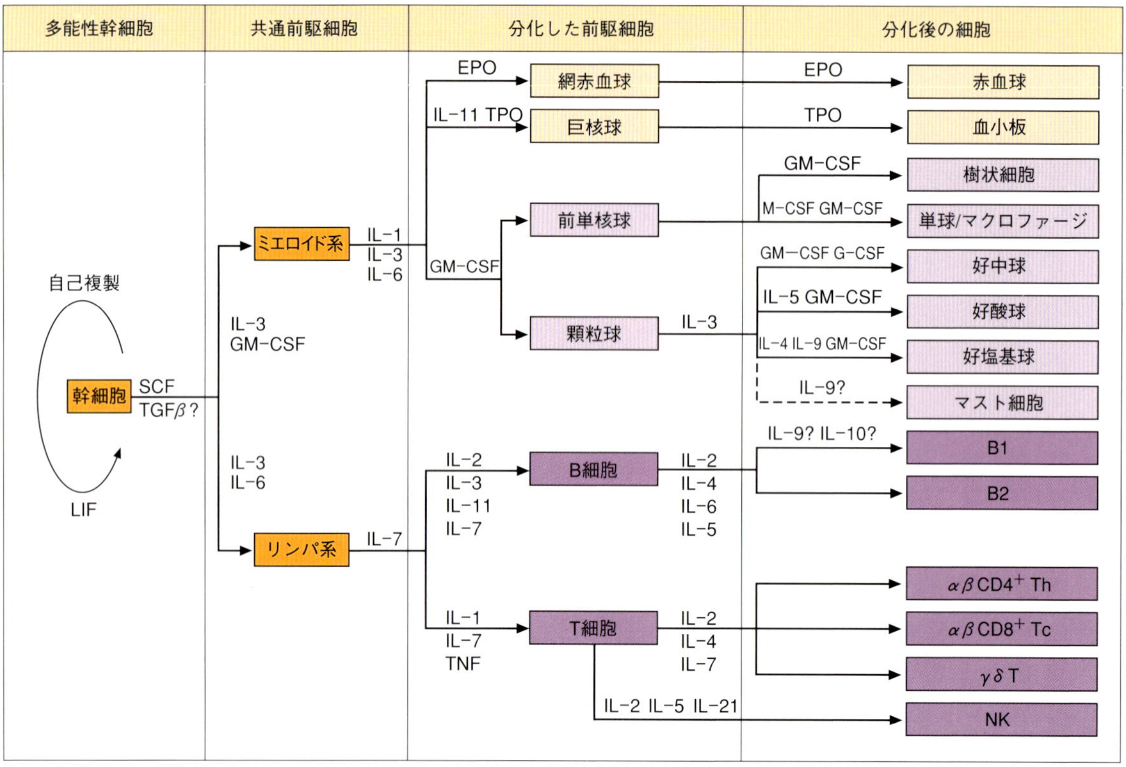

図 10.1 多能性骨髄幹細胞とその子孫：多能性幹細胞は骨髄の微小環境において一連の成長因子の影響下で分化する。EPO：エリスロポエチン，G-CSF：顆粒球-コロニー刺激因子，GM-CSF：顆粒球マクロファージ-コロニー刺激因子。骨髄前駆細胞から 2 つのタイプの細胞が混在したコロニーの形成を促進することからこう呼ばれている。こういったコロニー形成は組織培養で誘導することができる。また，放射線照射した宿主に骨髄前駆細胞を移入した場合，GM-CSF が存在する脾臓においても誘導される。IL-3：インターロイキン-3。血小板，マスト細胞，他のすべてのタイプの骨髄系細胞および赤血球の前駆細胞を刺激することから，しばしば多能性 CSF と呼ばれる。LIF：白血病増殖阻止因子。Mφ：マクロファージ，M-CSF：マクロファージコロニー刺激因子，NK：ナチュラルキラー，SCF：幹細胞因子，TGFβ：トランスフォーミング増殖因子β，TNF：腫瘍壊死因子，TPO：トロンボポエチン

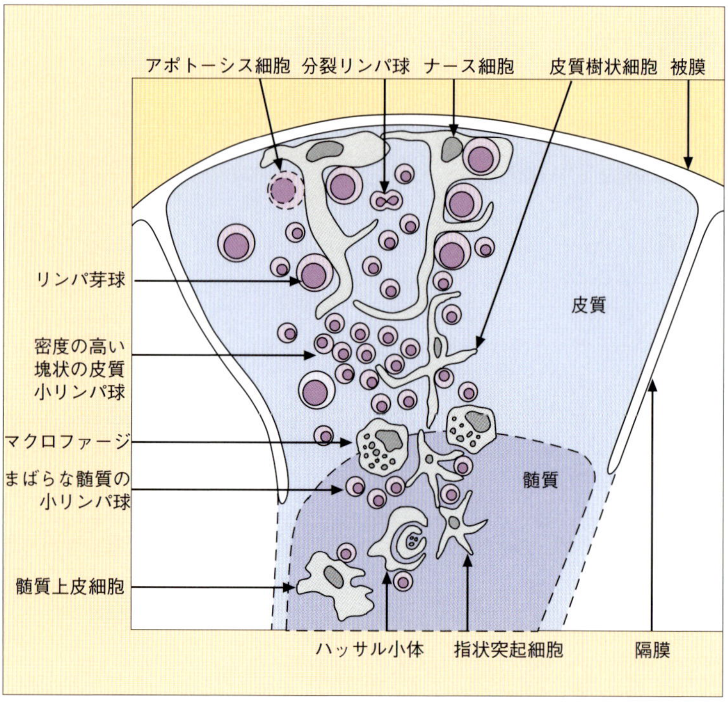

図 10.2 胸腺小葉の細胞の特徴：本文参照（Hood, L. E., Weissman, I. L., Wood, W. B., Wilson, J. H.：*Immunology*, 2nd edn., p.261, Benjamin Cummings, California, 1984 より）

には，多くの骨髄由来の連結指状突起樹状細胞 interdigitating dendritic cell（IDC）が存在し，髄質の上皮細胞は，皮質のそれに比べ突起がおおまかで，クラスⅠおよび MHC クラスⅡ分子をともに強く発現している。

ヒトでは，胸腺の退縮は生後12ヵ月以内に始まり，中年までは年に3%前後退縮し，その後年に1%の割合で退縮する。退縮過程で組織が脂肪に入れ替わっていくので，器官の大きさだけではその変化がわからない。ある意味，胸腺は徐々に使い捨てられていく臓器である。なぜなら，胸腺はそれがなくなっても免疫機能の深刻な破錠をきたすことなく，もちこたえうるだけの長持ちするT細胞プールを確立するからである。したがって，胸腺を摘除する場合，成人においてその効果は少ないが，**新生児では劇的な影響が現れる**。

T細胞産生

T細胞分化は表面マーカーの変化を伴う

Tリンパ球は，胸腺ストローマ細胞が産生するケモカインによって胸腺に呼び込まれる，多数のケモカインレセプターを発現する造血幹細胞に由来する。T細胞の前駆細胞は$CD34^+$で，ターミナルデオキシヌクレオチジルトランスフェラーゼ（TdT）という酵素も陽性である（**図10.3**）。この酵素は，V，DおよびJ可変部セグメントの接合部に，非鋳型ヌクレオチド（"N領域"）を挿入し，これによってT細胞レセプター（TCR）の多様性が増加する。インターロイキン-1（IL-1）や腫瘍壊死因子（TNF）の影響下において，T細胞前駆細胞はプロ胸腺細胞に分化し，T細胞になることを運命づけられる。この段階において，細胞は様々なTCR鎖の発現を開始し，その後増殖し，最終的にTCRの共通の情報伝達複合体であるCD3を発現し，$CD4^+$，**$CD8^+$ダブルポジティブ** double posotive となる。最後に，細胞はケモカインに導かれて皮髄境界部を髄質方向へ横断し，そこで，これらは異なる免疫構成集団である**シングルポジティブの $CD4^+$ T ヘルパー** single-positive $CD4^+$ T-helper や，**$CD8^+$細胞傷害性T細胞前駆体** $CD8^+$ cytotoxic T-cell precursor となる。$\gamma\delta$細胞は，CD8を発現する少ない細胞集団以外はダブルネガティブ，すなわち$CD4^-8^-$のままである。

レセプターの再構成

T細胞レセプターの産生

最も初期のT細胞前駆体は，生殖細胞系列の構成のままのTCRをもっており，最初の再構成はγおよびδ関連領域で生ずる。$\alpha\beta$レセプターは，数日後になってようやく検出される。$V\beta$はダブルネガティブプティブ$CD4^-CD8^-$細胞において最初に再構成され，保存されたプレα鎖およびCD3分子と会合し，1組のプレTCR複合体を形成する。この複合体の発現は，プレT細胞の増殖を誘導し，**ダブルポジティブ**$CD4^+8^+$細胞となる。さらなる分化には，$V\alpha$遺伝子セグメントの再構成が必要とされ，これにより成熟した$\alpha\beta$ TCRが形成される。ここへきて細胞は，正および負のレセプター編集という次の段階への準備が整う。これについては後に短く論じる。娘染色分体の$V\beta$遺伝子の再編成は，**対立遺伝子排除** allelic exclusion と呼ばれるプロセスによって抑制され，それぞれの細胞には1つのTCR β鎖のみが発現する。

T細胞は胸腺内において自己のMHC拘束性に正の選択をされる

T細胞が自己MHCに結合した抗原ペプチドを認識できる能力は，胸腺において培われる。少ない割合のTCR発現ダブルポジティブ（$CD4^+8^+$）T細胞が，胸腺皮質上皮細胞のMHCに弱い親和力で結合し，**正の選択**（ポジティブセレクション）positive selection がされ，成熟T細胞へ分化する。自己のMHCを認識できなかったその他の細胞は除去され，3〜4日以内に死ぬ。T細胞分化におけるこの選択段階のもうひとつの特徴は，上皮細胞の自己MHCを認識するTCRを発現する$CD4^+8^+$細胞が正に選択された後，$CD4^+8^-$または$CD4^-8^+$**シングルポジティブ細胞** single positive に分化することである。自己のMHCクラスⅠに結合した細胞は$CD8^+$細胞に成熟し，一方，MHCクラスⅡに結合したときには$CD4^+$ T細胞に分化する。**不全リンパ球症候群** bare lymphocyte syndrome と呼ばれるまれな免疫不全症では，MHC分子が細胞表面に存在しない。その結果，MHCクラスⅠが欠損している場合は$CD8^+$細胞ができず，MHCクラスⅡ分子がない場合は$CD4^+$細胞が存在しない。

自己反応性細胞は胸腺内において負の選択を受ける

正の選択によって生き残った多くの細胞は自己抗原に反応するレセプターをもち，もしその成熟が許されれば自己抗原に対して免疫反応が起こる。したがって，これらの胸腺細胞が**負の選択**（ネガティブセレクション）negative selection を受けることは，自己抗原に対する寛容を維持するために重要である。この過程において，自己抗原は樹状細胞やマクロファージを介して成熟過程の胸腺細胞に提示され，高い親和性で反応する細胞は除かれる。正と負の選択の結果，胸腺皮質から髄質へ移行するすべての成熟T細胞は，自己のMHC

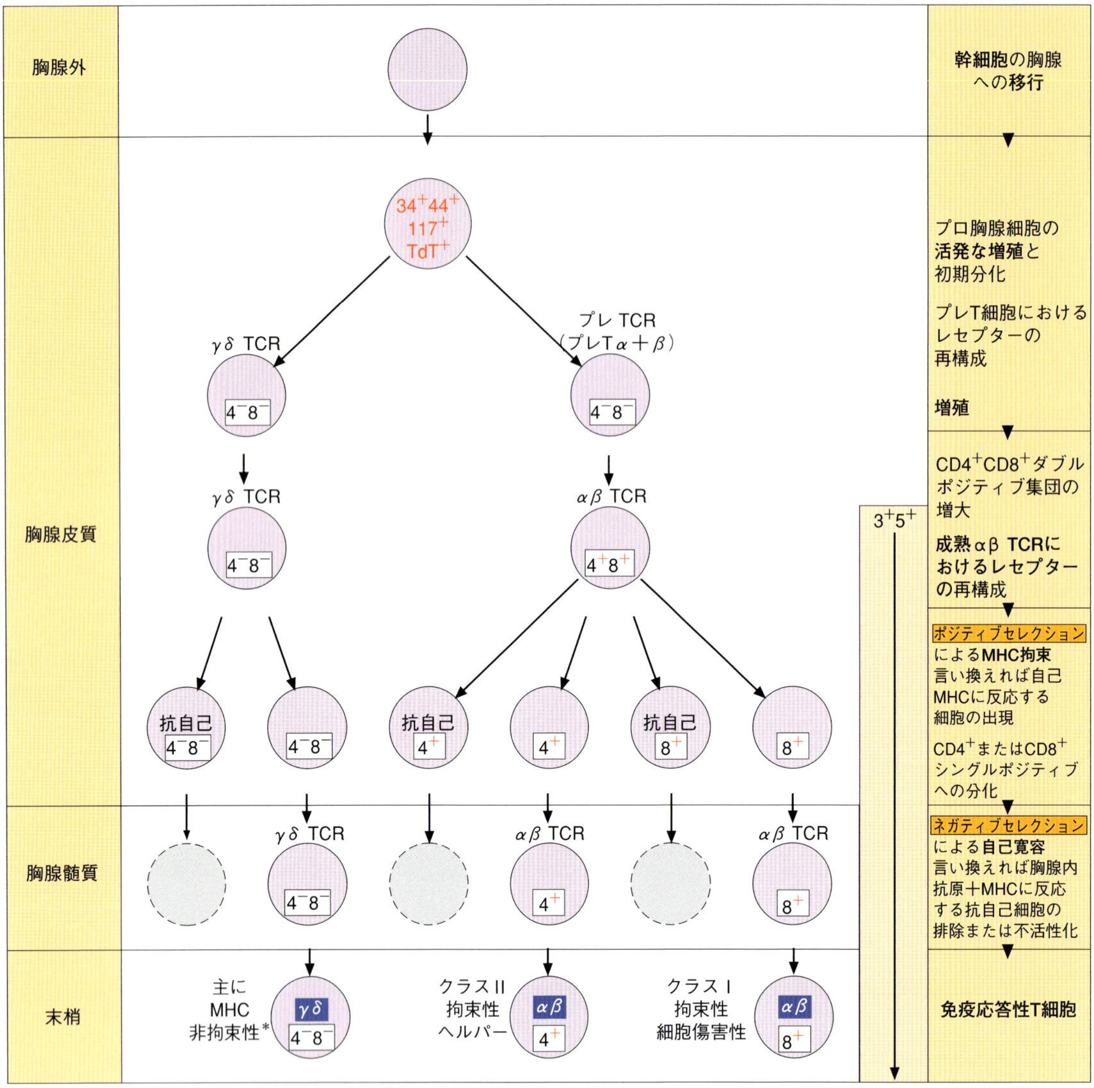

図 10.3 胸腺における T 細胞の分化：数字は CD 番号を示す。TdT：ターミナルデオキシヌクレオチジルトランスフェラーゼ。負に選択された細胞は灰色で示す。わかりやすく示すためこの図は単純化されている。＊γδ 細胞は，B 細胞上の抗体分子のように，主に抗原を直接認識すると考えられるが，いくらかは MHC クラスⅠまたはⅡに拘束されるかもしれない

に結合する外来抗原のみを認識し，自己抗原に対して免疫反応を起こす可能性はない。また，*αβ* TCR 細胞の場合は，$CD4^+$または$CD8^+$のどちらかになる。

T 細胞寛容

免疫寛容の誘導は自己反応性を回避するために必要である

基本的にリンパ球は，TCR の形状の相補性による分子間力を介して抗原を認識することを先に示した。微生物や宿主の分子を形成する基本的メカニズムは，大概同一である。したがって，悲惨な自己反応性を回避するためには，**自己** self と**非自己** nonself が会合した形状の分子を免疫系が認識しなくてはならない。多くの自己反応性 T 細胞は胸腺内において負の選択によって除かれ，それ以外は局所において，例えば無刺激の状態で自己抗原と接触することにより，寛容化（機能的不活性化）される。それぞれのリンパ球の特異性が単一のものに限定されていることは，自己寛容の確立をきわめて容易にする。なぜならこれは，単純に機械的に自己反応性細胞を除去し，無傷の残されたレパートリーをそのまま維持する機構のみが必要とされるからである。自己分子と非自己分子の認識過程における最も根本的な違いは，以下の事柄である。初期の段階においてリンパ球は自己に囲まれて分化する。その後リンパ球は非自己に接触するが，通常その過程において，

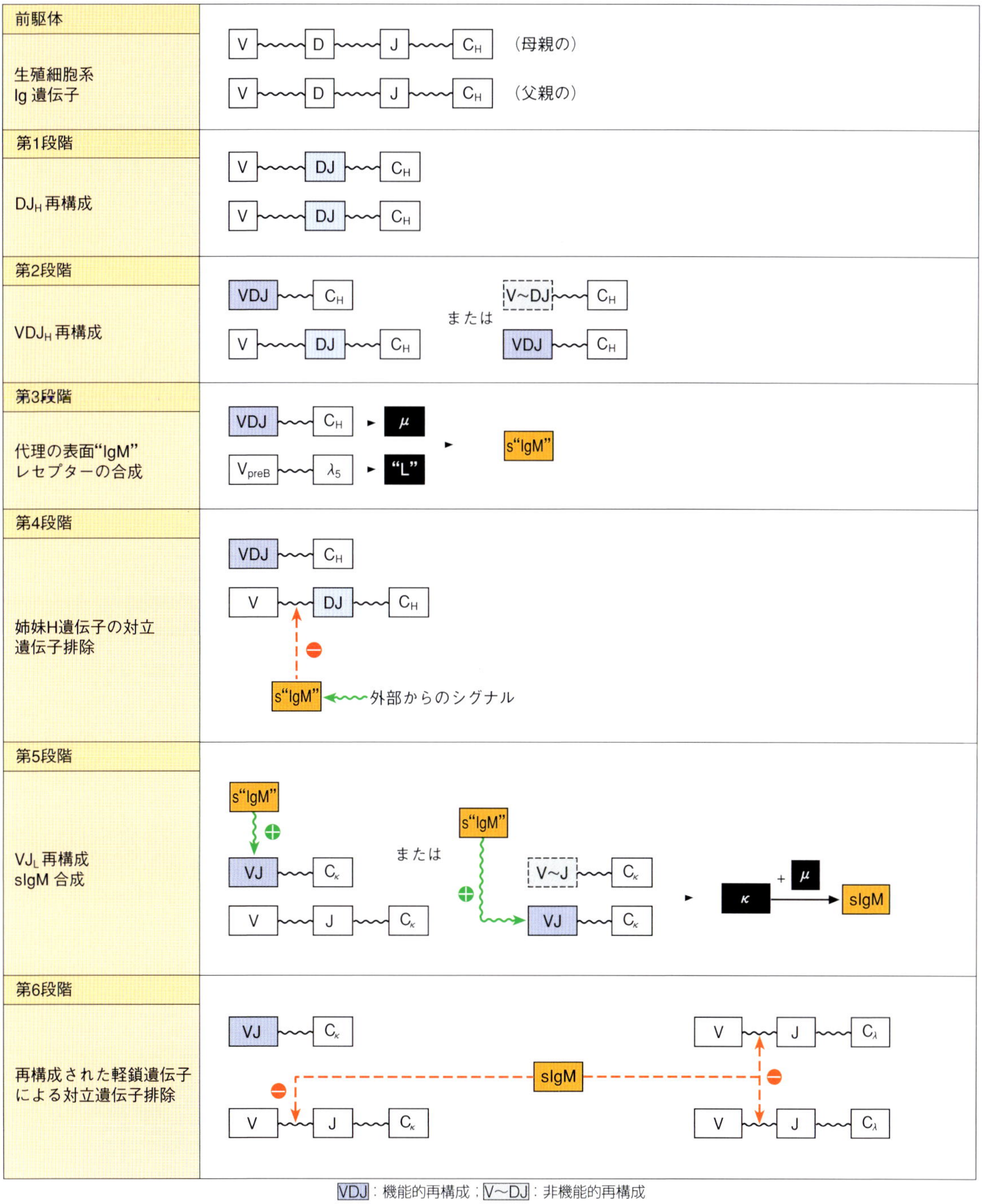

図 10.4　**B 細胞遺伝子再構成の想定順序および対立遺伝子排除機構**：本文参照

感染を特徴づける炎症性物質や，サイトカイン放出によって誘導される危険信号が伴う。通常の胸腺選択効果に加え，進化の見えざる力は，**宿主の構成分子に対する免疫寛容機構** immunologic tolerance to host constituent を確立するために，これらの違いを利用した。

樹状細胞は T 細胞寛容の誘導に重要である

外来抗原や炎症部位からのサイトカインに遭遇したとき，どのように樹状細胞（DC）が活性化され，T 細胞の活性化に重要な補助刺激分子を発現するかについて，われわれはすでに示した。微生物や炎症がない状態では，DC は生理的に死んだ細胞の残骸を取り込み，自己反応性T細胞に提示する。しかし，このようなDCは活性化されていないので，組織抗原を補助刺激分子なしで提示することになる。結果的にT細胞は活性化されることなく，**T細胞アナジー**(不応答)T-cell anergyとなる。

B細胞特異性の発達

Bリンパ球前駆体，**プロB細胞** pro-B-cellは，妊娠8～9週で胎児の肝臓に現れる。肝臓におけるB細胞の産生はしだいに減少し，残りの人生においては，ほとんど骨髄での産生に置き換わる。

免疫グロブリン遺伝子再構成の順序

第1段階：最初に，両染色体の**重鎖** heavy chainコーディング領域にある*D-J*セグメントが再構成される(**図10.4**)。

第2段階：片方の染色体の重鎖で，*V-DJ*の再構成が起こる。もし，これが**非機能的** nonproductive再構成(すなわち,隣接したセグメントが誤った読み枠で結合するか,接合部分の下流で終始コドンができたとき)である場合，その後もう一方の染色体の重鎖で，第2の*V-DJ*再構成が起こる。もし，機能的な再構成が成し遂げられなかった場合，われわれはプレB細胞に優しくさよならの手を振ることになる。

第3段階：機能的再構成がうまくできれば，プレB細胞はμ重鎖を合成することができる。これとほぼ同時に，それぞれ**λ軽鎖** λ-light chainのV_LおよびC_Lセグメントに相同性のある2つの遺伝子，V_{preB}とλ_5が一時的に転写され“仮の軽鎖”を形成する。これはμ鎖と会合して，通常の機能的B細胞レセプターの構築に必要とされるIg-αおよびIg-β鎖とともに膜結合型のサロゲート(代理)IgMレセプターを構築する。サロゲートレセプターは，$\alpha\beta$ TCRを発現するプレT細胞前駆体のプレTα/βレセプターにきわめて類似する。

第4段階：表面レセプターを介して，おそらくストローマ(間質)細胞からB細胞はシグナルを受ける。このシグナルは，もう片方の染色体にある重鎖遺伝子でのさらなる再構成を抑止する。これを**対立遺伝子排除** allelic exclusionという。

第5段階：次に表面レセプターからのシグナルによって，κ軽鎖遺伝子領域で起こる遺伝子再構成の次のセットが始まると考えられる。機能的V_κ-*J*再構成が完成されるまで，*V-J*再構成が一方のκ対立遺伝子で起こり，ついでもう一方の対立遺伝子で起こる。それが失敗すると，次はλ対立遺伝子の機能的再構成の達成が試みられる。ここへきて本来の**膜型IgM** surface IgM(sIgM)の合成が進行する。

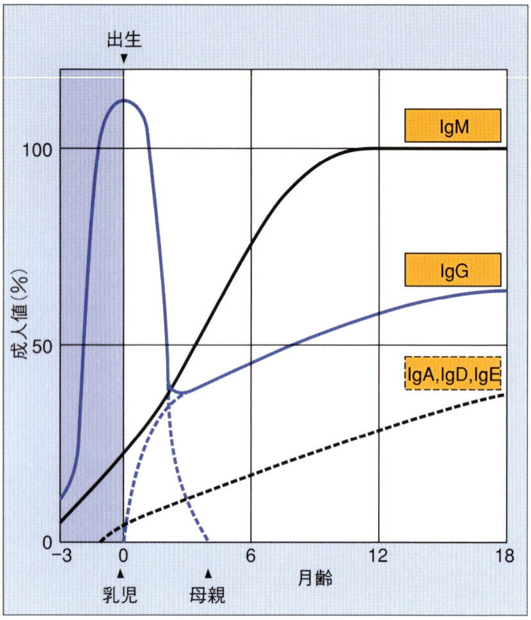

図10.5 ヒトにおける血清免疫グロブリン値の経緯：(Hobbs, J. R.：*in* Immunology and Development (ed. Adinolfi, M.), p.118, Heinemann, London, 1969より)

第6段階：この時点でsIgM分子は，未再構成軽鎖遺伝子の対立遺伝子排除によって，いかなる遺伝子の組換えも禁止する。表面IgDのさらなる追加は，すでに未感作(ナイーブ)B細胞が抗原によって感作される準備ができていることを示す。ある程度高親和性の自己反応性のレセプターを発現するB細胞は負の選択によって排除され，これは胸腺における自己反応性T細胞に対する対応に類似する。

特異的抗原に遭遇することによって未感作B細胞は，IgM分泌**形質細胞** plasma cellに分化するか，またはクラススイッチすることができる。クラススイッチにおいて表面のIgMとIgDは通常，単一の免疫グロブリンクラス(IgG, IgAまたはIgE)に置き換わる。完全に成熟した最終段階の形質細胞は，特定のIg分子を分泌するのみで，sIgをほとんど発現しない。

対立遺伝子排除の重要性

それぞれの細胞は，それぞれの親由来の対となる染色体をもつので，分化過程のB細胞は，4個の軽鎖と2個の重鎖の遺伝子群をもち，そこから1種のみを選択する。われわれは，どのようにして1個の軽鎖遺伝子群と1個の重鎖遺伝子群において*VDJ* DNA再構成が起こり，他の4個の染色体における*V*遺伝子が，対立遺伝子排除によって胚期の状態を保持するかを示してきた。それゆえに，細胞は1個の軽鎖と1個の重鎖のみを発現することができる。このメカニズムはクローン選択が作動するのに必須である。つまり B 細胞では，1 種の抗体をつくることのみが計画されていて，その抗体は抗原を認識するための表面レセプターとして用いられる。

ナチュラルキラー（NK）細胞の産生

NK 細胞の詳細な細胞系譜はまだ確立されていない。NK 細胞は初期の前駆細胞を T 細胞と共有しており，T 細胞と同様に CD2 分子を発現する。さらに，NK 細胞は IL-2 レセプターを発現しており，IL-2 によって増殖し，インターフェロン γ を産生する。しかし，NK 細胞は胸腺では分化せず，TCR *V* 遺伝子は再構成されない。したがって現時点では，NK 細胞は分化過程のきわめて初期の段階において，T 細胞の系統から分かれると考えられている。

新生児における全般的な反応

風疹やそれ以外の細菌による先天性感染などによって，子宮内が抗原に暴露される場合を除いて，胎児のリンパ節や脾臓は十分には発達していない。そのため，移植片を拒絶したり，抗体反応を引き起こす能力は，出生後になってから十分に発達する。免疫グロブリンの値は，特に子宮内感染がない場合，1 つの例外を除いて低い。その例外とは IgG で，これは母親の胎盤を通じて獲得される。このプロセスは Ig クラスに特異的な Fc 構造に依存している。母親由来の IgG は，半減期が約 30 日で分解される。それゆえ，血清値は最初の 3 ヵ月で落ち込み，成長過程の幼児における血液の増加が，この血清値の減少を際立たせる。その後，IgG 合成速度が母親由来の IgG の分解速度を上回り，全体の濃度はしだいに増加する。それ以外の免疫グロブリンは，胎盤を通過できない。臍帯血には胎児によって合成される少ないが無視できない量の IgM が存在する（**図 10.5**）。IgM は 9 ヵ月齢で成人と同等の値に達する。ほんの微量の IgA，IgD および IgE が新生児の血流中に検出される。

復習

骨髄からの多能性幹細胞は血液の構成要素をすべて生み出す

・増殖や分化は可溶性増殖（コロニー刺激）因子や，網目様構造間質細胞との接触によって推進される。

T 細胞の分化は胸腺の微小環境下において生ずる

・T 前駆細胞は，骨髄幹細胞から発生する。これらはケモカインに誘導され胸腺へ移行し，そこで免疫反応性の T 細胞になる。

・多くのリンパ球は正の選択を受けないか，または負の選択によって，アポトーシスに陥る。

・胸腺の退縮は生後 12 ヵ月以内に始まる。

T 細胞の産生

・免疫反応性の T 細胞サブセットの分化は，モノクローナル抗体で認識できる表面抗原の変化を伴う。

・CD34 陽性幹細胞はプロ胸腺細胞に分化し，様々な TCR 鎖と CD3 を発現し始める。

・ダブルネガティブ $CD4^-8^-$ プレ T 細胞は，分化増殖し，ダブルポジティブ $CD4^+8^+$ になる。

・細胞はケモカインの影響下で皮髄境界部を横切る際に $CD4^+$ または $CD8^+$ のどちらかになる。

レセプター再構成

・最初の TCR 再構成は，γ および δ 領域で起こる。

・はじめに $V\beta$ 領域で，次に $V\alpha$ 領域で再構成が起こり，成熟 $\alpha\beta$ TCR が構築される。

T 細胞は胸腺内において正および負に選択される

・胸腺上皮細胞は，$CD4^+8^+$ T 細胞を MHC ハプロタイプへの親和性に基づいて正に選択する。ゆえに，シングルポジティブ $CD4^+$ または $CD8^+$ T 細胞の抗原の認識は，上皮細胞の MHC ハプロタイプに拘束にされる。

・自己の MHC を認識できない細胞は排除される。

・自己抗原に対するレセプターをもつ細胞は，負の選択により排除される。

T 細胞寛容

・免疫寛容の誘導は自己反応性を回避するために必須である。

・自己に反応する多くの T 細胞は，胸腺において負の選択により排除される。それ以外のメカニズムとして，末梢において補助刺激分子なしで自己抗原に接触した場合に，T 細胞は寛容化される。この場合，T 細胞は活性化されていない樹状細胞から抗原提示を受ける。

B 細胞の特異性の産生

・免疫グロブリン（Ig）重鎖可変部遺伝子の再編成は，*D* から *J*，*V* から *DJ* の順に起こる。

・*VDJ* 転写産物は μ 鎖を形成し，$V_{preB}\lambda_5$ 鎖と会合し，表

面に IgM 様のサロゲート（代理）レセプターを構築する。
- このレセプターからのシグナルによって未再構成重鎖の対立遺伝子排除が起こる。
- どの段階においても，もし再構成が非機能的，すなわち正しい遺伝子読み枠が形成されなかった場合，娘染色体の対立遺伝子が再構成される。
- 遺伝子再構成の次のセットは κ 軽鎖遺伝子の *V-J* で起き，もしそれに失敗した場合，λ 軽鎖遺伝子で再構成が生ずる。
- この時点で細胞は特定のクラスの抗体を産生することになる。
- 対立遺伝子排除の機構は，それぞれのリンパ球がたった 1 種類の抗体の合成をプログラムされていることを裏づける（**図 10.4**）。

新生児における全般的な反応
- 母親由来の IgG は胎盤を通過し，出産時に高いレベルの受動免疫を供給する。

感染過程における敵対戦略

われわれは，われわれを取り巻く微生物と日常的に戦争状態にある。すなわち，変異と進化のプロセスによって，われわれの防御機構を巧みに回避する方法を獲得した微生物が選択的に残存してきた。この章では，われわれと，われわれの敵が非常に長い時間をかけて発達させてきた，多岐にわたる，しばしば独創的な敵対戦略についてみていく。

炎症再訪

急性炎症は，白血球，補体，抗体，他の血清タンパク質を感染や傷害局所へと動員する防御的なプロセスである。その概要は第1章ですでに議論した。

炎症のメディエーター

急性炎症反応 acute inflammatory response には種々のメディエーターが関与している。あるものは細動脈を取り巻く平滑筋壁に直接作用し，血流を変化させる。他のものは細静脈に作用し，内皮細胞の収縮を惹起し，内皮細胞間結合を一過性に開き，その結果として血清の漏出を引き起こす。

血流からの白血球の遊走はインターロイキン1(IL-1)や腫瘍壊死因子(TNF)などのサイトカインによって促進される。それらのサイトカインは内皮細胞および白血球両方に接着分子やケモカインの発現を増強し，炎症部位への白血球の動員を促す。

急性炎症反応の開始

炎症のごく早期に起こる事象は，接着分子であるE-セレクチンの内皮細胞，およびL-セレクチンの白血球での発現上昇である。**多形核好中球** polymorphonuclear neutrophil(**PMN**)上のP-セレクチンとそのリガンドとの結合は，白血球における一連の接着カスケードを作動させる。細胞はまず内皮細胞に一時的に結合(テダリング)し，その後内皮に沿って転がり(ローリング)，内皮細胞との強固な接着とこれを通過する遊走が起こる。炎症性メディエーターもインテグリンである **LFA-1**(リンパ球機能関連抗原1と命名されているが，すべての白血球に発現する)や，Mac-1の細胞表面の発現増強を起こす。サイトカインの影響下で，**ICAM-1**(intercellular adhesion molecule-1)が内皮細胞に発現誘導され，これがPMN上の種々のインテグリンと結合しPMNを停止させる(**図11.1**)。PMNが内皮由来のIL-8や感染局所で産生された種々のサイトカインに暴露されてもPMNの活性化を引き起こす。これが，PMNの遊走因子に対する反応性をさらに増強し，C5a，ロイコトルエン-B4や**ケモカイン** chemokine(chemotactic cytokine；**表11.1**)の影響下で循環系から血管外遊走を誘導する。PMNは合目的に内皮細胞間のギャップ gap にそって移動し，基底膜を越え(**血管外遊出** diapedesis)，炎症部位に向かって遊走因子の濃度勾配をさかのぼって，炎症部位へと移動する。

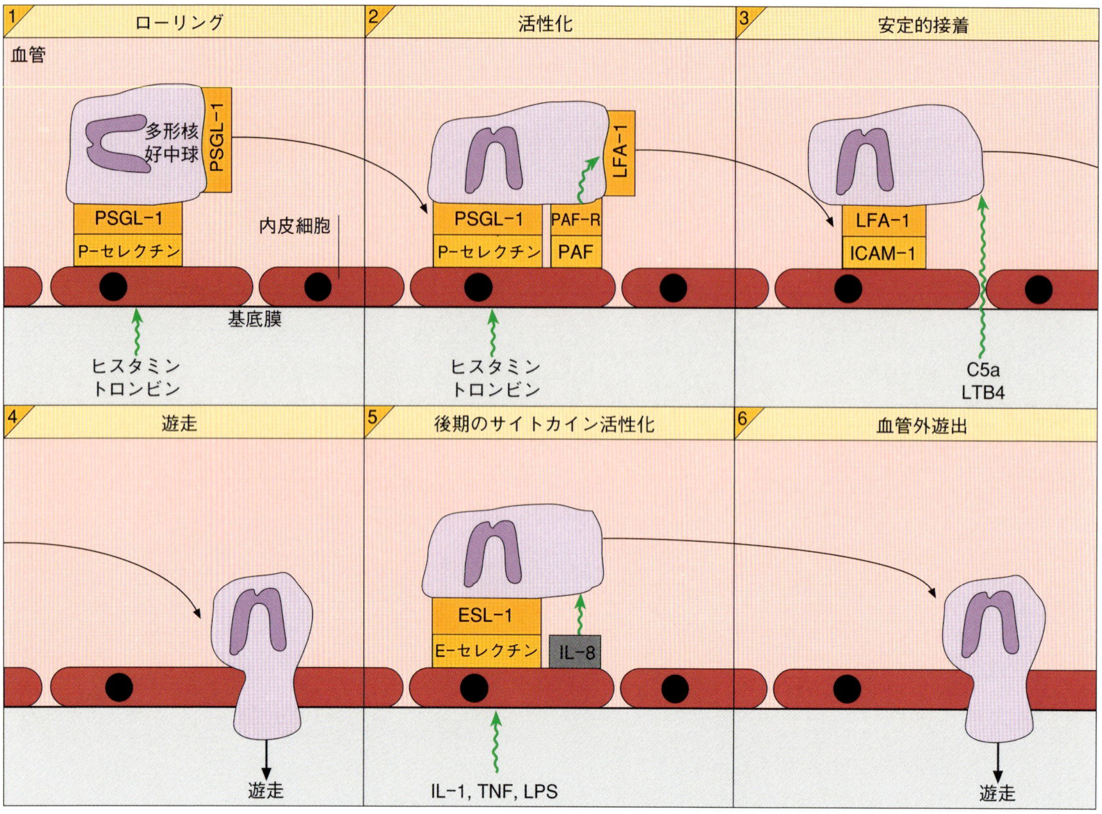

図 11.1 好中球遊走と血管外遊走に影響する炎症早期の事象：血管壁上の P-セレクチンの発現誘導は，初期の白血球と血管内皮の相互作用（ローリング）に重要な役割を果たす。P-セレクチンは，好中球上に発現するリガンドであるムチン様 P-セレクチン糖タンパク質リガンド-1（PSGL-1，CD162）と結合する。多形核好中球上のレセプターによって細胞外の化学遊走物質の濃度勾配を認識して運動能を発生する細胞内シグナルを惹起する。サイトカインによって発現誘導される E-セレクチンと，好中球上の E-セレクチンリガンド 1（ESL-1）の結合は，後期に起こる。IL-8 のような化学遊走物質は，血管内皮細胞自身を含む多くの細胞によっても分泌されるが，炎症反応プロセスの重要なメディエーターである。ICAM-1：intercellular adhesion molecule-1，LFA-1：リンパ球機能関連抗原 1，LPS：リポ多糖，PAF：血小板活性化因子，TNF：腫瘍壊死因子

炎症反応プロセス

炎症反応プロセスでは，血液から動員された白血球のみならず，組織にすでに分布しているマクロファージやマスト細胞も活性化される。マスト細胞は，補体カスケードによって産生される**アナフィラトキシン** anaphylatoxin（C3a と C5a）や，細菌および細菌由来産物に早期に反応する。それらは，ヒスタミン，血小板活性化因子 platelet activating factor（PAF），TNF，新たに合成されるサイトカインや種々の**ケモカイン**を遊離する。局所感染や傷害の刺激下で組織マクロファージは実に様々なメディエーターを分泌する。これらには，血管内皮細胞を刺激して接着分子 E-セレクチンの発現を増強する IL-1，TNFα などのサイトカインや，PMN の非常に効果的な遊走因子である IL-8 など，一連のケモカインが含まれる。一般的には，IL-8 のような C-X-C サブファミリー（**表 11.1** で明示されている）に属するケモカインは，好中球に特異的であり，リンパ球には，様々な程度に作用する。一方，C-C モチーフを有するケモカインは，単球やナチュラルキラー（NK）細胞，好塩基球，好酸球に細胞遊走作用を示す。エオタキシン eotaxin（CCL11）は，好酸球に非常に特異性が高い。粘膜表面に，十分な濃度のこのメディエーターと RANTES（regulated upon activation, normal T-cell expressed and secreted）が存在すると，これらの組織での好酸球の増加が起こる。

この一連の働きは，免疫学的防御を侵入した微生物の周りに集中させるためである。微生物は抗体，C3b，特定の急性期タンパク質によって表面を被われ，活性化 PMN やマクロファージによる貪食に最適となる。

もちろん，感染局所にリンパ球を動員するのはわれわれにとって利点がある。感染局所の内皮細胞は，VLA-4（very late antigen-4）陽性活性化記憶 T 細胞に対してホーミングレセプターとして働く VCAM-1（vascular cell adhesion molecule-1）を発現していることを記憶しておくべきである。さらに，内皮細胞が活性化されると，それ自身が炎症反応部位にリンパ球を呼び寄せる IL-8 や，リンホタクチン lymphotactin を遊離する。

表 11.1 ケモカイン：白血球遊走因子の特異性

ケモカイン	遊走因子の特異性					
	好中球	好塩基球	好酸球	NK 細胞	単球	リンパ球
ENA-78(CXCL5)	+					
IL-8(CXCL8)	+	+				+
IP-10(CXCL10)				+		+
NAP-2(CXCL7)	+					
エオタキシン-1(CCL11)		+	+			+
MCP-1(CCL2)		+		+	+	+
MCP-2(CCL8)		+		+	+	+
MCP-3(CCL7)		+	+	+	+	+
MIP-1α(CCL3)			+	+	+	+
MIP-1β(CCL4)				+	+	+
RANTES(CCL5)		+	+	+	+	+
リンホタクチン(XCL1)						+
フラクタルカイン(CX3CL1)				+	+	+

C：モチーフの第 1 および第 3 システイン残基を欠く；IP-10 を例外として CXC モチーフの前には E-L-R からなるアミノ酸残基を有する。CC：C と C 間にアミノ酸残基の介在がない，CXC：ケモカインモチーフの特徴である 4 つのシステイン残基のうち，第 1 と第 2 のシステイン残基間に任意のアミノ酸 X が介在する。ENA-78：epithelial derived neutrophil attractant-78，IP-10：interferon-inducible protein-10，MCP：monocyte chemotactic protein，MIP：macrophage inflammatory protein，NAP-2：neutrophil activating protein-2，RANTES：regulated upon activation normal T-cell expressed and secreted(Schall, T. J., Bacon K. B.：*Curr. Opi. Immunol.*, **6**, 865, 1994 よりデータをまとめた)

炎症反応の調節と終焉

通常の進化過程と同様に，進化は炎症反応が制御不能になるのを防ぐ調節メカニズムを慎重に確立した。補体系は，C1 阻害因子 C1 inhibitor，C3 の機能を制御する H および I 因子，補体レセプターである CR1 (complement receptor 1)，そして崩壊促進因子 decay accelerating factor (DAF) などの一連の**補体制御タンパク質**によって調節されている。炎症細胞の制御は，第 8 章でもっと詳細に議論されるが，プロスタグランジン E_2 (**PGE$_2$**)，トランスフォーミング増殖因子 β (**TGFβ**), **IL-10** や他のサイトカインによって媒介される。PGE_2 はリンパ球増殖や T 細胞やマクロファージによるサイトカイン産生の強力な抑制因子である。TGFβ や IL-10 は，反応性酸素中間代謝産物 reactive oxygen intermediate の産生抑制や主要組織適合遺伝子複合体 (MHC) クラス II 抗原の発現低下を介してマクロファージの脱活性化を引き起こす。最も重要なこととして，これらのサイトカインは TNF や他の好炎症性サイトカインの放出を抑制する。

視床下部–脳下垂体–副腎軸を介して産生された内因性のグルココルチコイドは，好炎症性サイトカインや接着分子を含む多くの遺伝子の発現抑制や，リポコルチン-1，分泌性白血球プロテイナーゼ酵素阻害因子，IL-1 レセプターアンタゴニスト IL-1 receptor antagonist (**IL-1Ra**) のような炎症反応抑制因子の誘導を介して，その抗炎症作用を発揮する。いったん炎症因子が除去されると，これらの調節プロセスが炎症局所を正常化する。もし炎症がその強度と広がりのために組織を傷害したときは，TGFβ が線維芽細胞の分裂を刺激したり，瘢痕組織形成のために新しい細胞外基質を沈着させて創傷治癒に重要な役割を果たす。

慢性炎症

もし，代謝による分解に抵抗性を示したり，感染性微生物を除去する免疫系に欠陥があり，炎症因子が持続的に存在すれば，細胞性反応の様相は変わってくる。感染局所は種々の形態をとるマクロファージが支配する：多くは活性化を示し，あるものは上皮様細胞 epithelioid cell と呼ばれる形態をとり，他は細胞癒合して巨細胞を形成する。これらのマクロファージは集合的に**肉芽腫** granuloma を形成する。その壁は持続する因子を体の他の部位から遮断する（第 14 章のⅣ型過敏症の項と**図 14.13** を参照）。もし獲得免疫反応が関与すれば，リンパ球が種々の程度に出現してくる。

貪食と補体による細胞傷害に感受性のある細胞外細菌

細菌の生存戦略

細菌が有する回避メカニズムの多様性および精密さにはたいへん興味をそそられる。ほぼすべての感染性因子で該当するが，われわれが想像可能な回避戦略は，ある微生物によってすでに使われているからである。

病原性を有する細菌が貪食から回避する一般的なメカニズムは，外**莢膜** capsule の合成である。外莢膜は貪食細胞には簡単には接着せず，貪食レセプターによって認識されうる細菌表面にある炭水化物分子を被う。他の微生物は積極的に**抗貪食** antiphagocytic 細胞表面分子を有する。そしてあるものは，**外毒素** exotoxin を分泌するようになる。これは実際に白血球に対し有毒である。多くの微生物は補体活性化とそれによる溶解に抵抗するメカニズムを発達させている。例えば，グラム陽性細菌は厚いペプチドグリカン膜を進化させ，細胞溶解能を有する C5b–9 からなる膜攻撃複合体 membrane attack complex（MAC）が細菌の細胞膜へ挿入されるのを阻害する。またある種の B 型連鎖球菌は C5a 分解酵素を産生し，これは C5a を分解し，不活化する。

宿主の反撃

生体の防御メカニズムは特異的で多様な抗体分子を発達させた。抗体は，先に述べた微生物の貪食から逃れる狡賢い試みを打ち砕くことが可能である。すなわち抗貪食分子を中和し，微生物の細胞表面に結合して，その部位に補体を固定する。これによって，微生物が好中球やマクロファージによって貪食されやすくし**オプソニン化** opsonizing，または最終的な膜侵襲複合体形成の準備を整える。

多くの抗原提示細胞は細胞表面にレセプターを有し，リポ多糖のような細菌成分を同定する。これらのレセプターは，CD14 や Toll 様レセプター 4（TLR4）を含み，活性化されると広範な好炎症性遺伝子の発現につながる。これには IL–1，IL–6，IL–12，TNF や補助刺激シグナル分子である B7.1（CD80）や B7.2（CD86）が含まれる。類似のレセプター TLR2 は，グラム陽性細菌の細胞膜成分を認識する。

トキシン中和

循環抗体は細菌によって遊離される抗貪食分子や他の外毒素を中和する。この意味で，これらの抗体を**抗毒素** antitoxin とも呼ぶ。これらは毒素が標的細胞上の特異的なレセプターに結合し，組織を傷害するのを抑制する。

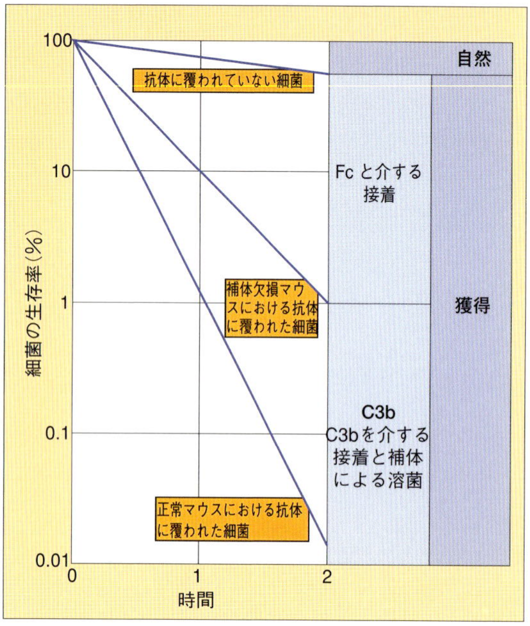

図 11.2　オプソニン抗体と補体による血中から病原性細菌を除去する速度：抗体によって覆われていない細菌はゆっくり貪食（自然免疫）される。しかし，抗体によって覆われると食細胞に数倍効率よく結合する（獲得免疫）。この接着は，一時的に補体を除去した動物では効率が悪い。これは仮説に基づく図であるが，実際起こりうる状況である：細菌の有する元来の増殖能は無視している

細菌のオプソニン化

マンノース結合レクチン mannose-binding lectin（**MBL**）は C1q に微細構造が類似している分子であり，細菌表面上の末端に存在するマンノースに結合でき，補体の活性化を引き起こす。MBL は，MASP–1，MASP–2 と呼ばれる MBL 結合性セリンプロテアーゼと結合することによって，補体の活性化を起こす。これらは，構造上 C1r および C1s と相同性を有する。抗体非依存的な古典的経路による補体の活性化である。貪食に抵抗性を示す外莢膜を有する細菌は，抗体や C3b によって覆われると好中球やマクロファージにとって非常に魅力的であり，血中からの除去率が格段に増強される（**図 11.2 と 11.3**）。さらに C3b を含む複合体は赤血球上の CR1 補体レセプターに結合し，凝集物は肝臓に運ばれて貪食される。

この時点での**補体レセプター** complement receptor 上で起こっている事象は関連している。C3b に対する CR1 レセプターはリンパ節の好中球，マクロファージ，B 細胞，濾胞樹状細胞にも存在する。CR3 レセプターとともに，これらが，C3 を含む複合体の除去を主に担っている。

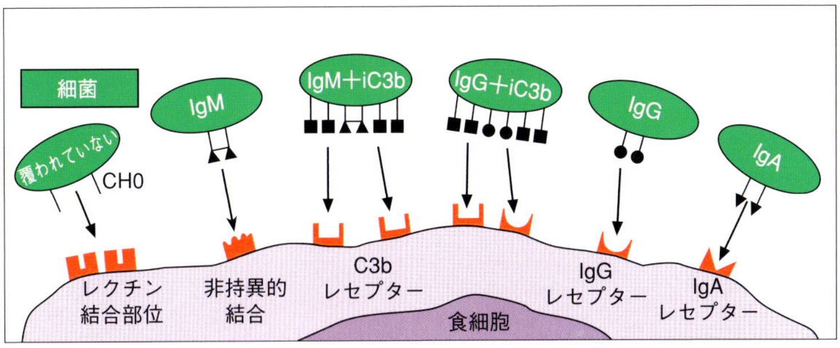

図 11.3 抗体と補体に覆われると細菌(他の抗原)はマクロファージや多形核白血球に対する接着能が上昇する：覆われていない細菌はマンノースレセプターを含むレクチン様部位と結合する。IgM には特異的結合部位は存在しない(▲▲)。しかし IgG(Fc)(●)や iC3b(■：CR1 と CR3)に対する高親和性レセプターが，マクロファージ上に存在し，細菌との結合力を亢進させる。補体による結合の増強効果は，2 個の隣接する IgG が，多くの C3b 分子を固定できることによる。これによりマクロファージとの結合部位が格段に増加する。IgM はマクロファージに特異的に結合しないが，補体を固定することで接着を増強する。IgA の Fcαドメインに対する特異的レセプターも同定されている

C3dg や iC3b のような種々の C3 分解産物に結合する CR2 レセプターは，B 細胞や濾胞樹状細胞に存在し，特に胚中心において，B 細胞に活性化のアクセサリーシグナルを伝達する。CR2 のエプスタイン-バーウイルス(EBV)に対する親和性は，B 細胞へのウイルスの進入の手段を提供するほどである。

好中球，マクロファージ，NK 細胞上の CR3 レセプターは，iC3b と呼ばれる不活性型の C3b と結合する。

分泌免疫システムは粘膜表面を防御する

腸内細菌叢との敵対的境界線である腸管において，粘膜バリアはきわめて重要である。400 m^2にも及ぶ広範な表面積を有する成人粘膜の上皮は，多くの感染因子，アレルゲン，発がん物質の最も頻度の高い進入口である。よく整理された，きわめて効率の高い粘膜免疫が必要なことは明らかである。

粘膜表面は，抗原特異的，抗原非特異的メカニズムによって防御されている。後者には，好中球，マクロファージ，粘膜上皮によって産生される**デフェンシン** defensin と呼ばれる一連の抗細菌ペプチドが含まれる。これらの抗細菌物質の産生は，IL-1 や TNF のようなサイトカインによって増強される。特異的な免疫は分泌型 IgA や IgM によって担われる。この仕事の大きさは，体内の抗体産生 B 細胞の 80%が分泌粘膜や外分泌腺に存在することからも理解できる。IgA 抗体は，体外に分泌される体液，涙，唾液，鼻汁や消化管や肺の表面を覆う粘液での防御を司り，細菌やウイルスを覆い粘膜の上皮細胞への接着を防ぐ。さらにマクロファージや好中球上には IgA に対する高親和性 Fc レセプターが同定されており，貪食を媒介する(**図 11.4**)。

感染因子が，もし IgA バリアを突破することに成功すると，IgE 抗体による次なる分泌系の防御ラインが立ち向かう。ほとんどの血清 IgE は粘膜組織やこれが注ぎ込むリンパ節に存在する形質細胞に由来することを銘記すべきである。濃度は低いけれども，IgE はマスト細胞上の Fc レセプターに強固に結合する。抗原との結合は，局所の急性炎症反応を効率的に惹起するメディエーターの遊離を引き起こす。**ヒスタミン** histamine は，血管の透過性を亢進させることによって，局所への IgG や補体の漏出を引き起こす。一方，好中球や好酸球に対する遊走因子は，特異的 IgG や C3b によって覆われた感染微生物の始末に必要な効果(エフェクター)細胞を局所に動員する。そのような複合体が局所のマクロファージ上の Fcγ や C3b レセプターと結合すると，サイトカインやケモカインの分泌につながり，さらに血管透過性の亢進や細胞遊走を惹起する。

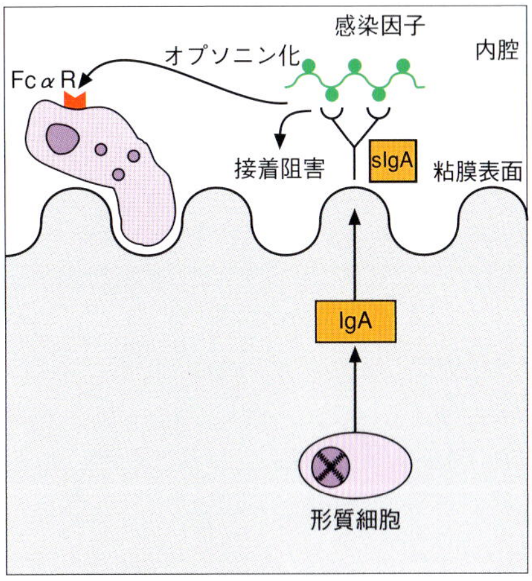

図 11.4 粘膜表面での防御機構：IgA は微生物をオプソニン化し，粘膜への結合を阻害する。sIgA：分泌型 IgA

オプソニン化された微生物が貪食には大きすぎると，前述した抗体依存性細胞媒介性傷害(ADCC)(19 頁)によって殺菌される。寄生虫感染の制御にはこのメカニズムが特に重要である。

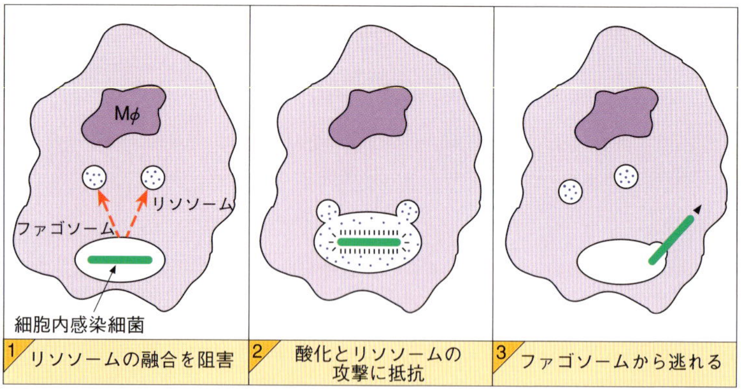

図 11.5　細胞内感染細菌の食細胞による傷害からの回避メカニズム
Mφ：マクロファージ

宿主細胞内で増殖する細菌

細胞内感染する微生物の制御には細胞性免疫が重要である

結核菌やらい菌のようなある種の細菌やリステリアやブルセラ菌は，マクロファージの細胞内に存在することにより免疫系から逃れる（**図 11.5**）。

Fcγ や C3b レセプターが結合しオプソニン化された細菌は，貪食によって貪食細胞内に取り込まれる。いったん細胞内に取り込まれると，細菌の多くは自然免疫の細胞傷害メカニズムを破壊し，マクロファージにより殺菌されない。

一連のエレガントな実験により，Mackaness はこれら細胞内寄生体の殺菌や免疫の獲得に細胞性免疫反応が重要であることを証明した。適当量の結核菌 *Mycobacterium tuberculosis* に感染した動物は感染に打ち勝つことができ，その後の感染に免疫を示す。免疫は免疫動物由来の T 細胞によって正常動物に移入することができるが，マクロファージや血清では移入できない。特異的免疫は T 細胞によって媒介され，ヒト免疫不全ウイルス感染によって T 細胞の機能不全を示す患者はマイコバクテリアや他の細胞内感染病原体に高い感受性を示すことが，その説を支持している。

活性化マクロファージは細胞内寄生体を傷害する

静止期マクロファージは，いくつかの段階をへて活性化される。しかし細胞内感染微生物を傷害する能力は，刺激されたサイトカイン産生性 T 細胞や NK 細胞から放出されたインターフェロン γ（**IFNγ**）のようなマクロファージ活性化因子によって刺激されて獲得できる。感作 T 細胞は，MHC クラスⅡと結合した感染マクロファージの細胞表面上の細胞内細菌由来抗原と反応する。活性化 T 細胞は CD40L（CD40 リガンド）を

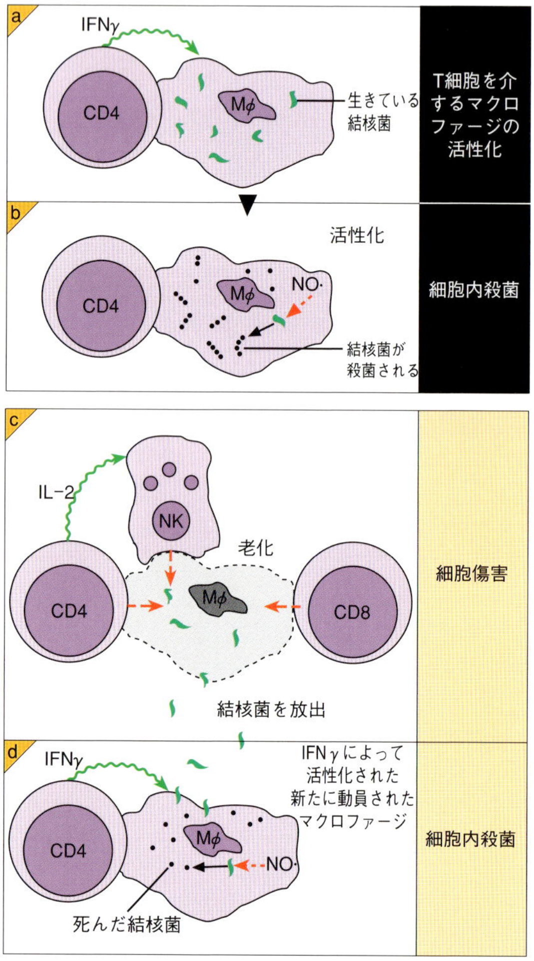

図 11.6　サイトカインコネクション：細胞内感染細菌のマクロファージによる非特異的傷害は特異的 T 細胞によって媒介される免疫反応によって惹起される：(a) 特異的 CD4 Th1 細胞は，MHC クラスⅡ抗原上のマイコバクテリアペプチド複合体を認識し，マクロファージを活性化し，IFNγを分泌する。(b) 活性化マクロファージは，主に一酸化窒素（NO）の産生を介して細菌内結核菌を殺菌する。(c) 老化マクロファージは，細胞内細菌を殺菌できない。この場合，細胞傷害性 CD8 や CD4 細胞によって，あるいは IL-2 によって活性化された NK 細胞によって殺菌される。老化マクロファージは結核菌の生菌を放出し，これは新たに動員された IFNγ感受性のマクロファージによって殺菌される (d)。Mφ：マクロファージ

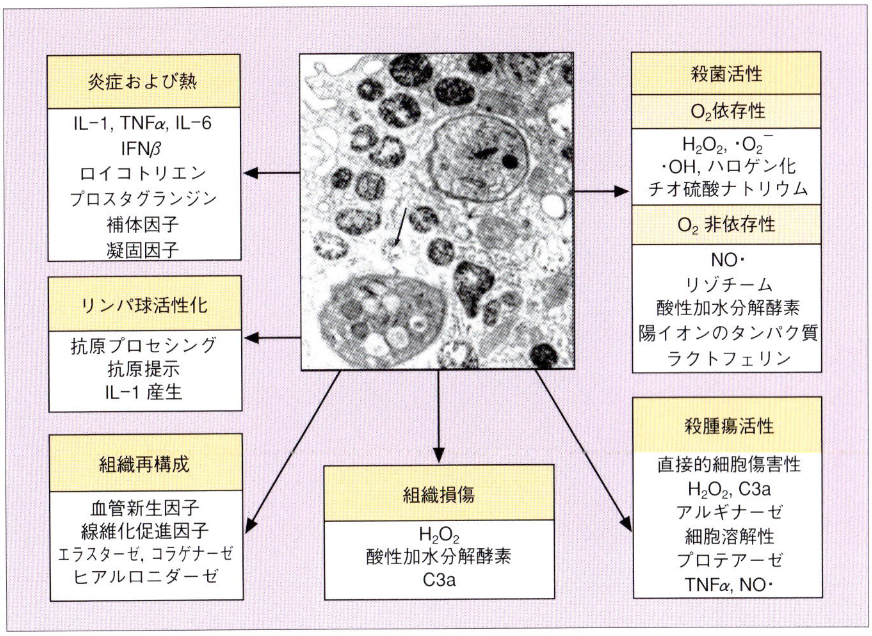

図 11.7 組織修復を伴う慢性炎症を惹起，媒介する，あるいは微生物や腫瘍細胞の傷害における活性化マクロファージの役割：これらの異なる機能を発揮するためにマクロファージはそれぞれの分化経路をとる。電顕による観察では，高度に活性化したマクロファージは多くのリソソーム構造を有しており，電子密度の高いトロトラストの取り込みによって特徴づけられる；矢印で示した細胞は，原虫トキソプラズマを含んだ貪食小胞（ファゴソーム）と融合したリソソームを示している（写真は C. Jones 教授の好意による）。IFNγ：インターフェロンγ，IL−1：インターロイキン 1，NO：一酸化窒素，TNF：腫瘍壊死因子

発現し，マクロファージ上の CD40 と反応し，IFNγ の存在下でマクロファージを活性化し，貪食した微生物を殺菌する能力を賦与する（**図 11.6**）。殺菌メカニズムの中で最も増強されるのは，反応性酸素中間代謝産物や一酸化窒素（NO）によって媒介されるものである。**活性化マクロファージ** activated macrophage は，慢性炎症反応に関与する多くのサイトカインや微生物に殺菌作用を有する物質を分泌することができる，特記すべき優れた細胞である（**図 11.7**）。

これらの微生物を宿主が効率的に除去できない所では，局所の抗原に対する慢性的な細胞性免疫反応が密なマクロファージの集積をもたらし，これらが，血管新生および線維芽細胞の増殖をもたらす因子を放出し，肉芽形成，そして線維化を促進する。活性化マクロファージはおそらく IL−4 の刺激下に上皮様細胞に変化し，細胞融合して**巨細胞** giant cell となる。前述したように，結果として形成された肉芽腫は持続感染の局所を隔離する手段である。

ウイルス感染に対する免疫

自然免疫メカニズム

一次抗体反応が起こる前の感染初期においては，感染細胞による **1 型インターフェロン**（IFNα と IFNβ）のすみやかな産生が，ウイルス感染に対抗する最も重要なメカニズムである。ウイルス感染時の IFNα の産生は，周辺の細胞を守るばかりでなく，隣接する細胞上の MHC の発現上昇や NK 細胞を活性化する。ウイルスに感染した細胞では，おそらくは，細胞表面の糖鎖構造に修飾を受け，NK 細胞の魅力的な標的となる。前述したように，NK 細胞は 2 つのファミリーの細胞表面レセプターを有する。1 つは，感染細胞が発現するユニークな構造に結合する。他は，いくつかの MHC クラス I 対立遺伝子に共通な特異的構造を認識する。最初のメカニズムは細胞傷害を活性化するが，クラス I 抗原を認識すると NK 細胞に抑制性シグナルが伝えられ，NK 細胞の攻撃から正常細胞を防御することになる。したがって，標的細胞の感受性は，自己 MHC クラス I の発現に密接に関連する。ウイルス感染細胞は，タンパク質合成を抑制することにより，MHC クラス I 分子の産生を抑制し，抑制シグナルを止めて NK 細胞が攻撃できるようにしている。したがって，T 細胞が外来抗原の存在を探索するのに対し，NK 細胞は MHC クラス I の発現異常や欠損によって示される組織における自己の変調を探索する。これらは，ウイルス感染や腫瘍発生で起こりうることである。

血清抗体による防御

抗体分子は多くの方法によりウイルスを中和することができる。細胞上のレセプターとの結合を立体化学的に抑制し，細胞への侵入を阻止し，その結果として細胞内増殖を抑制する。**インフルエンザウイルス** influenza virus に対する抗体の防御効果はこの例である。抗体は古典的補体経路の活性化を介して直接的にウイルス粒子を破壊することができる。あるいは凝集を惹起し，貪食や，すでに議論させたメカニズムによる細胞内殺菌や貪食を亢進する。インフルエンザや風邪の

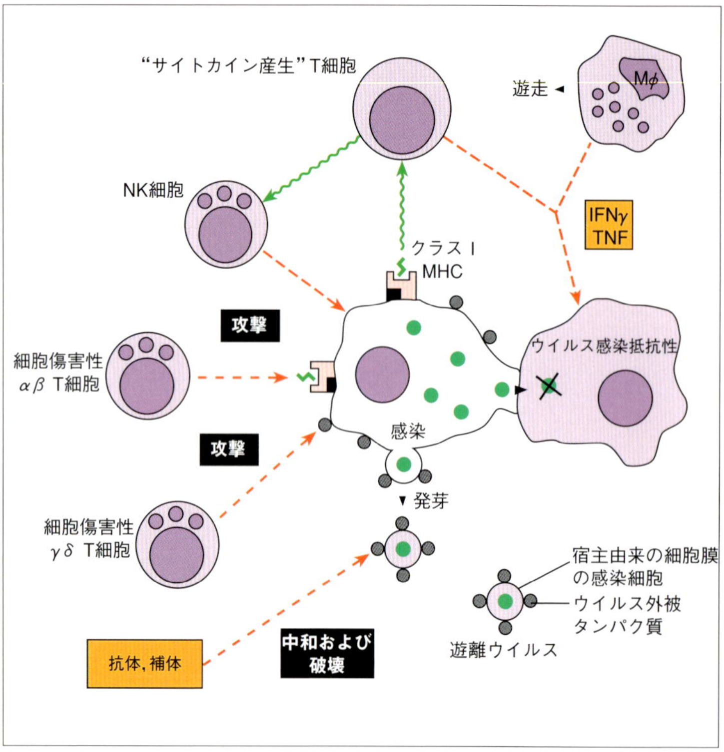

図 11.8　発芽ウイルスによる感染のコントロール：感染細胞の細胞表面より発芽によって放出されるウイルスは，抗体によって中和される。特異的細胞傷害性 T 細胞によりウイルス感染細胞は直接傷害される。(他の？)T 細胞亜群との相互作用によりこれらの細胞が，サイトカインを放出し，これがマクロファージを動員し，隣接する細胞を IFNγで感作し，TNF はウイルス感染への抵抗性を付与し，かつ NK 細胞を活性化する。NK 細胞は IFNγの強力な産生細胞であり，感染細胞上に MHC クラスⅠ抗原が欠損することを認識する。これらはもしウイルス外被タンパク質に対する抗体が感染細胞に結合するとADCC により細胞を溶解する。Mφ：マクロファージ，TCR：T 細胞レセプター

ようなある種のウイルス疾患においては，ウイルスの進入口とウイルスの最終標的臓器が同一であるために，潜伏期が短い。血清価によって示される抗体は，回復を助けるためには感染局所で十分量に達するのが遅すぎる。しかし，血清価が低いとしても，鼻粘膜や肺などの感染表面を浸す局所組織液では，抗体価は上昇している可能性がある。その後の感染を予防するのにきわめて重要な働きをするのは，免疫学的に感作された局所の細胞によって産生される抗ウイルス抗体(最も顕著なのが IgA)である。残念なことに風邪に関する限り，次の感染は抗原的には関連のないウイルスによって引き起こされることが多く，一般的な免疫を獲得するのは難しい。

細胞性免疫は宿主細胞内ウイルスを攻撃できる

第 2 章においては，抗体が細胞外の感染因子，細胞性免疫が細胞内感染因子に対応するという一般的な点を強調した。これは細胞内感染を確立したウイルスにおいても同様である。局所あるいは全身的な抗体は，傷害された宿主細胞から遊離された細胞溶解性のウイルスの拡散を抑制することができる。しかし，通常抗体だけでは，感染粒子として細胞表面から発芽するウイルスをコントロールするには不十分である。これはウイルスが抗体に暴露することなく，隣接する細胞に感染を拡散することができるためである(**図 11.8**)。これらの因子による感染からの回復における細胞性免疫の重要性は，原発性 T 細胞免疫不全症の小児は，ウイルスに対処することができないことからも理解できる。一方，細胞性免疫が正常な抗体不全症の患者では，そのような問題は生じない。

発芽するウイルスに対する感染免疫において細胞傷害性 T 細胞は重要な要素である

感作された宿主由来 T リンパ球は，ウイルス感染細胞を直接傷害する。標的細胞上の新たな MHC と結合した抗原ペプチドは，$CD8^+$**細胞傷害性 T 細胞**(**Tc**)上の特異的 αβ レセプターによって認識される。細胞表面の本来のウイルス外莢膜タンパク質(例えば単純ヘルペスウイルス糖タンパク質)を認識する γδ T 細胞は，ウイルス感染のコントロールに役割を果たすが，細胞傷害性を示す T 細胞の多くは，$CD8^+$ αβ T 細胞である(**図 11.8**)。ウイルス感染時には特異的細胞傷害性 T 細胞の著明な増殖が起こる。これらの細胞は，感染後 3～4 日の末梢血中に同定でき，感染がコントロールされるにつれて減少する。ボランティアによる検討では，インフルエンザ感染前から細胞傷害活性が高い場合，ウイルスの発芽が低いか，まったく存在しない。これはヒトウイルス感染において細胞傷害性 T 細胞が重要なことを物語っている。

サイトカインは効果細胞を動員し防疫線を提供する

$CD4^+$ T 細胞(**TR**)も抗ウイルス作用を有する IFNγ

や, $CD8^+$細胞の動員と活性化を惹起する IL-2 のようなサイトカインを産生することにより，抗ウイルス防御に重要な役割を果たす。$CD8^+$細胞自身によってもサイトカインは産生されうる。ウイルスが細胞傷害メカニズムから回避したり，隣接細胞に逃げ込んだ場合にはこれらの活性が重要となる。ウイルス抗原によって刺激された T 細胞は，IFNγ のようなサイトカインやマクロファージ，単球に作用するケモカインを放出する。感染局所に動員された単核貪食細胞は活性化され TNF を分泌し，IFNγ と協調して，細胞間感染によって隣接する細胞内に侵入したウイルスの増殖を阻害する(**図 11.8**)。このようにして，感染部位の周囲に防疫線がはられる。IFNα のように，IFNγ も感染細胞に対する NK 細胞の非特異的細胞傷害活性を増強するであろう。核酸以外のウイルス成分に対する IFNγ(免疫インターフェロン)や TNF の産生は，インターフェロン合成の刺激能が乏しいウイルスに対処するときには，価値のあるバックアップメカニズムを提供する。

自然感染後は，抗体と細胞傷害性 T 細胞の両方が産生される。これに引き続く抵抗性は再感染を起こすことなく一生涯持続する。それに対して，死菌インフルエンザを注射した場合には，抗体産生は起こるが，細胞傷害性 T 細胞の産生はなく，抵抗性獲得も短期間である。

真菌に対する免疫

多くの真菌感染は，宿主が免疫不全や広範囲抗生物質の長期間投与により正常な腸内細菌叢が傷害されたときに成立する。**慢性肉芽腫症** chronic granulomatous disease のような好中球欠損や機能不全患者では，カンジダ *Candida albicans* や他の真菌に特にかかりやすい。細胞性免疫が真菌に対する抵抗性に重要であることは，ヒト免疫不全ウイルス感染患者において，真菌の日和見感染率が高いことからも明らかである。T 細胞は，一次的には，貪食した微生物を含むマクロファージを活性化することにより，しかし，ある種の T 細胞や NK 細胞はクリプトコッカス *Cryptococcus neoformans* や *C. albicans* のような多くの微生物に対して直接細胞傷害活性を示す。

寄生虫感染に対する免疫

主な寄生体による感染の結末は，極端な例では，免疫反応の欠如による圧倒的な感染であり，もう一方は，生命を脅かすまでの過剰な**免疫病理学的反応** immunopathologic response である。そのような反応は，寄生虫の持続感染が，しばしば組織傷害反応を引き起こす免疫反応と慢性的に対峙すると起こりうる。1 つの例に，四日熱マラリアに罹ったナイジェリアの子供たちに見られる，免疫複合体により誘導されるネフローゼ症候群がある。他の例として，住血吸虫卵周囲に形成される，IL-4 によって媒介される肉芽腫による肝臓傷害がある。寄生体と自己との交差反応は，自己免疫を引き起こす。これがシャーガス病 Chagas' disease における心筋症の病因として提案されている。寄生体による疾患ではよく起こることであるが，非特異的免疫抑制が細菌やウイルスの重感染に罹りやすくなる傾向がある。

宿主反応

宿主によってきわめて多彩な防御メカニズムが発達している。大雑把にいうと，病原体が血中に侵入した場合(例えばマラリアやトリパノソーマ)では液性免疫が誘導され，組織の中で増殖する寄生体(例えば皮膚リーシュマニア)の場合は通常，細胞性免疫が惹起される。

液性免疫

適切な特異性を有する抗体が適当な濃度，親和性で存在すると，アフリカトリパノソーマ *Trypanosoma brucei* や，スポロゾイトおよびメロゾイト期のマラリアのような，血液中の寄生虫に対して十分に効率的な防御を提供する。マラリア流行地区の免疫を獲得した成人からの IgG を移入された個人は，感染から一時的に防御される。この作用メカニズムはオプソニン化された寄生虫の貪食と，補体依存性細胞溶解である。

旋毛虫 *Trichinella spiralis* のような蠕虫感染に対する免疫反応の際立った特徴は，好酸球増多と高値の IgE 抗体である。血清 IgE 値は，正常値のおよそ 100 ng/mL から 10,000 ng/mL にも上昇しうる。これらの変化は，Th2 型サイトカインに対する反応の証明である。蠕虫感染した動物では，抗 IL-4 抗体の注射により IgE 産生を著明に抑制できる。抗 IL-5 抗体は，好酸球増多を抑制する。初期の未熟型住血吸虫は，特異的 IgG と好酸球を含む培養中で，抗体依存性細胞媒介性傷害メカニズムにより殺される。

細胞性免疫

マイコバクテリアのように，多くの寄生虫は NO を含む強力な殺菌メカニズムを有するマクロファージ内で生きることができるように適応している。トキソプラズマ *Toxoplasma gondii*，アメリカトリパノソーマ *Trypanosoma cruzi*，リーシュマニア *Leishmania* spp. のような細胞内寄生体は，マクロファージの殺菌メカニズムを崩壊させるために種々の策略を用いる。しかし，マイコバクテリア感染においては，殺傷力を発揮し不要な侵入者をほうむりさるマクロファージを刺激

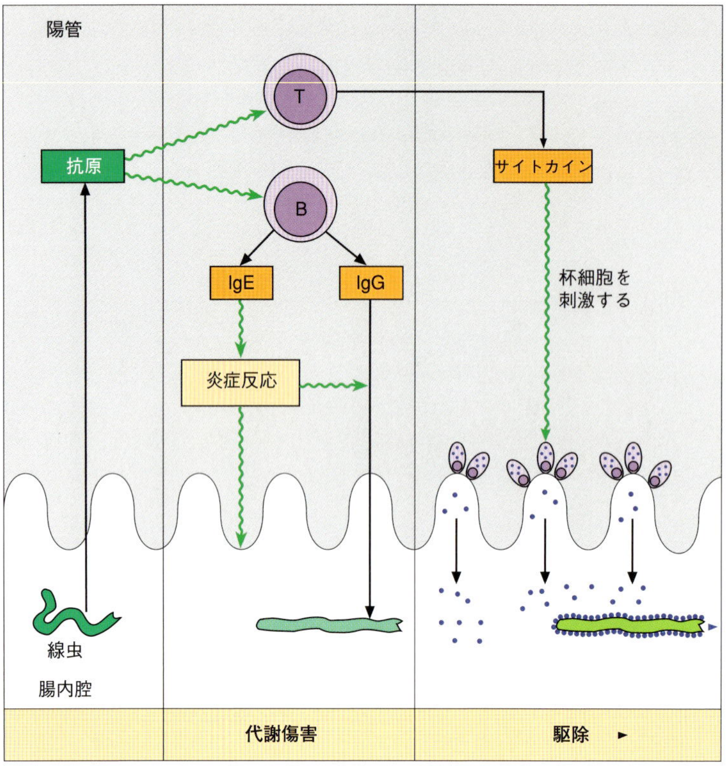

図 11.9 腸管からの線虫の駆逐：寄生虫はまず腸管内の IgG によって傷害される。これは IgE によって媒介される炎症や ADCC の結果である。抗原によって特異的に刺激された T 細胞によって放出されるサイトカインは，杯細胞 goblet cell の増殖を促し，粘液分泌を促す。これが傷害された線虫を覆い，ロイコトリエン D4 のようなマスト細胞由来のメディエーターにより腸管の運動が促進され，体内からの駆除を促す。マスト細胞由来のヒスタミンやプロスタグランジン E_2によるグルコース依存性ナトリウム吸収阻害による下痢も，腸管の運動を亢進させて，線虫駆除に役立つ。B：B 細胞，T：T 細胞

するのに，サイトカイン産生性 T 細胞が非常に重要な役割を果たす。

生体内では，産生されたサイトカインのバランスが一番重要であろう。この意味では，マウスのリーシュマニア *Leishmania major* 感染が教訓的である：微生物は感受性のあるマウスでは致死的疾患を引き起こすが，他のマウスは抵抗性である。感受性マウスでは IL-4 を産生する **Th2 細胞**の過剰な刺激が存在する。一方，抵抗性マウスでは生きた原虫が感染しているマクロファージによる抗原提示に反応して，IFNγ を分泌する **Th1 細胞**の増殖が特徴である。

プロフェッショナルな貪食細胞でない細胞に寄生するマラリア原虫，リケッチア，クラミジアは，直接的細胞傷害性や $CD8^+$ T 細胞から遊離される IFNγ による細胞内防御メカニズムの活性化によって除去される。

蠕虫感染では，種々のサイトカインを放出する Th2 細胞の強い反応があり，これが患者でみられる好酸球増多と高値の IgE をもたらす。この Th2 反応は，これらの蠕虫に対する防御に必須であり，Th1 サイトカインによって誘導される免疫学的な病理変化を抑制する。マウスを用いた多くの研究で，IL-4 と IL-13 が消化管内の蠕虫の駆除に必須であることが示された。IL-5 と IL-5 によって活性化が促進される好酸球は，体内を移動する蠕虫の幼虫を破壊するのに重要である。ヒトの蠕虫感染でも，好酸球増多，マスト細胞増多，高血清中 IgE 値などの，Th2 サイトカイン反応がみられる（**図 11.9**）。Th2 サイトカインはダニのような外寄生虫からも宿主を防御する。おそらく，マスト細胞の脱顆粒により炎症反応や皮膚の浮腫を惹起し，ダニが宿主の血管に到達するのを予防すると考えられる。

復習

感染に対する免疫は，宿主防御機構と回避戦略として変異を起こす微生物との間の恒常的な戦闘を意味する。特異的な獲得免疫は，自然免疫メカニズムを増強する。

炎症再訪

・炎症は感染や組織傷害によって惹起される主な防御反応である。

急性炎症反応

・遊離した炎症メディエーターは，血管内皮上に P-セレクチンのような接着分子の発現増強を起こす。これらは白血球上のリガンドと結合し，血管壁に沿った白

血球のローリングを起こし，炎症局所に向かって遊走因子の濃度勾配をさかのぼり血管壁を透過する。
- IL-1 や TNF の影響下で，ICAM-1 が血管内皮細胞上に発現誘導され，多形核好中球（PMN）上のインテグリンと結合し，炎症細胞をその場へ停止させる。
- 炎症組織中のマクロファージやマスト細胞は活性化し，種々の炎症メディエーター，サイトカイン，ケモカインを遊離する。血管内皮細胞自身もサイトカイン，ケモカインを遊離しうる。
- 活性化顆粒球やマクロファージは，抗体や補体に覆われた微生物を容易に貪食する。
- TGFβ や IL-10 のようなサイトカインは，炎症や内因性グルココルチコイドの強力な調節因子である。
- 組織が強く傷害されると，TGFβ は線維芽細胞を刺激してコラーゲンを形成し，瘢痕組織を形成する。これが多くの炎症の終末である。
- 炎症惹起因子を除去できない場合，マクロファージが主体の慢性炎症反応をきたし，しばしば肉芽腫を形成する。

貪食と補体による細胞傷害に感受性のある細胞外細菌

- 細菌は免疫反応を回避しようとする。貪食を避けるために外莢膜で自身を取り囲む。外毒素を分泌して貪食細胞を傷害し，炎症反応を妨げる。補体系の膜攻撃複合体が自身の膜へ挿入することに抵抗する。あるいは C5 を破壊する酵素を分泌する。
- 抗体は以下の方法で細菌が有する回避機構と戦う。毒素を中和する。IgG や C3b でオプソニン化し，外莢膜の抗貪食能に対抗する。
- 抗原提示細胞は Toll 様レセプターのような微生物に対するレセプターを有する。これは活性化されると好炎症性サイトカインの産生を惹起する。
- マンノース結合レクチンは細菌表面のマンノースに結合する。MASP-1 や MASP-2 と協調して補体活性化経路をさらに進める。
- 補体活性化は多くの抑制タンパク質や捕体レセプターによって制御される。

粘膜表面の防御

- デフェンシンはマクロファージや粘膜細胞によって産生される抗微生物タンパク質である。この産生は好炎症性サイトカインによって促進される。
- 粘膜外表面を分泌性免疫システムが防御する。IgA は細菌の接着を阻害し，それをオプソニン化できる。
- マスト細胞に結合した IgE は粘膜組織でみられる。抗原と接触するとマスト細胞の脱顆粒を引き起こす。これは局所の炎症反応を惹起するメディエーターの遊離を促す。

宿主細胞内で増殖する細菌

- 結核菌やらい菌のような細胞内細菌はマクロファージ内で増殖する。
- これらは細胞性免疫によって傷害される。特異的に感作され，活性化された T 細胞はマクロファージを活性化し，これらの微生物を傷害する IFNγ を放出する。
- 細胞内微生物が破壊されなければ，慢性炎症反応がマクロファージに富む肉芽腫形成へと進行する。

ウイルス感染に対する免疫

- 感染細胞は抗ウイルス活性を有する 1 型インターフェロンを放出する。
- NK 細胞は IFNα や IL-2 により活性化される。これらは，MHC クラス I 抗原発現低下をきたしたウイルス感染細胞を攻撃できる。
- 抗体はウイルスを中和する。これは，最終的な標的に到達する前に血中を移動しなければならないウイルスに対して特に効果的である。
- 抗体は再感染を予防するのに重要である。
- 抗体に暴露されることなく隣接する細胞に侵入することができる発芽ウイルスは，細胞性免疫によって攻撃される。感染細胞はプロセスされたウイルス抗原ペプチドを MHC クラス I 抗原複合体として発現する。
- 細胞傷害性$\alpha\beta$ T 細胞による細胞のすみやかな傷害はウイルスの分裂を阻止する。
- CD4$^+$および CD8$^+$ T 細胞によって産生されるサイトカインは，抗原提示細胞を活性化しウイルス粒子の複製を制御する。
- 自然感染は，再感染に対して長期の防御をもたらす，特異抗体と細胞傷害性 T 細胞を産生する。

真菌に対する免疫

- 真菌感染は，好中球機能不全や細胞性免疫に不全のある患者でよくみられる。

寄生虫感染に対する免疫

- 慢性的な寄生虫による感染は，激しい組織傷害を引き起こす過剰な免疫反応を起こすことができる。
- 血液内寄生虫による病気には抗体は通常効果的である。
- 多くの寄生虫感染は IgE 産生や好酸球増多を伴う Th2 反応を刺激する。これらは，住血吸虫のような寄生虫の破壊に重要である。IgG や IgE で覆われた原虫に，好酸球が接着し，抗体依存性細胞媒介性傷害（ADCC）のメカニズムを介して傷害する。
- リーシュマニア，アメリカトリパノソーマ，トキソプラズマのような微生物は抗体から隠れマクロファージの内部に存在する。生存のために細胞内に寄生する細菌と同様な戦略をとる。細菌と同様に，これらは細胞性免疫反応の過程で産生されたサイトカインによって活性化されたマクロファージにより傷害される。
- Th2 細胞によって産生されるサイトカインは，消化管内蠕虫の駆除や幼虫の破壊に重要である。これらは，マスト細胞の脱顆粒によりダニなどの外寄生虫に対する防御にも関与する。

予　防

感染症に対する予防接種は科学の偉大な勝利の 1 つである。多くの過去の流行性疾患は現在制圧されており，先進国ではほとんど撲滅されている。種々の肝炎，ライム病，願わくばヒト免疫不全ウイルス(HIV)感染などの，最近になって認識された感染症に対する新しいワクチンは，予防効果を発揮するであろう。現代におけるワクチン生物学は感染症を標的とするのみならず，自己免疫疾患や悪性疾患をも標的としている。本章では，よく解析され，予防的に投与された抗原に対する抗体産生刺激や，T 細胞反応の活性化の種々の方法に関して概説する。

受身獲得免疫

同一の種や異なる種の個体よりすでに産生されている抗体を投与することにより，感染に対する一時的な予防が確立できる(**表 12.1**)。この種の治療の利点は，液性免疫がすみやかに確立できることである。欠点は抗原と結合したり，正常の代謝により急速に消費されてしまうことである。したがって，予防効果はすみやかに失われ，記憶は得られない。受動免疫治療のさらなる問題は，ドナー血清に存在する感染因子の伝染である。過去においては，抗破傷風毒素や抗ジフテリア毒素を含むウマグロブリンは予防に広く使用されたが，抗生物質の出現によりそのような抗血清の必要性は消滅した。この種の治療の合併症の 1 つは**血清病** serum sickness であり，異種の抗原に対する反応として発生する。現代医学の現場ではウマ血清はまれにしか使用されないが，マウスでつくられたモノクローナル抗体や**ヒト化モノクローナル抗体** humanized monoclonal antibodyの使用が増加している。

母親由来獲得抗体

生後の最初の数ヵ月は，予防は経胎盤的に，あるいは初乳中の免疫グロブリンの腸管からの吸収により獲得した母親由来の抗体によって担われている。初乳や母乳中の主たる免疫グロブリンは，分泌型 IgA であり，これは赤ん坊には吸収されず，腸管にとどまって粘膜表面を防御する。IgA 抗体は腸管にしばしば存在する細菌やウイルス抗原に向けられており，母親では IgA 抗体産生細胞は，腸管の抗原に反応し，遊走し，乳腺組織に移動し，ここで母乳中に出現する抗体を産生する。

プールしたヒトガンマグロブリン

長期にわたる液性免疫能不全の患者は，正常ドナーの血清から集められたヒト成人由来免疫グロブリンの定期的な注射が必須の治療である。高力価の特異的な抗体を含む標品は，特に未熟児やタンパク質栄養失調患者，ステロイド治療や白血病による免疫反応の欠陥を有する患者において，呼吸器合胞体ウイルス respiratory syncytial virus(RSV)，水痘，麻疹に対する感染の影響を制御するのに使用される。伝染性肝炎患者と

表 12.1　抗体による受身免疫療法

感染	抗体の由来		使用
	ウマ	ヒト	
破傷風 ジフテリア	✓	✓	予防 治療
ボツリヌス中毒 ガス壊疽 ヘビやサソリによる咬傷	✓	―	治療
水痘-帯状疱疹	―	✓	免疫不全治療
狂犬病	―	✓	ワクチンによる能動免疫とともに
B 型肝炎	―	✓	治療
A 型肝炎	―	✓	予防（旅行）
麻疹	―	✓	治療
サイロメガロウイルス	―	✓	免疫抑制を受ける患者での予防
RSV*		✓	治療

*ヒト化モノクローナル抗体も利用できる
RSV：呼吸器合胞体ウイルス

の接触においては，特に数週間前にワクチンを受けた個人由来の血清ガンマグロブリン投与は，感染防御に有効である。サイトメガロウイルス（CMV）に対するヒト免疫グロブリンは，現在では CMV 陽性ドナーからの臓器移植を受けた患者に投与される。狂犬病の感染の危険のある動物にかまれた患者には，能動免疫とともに狂犬病免疫グロブリンが投与されうる。効果のメカニズムは現時点では不明にも関わらず，プールしたヒトガンマグロブリンが，特発性血小板減少性紫斑病のような自己免疫疾患の治療に免疫修飾療法として使用される頻度が高くなっているのは興味深いことである。バイオ工学的に作製されたカスタムメイドの抗体の重要性は増している（第 3 章参照）。

ワクチン

集団免疫

破傷風の場合，能動免疫は個人にとっては利益があるが，集団にとって利益はない。それは微生物を除去するわけでなく，きわめて抵抗性の高い胞子として地中に持続するからである。病気がヒト間の伝染に依存する場合，再感染率が 1 以下に減少する場合，人口の一部のみの免疫でも地域全体にメリットがある（感染個人によって引き起こされる新たな感染者数抑制など）。このような状況下では，病気は消滅していく。この例として，地域からのジフテリアの消滅である。

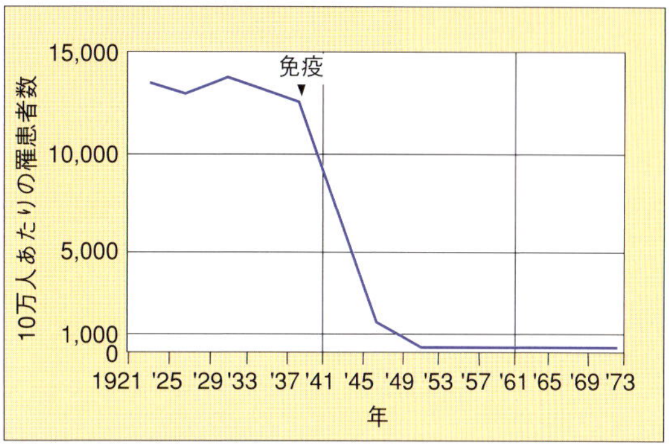

図 12.1　イングランドとウエールズにおける人口 10 万人あたりの下痢罹患数は，免疫の後著明に低下した（Dick, G.：Immunisation, Leiden University Press, Leiden, The Netherlands, 1980 より著者および出版社の許可を得て転載）

この場合，小児の 75％が免疫を受けた（**図 12.1**）。これとは逆に，脊髄前角炎の局地的集団発生は宗教的理由により免疫に反対する地域で発生している。これは患者全体に重要な問題を提起している。

戦略的考察

ワクチンの目的は適切な免疫効果メカニズムを適当なレベルで確立することと，抗原と新たに接触した場合，すみやかにクローン増殖を起こすことができる感作されたメモリー細胞の集団の確立にある。これが，感染防御を担うわけである。ポリオ感染の場合のように，時には高い血中抗体価が要求される。結核のようなマイコバクテリア感染では，マクロファージを活性化する細胞性免疫が最も効果的である。一方，インフルエンザ感染では，抗体と細胞傷害性 T 細胞が重要な役割を果たす。ワクチンによって惹起される免疫反応の起こる場所も最も重要である。コレラの例では，抗体は腸管の内腔に存在することが必要である。抗体はここで腸管壁への接着と進入を阻害する。

効果的免疫を誘導する能力に加え，ワクチンが成功したと判断するためには，ありふれてはいるが，きわめて重要ないくつかの条件が満たされなければいけない（**表 12.2**）。抗原はすぐに利用できる状態でなければならない，標品は保存中安定である必要があり，安価で投与法が簡単で，もちろん安全でなければならない。

ワクチンとしての死菌

抗原性を維持しつつ微生物の病原性を破壊する最も単純な方法は，ホルムアルデヒド処理のような適切な方法で微生物を殺し，その分裂を抑制することである。寄生虫は，死菌ワクチンを産生するに十分な量まで増殖させるのが非常に困難である。原虫でも程度の差は

表 12.2 ワクチンが効果を上げるために要求される因子

因子	要求項目
有効性	予防効果を有する免疫を惹起する必要： しかるべき場所で しかるべき性質（抗体，細胞傷害性 T 細胞，Th1 および Th2 ヘルパー T 細胞） しかるべき期間
容易に入手可能であること	大量に培養できること，またサブユニットが入手可能であること
安定性	極端な気候条件でも安定であること，冷蔵保存の必要がないことが好ましい
安価	先進国で安価であっても，途上国では高価となりうる。WHO が援助
安全性	病原性の除去

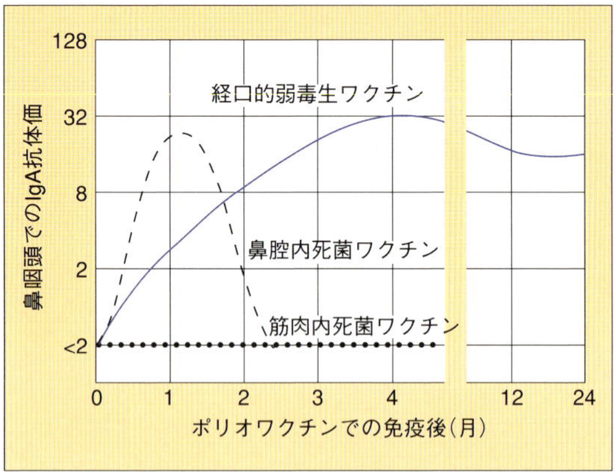

図 12.2 ポリオワクチンに対する局所の IgA 反応：局所での分泌性 IgA 抗体産生は，抗原との接触が直接刺激するが，特異的な解剖学的部位に限局される（データは Ogra, P. L. *et al.*：*in* Viral Immunology and Immunopathlogy (ed. Notkins, A. L.), p.67, Academic Press, New York, 1975 より）

あるが，同様である。この問題は多くの細菌やウイルスでは生じない。これらのケースでは，一般的に不活化微生物が免疫のための安全な抗原となりうる。例としては，チフス，コレラや死菌ポリオワクチンがある。不活化の過程で重要な防御的抗原が破壊されていないことを確かめる必要がある。

弱毒生菌はワクチンとして多くの利点を有する

弱毒化の目的は，重篤な病気を起こすことなく，元来の微生物の性質を模倣するような修飾微生物を作製することである。多くの場合，死菌ワクチンにより免疫が獲得されるが，アジュバント（下記参照）とともに投与したときでも，しばしば，生菌による感染にもとづく免疫に比べ劣る。これは部分的に以下の原因によるであろう。生菌は，**多くのしかも持続する抗原**で宿主を曝すことになり，発芽ウイルスでは，感染細胞が**細胞傷害性 T メモリー細胞** Tc memory の確立に必要である。生菌を使用するもうひとつの利点は，**免疫反応が自然感染局所で惹起される**ということである。ポリオワクチンによる免疫での鼻咽頭の IgA 反応がそのことをよく物語っている。死菌の経口接種の不十分な効果とは逆に，鼻腔内投与は，2ヵ月もの間持続する局所での抗体産生を惹起する。**弱毒生** living attenuated ウイルスによる経口免疫はさらによい反応を惹起し，高値の IgA 抗体が持続する（**図 12.2**）。

弱毒化の古典的方法

弱毒化の目的は，ごく軽度の病気を起こす微生物を産生することにあるが，これは，他の種において病原性であるが，ヒトにおいては病原性のない異種株を使用しても達成可能である。この一番よい例は，Jenner によって証明された牛痘を用いた天然痘に対する予防である。それ以来，広範なワクチン接種と選択的疫学的制御方法を組み合わせた世界保健機構 World Health Organization（WHO）による地球規模での多大な努力により，**ヒト天然痘を完全に撲滅した**。すばらしい成果である。

弱毒化それ自身は，微生物が増殖する条件を修飾することにより達成可能である。Pasteur は，初めて非病原性の生菌の産生を成し遂げた。これは非嫌気性条件下で，しかも高温で，ニワトリコレラや炭疽菌を培養することにより達成された。また 1908 年に，病原性の結核菌 *Mycobacterium tuberculosis* がリールのパスツール研究所の Calmette と Guérin により，偶然弱毒化された。これは増殖を抑制するために培養液中に胆汁を加えることで達成された。胆汁を含む培養液で 13 年間培養すると，菌株は弱毒化の状態となり，子供を結核菌から予防するワクチンとして成功裡に使用された。それと同一の **BCG**（bacille bilié de Calmette-Guérin）が今日広く，ツベルクリン陰性のヒトの免疫に使用されている。BCG 免疫を受けた個人は，ツベルクリン皮膚反応陰性から陽転することを強調しておく。免疫はしばしば感染抵抗性をもたらすが，結核の除外診断のためには，皮膚テストが陰性であることが重要であり，BCG は皮膚テストの使用を無駄にするものであると米国では考えられている。このため，米国では BCG は使用されていない。

ウイルスの弱毒化は通常，ヒト以外の細胞で培養する必要がある。ウイルスを何代にもわたって培養することにより遺伝子変異が無作為に起こり，そのうちのいくつかの株は，ヒト細胞に対する感染能を失う。不幸なことに，非常にまれではあるが，微生物のさらな

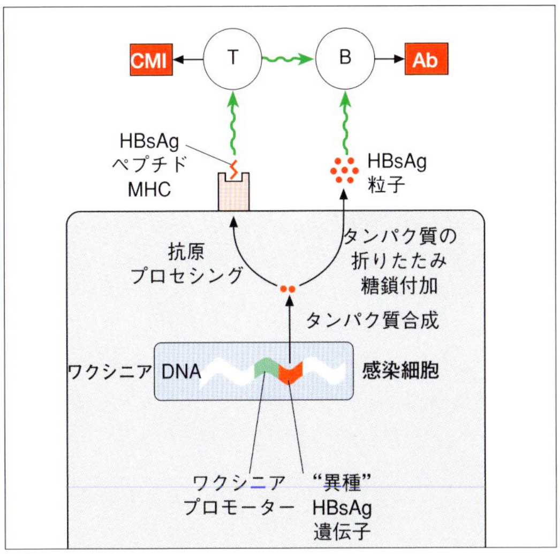

図 12.3 弱毒ワクシニアウイルスを担体(キャリア)として用いる B 型肝炎抗原ワクチン：B 型肝炎抗原(HBsAg)タンパク質は宿主細胞のタンパク質合成システムを用いて合成される：あるものは，分泌され 22 nm の HBsAg 粒子を形成する。これが，抗体産生を刺激する。一方，他のものは，抗原プロセシング経路に入り，(MHC に提示され)，細胞性免疫(CMI)やヘルパー T 細胞活性化を刺激する。B：B 細胞，T：T 細胞

る変異のため，病原性を再獲得することがある。これはポリオウイルスワクチンでみられ，野生型に戻ったワクチンを接種した子供に病気が発生した。弱毒化生菌でのその他の問題としては，免疫不全患者ではワクチンが日和見感染源となりえることである。

組換え DNA 技術による弱毒化

古典的弱毒化の過程による無作為的遺伝子変異の他に，遺伝子改変技術が現在では使用され，種々の弱毒化ウイルス株の産生に使用されている。

他の遺伝子のための微生物ベクター

ウイルスを他のウイルス(特にこのウイルスが培養できなかったり，本質的に危険である場合)由来遺伝子の運び屋として使用するという巧妙な方法がある。ワクシニアウイルスのような大型の DNA ウイルスでは，動物や培養細胞への感染能力は保持したままで，1 つ以上の他の遺伝子を運ぶことができる。これらの遺伝子によって規定されるタンパク質は生体内で発現，プロセスされ，感染細胞の MHC により抗原提示される。これで効率よく宿主が液性および細胞性免疫を獲得することになる。

多彩な遺伝子がワクシニアウイルスベクターにより発現されている。これには B 型肝炎の表面抗原 hepatitis B surface antigen(HBsAg)が含まれ，B 型肝炎ウイルスによる病気発症からチンパンジーを守った(**図 12.3**)。狂犬病ウイルス糖タンパク質を規定する遺伝子を含むベクターにより，特異的中和抗体が産生される。この抗体はウイルスの脳内摂取に対しても，病気の発症を予防する。天然痘ウイルスは遺伝子の約 10%を外来遺伝子に置き換えることができるので，これらの**ベクター** vecter は多くの抗原に対するワクチンの産生に応用可能である。

他のアプローチとしては，BCG やサルモネラのような弱毒細菌をベクターとして用いる方法である。これは，CD4 によって媒介される T 細胞免疫を惹起する抗原の運び屋(ベクター)として用いるものである。BCG は毒性がなく，重篤な合併症の頻度も低いので，生後いつでも投与できる。強いアジュバントとしての性質を有し，単回投与の後，長期間持続する細胞性免疫を誘導し安価である。サルモネラの使用は特に興味深い。これらの細菌は**経口免疫による粘膜反応** mucosal response by oral immunization を惹起するからである。したがって，経口的に免疫することで腸管粘膜免疫，そしておそらくは全身防御を成立させることができる。

個々の防御的抗原を含むサブユニットワクチン

寄生虫や細菌そのものは，宿主防御反応に関与しない多くの抗原を含んでおり，むしろ過敏症を引き起こす。精製した防御的抗原で免疫すると，これらの合併症を防ぐことができる。またこれらの抗原の同定は，合成への道を拓くものである。

ジフテリアや破傷風によって産生される細菌の外毒素は長い間免疫源として使用されてきた。まず第 1 に，無毒化する。これはホルムアルデヒド処理によって達成されるが，主たる免疫原決定基を破壊しない(**図 12.4**)。**トキソイド** toxoid によって免疫すると防御的抗体産生を惹起する。この抗体が活性部位を立体化学的に阻害し，毒素を中和する。トキソイドは一般的に水酸化アルミニウムに吸着させて投与する。これがアジュバントとして作用し，高力価の抗体を産生する。

他の精製した防御的抗原の例としては，無細胞性のサブユニット百日咳ワクチンや，サブユニットインフルエンザワクチンのような微生物の構成成分抽出物からの精製物が挙げられる。肺炎双球菌やインフルエンザ菌でみられる可溶性外莢膜物質は，ある程度の防御反応を誘導するが，若年小児には不十分であり，破傷風やジフテリアトキソイドのようなキャリアタンパク質に結合して使用される。

組換え植物の利用

HBsAg，狂犬病ウイルス糖タンパク質や大腸菌

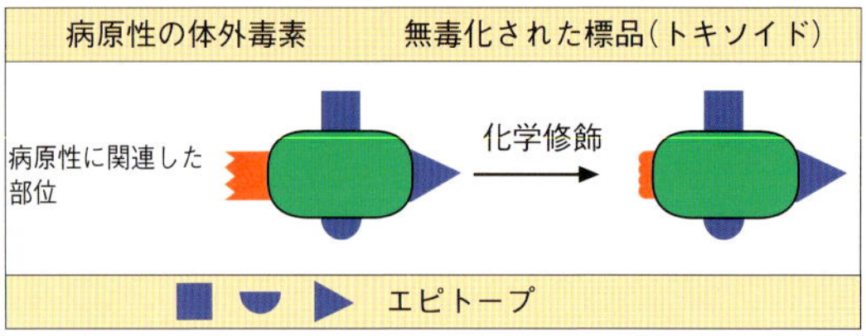

図 12.4 **毒素(トキシン)を抗原決定基の多くを失うことなく，無毒化トキソイドへ修飾する**：トキソイドによって産生された抗体は，元々のトキシンとよく反応する

Escherichia coli 由来内毒素のような，ウイルスや細菌抗原が遺伝子組換え植物で産生しうる。このようなアプローチの利点は，免疫を受けるのに組換え植物を食べるだけでよいし，安価でもある。抗原に加え，**plantibody** と呼ばれる特異抗体も植物で産生される。このような方法で産生された虫歯の原因菌であるストレプトコッカス *Streptococcus mutans* に対する抗体を用いた研究が，将来性のある結果を示している。多くの他の plantibody が現在では使用可能である。

遺伝子クローニングにより抗原は合成可能である

現在では，いったん免疫学的にあるいは生化学的に同定されると，個々のタンパク質の遺伝子クローニングに向けて動いていく。組換え DNA 技術は，われわれがほぼ望むようにタンパク質のペプチド鎖の全長，あるいは一部分を規定する遺伝子を作製し，適切なベクターでタンパク質発現することを可能にした。このアプローチは，*HBsAg* 遺伝子を発現した酵母細胞によって分泌された産物を用いてつくられ，市場レベルで利用されている肝炎ワクチンの産生に利用されている。同様のアプローチがライム病の原因である *Borrelia burgdorferi* に対するワクチンを産生するのにも利用されている。遺伝子クローニング利用の可能性は明らかに大きく，そして原則的には経済的である。しかし時には発現効率のよいベクターをみつけるのが難しいし，活性のあるタンパク質を産生するために適切なペプチド鎖の立体構造をつくることが困難である。

遺伝子クローニングの 1 つの制約は，組換え DNA 技術では直接糖鎖抗原を合成できないことである。しかし，酵母 *Pichia pastoris* の内因性糖付加経路を真核細胞のそれと置換することにより，酵母の糖付加経路がヒト化された。したがって複雑な糖の合成が可能になった。

はだかの遺伝子それ自身がワクチンとして作用しうる

注射された DNA が免疫原として機能し，強い液性および細胞性免疫反応を惹起できることが，近年明らかにされた。遺伝子は，適切なプロモーターとエンハンサーを有する DNA プラスミドに縫いこまれている。筋肉内に注射されるとタンパク質の長期の発現が可能である。遺伝子銃によりワクチン抗原をコードする遺伝子のプラスミドで覆われた金の微小球を打ち込むことにより，プラスミドを体内に投与することができる。先に述べたように，ワクシニア，アデノウイルス，あるいはサルモネラなどの微生物に DNA を入れ込むことができる。細胞傷害性 T 細胞の誘導を含む広範な免疫反応を認めることができる。これはタンパク質が細胞質内で発現し，MHC クラス I により抗原提示されるためであろう。

この方法に用いられる DNA は特異的な変異株を選択する必要がなく，臨床材料から直接得ることができる。これらがあいまって，そのスピード化と単純化により，組換えワクチンを作製するのに，以前は 2 年必要だったものが数ヵ月に短縮可能となった。DNA ワクチンは厄介な，そして費用のかかるタンパク質合成とサブユニット形成に必要な精製過程が不必要である。非常に安定な粉末として準備でき，とりわけ信じられないほど安価である。しかしながらヒトで広く使用される以前は，宿主のゲノムにプラスミドが永久的に組み込まれる可能性などの安全性に関する多くの問題が議論される必要があった。

アジュバント

実用的かつ経済的な理由により，予防的な免疫は，注射の回数や少なくとも抗原の量を最小限にする必要がある。この意味で複製可能な弱毒微生物は疑う余地のない優位性を有している。しかし非生菌，特に精製産物はしばしば**アジュバント** adjuvant を必要とする。これは抗原と結合したり，抗原と同時に注射されると免疫反応を増強する物質と定義される(ラテン語で adjuvare といい，助けるという意味である)。アジュバントの作用機序には，多くのメカニズムが関与する。その 1 つは，抗原の分散を防ぎ，局所(これは細胞外あるいはマクロファージ内)に留めることである。ヒトで使用される最も一般的なアジュバントは，**アルミニウム化合物** aluminum compound である(リン酸化，そして水酸化化合物)。ほぼすべてのアジュバント抗原提示細胞を刺激し，免疫原性を増強する。その機序は，補助シグナルを直接リンパ球に提供し，免疫寛容よりは免疫反応へと向かわせる，あるいはリンパ球の増殖に影響する IL-1 などの可溶性刺激因子を分泌させることである。

表 12.3　現在実施されているワクチンの一覧

ワクチン		投与方法		
		英国	米国	その他の国々
小児				
DTPワクチン：ジフテリア，破傷風，百日咳	初回免疫	2〜6ヵ月(3回/4週ごと)		日本：2歳
	追加免疫 DT	3〜5歳	15ヵ月/4歳 10年ごとにジフテリア(D)と破傷風(T)ワクチン	
ポリオ：生ワクチン	初回免疫	3種混合ワクチンとほぼ同様		
	追加免疫	4/6歳	15ヵ月，4歳 ハイリスク成人	
死菌ワクチン		免疫抑制状態の患者		
MMRワクチン：麻疹，おたふくかぜ，風疹	初回免疫	12〜15ヵ月		アフリカ：6ヵ月
	追加免疫	4〜5歳 血清反応陰性の 10〜14歳の女性は風疹ワクチン		
BCG(結核，らい)		10〜14歳	ハイリスクのみ	熱帯地域：出生時
ヘモフィルス属		3種混合ワクチンとほぼ同様		
水痘		リスクのある新生児 免疫抑制状態の患者		
成人				
肺炎菌多糖類血清型		高齢およびハイリスク		
インフルエンザ		高齢およびハイリスク		
特別な集団				
B型肝炎		旅行者，ハイリスクグループ		
A型肝炎 髄膜炎(A+C)		流行地域への旅行者		
黄熱 腸チフス		流行地域への旅行者		熱帯地域：乳児 黄熱：居住者や頻繁に訪問する人では10年ごとに追加免疫
狂犬病		ハイリスクグループの予防 特定地域での接触，暴露後		

現在使用されているワクチン

現在使用されているワクチンと投与スケジュールを**表 12.3** に提示した。

すべての細胞成分からなる現行の百日咳ワクチンは，化膿性反応および過敏性反応を惹起する可能性があるため，非細胞性ワクチンと呼ばれる百日咳菌 *Bordetella pertussis* の精製成分を含む新世代のワクチンが米国で開発された。ジフテリア・破傷風・百日咳 diphtheria, tetanus and pertussis (DTP) 混合ワクチンは，4回目と5回目のワクチン接種，そして痙攣発作の危険性が高い小児での使用が推奨されている。2歳以下の小児は，インフルエンザ菌 *Haemophilus influenzae* の外莢膜多糖類に対するT細胞依存性免疫反応が不適切なため，一般的にジフテリアあるいは破傷風トキソイドと組み合わせて免疫している。

近年，麻疹流行の再発がみられ，小学校入学時，あるいは中学校入学時に麻疹ワクチンにより小児を再免疫することが推奨されるようになった。B型肝炎ウイルス感染によって起こる有病率，死亡率，疫学の複雑さ，高危険群同定の困難さを考慮すると，6〜18ヵ月の年齢群に対してワクチンが推奨される。

免疫プロトコールや免疫によって起こりうる副作用

に関する情報は，米国 Centers for Disease Control Prevention (CDC) (http://www.cdc. gov/nip) や英国 Health Protection Agency (HPA) (http://www.hpa.org.uk) のウェブサイトで公開されている。

移植患者の予防接種

健常人に比して，免疫抑制状態の患者では多くの一般的な感染症が重篤化する。したがって，これらの患者は可能な時点で免疫することが重要である。しかし，移植に伴う免疫抑制では，特に小児の患者では，免疫により多くの問題が発生する。生ウイルスワクチンでは，これに伴う疾患に発展する可能性があり，移植後は通常免疫は行わない。したがって，免疫されていない小児では，移植が行われる前に免疫を受ける必要がある。不活化ワクチンは自身では複製せず，したがってワクチン接種に伴う副作用を起こさない。しかし，免疫抑制のため，免疫反応は十分でなく，何回にもわたる追加免疫が必要となる。

成人の予防接種

多くの小児期における免疫は一生涯持続しないので，成人は破傷風，ジフテリアや他の疾患に対して再免疫する必要がある。成人は天然痘に対して，感染あるいはワクチン接種の経験がなければ，免疫する必要がある。過去の免疫記録が曖昧であれば，麻疹・おたふくかぜ・風疹 measles, mumps and rubella (MMR) 混合ワクチンの適応がある。50 歳以上の成人では，流行するインフルエンザウイルスに対して毎年免疫すべきである。65 歳以上では肺炎双球菌ワクチンも接種すべきであろう。

復習

受身獲得免疫

- ウマ抗血清は過去において広範に使用されたが，血清病の危険性のため現在では限られた場合に使用する。
- 受身免疫は母親由来の抗体や均一なプールしたガンマグロブリンによっても獲得できる。
- 特異的な病原体に対する高力価の抗体を含有する血清は，重症な水痘，サイトメガロウイルス感染症や狂犬病のような種々のウイルス感染症に対する治療や予防に有益である。

ワクチン

- 能動免疫は，非病原性の微生物と接触させることで防御状態を提供する。
- よいワクチンとは，抗原がすぐ手に入り，安価で，極端な気候下でも安定で，非病原性であることを基本にしている。

ワクチンとしての死菌

- 死細菌，死ウイルスは広範に使用されている。

弱毒生菌

- 利点は，微生物が複製可能なので大量に産生でき，自然感染局所で免疫反応を惹起することである。
- 弱毒ワクチンは微生物が培養可能な条件下で，種々の条件を変化させることにより産生される。
- 組換え DNA 技術は現在弱毒株の産生に利用されている。
- 弱毒ワクチンは，弱毒化することの困難な他の微生物の遺伝子のキャリアとしても使用されうる。
- 免疫反応に，$CD4^+$ T 細胞の関与が必要な抗原に対して，BCG はよいベクターである。サルモネラベクターは経口投与ができ，全身に免疫を惹起する。鼻腔投与は，非常によく用いられるようになった。
- リスクとしては，免疫不全状態患者では危険であるし，病原性株に変異することがある。

サブユニットワクチン

- 微生物全体は，非常に多くの抗原を有している。それらのあるものは予防効果を惹起しないし，過敏反応を起こす可能性があり，さらには免疫抑制に働く。
- このような場合，精製した成分を利用することは理にかなっている。
- トキソイドは抗原性を正常に保ち，微生物の病原性をホルムアルデヒド処理により破壊した外毒素である。
- これらの抗原を産生するのに組換え DNA 技術の使用が非常に増えている。
- 遺伝子導入植物で微生物抗原を産生することができる。plantibody は植物で産生される特異抗体である。
- ワクチンサブユニットを規定するはだかの DNA を筋肉内に直接注射し，そこでタンパク質を産生し，免疫反応を惹起することができる。利点は，安定性，簡便な産生と安価であることである。

アジュバント

- アジュバントの作用は抗原を局所に沈着させ，抗原提示細胞を刺激することである。これらは時おり，直接リンパ球に作用する。

現在使用されているワクチン

- 米国や英国の小児は通常，ジフテリア・破傷風・百日咳からなる DTP 混合ワクチン，麻疹・おたふくかぜ・風疹の弱毒株からなる MMR と，ポリオで免疫される。英国では BCG は 10〜14 歳で接種する。
- 副作用のない百日咳由来サブユニット型が導入された。
- インフルエンザ菌の外莢膜多糖を抗原として使用するには，キャリアに結合しなければいけない。
- A，B 型肝炎，髄膜炎，黄熱，チフス，コレラ，そして狂犬病ワクチンは，旅行者や高リスク集団のために利用可能である。

移植患者の予防接種
- 移植患者は，通常の感染症に高い感受性を示す。可能な限り予防すべきである。
- 弱毒生ワクチンは，ワクチン接種により発病の心配があるので，通常これらの患者には投与しない。
- 死菌ワクチンは，移植患者でも安全であるが，複数回の免疫が必要となる。

成人の予防接種
- 小児期に接種したワクチンは，一生涯持続しないので，成人は定期的に再免疫を受けなければいけない。
- 50 歳以上の人にインフルエンザワクチン，65 歳以上の人に肺炎双球菌のワクチンが推奨される。

免疫不全

ヒトにおける原発性免疫不全

ヒトでは**環境的因子による二次的なものではない**様々な免疫不全が見いだされている。われわれは元来，補体，抗体そして食細胞が相互に作用する3段階の防御機構により，化膿性(膿形成性)感染に対抗している。それゆえにこれらのうち1つの不全でも，化膿菌感染に繰り返し罹患しやすくなるのは，想像に難くない。T細胞の機能不全を示す患者では，驚くほど多様な感染症，例えばウイルス，細胞内細菌，真菌，寄生虫など，通常は**細胞性免疫** cell-mediated immunity (CMI)によって排除される感染症に罹患する。

以下の項では，これら**原発性免疫不全症** primary immunodeficiencyの様々な形態をみていく。

自然免疫系の不全

食細胞の欠損

好中球の原発性欠損はまれであり，ほとんどの場合，悪性腫瘍疾患に伴う細胞傷害性薬物の投与により，好中球減少症が発症する。予想されるように，好中球減少症患者は，一般的に化膿菌感染にかかりやすいが，寄生虫やウイルス感染に対しては通常の抵抗力をもっている。原発性免疫不全症の多くは，食細胞の機能上の欠損を伴っている。

慢性肉芽腫症 chronic granulomatous disease (CGD)はまれな病気で，単球や好中球が，貪食した微生物の細胞内殺菌に必要な活性酸素中間体を産生できないために発症する(**図13.1**)。これは，反復性の細菌や真菌による感染を引き起こし，改善がみられない場合，消化管や泌尿器の閉塞につながるような肉芽腫を形成する。興味深いことに，CGD患者に問題を引き起こす病原体の種類は，比較的少数である。最も一般的な病原体は，**黄色ブドウ球菌** *Staphylococcus aureus* であるが，特定のグラム陰性細菌や，アスペルギルス *Aspergillus fumigatus*，カンジダ *Candida albicans* といった真菌の場合もある。

病気は，過酸化水素の生成に必須の，NADPH酸化酵素の4つのサブユニットのどれか1つが傷害されることに起因する。

抗生物質による日々の予防的処置は，感染症の発症頻度を明らかに低下させる。インターフェロンγ(IFNγ)はCGD好中球による活性酸素の産生を刺激し，感染症の発症を低下させる作用がある。CGDは食細胞における単一遺伝子の異常によるので，病気の理想的な治療法は，骨髄幹細胞への正常遺伝子の導入になるであろう。この方面における初期の試みは，たいへん勇気づけられるものである。患者の一部は，主要組織適合遺伝子複合体(MHC)がマッチし，遺伝子が正常な兄弟・姉妹からの**骨髄移植** bone marrow transplantationにより，効果的に治療することができた。この方法は一定の死亡率を伴う危険な治療であるが，その有用性は，従来の抗生物質とIFNγ治療から期待されるものより，はるかに快適な生活の質を提供できる点を考慮して，決定されるべきであろう。

チェディアック-東症候群 Chediak-Higashi syndrome (CHS)は，*CHS* 遺伝子に起きた様々な変異に

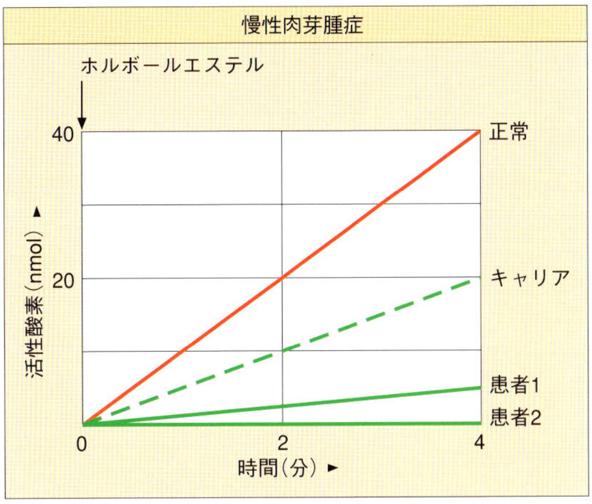

図 13.1　慢性肉芽腫症(CGD)患者の好中球における呼吸バーストの欠如：NADPH/チトクロム酸化酵素の活性化を，ホルボールミリステートアセテート刺激により誘導される，スーパーオキシドアニオン($\cdot O^{-}_{2}$；図 1.6 参照)の産生により評価した。患者 2 は酵素の発現が完全に妨げられる p92^{phox}の変異をもつが，患者 1 は p92^{phox}に異なる変異をもち，低いレベルの活性酸素産生がみられる。X 染色体連鎖性のこの病気のキャリア，例えば患者 2 の母親として図中に示されたような人々は，中間レベルの産生を示す(データは Smith, R. M., Curnutte, J. T.：*Blood*, **77**, 673-86, 1991 より)

よって引き起こされる，常染色体劣性のまれな病気である。この病気では，好中球，単球，リンパ球内に，顆粒の融合異常によって巨大なリソソーム顆粒が現れる。その結果，走化性，貪食作用，抗菌活性を失った食細胞や，細胞傷害活性を失ったナチュラルキラー(NK)細胞が生じる。さらに，化膿性感染に対する抵抗力を失い，またリソソームの機能異常は，メラニン細胞に影響を与えて白皮症を引き起こしたり，血小板に影響して出血性疾患の原因となったりする。

白血球接着異常症 leukocyte adhesion deficiency はリンパ球機能関連抗原-1(LFA-1)を構成する β_2-インテグリンの CD18β サブユニットの欠陥に起因する。この障害をもった子供たちは，食細胞が血管内皮細胞上の ICAM-1(intercellular adhesion molecule-1)に結合できず，血管壁を通過して感染部位に浸潤できないので，繰り返し化膿性感染に罹患する。患者はしばしば創傷治癒にも問題がある。出産時，臍帯の分離に時間を要することが，しばしばこの病気の兆候となる。幸運なことに，骨髄移植は好中球機能を回復させるので，治療法の選択肢となっている。

IFNγ-インターロイキン-12(IL-12)経路の不全 defect in the IFNγ-interleukin-12(IL-12)axis。通常，**Th1 サイトカイン**経路のイニシエーターであるマイコバクテリアは，マクロファージや樹状細胞(DC)に IL-12 の分泌を促す。IL-12 はその後，NK 細胞と Th1 細胞を活性化させ，IFNγ の産生を促す。そして IFNγ は，マクロファージの傷害活性のスイッチを入れ，病原体であるマイコバクテリアに対する防御作用を発揮する。

興味深い患者の一群は，病原性の低いマイコバクテリアや，他の細胞内細菌に選択的に抵抗力を失っており，Th1 サイトカイン経路に傷害があることがわかっている。これらの患者では，IFNγ のレセプター，IL-12 のレセプターや IL-12 自身に変異があり，マクロファージを活性化できず，結果として細胞内感染をコントロールすることができなくなっている。

補体系の欠損

前述したように，補体系の活性化は細菌感染に対する生体防御や，免疫複合体の血中からの除去に重要な役割を果たしている。ほとんどすべての補体系タンパク質の遺伝的欠陥は病気として知られ，予想されるように，反復感染または免疫複合体の除去異常を引き起こす。

マンノース結合レクチン(MBL)経路の欠損は反復感染を引き起こす

MBL 経路は補体を活性化し，補体断片を微生物表面へ沈着させ，食作用を誘発したり，炎症反応を開始したりする重要なシステムである。したがって，MBL の欠陥が，特に子供たちにおいて，感染に対する抵抗力の低下や免疫病の発症に関係したとしても，不思議なことではない。これは，母体から受動的に獲得された免疫力から，成熟した免疫系へと移行する間，**オプソニン作用**がいかに重要な生体防御系であるかを物語っている。最近，MBL 結合性セリンプロテアーゼ-2 MBL-associated serine protease-2(MASP-2)欠損をもつ患者が報告され，細菌の反復感染を引き起こすことが示された。

補体古典的経路の初期タンパク質の欠損は免疫複合体病に対する感受性を増す

これは，補体 C1，C2 または C4 タンパク質の欠陥をもつ患者で認められ，感染に対する抵抗力のわずかな低下だけでなく，非常に高頻度で全身性エリテマトーデス(SLE)様疾患を発症する。この機序は詳細にはわかっていないが，おそらく病気の引き金となる感染に対して適切な免疫応答を惹起できないためか，抗原-抗体複合体を効果的に除去できないためであろう。

補体 C3 タンパク質または制御タンパク質である H 因子または I 因子の欠損は，重篤な反復感染を引き起こす

補体 C3 タンパク質の欠損例はまれであるが，この患者の臨床所見は，**古典的経路，第 2 経路**いずれにも C3 タンパク質が非常に重要な役割を果たしていることを示唆している。C3 タンパク質の完全な欠失では，いずれの経路も阻害され，オプソニン化や走化性が失われる。H 因子または I 因子の欠陥は，C3b タンパク質の制御が不能になるので，臨床的に同様な所見を示す。このため，フィードバック回路により，持続的な

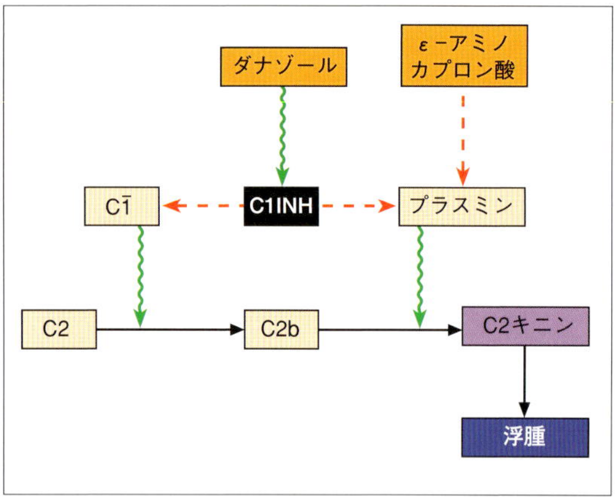

図 13.2 C1 阻害因子の欠陥と血管性浮腫：C1 阻害因子(C1INH)は 1 対 1 の割合で C1，プラスミン，カリクレイン，活性化ハーゲマン因子を抑制するので，その欠陥は図に示したように，血管作働性の C2 キニンの生成を誘導する。C1 阻害因子の産生は，メチルテストステロンや，好ましくは男性化作用の少ない合成ステロイドであるダナゾールにより促進する。血管性浮腫の発生はまた，プラスミンの作用を阻害する，ε-アミノカプロン酸の投与によっても抑制することができる

補体第 2 経路の活性化が引き起こされ，C3 タンパク質の枯渇，すなわちそのレベルはゼロに近くなる。

補体 C5，C6，C7，C8 タンパク質の終世欠損はナイセリア菌への易感染性を引き起こす

これらのまれな疾患をもつヒトの多くは，播種性の淋菌 *Neisseria gonorrhoeae* や髄膜炎菌 *N. meningitidis* に高い感受性を示す以外はまったく健康で，特に易感染性を示さない。おそらく，これら特定の微生物を殺菌するため宿主はすべてそろった完全な補体系を必要としているのであろう。

C1 阻害因子の欠損は遺伝性血管神経性浮腫の原因となる

C1 阻害因子 C1 inhibitor(C1INH)は補体古典経路で働き，C1r や C1s が C1q へ結合するのを阻害する。また，凝固系のⅫ因子を阻害する(**図 13.2**)。C1INH の欠損は，血管作働性の C2 断片の無制限な産生を介して，急性で限局性の非炎症性浮腫を繰り返し発症する。C1INH の欠陥はまた，ブラジキニンの産生を増加させ，毛細血管の透過性を亢進して，浮腫の原因となる。この患者は，そのため皮膚の腫脹を繰り返したり，腸管の腫脹による急性の腹痛や，咽頭の閉塞を引き起こしたりする。大部分の原因(タイプ 1)は，C1INH の量が減少する遺伝子変異に起因するが，まれには C1INH タンパク質が機能を失う場合がある(タイプ 2)。

発作は，外傷や過剰な運動により誘発される。ダナゾールといったタンパク質同化ステロイドによりコントロールされるが，どうして遺伝性血管神経性浮腫の症状を抑制するかはよくわかっていない。

グリコシルホスファチジルイノシトール glycosyl phosphatidyl inosital(GPI)-アンカータンパク質の欠損

PIG-A 糖転移酵素の遺伝子変異は，GPI-アンカータンパク質の合成不能を引き起こし，補体制御因子である崩壊促進因子 decay accelerating factor(**DAF**, CD55)，homologous restriction factor(HRF, CD59)，membrane cofactor protein(MCP, CD46)の合成ができなくなる。赤血球膜表面上のこれらタンパク質の欠如は，体液中の C3 タンパク質の自発的な加水分解により生じ，赤血球膜に結合した C3b を不活性化することができず，**発作性夜間血色素尿症** paroxysmal nocturnal hemoglobinuria として知られる症状が現れる。

免疫グロブリン欠損

X 連鎖無ガンマグロブリン血症 X-linked agammaglobulinemia(XLA)は，原因遺伝子が X 染色体上にある免疫不全症候群の 1 つである(**図 13.3**)。不全は，B 細胞発生段階の初期に発現し，プレ B 細胞以降の成熟過程において必須な**ブルトン型チロシンキナーゼ** Bruton's tyrosine kinase **(*Btk*)遺伝子**の変異による。XLA の変異登録によると，100 種類以上の *Btk* 変異が知られている。初期 B 細胞は骨髄中で発生するが，成熟することはなく，男性では免疫グロブリンの産生は著明に低下している。末梢血中に，B 細胞はわずかか，あるいはまったくなく，リンパ節ではリンパ濾胞や形質細胞がわずかに認められる程度である。

罹患した子供たちは，一般的に生後数ヵ月は問題とはならない。これは，胎生期に胎盤を経由して，母親の抗体を獲得しているからである。しかしその後は，黄色ブドウ球菌 *Staphylococcus aureus*，化膿連鎖球菌 *Streptococcus pyogenes*，肺炎連鎖球菌 *Streptococcus pneumoniae*，髄膜炎菌 *Neisseria meningitidis*，インフルエンザ菌 *Haemophilus influenzae* などの化膿菌による感染や，消化管に慢性感染するランブル鞭毛虫 *Giardia lamblia* 感染を繰り返すことになる。T リンパ球に依存するウイルスや真菌に対する抵抗性は，肝炎およびエンテロウイルスを除いて正常である。治療は，血中の免疫グロブリンを適当濃度に保つため，ヒトガンマグロブリンの繰り返し投与を行う。

免疫グロブリン A(IgA)欠損 immunoglobulin A (IgA) deficiency は比較的高頻度で認められるが，IgA 発現 B 細胞が形質細胞へ分化する過程に障害を示す。この患者の多くは臨床的に無症状であるが，一部の患者では副鼻腔，肺，消化管に感染症が認められる。また，自己免疫やアレルギー性疾患の発症率が上昇し，血液製剤の投与により，抗 IgA 抗体を産生する危険がある。

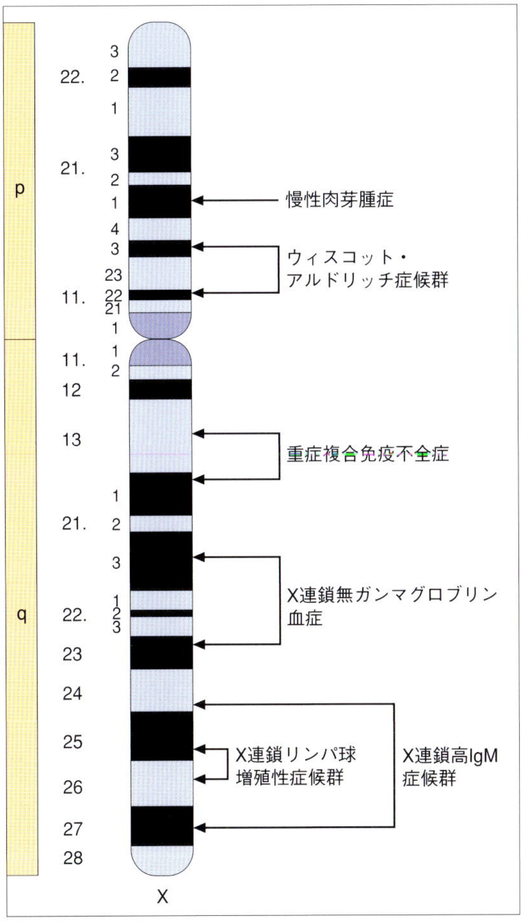

図 13.3　X 連鎖(XL)免疫不全症候群の遺伝子座

分類不能原発性免疫不全症 common variable immunodeficiency(CVID)は最も一般的な原発性免疫不全症であるが，その詳細は明らかになっていない。これは，多様な原因により成人に現れる病気で，自己免疫疾患や特にリンパ系細胞の悪性腫瘍が高頻度で出現することで特徴づけられる。おそらく，不適切な T 細胞のシグナル伝達により，不完全な T 細胞と B 細胞の相互作用を引き起こすためと考えられる。適切な T 細胞との相互作用が起きないと，B リンパ球の形質細胞への最終分化に異常をもたらしたり，抗体の産生能力を失ったりする。CVID の患者の一部は *ICOS* 遺伝子(活性化 T 細胞に発現する“inducible costimulator”)の部分欠失をホモ接合でもっているが，CVID の患者の大部分ではその遺伝的原因は明らかにされていない。

X 連鎖高 IgM 症候群 X-linked hyper-IgM syndrome はまれな疾病で，反復性の細菌感染を示し，血中 IgG，IgA，IgE は非常に低いかまったくなく，血中 IgM，IgD は正常か上昇した病態を示す。病気は $CD4^+$ T 細胞が発現する CD40L(CD40 リガンド)に生じた，通常は単一アミノ酸置換を起こすような点突然変異が原因となっている。そのような欠陥は，メモリー B 細胞の産生や免疫グロブリンのクラススイッチに重要な **CD40L** と B 細胞上の **CD40** との正常な相互作用を阻害する。さらに，活性化 T 細胞上の CD40L は，マクロファージ上の CD40 と相互作用し，細胞内病原体に対する適切な免疫応答を誘導するのに必要な IL-12 産生を刺激する。このことは，この患者が細胞内感染を示すカリニ *Pneumocystis carinii* になぜ，過度の感受性を示すのかをうまく説明してくれる。

乳児一過性低ガンマグロブリン血症 transient hypogammaglobulinemia of infancy は，免疫グロブリン合成開始が異常に遅れるためで，長ければ 2～3 歳までみられる。これは，気道の反復感染と低 IgG レベルを特徴とするが，IgG レベルは 4 歳頃には正常となる。

原発性 T 細胞欠損

ディ・ジョージ症候群 DiGeorge syndrome では，胎生期に第 3,4 咽頭嚢からの胸腺の発生が異常を示す。この子供たちは，副甲状腺も欠失し，重篤な心臓血管系の奇形を示す。大部分の患者では，染色体 22q11.2 の位置に微小な DNA の欠落を示す。それらの結果，幹細胞からの T 細胞の分化が起こらず，リンパ組織内で T 細胞が分布する“**胸腺依存領域** thymus-dependent area”がまばらとなる。対照的にリンパ濾胞は認められるが，その発達は未熟である(**図 13.4**)。細胞性免疫反応はみられない。胎児は一般的な細菌感染に抵抗力があるが，もし誤って種痘，麻疹や BCG(カルメット-ゲラン桿菌)を投与すると，ひどい症状を呈する危険性がある。抗体反応は誘導されるが，正常なものではない。これはおそらく，最適な抗体反応には T 細胞の媒介が必要なためであろう。培養した成熟胸腺上皮細胞の移植は，この患者の免疫機能を再構築することができ，治療法の 1 つの選択肢となっている。胸腺の部分形成不全は，完全欠失より頻繁に認められるが，通常免疫学的な治療は必要とならない。

原発性 T 細胞機能異常

T 細胞の機能異常に起因する，いくつかの症候群が知られている。これらは，血中に T 細胞が認められるので，重症複合免疫不全症(SCID)(下記参照)とは区別される。これらには，CD3 分子の γ 鎖や ε 鎖遺伝子の変異により，T 細胞が機能を失った患者を含む。T 細胞のシグナル伝達に重要なチロシンキナーゼである **ZAP-70** に異常を示す患者や，IL-2 遺伝子の転写異常により正常な IL-2 産生ができなくなっている患者

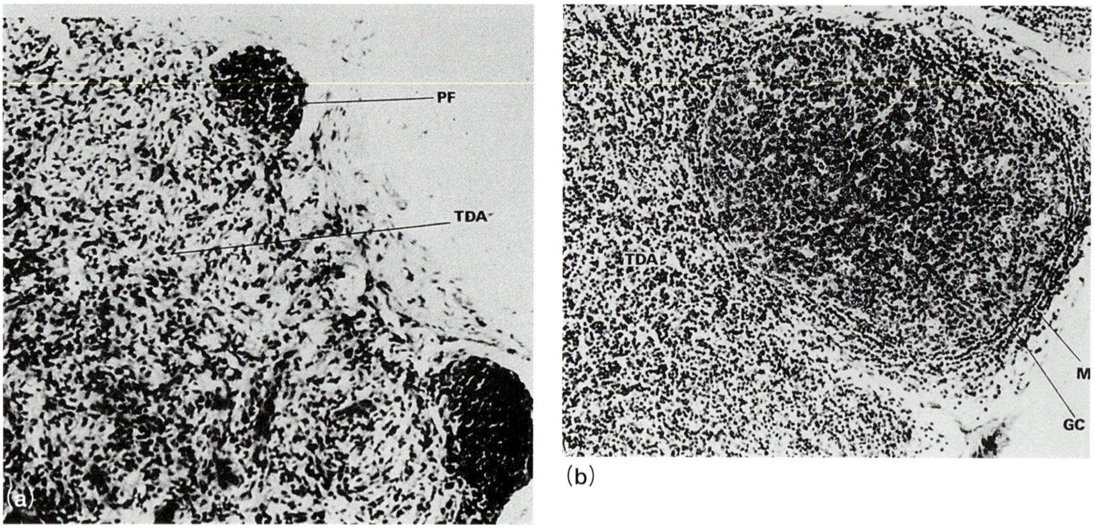

図 13.4 リンパ節の皮質領域：(a)ディ・ジョージ症候群患者では，胸腺依存性領域(TDA)の消失と，微小な一次濾胞(PF)が見られる。(b)健常者では対照的に，豊富なT細胞領域と，小リンパ球で形成される被膜領域(M)で包まれ，よく発達した二次濾胞が観察される。内部には薄く染色される胚中心(GC)が見える(D. Webster 博士により提供されたディ・ジョージ症候群関連資料から出典；写真は C. J. Sym 氏による)

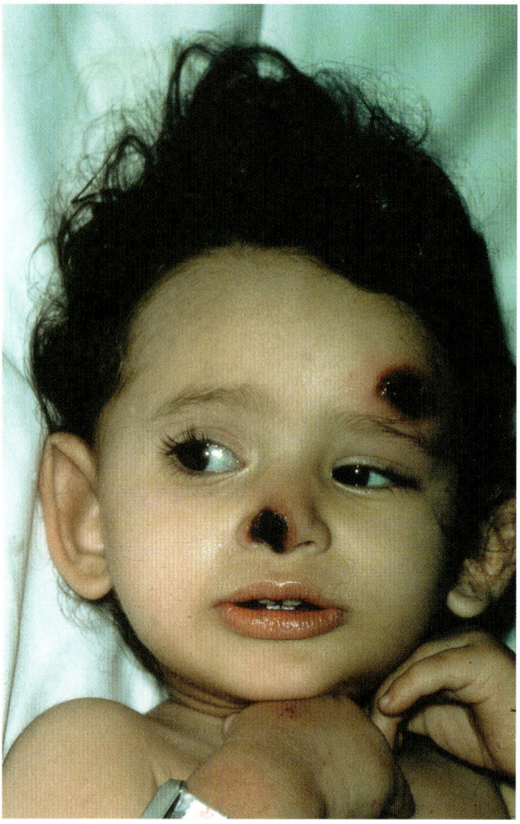

図 13.5 ワクチニアワクチンの接種により，壊疽性病変ができた重症複合免疫不全症(SCID)の子供：感染部位は全身に広がる(R. J. Levinsky 教授および Hospital for Sick Children, Great Ormond Street, London の Medical Illustration 部の好意による)

グループもある。これらの患者の臨床的な所見は SCID の患者と同様なものであり，**骨髄移植**が長期回復の見込める唯一の治療法となっている。

重症複合免疫不全症(SCID)

重症複合免疫不全症は，いくつかの遺伝子のうちの1つの異常により引き起こされ，T細胞の免疫不全からなる多様な疾病をさし，B細胞または NK 細胞の異常を伴うこともある。**細胞性**，**液性免疫**の両方に欠陥を示し，重篤なリンパ球減少症が特徴である。子供たちは，生後早期から反復感染に見舞われる。消化器感染により，長期にわたる下痢症状を示したり，カリニ肺炎がよくみられる。また，口内や皮膚でカンジダの異常な増殖がみられる。弱毒株によるワクチン接種を受けると(**図 13.5**)，通常子供たちは進行性の感染症により死亡する。また，**造血幹細胞の移植** hematopoietic stem cell transplantation により免疫系を再構築しない限り，通常1歳まで生きることはできない。

SCID の主要原因はサイトカインレセプター共通 γ_c 鎖の変異

重症複合免疫不全症は，X 染色体連鎖性劣性，常染色体劣性のいずれでも起こりうるが，50～60%のケースは X 染色体連鎖性 X-linked SCID (X-SCID)で，IL-2，IL-4，IL-7，IL-9，IL-15，IL-21 レセプターに**共通の γ 鎖の変異**(**コモン γ 鎖**) mutation in the common γ chain に起因する。この遺伝子では，いくつかの変異が報告されているが，各々の変異では，6 つのサイトカイン/レセプター経路で異なる欠陥が，相互に関与し合った複雑な性質を示す。

プリン再利用経路酵素の変異による SCID

常染色体劣性の遺伝形質をもつ多くの SCID 患者は，プリン分解酵素の遺伝子に欠陥をもっている。特に**アデノシンデアミナーゼ** adenosine deaminase（ADA）が多く，一部の患者は**プリンヌクレオシドホスホリラーゼ** purine nucleoside phosphorylase（PNP）に異常をもっている。そのため患者では，リンパ系幹細胞に毒性をもつ代謝産物が蓄積する。ポリエチレングリコール修飾 ADA の注射による酵素の置換療法は，臨床的に免疫力の回復を認め，**遺伝子治療** gene therapy によるリンパ球や造血幹細胞への *ADA* 遺伝子の導入は，好成績を示すことがある。骨髄移植も治療の選択肢となっている。

その他の SCID

個々の SCID 患者には，他のまれな欠陥が見つけられている。その中には，*VDJ* 遺伝子再構成の開始に必要な ***RAG* 遺伝子**の変異や，*RAG* 遺伝子の働きにより誘導された DNA の 2 本鎖切断を修復する働きのある，*Artemis* 遺伝子の変異などが含まれる。また，IL-2 などのサイトカンがレセプターに結合した後，シグナルを伝達するのに必要な JAK3 キナーゼタンパク質をコードする遺伝子が変異している場合もある。その他，T 細胞や B 細胞の抗原レセプターからのシグナル伝達に必要な，Src キナーゼを制御する働きのある，CD45 共通白血球抗原の遺伝子変異や，T 細胞の発生が完全に阻害されてしまう *CD3δ* 遺伝子の欠陥などがある。**主要組織適合抗原欠損症** MHC deficiency（別名 bare lymphocyte syndrome）では，MHC クラスⅡ欠損がある。この患者の胸腺では，$CD4^+$の細胞はほとんど産生されず，わずかに産生された細胞は，クラスⅡ分子を欠いた抗原提示細胞によって，不適切に活性化される。MHC クラスⅠ分子は正常なので，$CD8^+$細胞は正常である。欠陥は MHC クラスⅡ遺伝子自身よりも，むしろその発現を制御するいくつかの遺伝子の 1 つにある。**TAP1** または **TAP2** に変異をもつまれな患者では，MHC クラスⅠが欠如し，また反復感染を起こしやすい。胸腺細胞上の MHC クラスⅠ分子との相互作用は，$CD8^+$細胞の成熟に必須なので，これらの患者では機能的な $CD4^+$細胞が正常数あるのに，$CD8^+$細胞はわずかかまったくない。

その他の複合免疫不全症

ウィスコット-アルドリッチ症候群 Wiskott-Aldrich syndrome（WAS）は，血小板減少症，Ⅰ型過敏症，免疫不全を特徴とする X 染色体連鎖性疾患である。このため，出血，湿疹，反復感染といった症状を示す。原因は，リンパ球や血小板の細胞骨格の形成に重要な，いわゆるウィスコット-アルドリッチ症候群タンパク質 Wiskott-Aldrich syndrome protein（WASP）をコードする遺伝子の変異である。そのため患者では，細胞骨格の形成不全や，T 細胞で微絨毛が消失する。この形質は，出生前診断に利用することが可能である。多くの患者では，**幹細胞移植** stem cell transplantation により，血小板と免疫系の異常を修復することができる。レトロウイルスベクターを用いて，WASP をその欠失細胞に試験管内で導入すると，正常な機能を回復したことから，遺伝子治療もまた，将来的には有望と考えられる。

血管拡張性失調症 ataxia telangiectasia は小児の常染色体劣性遺伝病で，悪性腫瘍の高頻度発生と，T 細胞，B 細胞の欠陥を示し，血管奇形（毛細管拡張症）を伴った，プルキンエ細胞の崩壊による進行性の小脳性運動失調症を特徴とする。この患者はまた，DNA 修復機構の欠陥のため X 線に高い感受性を示し，極端に高い発がん率を示す。

X 連鎖リンパ増殖性症候群 X-linked lymphoproliferative syndrome またはダンカン症候群 Duncan's syndrome と呼ばれる病気は，エプスタイン-バーウイルス（EBV）の感染と関連する免疫不全症である。原因は，T 細胞あるいは B 細胞の膜表面上にある"SLAM"（signaling lymphocyte activation molecule）からのシグナル伝達を制御する，SLAM 会合タンパク質 SLAM-associated protein（SAP）をコードする遺伝子の変異である。SLAM の活性化は，T 細胞の IFNγ 産生や B 細胞の増殖を促進するので，この遺伝子変異が免疫不全の原因となるのは明白である。

様々な原発性免疫不全症のまとめを，**表 13.1** に示す。

免疫不全の診断

液性免疫の欠陥は，免疫グロブリンの定量や，ジフテリア菌，破傷風菌，百日咳菌や不活化ポリオウイルス接種後の抗体反応を測定することにより，評価することができる。**B 細胞数**は，CD19，CD20，CD22 に対する抗体を用いたフローサイトメトリーで計測することが可能である。

T 細胞数の計測は，CD3 に対するモノクローナル抗

表 13.1 様々な原発性免疫不全症のまとめ

欠陥遺伝子産物	疾患
補体系の欠損	
MBL, MASP-2	反復性細菌感染
C1, C2, C4	免疫複合体病(SLE)
C1 阻害因子	血管性浮腫
PIG-A 糖転移酵素	発作性夜間血色素尿症
C3, H 因子, I 因子	化膿性反復感染
C5, C6, C7, C8	反復性淋菌感染
食細胞の欠損	
NADPH 酸化酵素	慢性肉芽腫症
CD18(β_2-インテグリン β 鎖)	白血球接着異常症
CHS	チェディアック-東症候群
IFNγR1/2, IL-12p40, IL-12Rβ1	マイコバクテリア感染に対する遺伝的感受性
原発性 B 細胞不全	
ブルトン型チロシンキナーゼ	X連鎖無ガンマグロブリン血症
?	IgA 欠損
ICOS	分類不能原発性免疫不全症
?	乳児一過性低ガンマグロブリン血症
原発性 T 細胞不全	
?	ディ・ジョージ，ネゼロフ症候群：胸腺分化異常
RAG-1/2	オーメン症候群：*VDJ* 遺伝子再構成部分異常
MHC クラス II プロモーター	主要組織適合抗原欠損症
Atm	血管拡張性失調症：DNA 修復異常
CD154(CD40L)	高 IgM 症候群
CD3 ε や γ 鎖, ZAP-70	重症 T 細胞不全
複合免疫不全	
?	網様体形成不全：骨髄系，リンパ系前駆細胞の産生異常
IL-7Rα	IL-7 シグナル異常による SCID
γ_c, JAK3	サイトカインシグナル異常による SCID
RAG-1/2	*VDJ* 遺伝子再構成完全欠損
ADA	アデノシンデアミナーゼ欠損：リンパ系初期乾細胞に対する毒性
PNP	T 細胞毒性を示すプリンヌクレオシドホスホリラーゼ欠損
SAP	X 連鎖リンパ球増殖性症候群：細胞シグナル異常
WASP	ウィスコット・アルドリッチ症候群：細胞骨格異常

Ig：免疫グロブリン，IL-7：インターロイキン 7，SCID：重症複合免疫不全症，SLE：全身性エリテマトーデス

体や，他の T 細胞抗原である CD2，CD5，CD7 または CD4，CD8 に対する抗体を用いたフローサイトメトリーで，容易に行うことができる。T 細胞の欠陥をもつ患者は，ツベルクリン，カンジダ，トリコフィチン，ストレプトキナーゼ/ストレプトドルナーゼや，流行性耳下腺炎ウイルスといった抗原に対する皮膚テストで低反応あるいは無反応であり，リンパ球をフィトヘマグルチニン phytohemagglutinin(**PHA**)や他の非特異的マイトジェンで刺激した際，サイトカイン産生が低下している。

補体や殺菌力,他の多形核白血球の機能検査のため，試験管内試験が利用可能となっている。ニトロブルーテトラゾリウム nitroblue tetrazolium(**NBT**)の還元や，活性酸素の産生刺激は，貪食作用や殺菌力と関連する酸化酵素の測定に用いられる。

続発性免疫不全

免疫反応は多くの因子により，非特異的に抑制される。特に細胞性免疫は，世界の豊かな地域でも起こりえるような栄養不良で障害されることがある。

ウイルス感染による免疫抑制はまれではない。麻疹感染に伴う細胞性免疫の抑制には，ウイルスによる IL-12 産生の抑制が関与している。最も悪名高い免疫抑制ウイルスは，**ヒト免疫不全ウイルス** human immunodeficiency virus(HIV)であり，これについては次の節で詳述する。

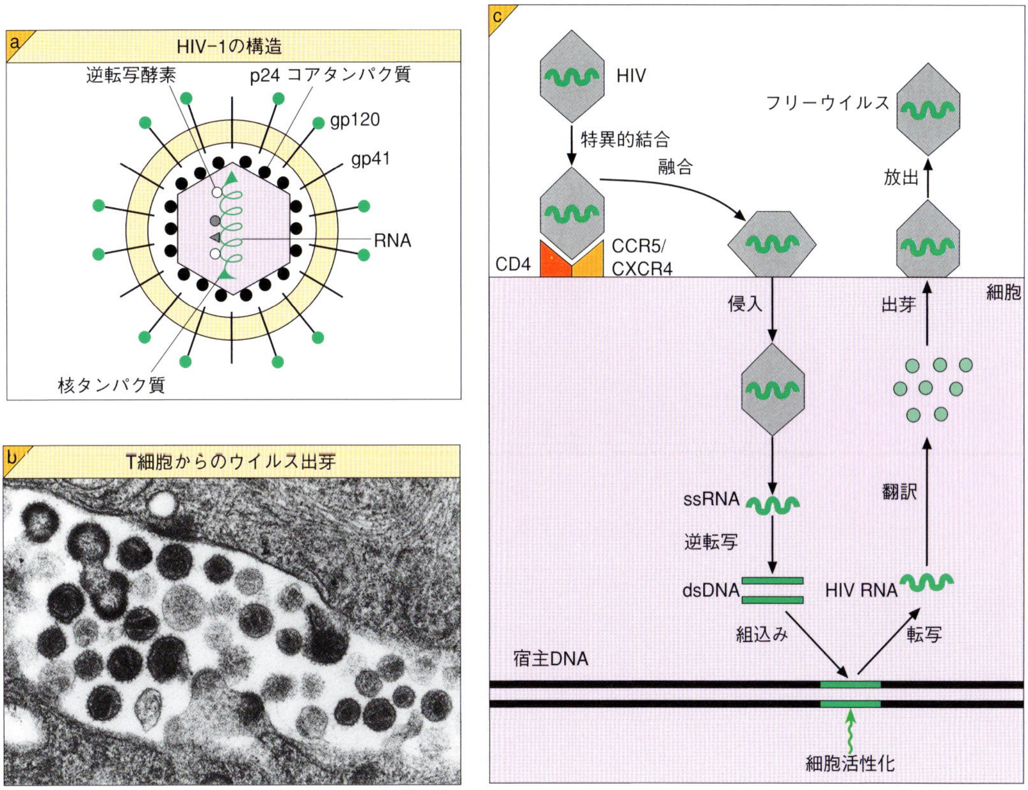

図 13.6 HIV-1 後天性免疫不全症候群（AIDS）ウイルスの特徴：(a) HIV-1 の構造。(b) フィトヘマグルチニン（PHA）で刺激されたヒトの芽球表面上に存在する，成熟および出芽 HIV-1 粒子の電子顕微鏡写真。(c) ヒト免疫不全ウイルスの細胞内での生活環（写真は C. Upton 氏，S. Martin 教授の好意による）

X 線，細胞傷害性薬物，コルチコステロイドといった治療薬は，免疫系に恐ろしい影響を与える可能性がある。慢性リンパ球性白血病，骨髄腫，ワルデンシュトレームマクログロブリン血症 Waldenström's macroglobulinemia のような **B リンパ球増殖性疾患** B-lymphoproliferative disorder は，程度は異なるものの，低ガンマグロブリン血症を伴い，抗体産生も障害されている。この患者では，一般的な化膿菌に対する抵抗力が低下しているが，**ホジキン病** Hodgkin's disease の患者では対照的に，細胞性免疫の欠陥を示す症状がみられる。すなわち，結核菌，ブルセラ菌，クリプトコッカス菌，帯状疱疹ウイルスに易感染性となる。

後天性免疫不全症候群（AIDS）

後天性免疫不全症候群 acquired immunodeficiency syndrome（**AIDS**）は，HIV-1 および HIV-2 と呼ばれる，2 種類のヒト免疫不全ウイルス（HIV）により主に引き起こされる。ウイルスは感染した $CD4^+$ T 細胞やマクロファージによって伝播されるので，病気は性的関係，血液やその製剤によって人々の間に広がる。そのため，注射針を共有する麻薬常習者は感染する危険性が高くなる。ウイルスはまた，母子間で感染する場合もある。その場合，高ウイルス負荷の新生児は，低ウイルス負荷を示す患者より，一般的に病気の進行が速い。病気は広範な免疫不全を引き起こす。潜伏期は長期であるが，$CD4^+$ 細胞は徐々に減少し，最終的には重篤な細胞性免疫の不全を引き起こす。血中の $CD4^+$ 細胞数が 200 個/μL 以下になると，日和見感染を起こすようになる。これらには一般的に，カリニ，サイトメガロウイルス，EBV，単純疱疹ウイルスや，カンジダ，アスペルギルス，クリプトコッカスといった真菌，トキソプラズマ原虫，さらにヒトヘルペスウイルス 8 human herpesvirus 8（HHV-8）による**カポジ肉腫** Kaposi's sarcoma などが含まれ，それらに例外的な感受性をもつようになる。

HIV の特徴

疾病の伝播は，通常 HIV-1 または HIV-2 ウイルスを含む血液か，精液を介して起きる。性交感染は粘膜上皮を通過し，リンパ系により広がる。HIV-1/2 はレンチウイルスに属し，比較的複雑なゲノム構造，密に凝集した染色体，感染細胞からの出芽（**図 13.6b**）などの特徴をもっている。多様なウイルスタンパク質（**図

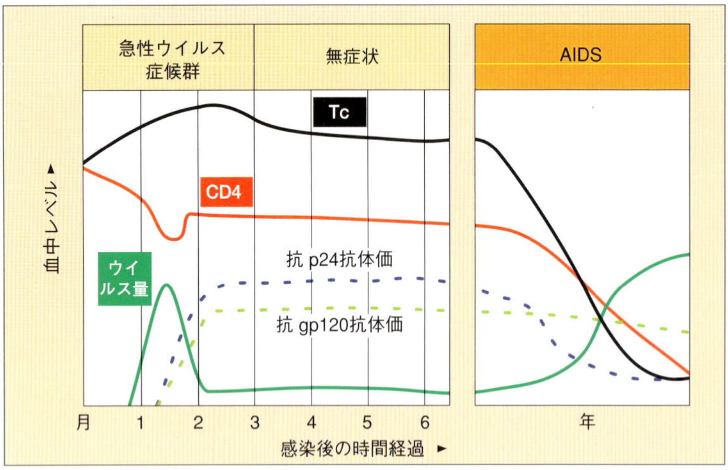

図 13.7 HIV-1 感染の自然経過：病気の後期に示される p24 抗原と抗体の変化は，すべての患者でみられるわけではない。Tc：細胞傷害性 T リンパ球

13.6a）が，RNA スプライシングやウイルスタンパク質分解酵素の働きで生成される。

HIV の細胞感染

細胞感染は，HIV の外被糖タンパク質である gp120 がヘルパー T 細胞，マクロファージ，樹状細胞（DC），ミクログリアの**細胞膜上の CD4 分子に結合する**ことにより成立する。DC はヒトの粘膜組織に分布し，樹状突起を上皮細胞の間隙をぬって伸ばすので，粘膜表層に一部が現れる。CD4 分子への結合は，ウイルス膜上の gp41 と宿主細胞上の様々なケモカインレセプターとの融合を惹起する（**図 13.6c**）（新しい抗 HIV 薬である Enfuvirtide が，この融合過程を特異的に阻害することにより大きな効果をあげていることは，注目に値する）。感染初期には，ウイルスはメモリー T 細胞，マクロファージや DC 上に存在する **CCR5 コレセプター** co-receptor を利用し，その後 **CXCR4 コレセプター** を用いて静止期の T 細胞に感染する。興味深いことに，白人の 1% は CCR5 レセプターに変異があったり，完全に欠損しているが，彼らは感染に対する抵抗性が高い。このような変異は，アフリカ人や日本人の家系ではみられない。

ヒト免疫不全ウイルスは RNA レトロウイルスで，**逆転写酵素** reverse transcriptase を用いて，自らの遺伝子 RNA から，対応する DNA を合成する。この DNA は宿主のゲノムに組み込まれ，潜伏期の間，長期にわたって維持される（**図 13.6c**）。潜伏感染にある T 細胞やマクロファージが刺激されると，NFκB 二量体の細胞内濃度を増加させることにより，HIV エンハンサー領域のコンセンサス配列への結合を介して，ウイルスの複製を誘発する。このような HIV 遺伝子の転写は，宿主細胞がサイトカインや特異抗原によって活性化されたときに起きる。NFκB 経路を介して HIV の複製を促進する腫瘍壊死因子 α（TNF-α）は，HIV 感染者の血漿中で上昇している。特に病気が進行し，複数の微生物の感染を受けている場合，高値を示す。また，アフリカでは HIV 感染の進行が速いが，おそらくこれは継続する微生物感染が免疫系を常時活性化することと関連している。

HIV 感染によるヘルパー T 細胞の消失

病気の自然経過

HIV-1 感染後の連続的変化を，**図 13.7** に図示する。ウイルスは通常，直腸や膣の粘膜に存在する**ランゲルハンス細胞**に感染し，所属リンパ節へ運ばれる。そこでウイルスは複製される。その後，発熱，筋肉痛，関節痛などの急性の初期症状を伴うウイルス血症により，全身に広がる。ウイルスの主要なヌクレオカプシドタンパク質抗原である p24 は，この時期末梢血中で検出される。最終的に，$CD8^+$ T 細胞の活性化，p24 や外被タンパク質である gp120, gp41 に対する抗体により症状は沈静化する。細胞傷害性 T 細胞の効果は，ウイルスレベルの低下と，$CD4^+$細胞レベルの再上昇から明らかである。この初期の免疫応答により，**リンパ組織への HIV の隔離**が生じ，病気の次のステージにおける HIV の主な蓄積部位となる。この時期は臨床上潜伏期といわれる。リンパ濾胞内では，感染性のウイルスは免疫複合体として濾胞樹状細胞（FDC）に保持・濃縮される。潜伏期間に産生されるウイルスはわずかであるが，リンパ組織内で $CD4^+$細胞の破壊は徐々に進行する。最終的に**血中の $CD4^+$ T 細胞数は進行性に低下**する。$CD4^+$細胞の低下により，病気が慢性的な進行期に移行するには数年の歳月がかかる。患者は病状の発症により，通常は非病原性（日和見性）の因子により，生命を脅かされる感染症を引き起こすようになる。

CD4⁺細胞消失の機構

AIDSの免疫学的な特徴は，CD4⁺細胞の消失であるが，これは単なるHIVの直接的な細胞毒性効果だけでは説明できない。それ以外にも確かに，CD4：CD8比の変化につながるCD4⁺細胞の減少を説明する，いくつかの仮説がある。それらを次に挙げた。

1　単一の細胞または感染CD4⁺細胞と非感染CD4⁺細胞間で形成された多核合胞体に対する，直接的なウイルスの細胞毒性作用。

2　ヒト免疫不全ウイルスが，CD4⁺ T細胞に対し，活性化誘導アポトーシス activation-induced apoptosis を起こしやすくする。実際，HIV感染患者のCD4⁺ T細胞を刺激すると，アポトーシスが引き起こされる。これは，患者でよくみられる他の感染症や，それによるサイトカイン産生が，容態を悪化させることと関連しているかもしれない。また，HIV感染細胞が**Fas**により誘導されるアポトーシスに高感受性となっていたり，HIVにより産生されるgp120やtatタンパク質が，ウイルスに感染したT細胞だけでなく，非感染T細胞にもFasの発現を誘導することを示した実験結果がある。

3　細胞傷害性CD8⁺細胞は，感染初期にウイルス量を減少させる。急激に増加したこの細胞は，ウイルスに感染したCD4⁺細胞を溶解するだろう。

4　HIVタンパク質に対して産生された抗体が感染細胞に結合することにより，抗体依存性細胞媒介性傷害(ADCC)が誘導され，感染細胞が破壊される。

5　ヒト免疫不全ウイルス感染は，しばしば胸腺あるいは骨髄からの新しいT細胞の産生・成熟に悪影響を与える。

これらメカニズムのいくつかが複雑に関連しあい，ウイルスを維持する要因を決定しているようである。

ヒト免疫不全ウイルスは免疫応答を免れる戦略をもつ

ヒト免疫不全ウイルスは，免疫系から免れるためのいくつかの戦略をもっているが，最も重要なものは，高い変異率である。これによりウイルスは，特異抗体や細胞傷害T細胞による認識から逃れる。実はウイルスに対する免疫応答は，最も遺伝形質的に変異したウイルス株の生存に，好都合な選択圧力として作用する。また，CD4⁺細胞，特にHIV特異的なT細胞の消失により，免疫系は弱体化する。さらに，HIVタンパク質の1つNefは，MHCクラスⅠの発現を低下させるので，CD8⁺細胞の細胞傷害活性を減弱させる可能性がある。

AIDSの検査

HIV感染患者では，感染後数週間で，ウイルスに対する抗体が検出できるようになる。感染後CD4⁺細胞レベルは急速に低下し，CD4：CD8比の逆転を示す。**血漿中HIV-RNA量の定量**は，現在HIV感染患者の診断や経過観察の方法として，日常的に行われている。この方法はまた，抗レトロウイルス治療薬による治療の前後に用い，その効果を判定するためにも用いられている。さらに，AIDSによると定義される**日和見感染** opportunistic infection の発症や，その進行を予測する，最もよい指標として用いられている。CD4細胞の減少に伴い，再抗原刺激に対する皮膚の遅延性過敏症反応など，細胞性免疫に依存する多くの反応は低下する。

AIDSの治療

HIVの治療法は，多くの新規薬物の開発により，選択肢が広がっている。しかし，患者の管理は，薬剤耐性の出現や，抗ウイルス薬の長期使用による毒性発現により，ますます複雑なものとなっている。患者の長期生存は，抗ウイルス薬の使用，免疫，化学予防法，感染や悪性の合併症に対する治療法など，多くの要因に依存している。多様な抗ウイルス薬が開発されたが，それらには，塩基性および非塩基性の逆転写酵素阻害剤や，タンパク質分解酵素阻害剤が含まれる。通常，患者には**3剤併用療法** triple-drug therapy される。これは，HAARTまたは高効率抗ウイルス薬治療と呼ばれ，ウイルス変異体の出現を抑える作用がある。薬物治療を始める最も適切なタイミングについては十分に定まっていないが，治療は症状のある患者，またはCD4⁺細胞数が500/μL以下か，ウイルスRNA量が50,000コピー/mL以上の感染者に限るべきである。これら薬剤は非常に高価であり，必要とする国々で十分に利用されていない。この問題を解決する1つの方法は，予防的かつ治療的なワクチンの開発であるが，これまでの多大な努力にも関わらず，いまだ成功していない。

復習

原発性免疫不全

- 原発性免疫不全はまれだが，免疫系全般のほとんどすべての分化段階における欠陥の結果として，ヒトに発生する。
- まれなX連鎖免疫不全は，男性に疾病を引き起こす。
- 食細胞，補体経路，B細胞系の欠陥は，オプソニン化や貪食作用により処理される細菌に，特に感染しやすくなる。

・T 細胞に欠陥をもつ患者は，通常細胞性免疫(CMI)により除去されるウイルスや真菌に感染しやすくなる。

自然免疫系の不全

・慢性肉芽腫症は，食細胞の NADPH 酸化酵素の変異により生じる。
・チェディアック-東症候群患者の白血球には，その機能を阻害する巨大リソソーム顆粒が出現する。
・白血球接着異常症は，β_2-インテグリンの CD18 サブユニットに変異をもつ。
・古典的補体経路の初期因子の欠陥は，免疫複合体による疾患を引き起こす可能性がある。
・C3 の欠陥は，重篤な化膿性反復感染をきたす。
・補体系の後期因子の欠陥によって，ナイセリア菌の反復感染にかかりやすい。
・C1 不活性化因子の欠陥は，遺伝性血管神経性浮腫の原因となる。
・C1，C2 または C4 の欠陥は，全身性エリテマトーデス(SLE)様症候群と関連がある。

原発性 B 細胞欠損

・プレ B 細胞期で分化が止まる先天性の X 連鎖無ガンマグロブリン血症(XLA)(ブルトン)は，ブルトン型チロシンキナーゼ(*Btk*)遺伝子の変異によって起きる。
・免疫グロブリン A(IgA)不全では，呼吸器や消化管の感染にかかりやすい。
・分類不能原発性免疫不全症では，おそらく T 細胞との相互作用の欠如により，B 細胞が抗体産生能力を失う。
・T 細胞の CD40L(CD40 リガンド)遺伝子の変異は，X 連鎖高 IgM 症候群を発症する。

原発性 T 細胞欠損

・ディ・ジョージ症候群は，胸腺の発生異常により引き起こされる。

原発性 T 細胞機能異常

・このグループの患者は血中に T 細胞が認められるが，種々の遺伝子変異により，その機能異常をきたす。

重症複合免疫不全症(SCID)

・SCID 患者の 50～60%は，IL-2，IL-4，IL-7，IL-9，IL-15 および IL-21 の共通のレセプターであるコモンγ鎖の遺伝子変異をもっている。
・多くの SCID 患者は，プリン分解酵素である ADA や PNP の遺伝的変異をもっており，毒性代謝産物の蓄積が起きる。ADA 欠陥をもつ患者は，遺伝子治療による病態改善が試されている。
・主要組織適合抗原欠損症は，主要組織適合遺伝子複合体(MHC)クラスⅡの発現の欠如により引き起こされる。

その他の複合免疫不全症

・ウィスコット・アルドリッチ症候群の男性は，血小板減少，湿疹，免疫不全などの特徴的な症状を示す。
・血管拡張性失調症は，DNA 修復機構の欠陥が原因する。

免疫不全の診断

・液性免疫不全は，第 1 段階として，血中の免疫グロブリンの定量により評価できる。
・B 細胞および T 細胞数は，フローサイトメトリーで計測することができる。

続発性免疫不全

・免疫不全は，栄養失調，リンパ球増殖性疾患，X 線や細胞傷害性薬物といった因子，ウイルス感染などの二次的な要因によって，引き起こされることがある。

後天性免疫不全症候群(AIDS)

・AIDS は，HIV-1 および HIV-2 RNA レトロウイルスの感染が原因する。
・ヒト免疫不全ウイルス(HIV)は，外被タンパク質 gp120 が CD4 へ結合，さらに CXCR4 や類似のサイトカインレセプターがその補助因子として働き，ヘルパー T 細胞に感染する。HIV はまた，マクロファージ，ミクログリア，T 細胞を刺激する樹状細胞(DC)や濾胞樹状細胞(FDC)にも感染する。感染後期には，CD4 非依存的な感染経路も存在する。
・感染した細胞内で，RNA は逆転写酵素の作用により，DNA に変換される。DNA は宿主ゲノムに組み込まれ，細胞が NFκB レベルを上昇させる TNFαなどの刺激物質により活性化されるまで，休止状態となる。
・通常，ウイルス感染初期の急性期の後，長期にわたる無症状期があり，ウイルスはリンパ濾胞内の FDC に限局するが，進行性に DC 網を破壊する。その後，免疫反応を契機に無症状期から症状を発症する。
・$CD4^+$細胞数の著しい低下は，細胞性免疫による生体防御能を破壊し，カリニ，サイトメガロウイルスなどの日和見感染生物による生命の脅威にさらされる。
・免疫系とウイルスの間には熾烈な戦いが繰り広げられ，ウイルスの破壊と $CD4^+$ T 細胞の交代がすさまじい勢いで起こっている。
・最終的には$CD4^+$ T 細胞の消失が，ウイルスの直接的な細胞毒性作用，アポトーシス，抗体依存性細胞媒介性傷害(ADCC)，$CD8^+$細胞による細胞傷害，T 細胞の産生抑制により引き起こされる。
・AIDS 診断は，日和見感染の有無，末梢血中の正常な $CD8^+$ T 細胞と減少した $CD4^+$ T 細胞数，遅延型皮膚反応の減弱，抗ウイルス抗体や p24 抗原の存在，リンパ節生検と生ウイルスの分離，ポリメラーゼ連鎖反応(PCR)による HIV ゲノムの証明などにより行われる。

アレルギー(過敏症)

異常な免疫応答が組織傷害を引き起こす

ヒトがいったん免疫学的に感作されると，さらなる抗原暴露は，強力な二次免疫応答を誘導する。しかしその反応が過剰で，組織傷害をもたらす場合がある(過敏症)。このような異常な免疫反応も，元来は 11 章で記述したように，感染防御のための身体の仕組みであることを強調しておきたい。Coombs と Gell は，**アレルギー(過敏症)** hypersensitivity を 4 つのタイプに定義した。Ⅰ，ⅡおよびⅢ型は，抗原と抗体の反応に依存しているが，Ⅳ型では，T 細胞の抗原認識が必要である。Ⅳ型は反応に長い時間を必要とするので，過去には“**遅延型過敏症** delayed-type hypersensitivity”と呼ばれた。

Ⅰ型：アナフィラキシー型過敏症

しばしばアトピーと呼ばれるⅠ型アレルギーは，普遍の環境因子(アレルゲン)に対して，免疫グロブリン E(IgE)抗体を産生しやすい遺伝的素因をもつ人々に生じる，一連の疾患である。これらには，アレルギー性鼻炎，喘息，アトピー性湿疹などの，最もよくみられる疾患が含まれる。

Ⅰ型アレルギー反応は，Th2 細胞の活性化と IgE 抗体の過剰産生によって起きる

特定のヒトにおいて，どうして IgE 抗体が過剰産生されるかは，よくわかっていない。幼いときに，Th1 反応を刺激する微生物へ暴露される機会がないと，免疫反応が Th2 型の反応へシフトし，その後アトピーを発症するという説が優勢になりつつある。この“衛生説”は，家畜からの感染機会が多いだろうと考えられる牧畜業や，田舎暮らしの人々には，アレルギーが少ない事実をうまく説明することができる。アレルギー反応は，特定の種類の**アレルゲン** allergen が粘膜上皮や皮膚に少量沈着して開始される。これは**Th2 細胞**を活性化し，IgE 応答を誘導するのに非常に効果的である。アレルギー患者では，血中にアレルゲン特異的な Th2 細胞が多く存在するだけでなく，個々の細胞が，正常者の Th2 細胞よりも多量のインターロイキン 4(**IL-4**)を産生する。他の抗原と同じように，アレルゲンもランゲルハンス細胞や他の抗原提示細胞によってプロセスされ，ペプチドの断片に分解されて，未分化の Th0 細胞に提示される。アレルギー反応の場合，これらの細胞は Th2 リンパ球に分化し，様々なサイトカインを放出して，Th1 細胞の活性化を抑え，IgE 産生を誘導する。これらサイトカインの中で，特に IL-4 と IL-13 は，B 細胞表面上の CD40 からのシグナルと協調して，免疫グロブリンのクラススイッチを誘導し，IgM を表面にもつ B 細胞に，μ から ε への変換を引き起こして，**IgE 産生**を促す。

アレルギーには，強い遺伝的素因の関与がある

アレルギー反応に関連する遺伝的素因については，はっきりとはわかっていない。しかし，特定のアレルギー(アトピー)の家系では，高い IgE レベルを示す。ヒト白血球抗原(HLA)は，ブタクサや家ダニなど，い

くつかのアレルゲンに対するアレルギー反応との関連が示されている。血清の IgE レベルを制御する他の主要な遺伝子座が，染色体 5q に同定されているが，この部分には，IgE 合成の調節に重要な IL-4, IL-5, IL-9 のサイトカイン遺伝子が含まれている。*IL-9* 遺伝子の多型は，染色体 11q13 にコードされる IgE レセプターの β 鎖と同様，喘息に関連している。

マスト細胞上の IgE レセプターの架橋反応による重合は，アナフィラキシーを誘発する

マスト細胞は，好塩基球同様，IgE Fc の Cε2：Cε3 境界部に結合する，**高親和性レセプター(FcεRⅠ)**を細胞表面に発現する。

多価の抗原によって**レセプター結合 IgE 抗体の架橋** cross-linking of receptor-bound IgE が起きると，レセプターの重合を介して，急性アレルギー反応を引き起こす炎症性メディエーターの放出が誘導される(**図 14.1**)。活性化されると，ホスファチジルイノシトールからイノシトール三リン酸 inositol triphosphate (IP_3) への分解が即座に誘導され，ジアシルグリセロール diacylglycerol (DAG) の生成と，細胞質内の遊離カルシウム濃度の上昇が起きる。この生化学的なカスケードは，細胞内顆粒と細胞膜との融合を導き，すでに合成され顆粒内に貯蔵されているメディエーターを周囲の組織中に放出する。また，細胞の活性化は，シクロオキシゲナーゼやリポキシゲナーゼ経路で生成される各種**アラキドン酸代謝産物**など，脂質メディエーターの合成を誘導したり，急性アレルギー反応の後期で作用する，様々な**サイトカイン**の産生を引き起こす。

マスト細胞，好塩基球細胞メディエーター

マスト細胞の脱顆粒は，急性アレルギー反応の主要な惹起因子である。放出される顆粒内メディエーターには，ヒスタミン，ヘパリン，トリプターゼ，中性タンパク質分解酵素や，好酸球，好中球に対する様々な走化性因子が含まれる。**ヒスタミン** histamine は，気管支収縮，血管拡張や，毛細血管からの血漿タンパク質の漏出による粘液分泌，浮腫といった，アレルギー反応における多くの急性症状の原因となる。このような効果は，抗原を皮膚に注射する即時型皮膚テストで再現でき，発赤，浮腫，そう痒(かゆみ)などの潮紅反応として可視化することができる(**図 14.5a** を参照)。マスト細胞により放出されるトリプターゼは，内皮細胞のレセプターを活性化し，好酸球や好塩基球を選択的に引き寄せる。

マスト細胞の活性化はまた，新たに生成された**ロイコトリエン** leukotriene 類の LTB_4，LTC_4，LTD_4 やプロスタグランジン D_2 (PGD_2)，血小板活性化因子 platelet activating factor (PAF) などの脂質メディエーターの遊離を引き起こす。PGD_2，ロイコトリエン類および PAF は，高い気管支収縮作用をもち，また血管透過性を亢進させ，炎症細胞に対して走化性である。

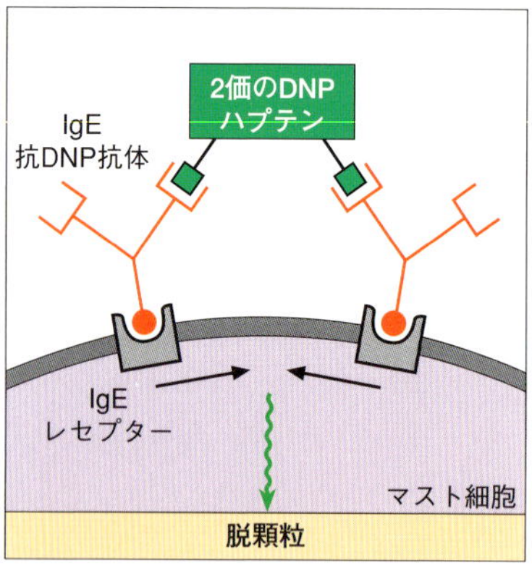

図 14.1 二価ハプテンによる免疫グロブリン E(IgE)レセプターの重合：多価抗原のモデルとして利用された

アレルギー反応後期に作用するサイトカイン

マスト細胞および好塩基球は，腫瘍壊死因子 (TNF)，IL-1，IL-4，IL-5 などの好炎症性サイトカインや，MIP (macrophage inflammatory protein)-1α，MIP-1β といったケモカインの主要産生細胞である。急性アレルギー反応が起きると，$CD4^+$ 細胞，単球，好酸球の浸潤を特徴とする後期反応が 12 時間以内に開始される。これらの細胞は，様々な **Th2 型サイトカイン**，特にアレルゲンの侵入局所で炎症を促進する IL-4, IL-5 などを分泌する。マクロファージは，FcεRⅡ レセプターを介して活性化され，かなりの量の **TNF** と **IL-1** を分泌する。この後期反応は，T 細胞の浸潤とサイトカインの作用が認められるため，遅延型過敏症反応に類似している。両者の相違は，アレルギーの後期反応では，好酸球や Th2 細胞が現れるのに対し，遅延型過敏症反応ではそれらが出現しない点である。

マスト細胞の急激な脱顆粒は，複雑なカスケードであるメディエーターの放出を誘導し，急性アレルギー反応の症状を引き起こす。普段これらメディエーターは協調して，防御的な急性炎症反応を誘導するが，異常時にこれらが過剰に放出されると，アトピーでみられるように**気管支収縮作用**や**血管拡張作用**が優勢となり脅威となる。

アレルギー反応で顕著な好酸球

好酸球の優先的な浸潤は，アレルギー反応の特徴のひとつとなっている。これはマスト細胞が好酸球走化性因子を産生するためで，それにはエオタキシン，RANTES (regulated upon activation, normal T-cell expressed and secreted) などが含まれる。Th2 細胞によって産生される IL-5 は好酸球の活性化に重要であり，かつ，その寿命を左右するアポトーシスを阻害する。これらサイトカインの影響下，好酸球は血管内皮

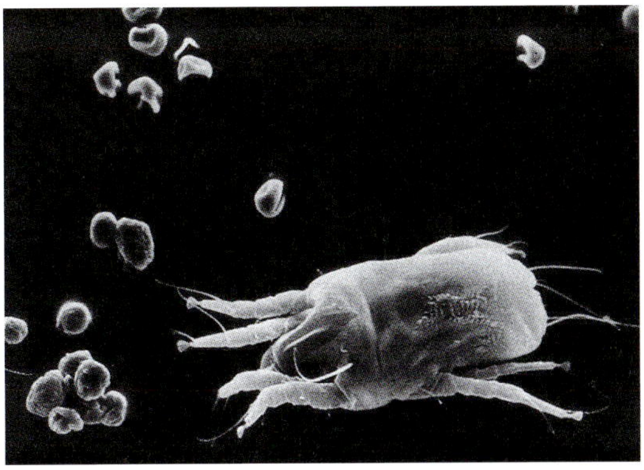

図 14.2　家ダニ-アレルギー疾患の主要原因：*Dermatophagoides pteronyssinus* と名づけられた，異様な容姿をもつダニの電子顕微鏡写真。左下には，アレルゲンの主要な供給源となる糞が見える。比較のため，両面に陥凹を有する穀物花粉を示した(左上)。花粉は飛散して肺に到達するサイズであるが，ダニ自身は大きすぎて飛散することはない(E. Tovey 氏の好意による)

細胞に β_2-インテグリンを介して接着し，アレルギー局所に移動する。好酸球の顆粒から，非常に塩基性で，高い電荷をもったポリペプチドが放出される。これらには主要塩基性タンパク質や好酸球ペルオキシダーゼが含まれ，喘息における呼吸上皮の崩壊など，組織の傷害を引き起こす。好酸球はまた，ロイコトリエン類，PAF，IL-3 や IL-5 などのサイトカイン，様々な好酸球走化性因子の産生源ともなり，自らの反応を増幅する。

アトピー

吸入抗原に対する臨床症状

アレルギー性鼻炎　人口の 10%近くの人々は，多かれ少なかれアレルギーの症状を呈し，花粉，動物のふけ，ほこりに含まれる家ダニの糞など，外来性アレルゲンに対して，IgE によって媒介されるアナフィラキシー反応を示す(**図 14.2**)。最もよくみられるのは**アレルギー性鼻炎** allergic rhinitis であり，枯草熱としても知られる。標的臓器は鼻や眼の粘膜であり(**図 14.3**)，アレルギー性の炎症が，充血，かゆみ，くしゃみなどの典型的な症状を引き起こす。原因となるアレルゲンが近年クローニングされるようになり，家ダニの **Der p1**，**Der p2** や，猫のふけの **Fel d1** などが明らかにされている。これらのアレルゲンへの暴露は，分単位で典型的な症状を誘発する。

喘息　喘息は多様な刺激に対して，気管および気管支が過剰な反応を示す慢性疾患で，可逆的な呼吸困難や気道の炎症が起きる。喘息の発症は，遺伝または環境の複合的な要因により影響される。乳児の初期に屋内のアレルゲンに暴露されることが，家族歴によらずその素因を与えると考えられている。もちろん，喘息患者の気管支生検や肺胞洗浄液からは，メディエーターを分泌するエフェクター細胞として，**マスト細胞**，**好酸球**，**マクロファージ**の関与が示唆される。T 細胞は炎症反応の維持に必要な微小環境を構築し，これが組織病理学上の重要な特徴となっている(**図 14.4**)。これら浸潤した細胞から放出されるサイトカインは，すべてアレルギー性炎症の原因となり，気道壁の浮腫，粘膜過剰分泌，呼吸困難や気管支の過剰反応を引き起こす。また，線維芽細胞増殖因子，トランスフォーミング増殖因子 β (TGFβ)，血小板由来増殖因子 platelet-derived growth factor (PDGF) の産生を伴う組織の修復反応も病態と関連しており，気道の狭窄をさらに進める線維化や平滑筋の肥大を引き起こす。

アナフィラキシー　外来抗原への異常免疫応答でみられる最初の異変は，アナフィラキシー反応による。この現象は，ヒト同様に本症に高い感受性をもつモルモットで簡単に再現することができる。例えば卵白アルブミンといった抗原 1 mg をモルモットに 1 回注射しても，明らかな反応は起きない。しかし，その 2～3 週間後に再度注射すると，一般的にアナフィラキ

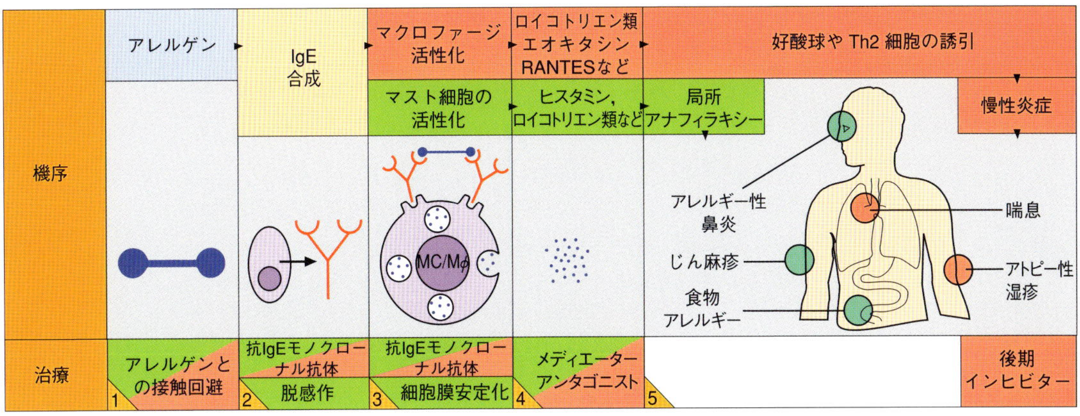

図 14.3　アトピー：局所反応部位と可能な治療法：局所アナフィラキシーと慢性炎症において，関連する出来事と治療法をそれぞれ緑および赤で示した。Mφ：マクロファージ，MC：マスト細胞，IgE：免疫グロブリン E

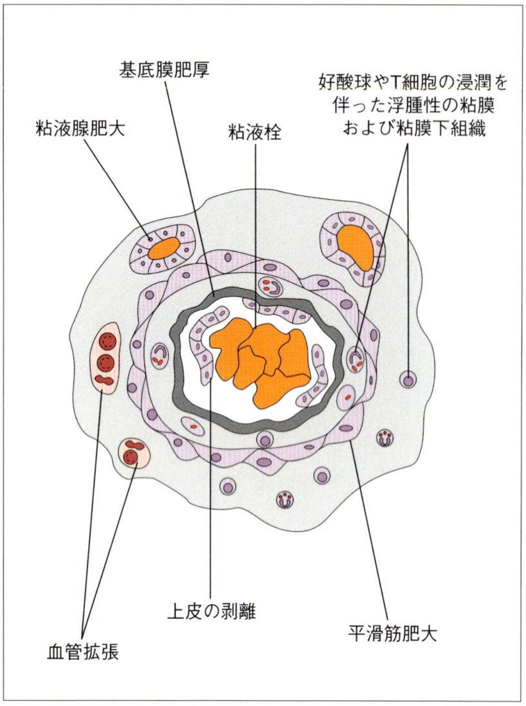

図 14.4 喘息の病理的変化：重篤な喘息患者の気道断面図

シーと呼ばれる顕著な症状を誘発することができる。モルモットは即座にゼイゼイとした息を始め，数分のうちに窒息死する。検査によりこの症状は，細気管支や気管支の著しい狭窄，平滑筋の収縮，毛細血管の拡張などによることがわかった。喉頭浮腫，低血圧，下気道閉塞からなる同様なアナフィラキシー反応は，ヒトにおいても起こる。このような反応は，ピーナッツ，貝などの食物アレルゲン，スズメバチやミツバチに刺されたとき，**ペニシリン** penicillin などの薬物の投与により感作されたヒトで生じる。多くの場合，適切な時期に投与された**エピネフリン** epinephrine が唯一，低血圧，平滑筋収縮，毛細血管拡張に対して治療効果を示し，死を免れる方法となる。

ラテックスアレルギー　これはラテックスに含まれるタンパク質に対する過敏症反応である。ラテックスとは，ゴムの木の樹液につけられた名前である。しばしば医療関係者，ゴム手袋やゴム包含材料を扱う人々に起きる。急性アレルギー反応として，その症状は，皮膚発疹，眼のかゆみや充血，鼻症状，咳や息切れ，喘息などとして現れる。重篤なケースでは，アナフィラキシーショックが起きる。また，ゴム手袋を取り出す際に，粉末に結合したラテックスがエアロゾルとして飛散し，急性の呼吸症状を引き起こすことがある。他のアレルギー同様，アレルゲンとの接触を避けることが重要である。例えば医療関係者の場合，マスク，絆創膏，麻酔バッグ，胸腔チューブ，カテーテルバッグや，自宅のすべてのゴム製品との接触を絶つことが課せられる。ラテックスアレルギーのヒトは，様々なフルーツ，特にアボガド，バナナなど，ラテックスと交差反応性を示すタンパク質を含むものによって，アレルギー症状を引き起こすとの報告がある。

食物アレルギー

消化管内での食物アレルゲンに対する IgE 抗体感作の重要性は，ピーナッツやピーナッツバターに対するアレルギーが，学校給食における献立に影響を及ぼすようになり，認識されるようになった。多くの食材が原因とされたが，特にナッツ，貝，牛乳，卵，それに亜硫酸塩などの食物添加物はその元凶とされた。卵白や牛乳に対する感作は，抗原が母乳へ移行するため，授乳によっても初期の乳幼児に起こる可能性がある。消化管内に存在するマスト細胞上の IgE と特異的食物抗原との結合は，下痢，吐き気といった局所反応の原因となる。また，メディエーターの放出は，消化管の透過性を変化させ，アレルゲンの体内への侵入を容易にして，皮膚発疹（じんま疹），気管支痙攣，アナフィラキシーショックなどの全身性反応を引き起こす。

アレルギーの臨床検査

感受性は通常，抗原の皮内接種に対する反応により評価することができる。ヒスタミンやその他のメディエーターの放出は，接種部位に即時**潮紅反応** wheal and flare reaction を誘導する（**図 14.5a**）。この反応は 30 分以内に最大となり，その後収まる。即時反応はさらに後期反応へと経過し，好酸球，T 細胞の著しい浸潤，初期反応よりも激しい浮腫を特徴とする反応が，時として 24 時間継続する。このような後期反応は，組織病理学上，慢性の喘息における炎症性細胞浸潤と酷似し，気管支や鼻粘膜へのアレルゲンの投与後にもみられる。

アレルゲン特異的血清中 IgE は，**ELISA 検査**によっても測定することができ，その結果は皮膚検査とよく一致する。

治療

アレルゲンへの暴露からアトピー発症までの一連の反応を念頭におけば，この連鎖的反応のいくつかのポイントは，治療のための合目的的な標的となる可能性がある（**図 14.3**）。環境アレルゲンとの接触の回避は，現実的に困難な場合が多いが，原因動物との接触や薬物，食物アレルゲンは回避することが可能である。

免疫反応の修飾　アレルゲンの連続皮下接種により，患者を免疫学的に脱感作する試みは，特定の臨床例において，有益な効果をもたらしている。これは，Th2 ではなく，Th1 型の細胞を活性化することにより，IgE よりもむしろ IgG 産生が上昇するためだと考えられている。IgG 抗体は，その特異抗原を IgE 抗体と競合し，細胞結合型 IgE へのアレルゲンの結合を阻害する。他の手段として，阻害性ペプチドやヒト型**抗 IgE**

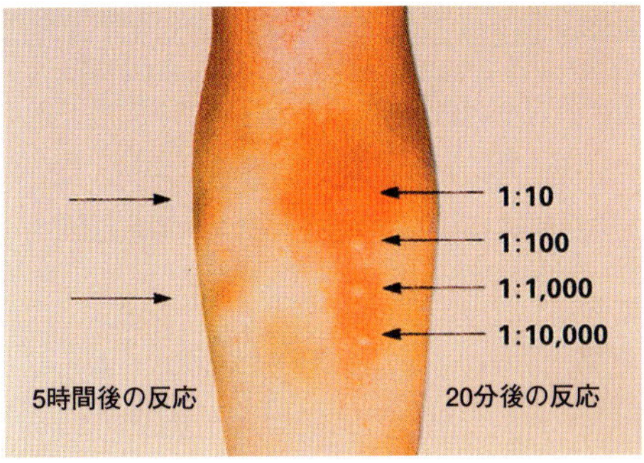

(a)

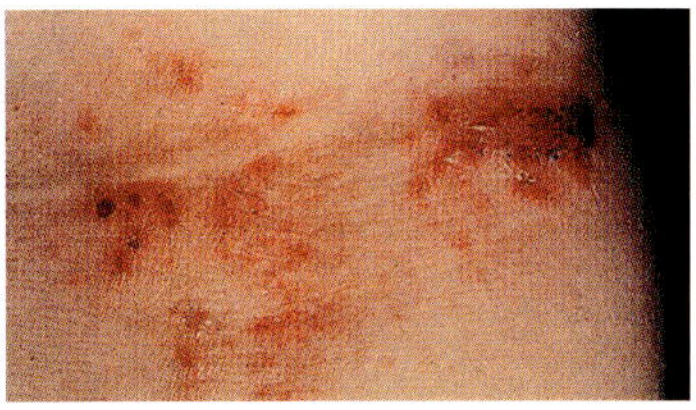

(b)

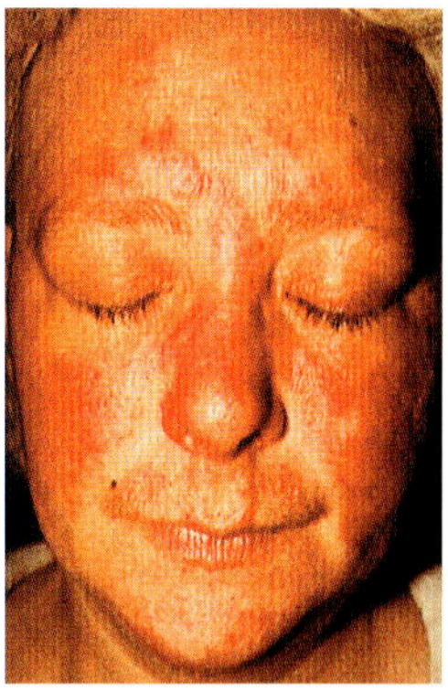

(c)

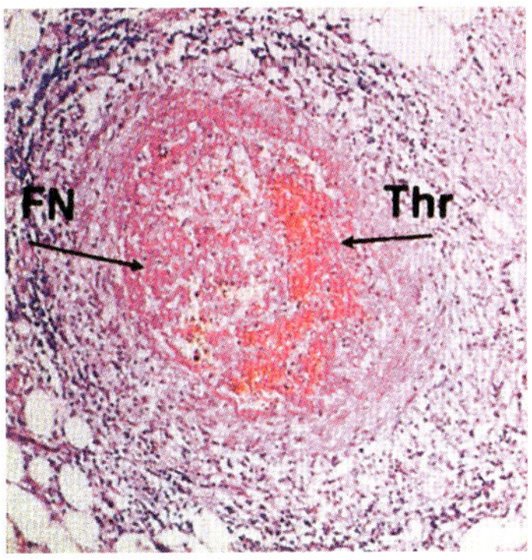

(d)

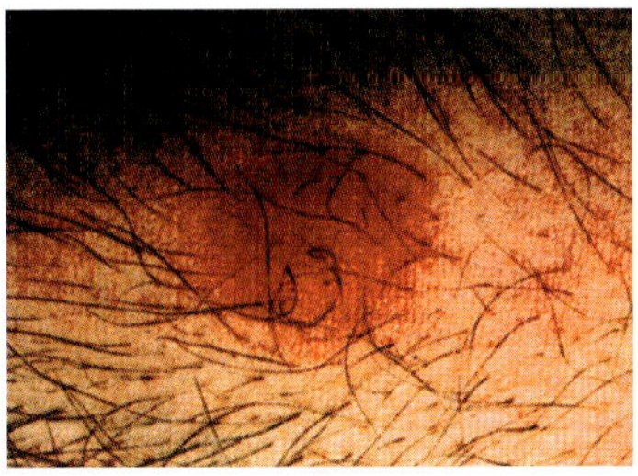

(e)

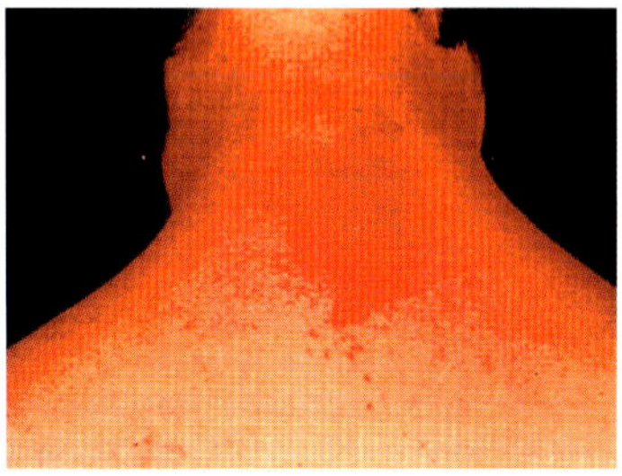

(f)

図 14.5　過敏症反応：

Ⅰ型(a)典型的な枯草熱患者に対して行われた，花粉アレルゲンの皮膚接種テスト。皮膚テストは 5 時間(左)および 20 分(右)行われ，写真撮影された。右側では，抗原希釈系列に対して，典型的なⅠ型の即時型膨疹・潮紅反応がみられる。左側では，特に巨大な即時反応が先行した部位において，後期皮膚反応が，接種 5 時間後にみられる。抗原の希釈率を図中に示した。(b)イネと卵にアレルギーをもつ子供の膝窩にみられるアトピー性湿疹。

Ⅲ型(c)全身性エリテマトーデス(SLE)患者の顔面。最近発症した病巣は左右対称で，赤く浮腫性に現れている。病巣はしばしば太陽光に最もさらされる顔面に出現する。例えば，頬の上部や鼻梁，額の隆起部などに最も出現しやすい。(d)B 型肝炎ウイルス表面(HBs)抗原を含む免疫複合体により惹起された，結節性多発性動脈炎の急性炎症反応組織像。血栓(Thr)形成，フィブリノイド壊死(FN)を示す血管は，主に多形核白血球により構成される炎症細胞浸潤によって取り囲まれている。

Ⅳ型(e)ツベルクリンに対する細胞性過敏症反応により，硬結および紅斑を示すマントー試験。(f)ネックレスの留め金に含まれるニッケルに対するⅣ型接触性過敏症反応。(a，b，e は J. Brostoff 教授，c は G. Levene 氏，d は N. Woolf 教授により提供，f は Society and Dermatology Department, London Hospital の許可のもと，British Society for Immunology の教育用スライドから複製)

モノクローナル抗体 monoclonal anti-IgE antibody (**Xolair**)により，マスト細胞上レセプターへの IgE の結合を阻害する試みがなされている。IgE が細胞膜レセプターへ結合すると，この抗体のエピトープがマスクされるため，マスト細胞にすでに結合した IgE をこの抗体が架橋して，致死性のアナフィラキシーショックを誘導することがない。

マスト細胞安定化　イソプレナリンと**クロモグリク酸塩** sodium cromoglycate の吸入剤など，薬物の使用によって，アレルギーに対して優れた効果が得られている。これらは，マスト細胞を安定化させ，誘発刺激に対して抵抗性にする効果がある。クロモグリク酸塩は塩素チャンネルの働きを遮断して細胞を静止期の状態に保ち，様々な細胞機能，例えばマスト細胞の脱顆粒，好酸球や好中球の遊走とメディエーターの放出，気管支収縮反射などに抑制的に作用する。これらのいくつか，あるいはすべての作用が，喘息に対して治療的な効果をもたらしている。

メディエーター拮抗作用　H1 ヒスタミンレセプターアンタゴニスト(拮抗剤)は，長い間アレルギー性疾患の症状改善に利用されてきた。喘息には気管支拡張剤として，サルメテロール，ホルモテロールなどの長時間作働性で吸入性の **β_2-アゴニスト(刺激薬)** β_2-agonist が用いられ，12 時間以上の気管支収縮防止効果が得られている。プランルカストなどの強力な**ロイコトリエンアンタゴニスト** leukotriene antagonist もまた，実験で収縮薬投与後の作用を遮断し，患者の一部で著しい効果が示されている。**テオフィリン** theophylline は 50 年以上も喘息治療に利用されており，今なお世界中で喘息患者に最も多く処方されている。**ホスホジエステラーゼ阻害剤** phosphodiesterase (PDE) inhibitor は，細胞内サイクリックアデノシン一リン酸 cyclic adenosine monophosphate (cAMP) を増加させ，気管支拡張，IL-5 依存性の好酸球生存延長の阻害，そしておそらくは気管支粘膜層への好酸球の遊走を阻止する。治療への新たなアプローチとして，ロイコトリエンレセプターアンタゴニスト，IL-4 または IL-4 レセプターに対する抗体，血管内皮細胞接着分子抗体や，IL-5 に対する抗体による好酸球機能の阻害などが試みられている。

慢性炎症への取り組み　前述したように，細胞膜結合 IgE とアレルゲンの結合によるマクロファージの活性化は，明らかに後期反応の主要な惹起因子になっている。この刺激は，**コルチコステロイド類** corticosteroid によって効果的に防止できる。これら薬剤は複数の炎症関連遺伝子，特にサイトカイン産生に関係するものの転写を抑制し，アレルギー疾患の治療では，中心的な位置づけとなっている。

Ⅱ型：抗体依存性細胞傷害型過敏症

この型の過敏症は，細胞や組織に対する異常な抗体産生に基づく。そのような抗体は**補体系** complement cascade を活性化させ，**細胞膜の直接損傷** direct membrane damage により標的細胞の破壊を引き起こす(**図 14.6**)。または，細胞をオプソニン化し，食細胞による排除を促す。オプソニン化は，食細胞上の Fc レセプターを介して直接，あるいは，抗原-抗体複合体中の C3b が CR1 レセプターに結合する**免疫粘着** immune adherence により起きる。低濃度の IgG 抗体が結合した標的細胞はまた，非貪食性の機構により“非特異的”に殺傷される。これには，IgG Fc の Cγ2，Cγ3 ドメインとその特異レセプターを介した，標的細胞と非感作白血球間の結合が関係している(**図 14.7**)。この，いわゆる**抗体依存性細胞媒介性傷害**(ADCC)は，多形核白血球や単球などの食細胞，非貪食性のナチュラルキラー(NK)細胞，いずれによっても引き起こされる。この細胞傷害機構は機能的には本来，貪食作用による取り込みが困難な大きな寄生虫や固形腫瘍など，巨大な標的を処理する機構であると予想されている。

同種間で起きるⅡ型反応(同種免疫応答)

輸血後反応

ヒト赤血球膜にみられる多くの多型分子のうち，

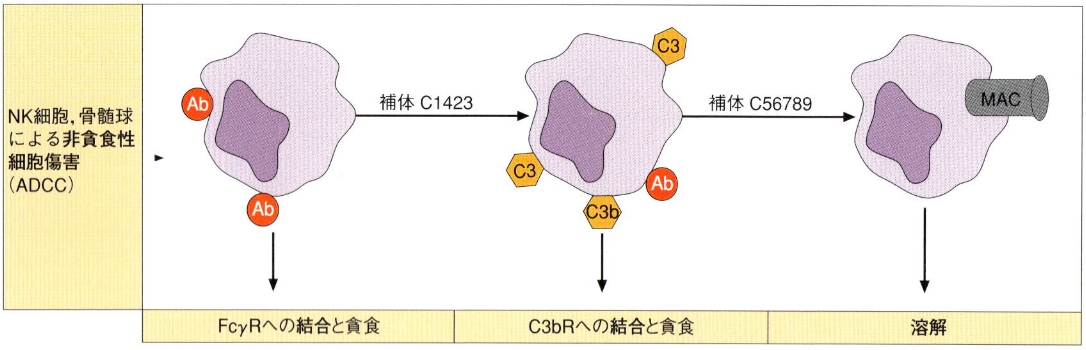

図 14.6　抗体依存性細胞傷害性過敏症(Ⅱ型)：細胞表面抗原に対する抗体は，補体依存性の溶解だけでなく，Fcγ や C3b の粘着反応を介する貪食作用，あるいは NK 細胞や骨髄球による非貪食性細胞傷害などにより細胞死を誘導する。ADCC：抗体依存性細胞媒介性傷害

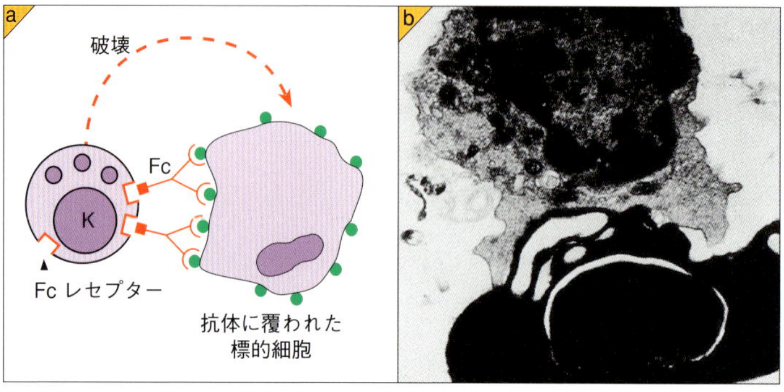

図 14.7　抗体依存性細胞媒介性傷害(ADCC)による抗体(Ab)結合細胞の破壊：Fcγ レセプターはエフェクターと標的細胞の結合を媒介する。標的細胞は細胞外の機構により破壊される。ヒト単球とインターフェロンγ(IFNγ)活性化好中球は，FcγRⅠと FcγRⅡを利用して，抗体が結合した腫瘍細胞を破壊する。ナチュラルキラー(NK)細胞は，FcγRⅢレセプターを介して標的細胞に結合する。(a)エフェクターと標的細胞の模式図。(b)抗体が結合したニワトリ赤血球を攻撃する，マウス NK 細胞の電子顕微鏡写真。エフェクターと標的細胞の接着および標的細胞の細胞質に空胞形成が認められる。K：キラー細胞(b は P. Penfold 博士の好意による)

表 14.1 ABO 血液型と血清中抗体

血液型(表現型)	遺伝子型	抗原	血清抗体
A	*AA*, *AO*	A	抗 B
B	*BB*, *BO*	B	抗 A
AB	*AB*	A および B	なし
O	*OO*	H	抗 A 抗 B

ABO 血液型 ABO blood group は最も優性な抗原である。A および B 型抗原は，それぞれ A または B 遺伝子によりコードされるグリコシルトランスフェラーゼの作用により，H 基質から生じる。両遺伝子(AB 型)をもつヒトは，赤血球膜上に両方の抗原を発現するが，いずれの遺伝子ももたない(O 型)ヒトは，基質の H のみを合成する。赤血球膜上に抗原が存在しないと，A または B 抗原に対する抗体が産生されるので，A 型のヒトは抗 B 抗体を保有する。これらの**同種血液凝集素** isohemagglutinin は通常 IgM で，おそらく"自然抗体"に属するものであり，構造上血液型糖質とよく似た，消化管細菌叢の抗原との接触により産生され，赤血球上の対応する抗原に交差反応するようになる。血液型が A の場合，A に酷似する抗原に対する寛容が成立しており，B 型赤血球を凝集する抗体のみが産生される。同様に，O 型のヒトは，抗 A，抗 B，両方の抗体を産生する(**表 14.1**)。血液型不適合の輸血では，同種血液凝集素が輸血された赤血球に結合し，赤血球が補体活性化や貪食作用により破壊され，重篤な輸血後反応が起きる。

Rhesus(Rh)不適合

Rh 血液型 Rh blood group はその他の主要な抗原系を構成し，RhD 抗原は最もよく知られる同種免疫反応の原因となる。RhD 抗原陰性(例えば dd 遺伝子型)の母親は，RhD 抗原をもつ胎児(DD または Dd 遺伝子型)の赤血球により簡単に感作される。この感作はほとんどの場合，第 1 子誕生時の胎盤での出血により，多量の胎児赤血球が母体内に入ることにより起きる。産生される抗体はほとんどが IgG クラスで，第 2 子以降の妊娠時，胎盤を通過して胎児に到達する。抗体は胎児の赤血球上の D 抗原と結合し，オプソニン化により赤血球の破壊を導いて，新生児の溶血性疾患の原因となる(**図 14.8**)。このため**現在では，RhD 陰性の母親は，**第 1 子出産時に，低用量の IgG クラス抗 D 抗体により**予防的に処置される**。この抗体は母親の循環血中に侵入した胎児赤血球に結合し，貪食作用による除去を促進して，母親が RhD によって感作されるのを防ぐ。

臓器移植拒絶

移植を受けるヒトがすでにもっている抗体により引き起こされる**超急性拒絶反応** hyperacute rejection は，抗体による標的細胞傷害の古典的な例となっている。移植患者はそのような抗体を，過去の血液輸血，移植や複数回の妊娠により産生しているようである。移植片への血流の再開は，移植片内のドナー血管内皮抗原へのこれらの抗体の結合を誘導し，血栓症を惹起し，急速に超急性拒絶反応を引き起こす。幸運にも，移植待機患者の抗体検査は日常的に行われているので，このような合併症は通常みられない。

自己免疫性 II 型過敏症反応

様々な細胞や組織抗原に対する抗体の産生により，多様な臓器特異的自己免疫疾患が惹起される。**自己免疫性溶血性貧血** autoimmune hemolytic anemia では，患者の赤血球に対する自己抗体が産生される。抗体が結合した赤血球は，脾臓内の食細胞により処理されるため，生体内での半減期が短くなる。血小板に対する自己抗体は，自己免疫性血小板減少症を引き起こす。**橋本甲状腺炎** Hashimoto's thyroiditis では患者血清中に，補体存在下で，甲状腺細胞傷害を引き起こす抗体が認められる。グッドパスチャー症候群 Goodpasture's syndrome(便宜上この項に含めた)では，腎糸球体や肺胞の基底膜に対する抗体が存在する。生検の結果からは，抗体と補体成分が基底膜に結合する様子が示されている(**図 14.9a**)。そして，この場での補体系の活性化は，組織に重篤な傷害をもたらす。

抗レセプター自己免疫疾患

細胞のレセプターに対する自己抗体は，レセプターの阻害，細胞膜上からのレセプターの除去や活性化によって，疾病の原因となる。17 章でさらに詳しく述べるが，**重症筋無力症** myasthenia gravis はアセチルコリンレセプターに対する異常な抗体のために引き起こされる疾患で，筋力の著しい低下がみられる。**グレーブス病** Graves'disease(**甲状腺機能亢進症** thyrotoxicosis)では，異常な抗体は甲状腺刺激ホルモン(TSH)のレセプターを刺激し，その結果，甲状腺ホルモンの産生が制御不能となる。

II 型薬物反応

薬物は生体成分と結合することがあり，免疫原性のないハプテンが，生体を感作することができる抗原へと変換されることがある。この場合，IgE 抗体が産生誘導されると，**アナフィラキシー反応** anaphylactic reaction が生じる。また，特に局所に処方された軟膏剤によって，細胞性の過敏症が誘導されることがある。それ以外にも，血清タンパク質との結合により，III 型の免疫複合体による反応が生じる場合がある。このよ

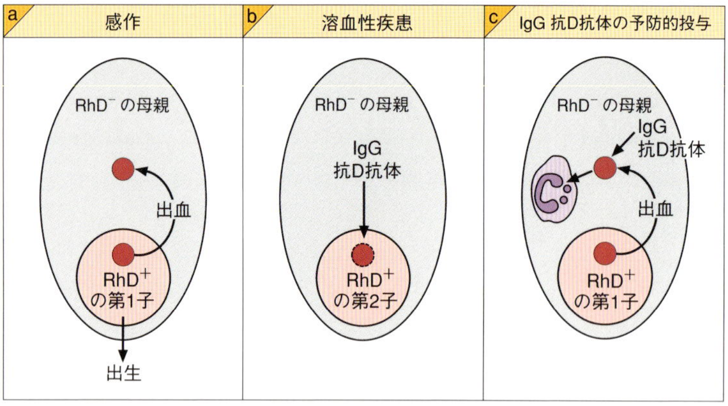

図 14.8 Rhesus(Rh)不適合による新生児の溶血性疾患：(a)第 1 子の RhD^+赤血球は，RhD^-の母親を感作する。(b)母親の IgG 抗 D 抗体は胎盤を通過し，RhD^+の第 2 子の赤血球に結合して，Ⅱ型過敏症である溶血性疾患を引き起こす。(c)第 1 子出産時に予防的に投与された IgG 抗 D 抗体は，貪食作用を介して胎児の赤血球を除去し，母親が感作されるのを防ぐ

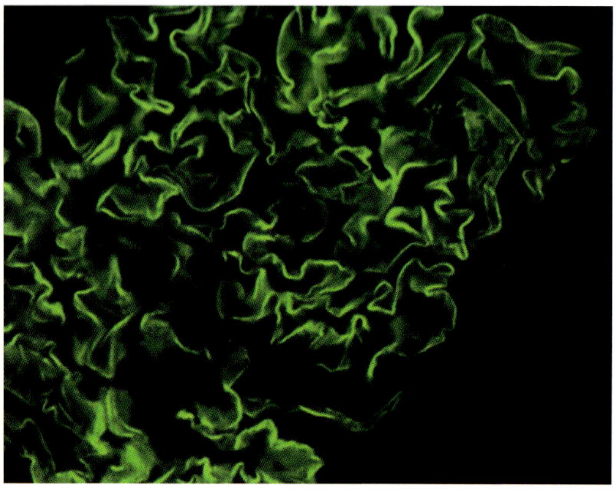
(a)

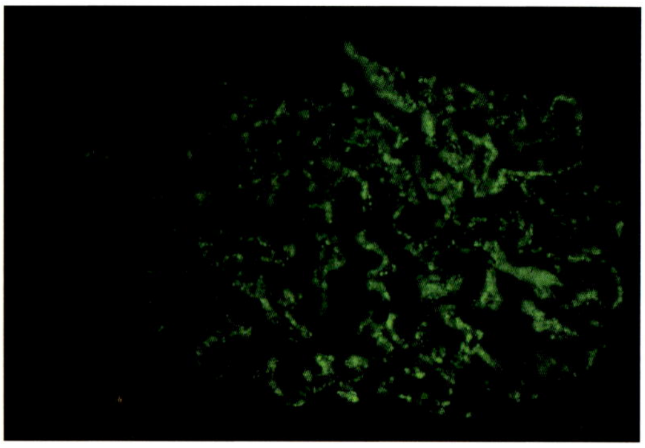
(b)

図 14.9 糸球体腎炎：(a)ヒトの腎生検を蛍光標識抗 IgG 抗体で染色することにより可視化された，糸球体基底膜への IgG の均一な線状沈着。(b)抗 IgG 抗体を用いた蛍光免疫染色により，抗原-抗体複合体の沈着が，糸球体基底膜に沿って顆粒状に観察される。同様なパターンは，蛍光標識抗 C3 抗体を用いても得られる(写真は S. Thiru 博士の好意による)

うな観点から，投与された薬物が血液成分と結合して，抗原性のある複合体を形成し，薬物の作用する細胞に傷害性を示す抗体が産生される可能性を考慮しなければならない。薬物投与が中断されると，感作状態は消失する。このような例は，クロルプロマジンやフェナセチンの連続投与によって起こる**溶血性貧血** hemolytic anemia や，アミノプテリン，キニジンの摂取によって起こる**顆粒球減少症** agranulocytosis，また，往年の鎮静剤であるセドルミドで誘発され，今日では古典的なものとなった**血小板減少症紫斑病** thrombocytopenic purpura でみることができる。血小板減少症紫斑病では，患者からの新鮮血清はセドルミドの存在下でのみ血小板を溶解し，血清を 56℃で 30 分熱処理して補体を不活化すると，効果が消失する。

Ⅲ型：免疫複合体による過敏症

多くの場合，生体は長期にわたって過剰の抗原に曝される。そのような抗原とその後産生される抗体の結合物は，生体の一定の場所で不溶性の複合体となり，急性炎症反応の原因となる(**図 14.10**)。補体が活性化されると，アナフィラトキシンである C3a と C5a がマスト細胞メディエーターの放出を誘発し，血管透過性の亢進を引き起こす。これらは走化性因子としても作用し，マスト細胞から放出されたメディエーターとともに多形核白血球の流入を導いて，免疫複合体の貪食を促す。特に複合体が基底膜に沈着して貪食されない場合(いわゆる“**frustrated phagocytosis**”)，これは次に多形核白血球による顆粒内物質の放出を招く。多形核白血球から放出されるタンパク質分解酵素(中性プロテイナーゼやコラゲナーゼなど)，キニン形成酵素類，多価陽イオンタンパク質，活性酸素や窒素中間体は局所の組織を傷害し，炎症反応を増強する。通常，血小板は凝集して 2 つの結果をもたらす。つまり，血管作動性アミン類を供給し，局所の虚血を引き起こす微小血栓を形成する。マクロファージによって取り込まれた不溶性複合体は容易に消化されず，持続的な活性化刺激を与えて IL-1，TNF などのサイトカイン，活性酸素中間体(ROI)，一酸化窒素(NO)の放出を導き(**図 14.10**)，組織の傷害をさらに進める。

生体内での免疫複合体形成による疾患は，抗原と抗体の絶対量だけでなく，抗原-抗体複合体の性質，つまり生体内での分布を左右する両者の相対的な割合に

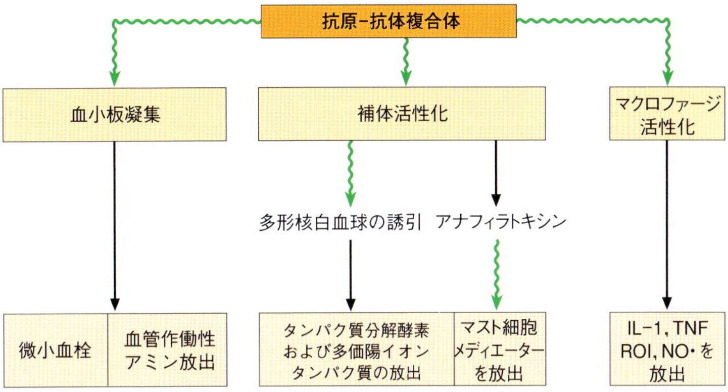

図 14.10　Ⅲ型免疫複合体による過敏症：IL：インターロイキン，NO：一酸化窒素，ROI：活性酸素種，TNF：腫瘍壊死因子

も依存している。**抗体過剰**から**わずかな抗原過剰**までの条件では，複合体は即座に沈殿し，抗原の侵入局所に留まる傾向がある。一方，**中程度**から**抗原大過剰**条件では，可溶型の複合体が形成される。C3bを含んだこのような小規模複合体は，免疫粘着により赤血球のCR1補体レセプターに結合し，肝臓に常在するマクロファージまで運ばれて安全に不活化される。しかし，古典的補体経路の構成因子に欠損があるなどしてこの機構に傷害があったり，過剰の複合体により過負荷がかかると，免疫複合体を処理しきれず，血漿中の複合体が，腎臓，関節，皮膚などの各組織に沈着し，全身性の疾患を引き起こす。

局所形成免疫複合体による炎症病変

アルザス反応 Arthus reaction

Maurice Arthusは，過剰免疫され高濃度の抗体をもつウサギに，可溶性抗原を皮内注射すると，紅斑性で浮腫性の反応が3～8時間をピークに誘導され，その後緩解することを見いだした。投与部位では，多形核白血球の顕著な浸潤が認められた。注射された抗原はその場で抗体と結合して沈殿し，補体を結合する。蛍光試薬を用いて，抗原，抗体，補体成分がこの部位に証明された。アナフィラトキシンがすぐに生成され，**マスト細胞**の脱顆粒，顆粒の放出を伴う多形核白血球の流入，局所の組織傷害が起きる。また，局所血管内の複合体は，血小板の凝集，血管作働性アミンの放出を誘導し，紅斑や浮腫の原因となる。

吸入抗原に対する反応

外来吸入抗原に対する肺内のアルザス型反応は，過敏症性肺炎の原因となるようである。農夫肺などにみられる重篤な呼吸困難は，かびた干し草のほこりに暴露されることが原因で，6～8時間以内に誘発される。これらの患者は，かびた干し草で育つ好熱性放線菌に感作されており，この微生物の抽出物は患者の血清で沈降反応を，皮内注射でアルザス反応を誘導することができる。干し草のほこりに含まれる微生物胞子の吸入は，肺へ抗原を導入し，抗原-抗体複合体媒介性の過敏症反応を惹起する。同様な状況は，鳩愛好家の間でも起こりえる。この場合，抗原はおそらく乾燥糞のほこりに含まれる血清タンパク質であろう。また，ラットの取り扱い者は尿中に排泄されたラット血清タンパク質に感作される(**図 14.11**)。このように，持続的に有機体を吸入することによって，チーズ作業者肺 cheese washer's disease (*Penicillium casei spores*)，毛皮職人肺 furrier's lung (キツネ毛皮タンパク質)，カエデの樹皮をはがす作業者の病気 maple bark stripper's disease (*Cryptostroma* 胞子)など，奇異な名前をもつ多くの**外因性アレルギー肺胞炎** extrinsic allergic alveolitisが発症する。肺の初期傷害は局所免疫複合体形成によるが，その後のマクロファージやT細胞の浸潤は，様々な好炎症性サイトカインの放出を介して組織の傷害を悪化させる。

血中免疫複合体による病気

血清病

比較的大量の異種血清(例えば，ウマ抗ジフテリア抗血清)の投与が，様々な治療目的で利用されている。特異抗体を含んだウマ抗血清は，今なお治療(蛇毒の中和など)に用いられているが，近年での免疫複合体病は，主にマウスで作製したモノクローナル抗体を投与された患者でみられる。

異種血清を投与されたヒトでは，異種タンパク質に対する抗体が産生され，投与8日目ごろに，“血清病”として知られる症状を示す。これは，抗原過剰な条件で形成された，可溶性の抗原-抗体複合体が，体中の微小血管に沈着することにより引き起こされる。臨床的な所見として，発熱，リンパ節腫脹，じんま疹，痛みを伴う関節の腫脹，血清中補体レベルの低下，一過性のタンパク尿などがみられる。疾病の原因となるには，免疫複合体は適度なサイズで形成される必要がある。つまり，大きすぎると，マクロファージの貪食作用により効率よく排除されてしまう。一方，小さすぎ

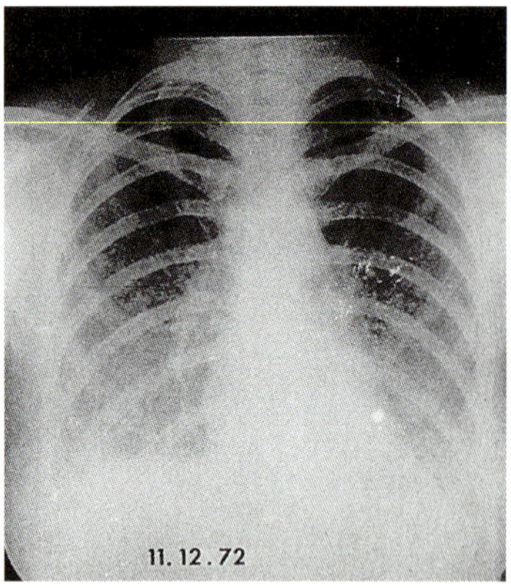

(a)

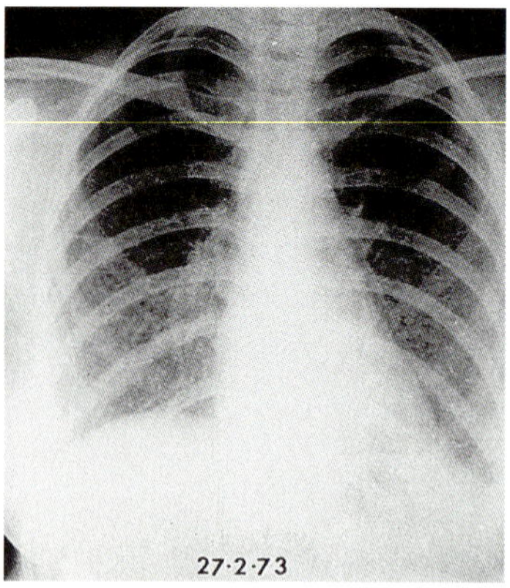

(b)

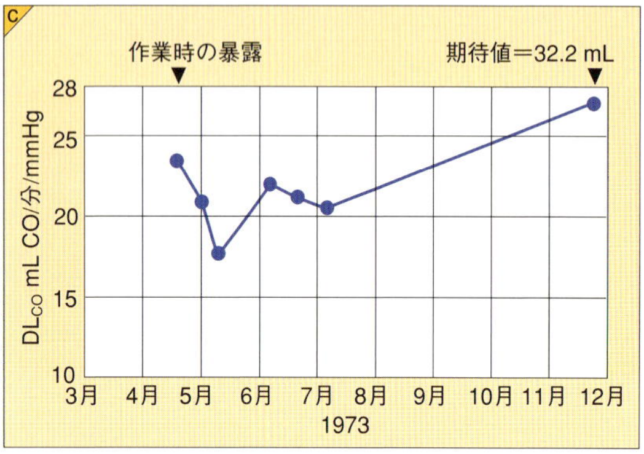

図 14.11 ラットを取り扱う実験助手にみられたラット血清タンパク質による外因性アレルギー性肺胞炎（Ⅲ型過敏症）：典型的な全身性反応および肺病変が，ラット血清タンパク質の吸入および接種試験で誘導された。ラット尿中の血清タンパク質に対する抗体が，患者の血清中に認められる。(a)左右に小結節性の陰影が急性期に認められる。(b)ラットとの接触を中断して 11 日以内に，病巣はきれいに消失した。(c)仕事(矢印)でラットに 3 日間接触した後，DL_{co}(ガス交換，単一呼吸)で計測された，肺ガス交換能の一時的な低下(Carroll, K. B., Pepys, J., Longbottom, J. L., Hughes, D. T. D., Benson, H. G.：*Clinical Allergy*, **5**, 443, 1975 より；写真は J. Pepys 教授の好意による)

ると，炎症反応を誘導することができない。免疫複合体が最適なサイズであって，血管透過性に変化がある場合，それらは血管壁にのみ分布するようになる。この**血管透過性の亢進**は，形成された大型の免疫複合体と反応した血小板が放出する 5-ヒドロキシトリプタミン 5-hydroxytryptamine(5HT；セロトニン)や，IgE および補体依存性に起こる好塩基球，マスト細胞の脱顆粒により放出された，ヒスタミン，ロイコトリエン類，PAF によって誘導される。毛細血管に対する影響は，隣接する内皮細胞間に間隙をつくり，基底膜を露出させて適当な大きさの免疫複合体を沈着させる。さらに，好中球がその部分へ引き寄せられ，免疫複合体病で典型的な病態である**血管炎** vasculitis が生じる。皮膚，関節，腎臓および心臓は特に影響を受けやすい。抗体の産生は時間とともに増加するので，抗原はいずれ排泄され，通常患者は回復する。

免疫複合体糸球体腎炎

糸球体腎炎の多くは，血中の免疫複合体によって発症する。免疫複合体は，**糸球体基底膜** glomerular basement の内皮細胞側に沈着する(**図 14.12**)。この部分は，抗原，抗体，補体の染色により，“顆粒状の”集塊として観察される。炎症反応は基底膜を傷害し，血清タンパク質の漏出を招いてタンパク尿の原因となる。血清中のアルブミン分子は小さいので，たとえ糸球体の損傷が軽微なものであっても尿中に排泄される。**図 14.9b** は，全身性エリテマトーデス(SLE)患者の腎臓における，DNA/抗 DNA 抗体/補体の沈着を示している。同様の免疫複合体病は，いわゆる“腎炎原性”連鎖球菌などの特定の細菌感染，マラリアなどの慢性寄生虫感染，慢性ウイルス感染によっても引き起こされる。

その他の部位への免疫複合体の沈着

一般に免疫複合体の沈着が起きやすい部位は，皮膚，関節，腎臓である。血清病の主所見である脈管炎性の皮膚発疹は，全身性および円板状エリテマトーデス(**図 14.5c**)の特徴的所見でもある。組織の生検により，抗体と C3 の不規則な沈着が，表皮-真皮の境界領域にある基底膜に証明される。ウサギを使った実験的血清病により誘発した壊死性動脈炎は，B 型肝炎ウイルスの表面 hepatitis B surface(HBs)抗原を含む免疫複合体が沈着して起きる，**結節性多発性動脈炎** polyarteritis nodosa と非常によく似た組織所見を示す(**図 14.5d**)。その他，ペニシリンなどの薬物が生体タンパク質と会合して抗原性をもち，免疫複合体を形成して過敏症反応を引き起こす場合がある。また，神経系で主要な濾過部位である脈絡叢は，免疫複合体が沈着しやすく，SLE においてしばしばみられる中枢神経傷害の原因になっている可能性がある。同様に，亜急性硬化性汎脳炎では，抗体と麻疹ウイルス抗原の複合体が，神経組織に沈着する可能性がある。

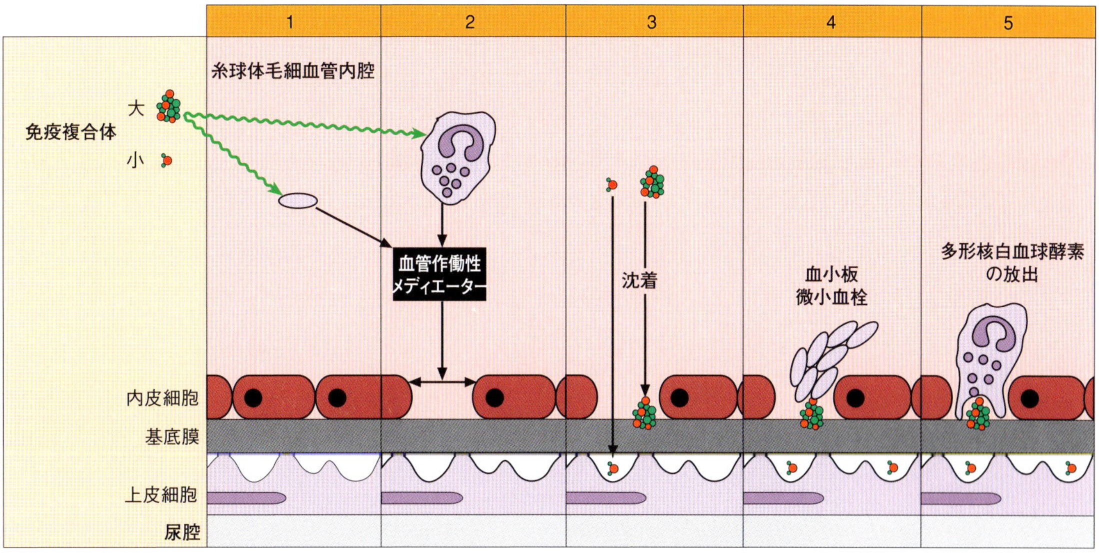

図 14.12　腎糸球体への免疫複合体の沈着：(1)免疫複合体は好塩基球，血小板からの血管作動性メディエーターの放出を誘導して，(2)内皮細胞間の解離を促し，(3)大型の複合体が，露出した基底膜に沈着する。この間，小型の複合体は基底膜を通過して上皮細胞側に到達する。(4)免疫複合体は血小板の凝集を引き起こす。(5)化学走化性因子によって引き寄せられた好中球は，"frustrated phagocytosis"によって顆粒内物質を放出し，基底膜を傷害して，血清タンパク質の漏出を招く。免疫複合体の沈着は糸球体の毛細血管に起きやすい。これは糸球体が濾過を担う組織であり，流体力学上，高い圧力による負荷がかかるためである。血小板を枯渇させたり，血管作動性アミンの拮抗剤で処理すると，免疫複合体の沈着は著しく減少する

Ⅳ型：遅延型(細胞性)過敏症

この型の過敏症は，抗原と正常な**細胞性免疫**機構が，過度に反応することにより生じる。T 細胞反応は，自己反応性であったり，微生物や移植片に対してであったり，また，接触性皮膚炎でみられるような皮膚に沈着した化学物質など，固定化抗原に対してであったりする。初期感作に続いてメモリー T 細胞は，抗原提示細胞上の主要組織適合遺伝子複合体(MHC)クラスⅡ分子に提示された抗原を認識し，芽球化して増殖する。刺激された T 細胞は，様々な好炎症性サイトカインを放出する。これらは，マクロファージや細胞傷害性 T 細胞の活性化や遊走を引き起こし，過敏症反応のメディエーターとして機能する(**図 14.13**)。

おそらく最も知られた例は，過去にマイコバクテリウム菌に感染し，細胞性免疫(CMI)を誘導したヒトに対して，**ツベルクリン** tuberculin を皮膚に接種すると生じる**マントー反応** Mantoux reaction であろう。この反応は，数時間後に現れ(そのため"遅延型"と呼ばれる)，24～48 時間後にピークとなる紅斑と硬結を特徴とする(**図 14.5e**)。組織学上，反応の初期には血管周囲に単核球の集簇を認め，その後さらに激しい単核球，多形核白血球の滲出がみられる。多形核白血球はその後移動し，後にはリンパ球，単球-マクロファージ系を中心とした**浸潤単核球**が残る。これは，多形核白血球が浸潤の主体をなすアルザス反応と対照的である。

Ⅳ型反応による組織傷害

感染

細胞内感染微生物に対する細胞性過敏症は，ヒトの結核症でみられる空洞化や乾酪化，混合型らい病でみられる肉芽腫性の皮膚病巣など，細菌に対するアレルギーと関連した病巣を形成する。これらの微生物による慢性感染は，感作された T 細胞からの持続的なサイトカイン産生を誘導する。その後のマクロファージの活性化と浸潤は，ROI や NO の産生を介して，組織の傷害をもたらす。マクロファージは**類上皮細胞** epithelioid cell や**巨細胞** giant cell に変化し，増殖するリンパ球や線維芽細胞とともに，**慢性肉芽腫** chronic granuloma と呼ばれる病巣を形成する。これは，生体が持続感染部位に障壁を築いて，病巣を隔離する試みともとれる(**図 14.13**)。

天然痘や麻疹における皮膚発疹や，単純ヘルペスの病巣は，細胞傷害性 T 細胞がウイルス感染細胞を広範に傷害する遅延型アレルギー反応に起因しているとも考えられる。細胞性過敏症はまた，カンジダ症，皮膚真菌症，コクシジオイデス真菌症，ヒストプラスマ症などの真菌症，リーシュマニア症などの寄生虫症の病巣でもみられる。

接触性皮膚炎とアトピー性湿疹

皮膚の接触性過敏症はしばしば，生体の構成成分，おそらく**ランゲルハンス細胞**の表面分子などと結合し，新規抗原性を獲得した外来物質により発症する。接触性過敏症は，塩化ピクリル，クロム酸塩などの化

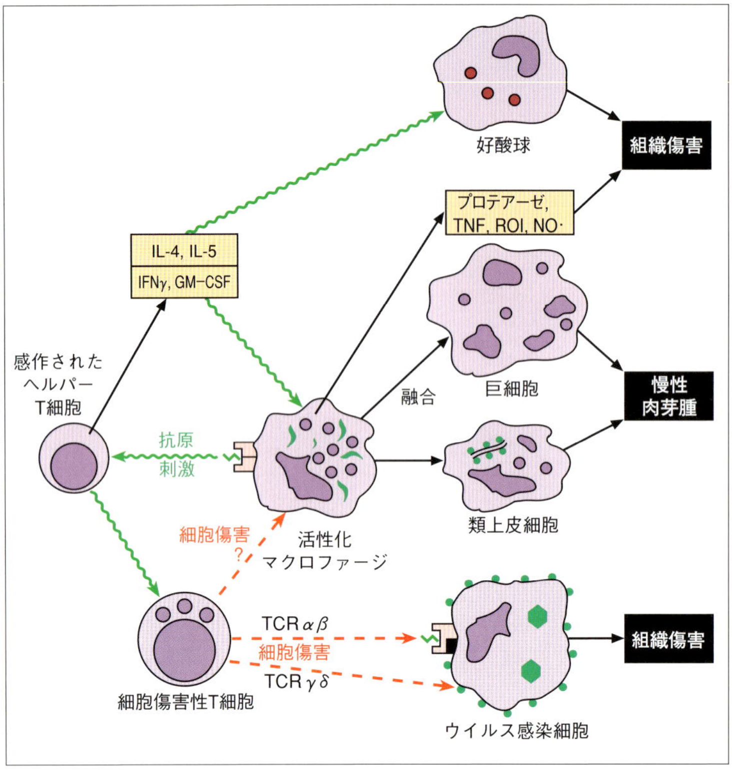

図 14.13 Ⅳ型過敏症において要となる細胞間相互作用：GM-CSF：顆粒球-マクロファージコロニー刺激因子，IFNγ：インターフェロンγ，IL：インターロイキン，NO·：一酸化窒素，ROI：活性酸素中間体，TCR：T 細胞レセプター，TNF：腫瘍壊死因子

学物質を，作業中取り扱うことにより感作された人，うるし皮膚炎の原因となる植物のウルシオールに繰り返し接触する人などに起きる。染髪料である *p*-フェニレンジアミン，局部に処方された軟膏中のネオマイシン，貴金属に使われるニッケル製の留め金など，装飾品に含まれるニッケル塩（**図 14.5f**）は同様の反応を引き起こす。湿疹は特定の疾病ではなく，アトピー誘発性アレルゲン，刺激物，接触性アレルゲンにより誘導される **T 細胞依存性の皮膚炎症** T-cell mediated skin damage である。経皮ルートでは，クラスⅡを高発現する樹状ランゲルハンス細胞が抗原を処理し，リンパ節へ遊走して T リンパ球を活性化するため，T 細胞反応を起こしやすい。活性化した T 細胞は皮膚に移動し，インターフェロンγ（IFNγ）を分泌して，ケラチノサイトに Fas の発現を促す。その結果，FasL（Fas リガンド）を発現する活性化 T 細胞によって，ケラチノサイトにアポトーシスが誘導される。このように遅延型反応は，表皮の浮腫による**微小水疱形成** microvesicle formation を伴った，12～15 時間後をピークとする単核球浸潤を特徴とする。原理的に T 細胞の機能を抑制することで，接触性皮膚炎や湿疹の効果的な治療が可能になると考えられる。**コルチコステロイド**は，局所に投与された場合，最も効果的な抗炎症剤であるが，**シクロスポリン**の経口投与もまた，これら疾患に効果的であることが，いくつもの試験で示されている。

その他の例

遅延型過敏症は，昆虫の刺傷後に発症する遷延した反応に明らかに関係している。また，タイプⅠ糖尿病など，多くの臓器特異的自己免疫疾患においても，その組織破壊への関与は疑う余地がない。これら疾患の免疫病態は 17 章で述べる。

復習

免疫系の正常なエフェクターメカニズムの過剰な反応は，組織傷害をもたらす。本章ではいくつかのタイプに分類される，過敏症反応について述べた。

Ⅰ型：アナフィラキシー型過敏症

・アナフィラキシーは平滑筋の収縮と，毛細血管の拡張を伴う。
・この反応では，マスト細胞に Fc 部分を介して結合した IgE が，特異抗原と結合することが重要である。
・IgE レセプターの架橋による重合は，細胞内顆粒からのヒスタミン，ロイコトリエン類，血小板活性化因子（PAF），好酸球および好中球走化性因子，サイトカインである IL-3，IL-4，IL-5，顆粒球マクロファージ-コロニー刺激因子(GM-CSF)などのメディエーター放出を誘導する。
- IL-4 は IgE へのアイソタイプスイッチに関与する。

アトピー
- アトピーは外来抗原(アレルゲン)に対する過剰な IgE 反応により発症し，アレルゲンと接触した部位に，局所のアナフィラキシー反応を引き起こす。
- 枯草熱と外因性喘息は，吸入アレルゲンへの暴露により引き起こされる最も一般的なアトピー性疾患である。
- Th2 型の T 細胞は，IL-5 の分泌を介して組織傷害性の好酸球を引き寄せ，アレルゲンに対する反応を遷延化させる。Th2 型への偏向は，サイトカインにより刺激された気道上皮細胞が産生する一酸化窒素(NO･)によって増強される。
- 多くの食物アレルギーにⅠ型過敏症が関係する。
- IgE 型アイソタイプの産生には，遺伝的素因が密接に関連している。
- 問題となる抗原は，即時型の浮腫と紅斑を生じる皮内接種テストや誘発テスト，ELISA を利用したテストにより同定することができる。
- 可能な場合，抗原との接触を回避するのが，最良の策である。
- 対症療法には，長期作働性のβ_2-アゴニストや新たに開発されたロイコトリエンアンタゴニストを用いる。クロモグリク酸塩などのクロモンは塩素チャンネルを遮断し，マスト細胞を安定化させて気管支収縮を阻止する。喘息治療に最も処方されているテオフィリンは，ホスホジエステラーゼ(PDE)阻害剤で，細胞内カルシウムを増加させて，気管支を拡張させ，好酸球に対する IL-5 の作用を阻害する。慢性の喘息は，活性化した Th2 細胞が主役を演じ，治療にはステロイドの局所投与を行う。また必要に応じて，長期作働性のβ_2-アゴニストやテオフィリンを追加する。
- 抗原投与による一連の医療処置は，遮断性の IgG や IgA 抗体の産生，T 細胞の制御を介して，脱感作を誘導することがある。

Ⅱ型：抗体依存性細胞傷害型過敏症
- この反応では細胞表面抗原に抗体が結合し，細胞死が誘導される。
- 細胞は表面に結合した IgG や C3b を介して食細胞に貪食されたり，補体系の作用により溶解する。
- IgG を結合した細胞はまた，抗体依存性細胞媒介性傷害(ADCC)機構により，多形核白血球，単球，ナチュラルキラー(NK)細胞により破壊される。
- 例として，輸血後反応，Rh 不適合による新生児の溶血性疾患，抗体媒介性の移植片傷害，血液や腎糸球体基底膜の構成要素に対する自己免疫反応や，薬物が赤血球や血小板へ結合することによる過敏症がある。

Ⅲ型：免疫複合体による過敏症
- この反応は，(i) 補体の活性化，免疫複合体と接触すると組織傷害メディエーターを放出する多形核白血球の遊走，(ii) 微小血栓や血管作動性アミンの放出を引き起こす血小板の凝集など，抗原-抗体複合体の効果により引き起こされる。
- 血中の抗体レベルが高い場合，抗原は生体に侵入した部位近傍で沈殿する。皮膚におけるこの反応は，3～8 時間後にピークとなる多形核白血球の浸潤，浮腫，紅斑として観察される(アルザス反応)。
- 例として，吸入抗原が高レベルの抗体を誘導する，農夫肺，鳩愛好家病，肺アスペルギルス症，らい病や梅毒の化学療法時，微生物の死滅により急激に上昇した菌体由来抗原に対する反応，関節リウマチにおける滑膜病巣などがある。
- 相対的に抗原過剰 の場合，可溶性の免疫複合体が形成されるが，これは赤血球上の CR1(C3b)レセプターへの結合により除去される。この過程に過負荷があったり，古典的補体経路の構成要素に欠損があると，免疫複合体は血中を循環し，さらに血管透過性亢進が起きた場合，腎糸球体，関節，皮膚，脈絡叢などの特定部位に沈着しやすくなる。
- 例として，外来タンパク質の大量投与による血清病，全身性エリテマトーデス(SLE)，連鎖球菌，マラリアや他の寄生虫などの感染と関係する糸球体腎炎，SLE における神経傷害，亜急性硬化性汎脳炎，B 型肝炎ウイルスと関連した結節性多発性動脈炎，デング熱ウイルス感染による出血性ショックなどがある。

Ⅳ型：遅延型(細胞性)過敏症
- この反応は，感作された T 細胞と抗原との相互作用に起因し，異常な細胞性免疫(CMI)反応による組織傷害のために起きる。
- インターフェロンγ(IFNγ)を含む何種類かのサイトカインが産生され，マクロファージの活性化やツベルクリンに対するマントー反応といった典型的な遅延型過敏症反応が引き起こされる。24～48 時間をピークとする，遅延型で硬化性の紅斑が現れ，組織学上は単核食細胞とリンパ球の浸潤により特徴づけられる。
- 持続抗原による遅延型過敏症反応が長期間続くと，慢性肉芽腫が形成される。
- IL-4 および IL-5 を産生する Th2 型細胞は，好酸球を引き寄せて組織傷害を誘導する。
- $CD8^+$ T 細胞は，クラスⅠ主要組織適合遺伝子複合体によって活性化され，対応する抗原をもつ標的細胞に対して細胞傷害性となる。
- 例として，細菌(結核菌，らい菌)，ウイルス(天然痘，麻疹，ヘルペス)，真菌(カンジダ，ヒストプラスマ)，寄生虫(リーシュマニア，住血吸虫)感染，クロム酸塩やうるしへの暴露による接触性皮膚炎，昆虫による刺傷，乾癬などによって生じる組織傷害がある。

移 植

移植片拒絶は免疫反応である

健康な組織の移植によって病気の臓器を置換することは，長い間医療の目的であったが，他人からの移植片を拒絶しようとする宿主反応に悩まされていた。この拒絶反応の性質やそれが意味するところを議論する前に，患者間と種間の移植に関して使用される言葉の定義をしておくことが有用であろう。

自家移植 autograft—自分自身の組織を移植する。

同系移植 isograft—同一遺伝子構成の個体間での移植，例えば一卵性双生児や近交系マウス間での移植。

同種移植 allograft—同種間の移植。例えばヒト間，あるいは系統の異なるマウス間のように，同一の種で遺伝子構成の異なる個体間の移植。

異種移植 xenograft—ブタからヒトへのように異種の個体間での移植。

われわれが最も関心があるのは同種移植である。最も一般的な同種移植は輸血である。血液型不一致による不幸な結果はよく知られている。皮膚などの臓器移植拒絶には多くの関心が集まっており，拒絶反応の一連の流れをここで記載することは重要である。同種皮膚を所定の場所に縫合すると，数日中に移植片内に血管新生が起こる。しかし，3～9日で血流は徐々に減少し，移植片にリンパ球や単球の浸潤が増強する。形質細胞の浸潤はごくまれである。肉眼的に壊死が観察され，1日ほどで移植片は完全に脱げ落ちる（**図 M15.1.1**）。

一次および二次拒絶反応

免疫反応で予想されるように，抗原との2回目の遭遇は，1回目より強烈な反応を引き起こす。同一のドナーからの2回目の移植に対する拒絶反応は増強される（**マイルストーン 15.1**）。この第2回目の拒絶反応では，初期の血管新生はごくわずかか，まったくみられない。多形核白血球や形質細胞を含むリンパ系細胞のすみやかな浸潤と，血栓形成が起こる。3～4日以内に急性の細胞破壊が観察される。この二次拒絶反応はすべての同種移植でみられるのではなく，同一のドナー，あるいは同一の近交系マウスから移植を受けた場合のみである（**図 M15.1.2**）。新しいドナーからの移植は，一次反応により拒絶される。

免疫学的記憶および**と特異性**という面から，拒絶反応は普通の免疫反応と同一である。

主要組織適合遺伝子複合体(MHC)不一致の結果

MHC クラスⅡ抗原不一致は混合リンパ球反応を引き起こす

クラスⅡ抗原のハプロタイプの異なる個体由来のリンパ球は，一緒に試験管内で培養すると幼若化し，分

マイルストーン 15.1　拒絶反応の免疫学的基礎

移植分野は Peter Medawar の貢献によるところが非常に大きい。彼がこの分野を開始し，その発展を鼓舞した。20 世紀初頭にはすでに遺伝的に異なる個体間の移植片が当初の生着の後，簡単に拒絶されてしまうことは，あたりまえのことと思われていた(**図 M15.1.1**)。拒絶反応には遺伝的な基礎があることは，1932 年カンザスシティーの Padgett による，家族間の同種皮膚移植は，家族外の同種皮膚移植に比べより長く生着するという観察と，1937 年のセントルイスの J. B. Brown による一卵性双生児間の皮膚移植は生着するという観察により，すでに明らかになっていた。しかしながら，拒絶反応が免疫学的に解析されるようになったのは，第 2 次世界大戦初期に，熱傷を受けた航空隊員を治療する必要性にかられて，Medawar が研究するようになってからである。彼は，同一のドナーからの 2 回目の皮膚移植は，1 回目に比べて早く，そして強烈に拒絶されることを示した(**図 M15.1.2**)。この**二次拒絶反応** second-set rejection は**記憶** memory と**特異性** specificity，すなわち免疫反応として特徴づけられる。もちろん，この二次拒絶反応はリンパ球を移入することで，再現することが可能であることが確認された。

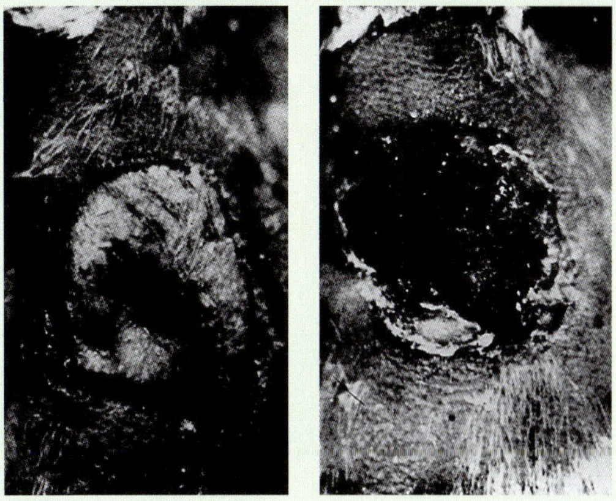

(a)　(b)

図 M15.1.1　A 系マウスによる CBA 系マウス皮膚移植片の拒絶：(a)移植後 10 日目；上皮の破壊と露出した皮下の乾燥により変色した部分。(b)移植後 13 日目；表層の皮は移植片が完全に破壊されたことを示している(写真は L. Brent 教授の好意による)

この実験が意味するところは明確である。すなわち，ヒトにおいて組織や器官の移植を成功させるためには，この免疫学的バリアを克服する必要がある。致死量以下の放射線を照射した患者に，二卵生双生児由来の腎臓を移植したボストンの Peter Bent Brigham 病院の Murray とパリの Hamburger により，部分的な成功は得られていた。最も重要なブレイクスルーは，Schwartz と Damashek による抗細胞分裂薬である 6-メルカプトプリンによる免疫抑制効果の報告を応用して，1960 年に Calne と Zukowski がイヌにおける同種腎移植の生着延長を図る目的で，これを独自に用いたことである。これにすぐ引き続いて，1962 年には Murray が，Hutchings と Elion により考案された，6-メルカプトプリンのより効果的な誘導体であるアザチオプリンによる免疫抑制により，非家族間の死体腎移植が成功裏に行われた。

この研究はノーベル賞を受賞した。歴史的側面に興味のある諸君は，1991 年のカルフォルニア，ロサンゼルス校の HLA タイピング研究室の P. I. Terasaki 教授編集による“History of Transplantation ; Thirty-five recollections”を参考にすると，この分野の発展と医学分野にノーベル賞をもたらした科学者の心情につき，より深い識見を得ることができる。

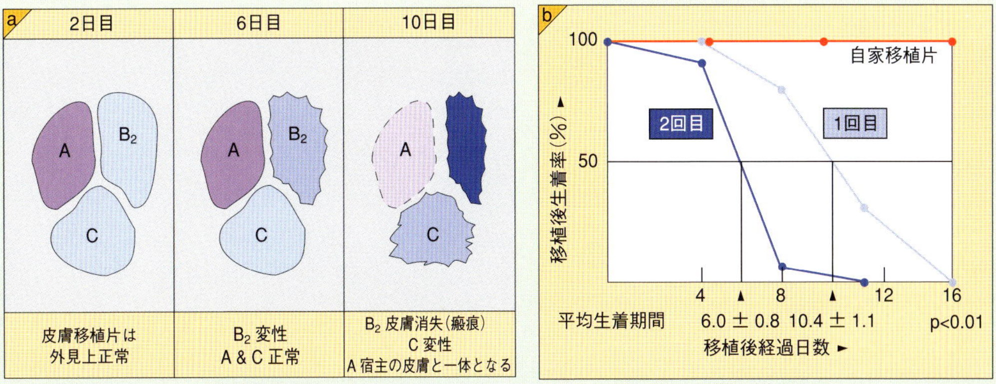

図 M15.1.2　ウサギにおける同種皮膚移植片拒絶のメモリーと特異性：(a)自家移植片と MHC の異なる 2 個体のドナーからの同種移植片(B と C)を，ウサギ A の胸壁へ移植した。このウサギは，過去にウサギ B(B_1)からの皮膚移植片を拒絶している。自家移植片 A は正常であるが，ウサギ C からの初めての移植片は一次拒絶反応により拒絶される。一方，ウサギ B からの 2 回目の second 移植片(B_2)は急速に拒絶される。(b)初回および 2 回目の同種皮膚移植片の平均生着時間。2 回目の移植は 1 回目の移植に比べて早く拒絶される(Medawar, P. B. : *J. Anatomy*, **78**, 176, 1994 より)

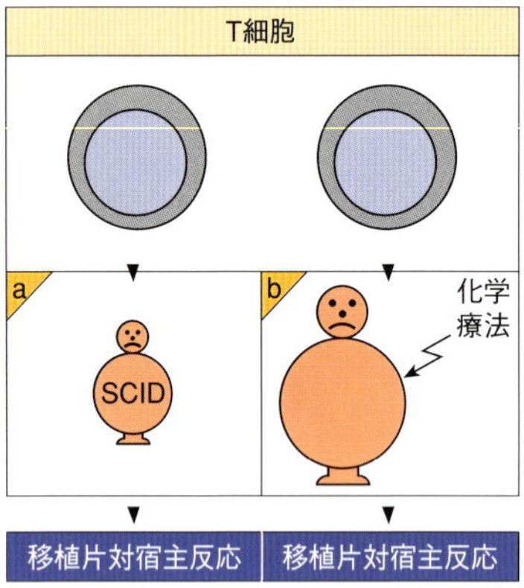

図 15.1 移植片対宿主反応：成熟T細胞をこれに反応することができない宿主へ移入すると，移植された細胞は宿主細胞抗原を非自己と認識し，これを攻撃する。この反応は，場合によっては致死的なものとなる。移植片対宿主反応を引き起こす多くの可能性のなかから2つの例を図示した。(a)重症複合免疫不全症(SCID)の患者がHLA不一致のドナーから移植された場合。(b)化学療法を受けた白血病患者が，非血縁者のドナーより骨髄移植を受けた場合

裂が起こる。それぞれのT細胞集団は，他のリンパ球上のMHCクラスII抗原に対して反応する(後述の同種移植の項を参照)。これが**混合リンパ球反応** mixed lymphocyte reaction(**MLR**)である。反応する細胞は主に$CD4^+$ Tリンパ球に属し，B細胞，マクロファージそして，特に樹状細胞上のクラスII分子によって刺激を受ける。長い間，検査室では，ドナーと患者間の組織適合性の程度をMLRによって判定していた。より正確な分子生物学的ヒト白血球抗原(HLA)テストが導入され，MLRはもはや，定期検査としては行われない。

移植片対宿主反応

免疫不全の状態にあり，拒絶反応が起こらない患者にHLA不一致の成熟T細胞を移入すると，移植された細胞は生き残り，宿主抗原を認識し，これに対して免疫学的に反応する。

宿主が移植片に対して起こす正常な移植反応とは異なり，反対の反応，**移植片対宿主反応** graft-vs-host(g. v. h.)reactionが起こる。ヒトでは，発熱，貧血，体重減少，発疹，下痢と脾腫がみられる。サイトカイン，特に腫瘍壊死因子(**TNF**)が病気の主たる媒介因子である。移植抗原の不一致の程度が大きいほど，反応も厳しくなる。したがって，移植片対宿主反応は，骨髄移植を受けた免疫学的に無反応状態の患者に発症する。例えば，複合免疫不全症患者(120頁参照)あるいは，悪性腫瘍の治療のために受けた化学療法により骨髄が破壊された患者が，骨髄の再構築のために骨髄移植を受けた場合である(**図15.1**)。

移植片拒絶のメカニズム

同種移植片認識

同種間の移植において，最も強力な拒絶反応を惹起する能力として，MHCを定義したことを思い出してもらいたい。**正常人はきわめて高い頻度で，同種抗原に反応する細胞**(同種移植片と反応する細胞)**を有する**ことになる。これがおそらく，MHC不一致間の拒絶反応の程度を説明している。正常T細胞中の1%がある特定の1個の抗原ペプチドに反応するが，アロ抗原にはT細胞の10%もの細胞が反応する。この理由は，自己MHCにより提示される外来抗原に特異的なT細胞の多くは，MHCの溝に自己のペプチドを含んだアロMHC分子と交差反応を示すからである。そのような複合体は，その抗原結合溝内に外来ペプチドを有する自己MHCと類似し，T細胞レパートリーは，これまでに見たことのない多くの外来抗原を認識するので，患者の多くのT細胞は活性化される。これがいわゆる“直接経路”である。さらに，T細胞は，自己MHCにより提示された同種抗原(アロ)由来ペプチドのあるものを認識する。これを“間接経路”という。移植片由来抗原ペプチドを認識するT細胞は，外来抗原を認識するT細胞に比べその頻度は少ない。言わずもがな，相当の期間体内に存在する移植片は，この小さな集団を増殖させ，進行性にこの経路依存的なこの後の拒絶反応を誘導する。

リンパ球によって媒介される急性拒絶

一次拒絶反応でみられるリンパ球の一義的役割は，早期の拒絶反応の組織像と矛盾しない。単球，特に$CD8^+$ T細胞が浸潤細胞の主体であり，多形核白血球や形質細胞はごくわずかである(**図15.2**)。活性化**$CD8^+$細胞傷害性T細胞**は増殖し，移植片上のクラスIアロ抗原を認識する特異的アロ反応性クローンを形成する。これらの細胞は移植片の実質細胞や内皮細胞に対して細胞傷害性反応を示す。これはパーフォリン，グランザイム，TNFαのような毒性のサイトカインを放出することによる。**$CD4^+$細胞**も，遅延型反応を媒介するサイトカインを分泌することにより，拒絶反応に重要な働きをする。これらには，マクロファージを活性化・動員し，移植片上にMHC抗原の発現を増強するインターフェロンγ(IFNγ)やT細胞増殖や$CD8^+$ T細胞を活性化するインターロイキン2(IL-2)，同種細胞に対して直接傷害性を示す，リンホトキシンが含まれる。

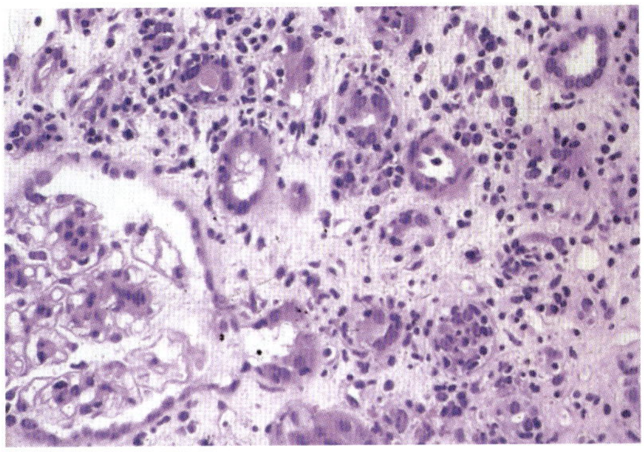

図 15.2　ヒト同種腎移植の急性拒絶反応：間質への単核球の強い細胞浸潤を示している（写真は M. Thompson 博士と A. Dorling 博士の好意による）

他にも異なる型の拒絶反応がある

超急性拒絶反応 hyperacute rejection は移植後，分のオーダーで起こる，最も劇的な形の拒絶反応である。これは，ドナー HLA や ABO 血液型抗原に対する**抗体**が，すでに移植を受ける患者に存在することによって発生する。そのような抗体は，ドナー臓器の内皮細胞に結合し，**補体**を固定し，内皮細胞の傷害を惹起する。これが血液凝固を引き起こし，血小板凝集を起こして血管閉塞に寄与する。これは糸球体微小血栓として腎移植の際にみられる。幸運にも，ABO 血液型検査やクロスマッチテストにより抗体の存在をあらかじめ調べることができるので，超急性拒絶反応は多くの移植センターにおいては主たる問題ではなくなった。ヒトは，動物組織に対して種々の自然抗体をもっており，異種移植においては超急性拒絶反応が主な克服すべき問題である。

急性早期拒絶反応 acute early rejection は移植後 10 日以内に起こる。密な細胞浸潤（**図 15.2**）と尿細管周囲の毛細血管の破綻によって特徴づけられる。これは細胞性過敏性反応で，IFNγ により発現増強した MHC 抗原を発現する移植細胞に対する **CD8$^+$細胞**の攻撃である。

急性後期拒絶反応 acute late rejection はプレドニゾロンやアザチオプリンにより免疫抑制された患者で，移植後 11 日以降に起こる。すでに産生されている抗体が細動脈や糸球体毛細血管に補体とともに結合することによる。これは免疫蛍光法にて観察できる。これらの免疫グロブリンの血管壁への沈着は，糸球体毛細血管において血小板の凝集を惹起し，急性腎不全を引き起こす（**図 15.3**）。抗体により覆われた細胞の傷害は，抗体依存性細胞媒介性傷害（ADCC）による可能性も考慮すべきである。

慢性（または後期）**拒絶反応** chronic (or late) rejection は，免疫抑制療法の効果に依存するが，初回移植後数カ月あるいは数年を経て発生する。主な病理的特徴は，血管傷害と血管の閉塞である。これは血管平滑筋細胞の増殖と血管壁の内膜への T 細胞とマクロファージの蓄積によって起こる。この移植片に起こる**動脈硬化症** arteriosclerosis の原因は，血管壁での主にマクロファージの活性化と，これによる好炎症性サイトカインと種々の平滑筋増殖因子の放出である。液性免疫の関与も示唆される。すなわち，ドナー組織に対する抗体の沈着があり，あるいは抗原-抗体複合体が血管内皮に同定され，これらが血管閉塞を引き起こすことも可能である。慢性拒絶反応は，初期において軽度の急性拒絶反応を示し，慢性のウイルス感染症，特にサイトメガロウイルス感染の既往がある患者に著明である。

移植拒絶反応における細胞性と液性因子の複雑な相互関係を，**図 15.4** に図示する。

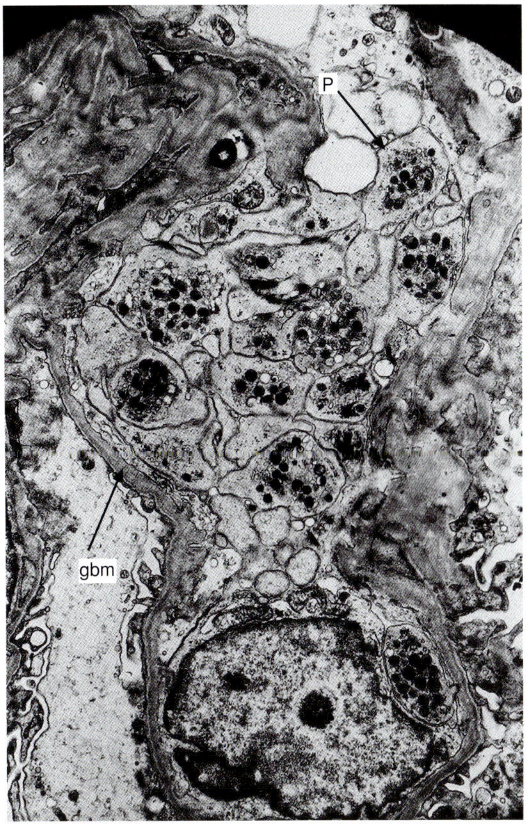

図 15.3　ヒト同種腎移植片の急性後期拒絶反応：血管壁への抗体の沈着によって誘発された糸球体毛細管（gbm）における血小板（P）凝集を示している（電顕像）（写真は K. Porter 教授の好意による）

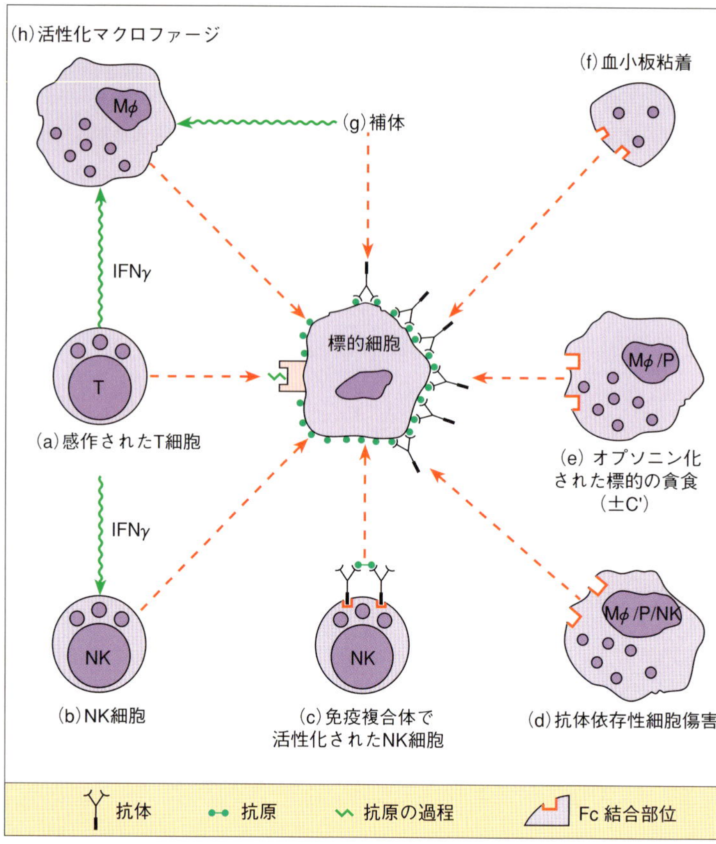

図 15.4 標的細胞破壊のメカニズム：(a) 細胞傷害性 T 細胞(Tc)により直接傷害される。もしくは，遅延型過敏性 T 細胞から分泌されるサイトカインによる間接的傷害。(b)NK 細胞による傷害は，IFN によって増強される。(c)免疫複合体によって活性化された NK 細胞による特異的傷害。(d)抗体依存性細胞媒介性傷害による攻撃。(e)抗体によって覆われた標的細胞の貪食。(f)移植片血管内皮細胞表面と結合した抗体への血小板の結合は，微小血栓へと進展する。(g)補体依存性細胞傷害。(h)活性化マクロファージ。Mφ：マクロファージ，P：多形核白血球

移植片拒絶の制御

移植片ドナーと移植患者の組織適合性の一致

手術技術の改善と免疫抑制剤の使用が，HLA 不一致による臓器移植患者の生存率に対する影響を大きく減少させた。もちろん，最良の移植片生着には，HLA，特に MHC クラスⅡ遺伝子座における一致率が高いことが必要である(**図 15.5**)。統一見解としては，A 遺伝子座よりも B 遺伝子座が移植片生着により関与するが，B よりも，DR 遺伝子座の一致が患者にとってより大きな利益をもたらす。しかしながら，骨髄移植ではより高い一致率が要求される。これは今日では，最新の DNA 型検査によって正確に行えるようになった。

数千もの異なる HLA 表現型が存在するので(**図 15.5**)，移植臓器が提供されるときには，最良の一致を示す患者を選ぶために，非常に大きな患者リストから選ぶことになる。この状況を改善し，利用可能な臓器の数を増加させるためには，長期に組織を保存するバンク(臓器バンク)の発展が必要であるが，現時点では技術的に克服すべき問題点がある。骨髄細胞に関しては，幸運なことに，凍結・融解の操作の後にも生きたままで保存することができる。個人が 2 個有している臓器，例えば腎臓では生存しているドナーからの臓器が利用できるし，兄弟からの臓器が一致するチャンスが高い(**図 15.5**)。

全身免疫抑制を起こす因子

免疫反応の誘導を非特異的に阻害する薬剤の使用によって，拒絶反応を制御することが可能である(**図 15.6**)。これらの薬剤は，細胞性免疫反応の種々の部分に作用するので，免疫抑制治療を受けている患者は感染にかかりやすく，また特に原因ウイルスがはっきりしているリンパ網内系のがんの発生率が高い。

免疫抑制剤

現在使用されている免疫抑制剤の多くは，分裂細胞に毒性を示すことから，最初はがん化学療法に使用されていた。先に述べた全体的免疫抑制による副作用の他に，これらの分裂阻害剤は骨髄細胞や小腸細胞に対して毒性を示す。したがって使用に際して，十分な注意が必要である。

長年，免疫抑制剤として使用されてきた主たる薬剤

HLAの遺伝子座	HLA の組織型（アレル）
DP	DP1〜6
DQ	DQ2,4,5,6,7,8,9
DR	DR1,4,7,8,9,10,11,12,13,14,15,16,17,18
B	B7,8,13,15,18,27,35,37〜42,44,46〜65,73,78
A	A1,2,3,11,23〜26,29〜34,36,43,66,68,69,74
C	Cw1〜8

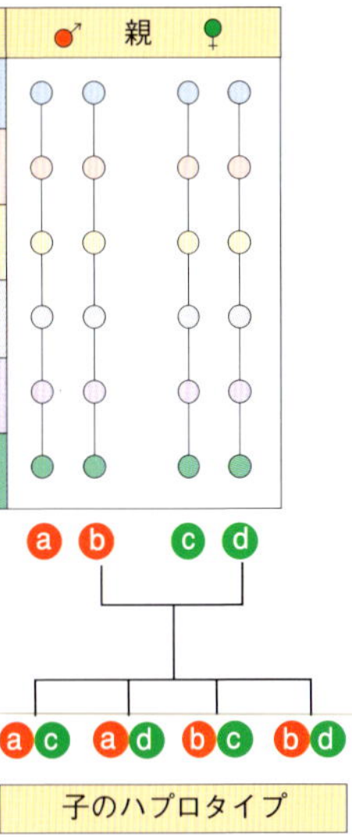

図 15.5　HLA 特異性の多型とその遺伝様式：HLA は 6 番染色体上にある。それぞれの染色体の遺伝子座には複数のアレルが存在するので，ある集団内において異なる 2 人が同一の HLA 特異性を有する可能性は非常に低い。この意味で，2 人の兄弟が同一の HLA を有するチャンスは 1/4 である。これはある 1 個の染色体上に存在する特異性は，一塊（*en bloc*）として遺伝するハプロタイプを形成し，父親と母親由来染色体の組合せが 4 通り可能なためである。母親と父親が 1 個の共通のハプロタイプを有する場合のみ，親と子が同一の HLA を有することができる

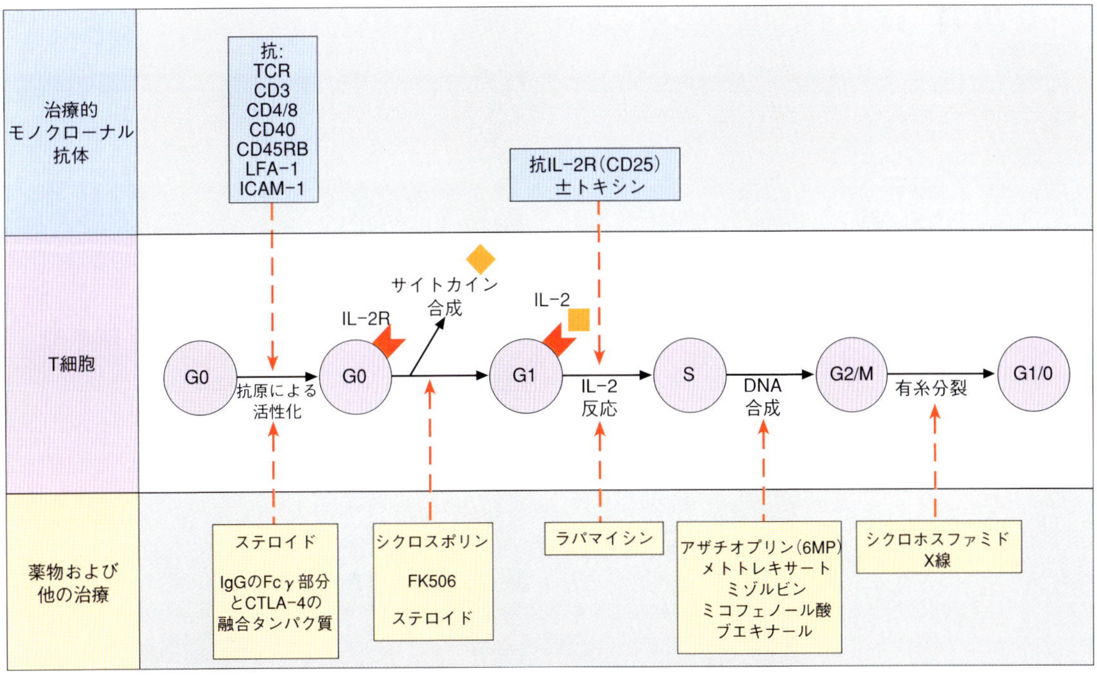

図 15.6　移植片拒絶反応をコントロールするために使用される免疫抑制剤：これらの薬剤は免疫反応の多くの異なるポイントで作用する。拒絶反応の異なるポイントで作用する薬剤を併用することで，相乗効果を期待できる。これはシクロスポリンとラパマイシンの併用で明らかになっている。ICAM-1：intercellular adhesion molecule-1，IL：インターロイキン，LFA-1：リンパ球機能関連抗原 1，TCR：T 細胞レセプター

は，核酸合成阻害剤，**アザチオプリン** azathioprine（イムラン®），細胞分裂に際し，正常な複製を阻害する**シクロホスファミド** cyclophosphamide と**プレドニゾロン** prednisolone のような副腎皮質ホルモンである。後者は免疫反応を多くの点で阻害し，リンパ球の再循環や細胞傷害性エフェクター細胞の産生を阻害する。さらに，これらの著明な抗炎症作用は，血管内皮細胞への好中球接着阻害や，好炎症性サイトカインの放出を含む単球・マクロファージ機能の抑制による。副腎皮質ホルモンは細胞内レセプターと複合体を形成し，調節遺伝子に結合し，TNF，IFNγ，IL-1，IL-2，IL-3，IL-6 などのサイトカインの転写を抑制する。

ヒトの移植において，いくつかの新しい薬剤（**図 15.6**）が劇的な効果を上げた。これらは，アザチオプリンと類似の作用機序であるが，より効果のあるミコフェノール酸を含む。抗真菌剤の代謝産物であるであ

る**シクロスポリン** cyclosporin や **FK506**（タクロリムス®）はイムノフィリンと呼ばれるタンパク質と複合体を形成し，活性化T細胞におけるIL-2の転写に重要な**カルシニューリン** calcineurin を阻害する。さらにこれらは他のサイトカインの合成も阻害し，活性化 $CD4^+$ ヘルパーT細胞の機能を抑制する。**ラパマイシン** rapamycin（シロリムス®）はFK506と同様にマクロライドであるが，これとは対照的に，サイトカインとIL-2，IL-4，IL-10，IL-15レセプターとの結合により誘導されるシグナルを抑制する。

これらの薬剤は，予防薬や移植拒絶反応の治療に用いるのみならず，T細胞が媒介する過敏症による多くの疾患に使用される。事実，シクロスポリンは，原発性ネフローゼ症候群，I型インスリン依存性糖尿病，ベーチェット症候群 Behçet's syndrome，活動型クローン病 active Crohn's disease，再生不良性貧血，重症ステロイド依存性喘息，乾癬において効果を示し，これらの疾患病態に**細胞性免疫** cellular immunity が関与していることを示している。

リンパ球を標的とする

抗CD3モノクローナル抗体 anti-CD3 monoclonal antibody（OKT-3）は急性移植拒絶反応を正常化する，抗T細胞剤として広く使用されている。最初は抗体のもつ抗原性のために，使用するメリットは制限されていた。しかし，抗体のヒト化によりこの問題は解決された。CD3分子のサブユニットに結合することにより，T細胞が媒介する拒絶反応を抑制する。かつCD3-T細胞抗原レセプター複合体により媒介されるT細胞活性化を抑制する。不幸にも，主な副作用はサイトカイン放出症候群 cytokine release syndrome である。臨床症候としては，発熱，悪寒，震戦，悪心，嘔吐，下痢，発疹，そして特に肺浮腫などを示す症候群である。

活性化T細胞に発現し，静止期T細胞は発現しないIL-2レセプターは免疫反応抑制のもう1つの標的である。ヒト型化したマウスの抗ヒトIL-2レセプター抗体（Daclizumab®またはBasiliximab®）は他の免疫抑制剤と併用して，腎臓の急性拒絶反応の頻度を減少させる効果がある。現在では，抗リンパ球機能関連抗原（LFA）抗体のような**抗接着分子モノクローナル抗体** anti-adhesion molecule monoclonal antibody の使用が，移植患者の免疫抑制療法として関心が向けられている。

異種移植は実際的な提案か？

ヒト臓器の供給はその要求には遠く及ばない現状があり，動物の臓器を利用する可能性について，広範な興味が存在する。動物由来細胞や組織の移植を病気の治療に使用することは，さらに大きな実用的可能性がある。動物由来ランゲルハンス島細胞の移植によって，糖尿病を治癒することができ，神経細胞の移植は，パーキンソン病 Perkinson's diesease や他の脳疾患に利用できる。ドナーとしては類人猿よりブタが好ましい。倫理的に許容されることもあるし，人獣共通感染症の危険の観点からである。しかしこれらの動物は**内因性レトロウイルス** endogenous retrovirus をもち，試験管内ではこれらのウイルスはヒトの細胞に感染する。最初の克服すべき関門は**超急性拒絶反応** hyperacute rejection である。これはすべてのヒトに異種（ゼノ）抗原に反応する自然抗体が存在するからである。CD46，CD55，CD59（118頁参照）のようなヒト補体系の調節因子が欠落しているので，自然抗体は補体を活性化し，超急性拒絶反応現象を起こすことになる。

次の危機は，6日以内に起こる急性血管性拒絶反応である。これは異種抗原に対する抗体が産生され，ドナーの血管内皮を攻撃するからである。この結果，血管壁が傷害され，血管内血栓が形成される。

免疫学的諸問題が克服されたとしても，動物由来ウイルスがヒトに感染し，人工的に感染症（xeno-zoonosis）の流行をつくる可能性を考慮しなければいけない。

移植の臨床経験

免疫学的特権部位

ほとんどの角膜移植は免疫抑制することなく生着する。これは拒絶反応の誘導を阻害する角膜のユニークな特徴による。このメカニズムとしては，角膜はドナー由来抗原提示細胞を欠き，かつ全身免疫反応をTh1型からTh2型へ偏らせる能力などがあげられる。さらに角膜移植片はFasL（Fasリガンド）を発現し，Fasに結合することにより攻撃してくるT細胞にアポトーシスを誘導する。

腎臓移植

腎臓移植は，現在では，末期の腎不全患者の治療法の選択肢である。患者管理の向上により，生存率は高く，移植患者の成績も引き続き向上し，5年生存率は死体腎（**図15.7**）では80％前後，生体腎では90％である。HLA-DR遺伝子座の一致は移植片生着に強い影響を示す。しかし，5年以上の長期生着にはHLA-Bの一致が望ましく，HLA-Aの一致も少し関与する。

免疫複合体により誘導される糸球体腎炎のために，腎移植を実施する場合，使用される免疫抑制剤は，移植腎における同様の病変が発生するのを防ぐ役割も果たす。糸球体基底膜抗体を有する患者（例えばグッドパ

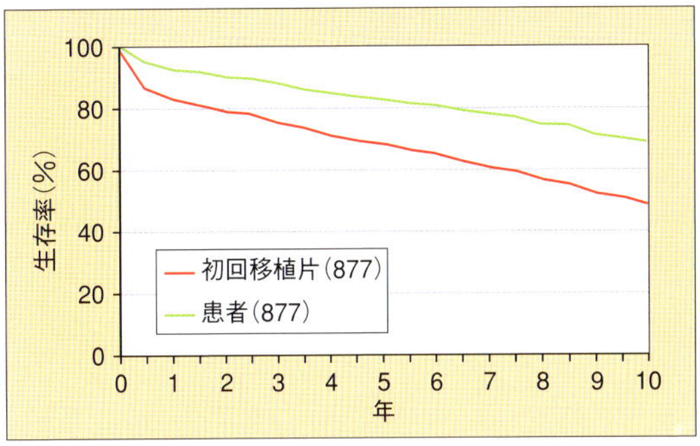

図 15.7　**初回死体腎移植片の生存率**：オックスフォード移植センターで，シクロスポリン，アザチオプリン，プレドニゾロンの 3 剤併用療法を受けた 877 名の患者との比較

スチャー症候群 Goodpasture's syndrome）は，血液透析と免疫抑制剤でまずは治療しないかぎり，移植腎は抗体により破壊される。

膵腎同時移植 simultaneous kidney-pancreas transplant の必要性は増加している。これは I 型糖尿病患者ではこの治療法に大きな利点があるからである。しかしながら，その要求に見合う臓器の提供はない。

胸部臓器移植

心臓移植の 1 年生存率は 70%を超えた。免疫抑制による特異的な罹患率が減少し，急性および慢性拒絶反応の影響や免疫抑制による副作用が減弱している。全 HLA の一致は実際的でない。DR 座の遺伝子の 1 個の不一致では 3 年生存率が 90%であり，2 個の不一致では 65%である。拒絶反応を別にして，健康な心臓をもちながらも死亡する人の数より，心臓移植により恩恵をこうむる患者の数が非常に多い現状がある。異種移植や人工臓器の可能性に，より大きな関心が払われるべきである。

肺移植患者数も上昇を続けている。現在の片肺移植の適応は，拘束性肺疾患，肺気腫，肺高血圧と他の非特異的な末期の肺疾患である。両肺移植の適応は，嚢胞性線維症や気管支拡張症のような末期の肺不全患者で，慢性の感染症を伴うものである。しかし肺移植が安定的にかつ長期間にわたり症状のない状態をつくり，大多数の患者の生存に寄与するためには，いくつかの問題を解決しなければいけない。閉塞性細気管支炎の形をとる慢性拒絶が大きな問題である。現在では，肉親由来 1 肺葉生体移植は，特に嚢胞性線維症患者において進歩がみられる。ドナー死亡に伴う移植時に，**ドナーの骨髄細胞と臓器を同時に移植**し，**キメリズム** chimerism 確立による免疫寛容を導入する研究に大きな関心が払われている。これらの移植患者は，ある程度のキメリズムを示し，ドナーに特異的な無反応性を示し，生存率も向上する傾向にある。

肝臓および腸管移植

同所性肝臓移植の生存率は向上を続け，腎移植について 2 番目に多い移植である。これらのなかで，かなりの数が，生存しているドナーからの肝臓の**部分生体移植**である。手術不能な原発性肝細胞がんや胆管がんの患者の予後を改善するために，多臓器移植の中心臓器として肝臓移植が行われることがある。これらの臓器には，肝臓と膵臓，あるいは肝臓，膵臓，胃および小腸や大腸も含まれる。他の臓器移植と同様に，拒絶反応の異なる局面を標的にする免疫抑制剤の併用が最も効果的である。700 例の小腸移植が行われ，5 年生存率は 50%であった。

血液幹細胞移植

ある種の免疫不全症や再生不良性貧血の患者は，腫瘍細胞を根絶するために広範な化学療法により骨髄不全になった白血病患者と同様に，骨髄幹細胞移植療法の明らかな候補である。これらの**幹細胞**の由来は骨髄，臍帯血，幹細胞を増殖させるために顆粒球-コロニー刺激因子（**G-CSF**）投与した後の末梢血である。この形の治療の実施を制限している主な問題は　合併症としての感染症，肝臓の静脈閉塞性疾患，そして移植片対宿主病である。骨髄の腫瘍細胞の根絶に必須と考えられている，きわめて毒性の高い骨髄抑制剤の使用を減らすために，現在では骨髄抑制の少ない宿主修飾 conditioning regimen が使用されている。このアプローチの成功は，同種移植によってもたらされる移植片対悪性腫瘍効果に依存している。この療法は患者の安全な conditioning を可能とし，最終結果は同等であるが副作用が少なく，白血病再発が少ない。

移植片対宿主病は骨髄移植の主たる問題である

骨髄内に定着した**同種（アロ）T 細胞** allogenic T-cell によって宿主抗原が認識されることが原因で，重大なときには致死的な合併症を引き起こす。抗 T 細胞モノクローナル抗体のカクテルにより移植する骨髄中の T 細胞を除去すると移植片対宿主症の頻度は低下する。この病気には 2 種の型がある。移植後 2～3 ヵ月に起こる急性型，通常 3 ヵ月以降に起こる慢性型である。患者 HLA を認識する活性化ドナー T 細胞によって産生される炎症性サイトカインによる重篤な皮膚炎，肝炎，そして腸炎が急性型である。これらの患者のうちある者は，抗 IL-2 モノクローナル抗体や抗 TNF モノクローナル抗体により治療できる。慢性型は，自己免疫疾患である強皮症でみられる臨床像と似た症状を呈する。IL-1，IL-4，TNFα のようなサイトカインで刺激された線維芽細胞によるコラーゲン産生により，皮膚へのコラーゲン沈着が増加する。

移植片対宿主病を予防するためには，HLA の高い一致率を示すドナーから骨髄を得る必要がある。兄弟が最も適当なドナーである(**図 15.5**)。移植骨髄からドナーのT細胞を除去するいくつかの方法がある。これにより頻度は減少するが，**移植片対白血病効果** graft-vs-leukemia(**GVL**) effect が減少することによる白血病の再発率が増加する。

他の臓器

拒絶反応の制御技術の改善によって，糖尿病などいくつかの他の分野での移植の奨励が期待される。糖尿病では移植が急速に増加しており，成功率も40%前後となっている。肺移植の5年生存率は47%であり，満足するにはほど遠い状態である。致死的熱傷における皮膚移植についても成績の向上が望まれる。

現在では**神経組織** neural tissue の移植の実験に関する報告がなされている。ヒトの状況に似た，小脳プルキンエ細胞の変性を示す遺伝子変異マウスでは，ドナーの小脳細胞をしかるべき場所に移植すると，小脳失調を改善することができる。**パーキンソン病** Parkinson's disease の神経症状を，ヒト胎児由来ドーパミン陽性神経細胞の移植により改善しようとする臨床治験は，移植細胞の細胞死が著しく，壁にぶちあたっている。

疾患とHLA型の連鎖

免疫病との関連

特定のHLA表現型と疾患が関連している例は多く存在する(**表 15.1**)。ある*HLA*と病気に関連があるということは，疾患感受性遺伝子を同定したということを意味するものではない。なぜなら連鎖不平衡が認められる遺伝子中に，より強く関連する他の*HLA*遺伝子が見つかるかもしれないからである。連鎖不平衡とは，ある染色体上に接近して存在する複数の遺伝子が，その集団においてそれぞれ個別に遺伝するのではなく，連鎖状態を保持したままで遺伝することである。

すべてでないにしても，多くのHLAが関連する疾患は自己免疫疾患である。この理由はよくわかっていない。これらの疾患の多くは，ある特異的なMHCクラスIIと連鎖しており，MHCクラスIIが自己抗原や原因抗原のT細胞への提示に帰結する反応の質を制御していることを示している。あるいは，ある特定の自己抗原とMHCの複合体が，反応性あるいは抑制性T細胞を，正あるいは負に制御できることを示している。他の可能性は，HLA抗原が細胞へのウイルス結合や感染の感受性に影響し，その結果としてウイルスあるいは感染因子と細胞表面分子との複合体に対して自己免疫を惹起することである。

表 15.1　HLAタイプと疾患の相関
(データは主に Ryder, L. P., Anderson, E., Srejggard, A.：*Tissue Antigens*(suppl.), 1979 と Thorsby, E.：*The Immunologist*, **3**, 51, 1995 より)

疾患	HLA 対立遺伝子	相対 危険性
a　クラス II 相関		
橋本病	DR11	3.2
原発性粘液水腫	DR17	5.7
グレーブス病	DR17	3.7
インスリン依存性糖尿病	DQ8	14
(I 型糖尿病)	DQ2/8	20
	DQ6	0.2
アジソン病(副腎)	DR17	6.3
グッドパスチャー症候群	DR2	13.1
関節リウマチ	DR4	5.8
若年性関節リウマチ	DR8	8.1
シェーグレン症候群	DR17	9.7
慢性活動性肝炎(自己免疫性)	DR17	13.9
多発性硬化症	DR2, DQ6	12
ナルコレプシー	DQ6	38
疱疹状皮膚炎	DR17	56.4
セリアック病	DQ2	3.6
結核様らい	DR2	8.1
b　クラス I，HLA-B2 相関		
強直性脊髄炎	B27	87.4
ライター病	B27	37.0
サルモネラ感染後	B27	29.7
赤痢感染後	B27	20.7
イエルシニア感染後	B27	17.6
淋菌感染後	B27	14.0
ブドウ膜炎	B27	14.6
関節リウマチでのアミロイドーシス	B27	8.2
c　他のクラス I 相関		
亜急性甲状腺炎	B35	13.7
尋常性乾癬	Cw6	13.3
特発性ヘモクロマトーシス	A3	8.2
重症筋無力症	B8	4.4

インスリン依存性糖尿病(I型糖尿病) insulin-dependent diabetes mellitus は*DQ8*と*DQ2*に連鎖しているが，最も強い感受性は **DQ2/8 ヘテロ結合体** *DQ2/8* heterozygote でみられる。2つの遺伝子が最も強い感受性を決定するために必要であり，すべての検討した集団でこの知見が普遍性を有しているという事実は，他の連鎖平衡にある遺伝子ではなく，DQ分子それ自身が，疾患感受性に一義的にかかわっていることを意味している。*DQ6*のあるサブタイプは，糖尿病発症に対して優性的に防御的に作用する(**表 15.1**)

DR4，やや弱いが*DR1*を有することは，白色人種においては，**関節リウマチ** rheumatoid arthritis の危険因子である。*DR4*亜群，および*DR4*の関与が，ごく軽

度である他の人種における検討で，疾患感受性要素として 67～74 残基からなる一次配列が同定され，人種による差はこの配列が他の *HLR-DR* にも存在することで説明できることが判明した。このアミノ酸の一次配列は高い多型を示し，ペプチド結合溝内で特異なポケットを形成する。糖尿病と同様に，*DR2* を有する患者は重症化しない，これは *DR2* に連鎖する遺伝子が防御的に働くことを示している。

強直性脊椎炎 ankylosing spondylitis は *HLA-B27* と強く連鎖している。およそ 95％の患者は B27 表現型を有しており，一般集団の保有率は 5％前後である。ライター病 Reiter's disease，急性前ブドウ膜炎や乾癬のように仙腸関節炎を伴う疾患や，エルシニア，淋病やサルモネラによる関節炎のような感染性仙腸関節炎を伴う疾患で，*B27* の頻度は著明に上昇する。細菌由来のペプチドが，*B27* 由来配列と交差反応し，自己反応性 T 細胞反応を惹起している可能性がある。

MHC クラスⅢ分子である C4 および C2 欠損では，免疫複合体病に罹患しやすい。これは，古典的補体経路の欠損により免疫複合体の除去が異常なためである。

生殖免疫学

胎児は潜在的な同種移植である

免疫学の神秘のひとつは，父親由来 MHC を有する胎児が母親によってなぜ拒絶されないかである。ヒトの胎盤においては，機能的に成熟したリンパ球を含む母親の血液は胎児の**栄養芽細胞** trophoblast を接して循環し，胎児抗原に対する母親の免疫反応の結果，父親の MHC に対して抗体の産生を認める。これらの抗体は，母親の栄養芽細胞に対して傷害を引き起こさない。それはそこに，補体系の阻害因子が存在するからである。胎児がなぜ，同種拒絶反応から免れるかについての多くの仮説が，**図 15.8** にまとめられている。

胎盤の絨毛栄養芽細胞には通常の MHC クラスⅠ，Ⅱが存在しないことはよく知れている理由である。この欠如が，母親の T 細胞による攻撃に対して，栄養芽細胞を抵抗性にしている。外栄養芽細胞にはユニークな非古典的な **HLA-G** タンパク質が発現している。これは非常に多型の少ない MHC クラスⅠタンパク質で

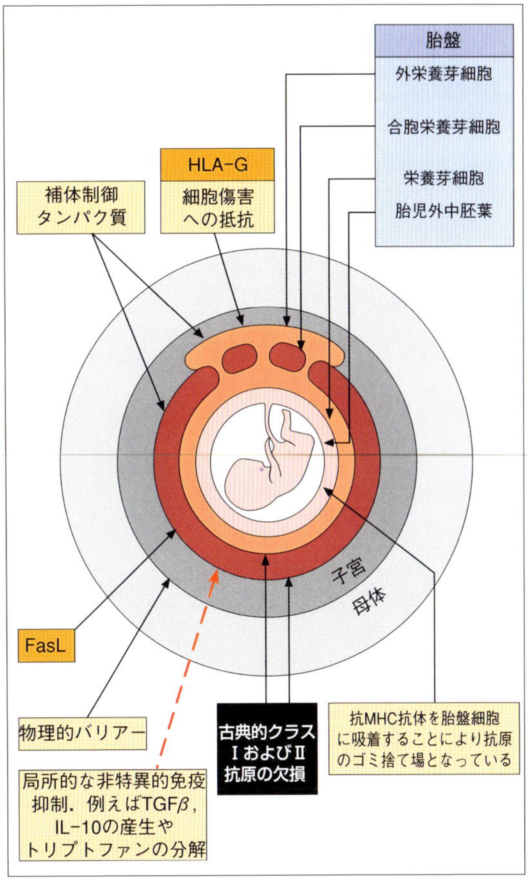

図 15.8　同種移植片とみなすことができる胎児が母親の胎内で生存することができるメカニズムの説明：FasL：Fas リガンド，IL：インターロイキン，MHC：主要組織適合遺伝子複合体，TGFβ：トランスフォーミング増殖因子 β

あり，NK 細胞レセプターに抑制的に結合することで，子宮内 NK 細胞による細胞傷害から，栄養芽細胞を守っている。

現在では，胎盤自身が抑制性サイトカインであり，Th1 型免疫反応を抑制し，Th2 型免疫反応を促進する IL-10，TGFβ や IL-4 のような抑制性サイトカインを産生することが判明している。胎児を防御する他の因子は，栄養芽細胞群の母児境界線において **FasL** が存在することである。栄養芽細胞やマクロファージに存在する異化酵素であるインドールアミン 2,3-ジオキシゲナーゼがトリプトファンを分解し，T 細胞機能を抑制する。

Ⅴ 臨床免疫

復習

移植片拒絶は免疫反応である

・拒絶反応は特異性を示し，二次反応は強く，移植片に特異的なリンパ球や抗体によって媒介される。

主要組織適合遺伝子複合体不一致の結果

・MHC クラスⅡ分子は遺伝的に異なる MHC を有するリンパ球が混合されるときに観察される増殖と幼若化を伴う混合リンパ球反応を惹起する。
・クラスⅡ分子の差は，生着した移植片内のリンパ球が宿主抗原に対して起こす反応（移植片対宿主反応）の主たる原因である。

移植片拒絶のメカニズム

・CD8 リンパ球は第一次反応の急性早期拒絶反応で主たる役割を果たす。
・同種移植拒絶反応の強さは，アロ抗原特異的前駆細胞の数が驚くべきほど多いことによる。これらの反応は，同種 MHC と自己ペプチドを認識する多くの T 細胞や少数のアロ MHC を直接認識するリンパ球による。後期の拒絶反応は，自己 MHC と結合する同種抗原由来ペプチドに対する反応が主体を示すようになる。

異なる移植拒絶反応が存在する

・すでに存在する抗体が，移植後数分で，超急性拒絶反応を惹起する。
・急性拒絶反応は，主に細胞傷害性 T リンパ球によって引き起こされる。
・慢性および後期の拒絶反応は，血管壁に存在するマクロファージが放出する炎症性サイトカインによる。この動脈硬化はドナーに対する抗体や，免疫複合体の沈着によって引き起こされる。

移植拒絶反応の抑制

・拒絶反応は，ドナーと移植片の ABO 血液型と MHC 組織型のクロスマッチ試験により最小限にすることができる。
・拒絶はアザチオプリンのような抗細胞分裂薬や，抗炎症性ステロイドのような全身性免疫抑制剤によって抑制される。シクロスポリンや FK506 は IL-2 産生を抑制し，ラパマイシンは IL-2 レセプターの活性化により惹起されるシグナル伝達を抑制する。
・抗 CD3 抗体，抗 IL-2 レセプター抗体のような，多くの T 細胞特異的モノクローナル抗体が拒絶反応の制御に役立っている。

異種移植

・動物由来臓器の使用に際し，その主たる克服すべき問題は，宿主に存在する異種抗原と交差反応を示す抗体による超急性拒絶反応である。

移植の臨床経験

・角膜や軟骨は血管が発達しておらず，比較的よく移植が成立する。
・腎臓移植は良好な結果を得ることができる。もちろん通常は免疫抑制剤を継続する必要がある。
・心臓，肝臓，そしてやや落ちるが肺移植では高い成功率が得られている。
・免疫不全症，再生不良性貧血に対する骨髄移植は MHC 一致間では成功するが，同種骨髄移植における移植片対宿主反応は避けることが難しい。臍帯血，あるいは G-CSF を投与したドナーの末梢血から幹細胞を得ることができる。
・移植片対宿主反応には 2 つの型がある。皮膚，肝臓，腸をひどく傷害する急性型と，強皮症と類似する慢性型である。

疾患と HLA 型の連鎖

・HLA 特異性はしばしば，ある疾患と連鎖している。例えば，強直性脊椎炎は HLA-B27 と，関節リウマチは DR4 と，Ⅰ型糖尿病は DQ2 と DQ8 と連鎖している。これらの疾患と HLA の連鎖の機序はよくわかっていない。

生殖免疫学

・母親と胎児の MHC に差があるのは胎児にとって利点がある。しかし潜在的な移植のドナーとしては，移植片に対する母親の攻撃から守る必要がある。
・主たる防御機構は，胎盤の外層を形づくる合胞栄養芽細胞自身や，栄養芽細胞上にクラスⅠやクラスⅡ抗原が欠如していることである。
・外栄養芽細胞は非古典的 MHC クラスⅠ抗原である HLA-G を発現し，母親の NK 細胞による細胞傷害性を阻害している。
・胎盤は母親の T 細胞に対して防御的な作用をする抑制性サイトカインや他の因子を産生する。

腫瘍免疫

同種移植片の拒絶は，生体内の細胞が常に**免疫監視** immunologic surveillance 下に置かれていることを示している。したがって，がんなどの変異細胞は，免疫細胞により即座に認識・除去される。腫瘍細胞が免疫細胞に認識されるには，正常とは異なる表面構造を腫瘍細胞上に提示する必要がある。腫瘍抗原を同定することは，モノクローナル抗体の作製や特異的な細胞傷害性 T 細胞（Tc）の誘導によって認識することができる。T 細胞によって認識される**腫瘍抗原** tumor antigen の同定は固形腫瘍を標的とするワクチンの作製に必須である。

腫瘍細胞表面の変化（図 16.1）

ウイルス感染誘導性抗原

ごく少数ではあるが，ある腫瘍は**発がん性 DNA ウイルス** oncogenic DNA virus 感染により発生する。これにはリンパ腫を発症するエプスタイン-バーウイルス（**EBV**）や子宮頸がんを発症するヒトパピローマウイルス human papilloma virus（HPV）などがあり，RNA ウイルスとしては，ヒト T 細胞白血病ウイルス 1 human T-cell leukemia virus-1（**HTLV-1**）などが知られている。ウイルスは，感染後に細胞増殖，細胞分裂そしてアポトーシスなどの機能調節に関わる，細胞がん遺伝子と相同性のある遺伝子を発現する。これらの遺伝子の制御不能は，悪性形質転換を引き起こす可能性がある。腫瘍細胞上の膜表面主要組織適合遺伝子複合体（MHC）と結合したウイルス由来抗原は，強力な移植抗原として機能し，特異的 Tc を発生させることができる。

サイレント遺伝子の発現

がん細胞においてみられる制御不能な細胞分裂は，正常では機能しない遺伝子（サイレント遺伝子）産物を発現できる環境をつくり出す。これら遺伝子は，胎生期初期に正常に発現する分化抗原をコードしている場合もある。このように腫瘍は胎児期には正常に発現するが，成体では発現しないタンパク質を発現する。そのような**腫瘍胎児抗原** oncofetal antigen としては，原発性肝がん細胞で発現が認められる **α フェトプロテイン** α-fetoprotein（AFP）や消化器がん・乳がんで発現が確認される**がん胎児性抗原** carcinoembryonic antigen（CEA）が代表的な分子である。このような腫瘍胎児抗原は様々な炎症下で放出される。しかし，血中濃度の測定は，悪性腫瘍の診断や病態進展のモニタリングとして利用できる。

腫瘍特異的抗原の大部分は，完全に異常なペプチドか正常タンパク質に変異が入ったものから構成され，MHC クラスⅠに結合能を有している。これらペプチドは，正常状態では細胞膜表面に発現されることが決まっているわけではないが，プロセシングされて MHC に提示され，腫瘍細胞外に存在する T 細胞にシグナルを伝達することができる。このような腫瘍特異的抗原のなかには，ほとんどの正常組織においてサイレントである遺伝子ファミリーをコードしているものがある。例えば，メラノーマや他の腫瘍の膜表面でみられる *MAGE* 遺伝子（メラノーマ抗原遺伝子 mela-

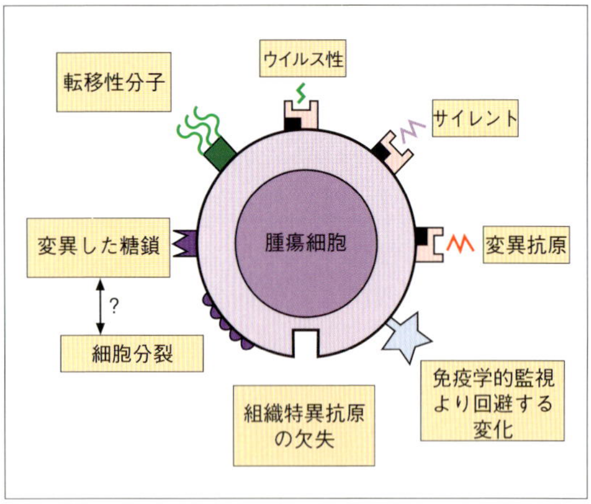

図 16.1 がん化による細胞膜表面の変化：細胞分裂の際に細胞表面の糖鎖構造が変化する場合がある。B 細胞白血病における免疫グロブリンイディオタイプは，ユニークな抗原になりうる

noma antigen gene）は，正常成人では精巣においてのみみられるが，腫瘍患者では，血中に *MAGE* 遺伝子産物に対する特異的細胞傷害性 T リンパ球（Tc）が誘導されていることが観察される。これは腫瘍特異的抗原が免疫反応を惹起することを示しており，免疫治療の効果的なターゲットになりうる。

変異抗原

他の抗原としては，正常細胞にも存在するが，腫瘍細胞では変異型の遺伝子によりつくられたタンパク質がある。例えば，1 つのアミノ酸変異で，がん抗原となりうる可能性もある。がん遺伝子やがん抑制遺伝子の点突然変異は，発がん物質誘導性腫瘍においてみられる多様な抗原性を説明できる。細胞周期を阻害する ***p53*** 遺伝子はがんにおいてよく変異が見いだされ，一方，発がん性ヒト *ras* 遺伝子には，細胞がん遺伝子の点突然変異により，1 つのアミノ酸置換が生じている。このような変異は，ヒト結腸直腸がんやその前がん病変で 40%，膵臓がんや急性骨髄性白血病，前白血病では 90%以上にみられている。卵巣がんや乳がんなどの様々な腫瘍に発現している膜タンパク質をコードするがん遺伝子 ***HER-2****/neu* は，モノクローナル抗体や細胞傷害性 T リンパ球の標的分子となりうる。

組織特異的分化抗原

特定の組織から生じる腫瘍が，その組織に特異的な正常な分化抗原を発現する場合がある。例えば前立腺がんは，**前立腺特異抗原** prostate-specific antigen（PSA）を発現しており，PSA は血中に放出されることから，前立腺がんのスクリーニング検査に利用されている。リンパ系細胞はその分化や成熟過程におけるど

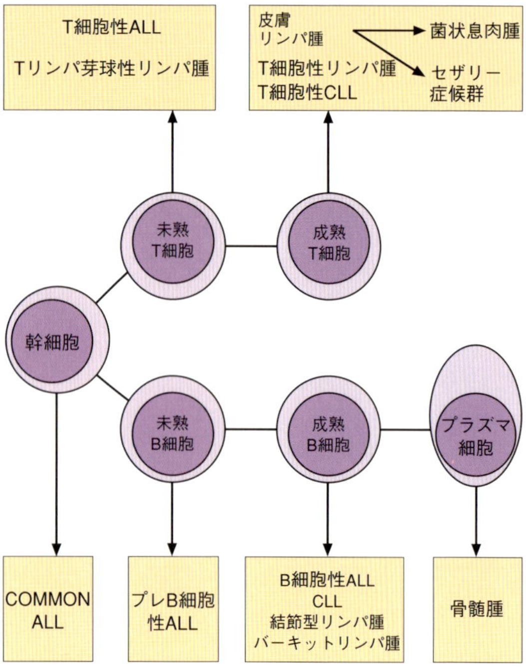

図 16.2 ヒト悪性リンパ系腫瘍の表現型：（M. F. Greaves と G. Janossy による私信）
ALL：急性リンパ球性白血病，CLL：慢性リンパ球性白血病

の段階においても腫瘍化し，増殖することにより，特定の分化段階で事実上"凍結"した細胞クローンを形成する。このような悪性細胞は，分化成熟が停止していることから，相当する分化段階の正常細胞が発現するマーカーを発現している。慢性リンパ性白血病細胞は成熟 B 細胞と類似したMHC クラス II と免疫グロブリン（Ig）を発現している。しかしその患者の腫瘍細胞では，1 個の**イディオタイプ** idiotype しか存在しない。B 細胞リンパ腫は CD19 や CD20，そして起源細胞に発現している軽鎖と同一の κ 鎖あるいは λ 鎖を発現している。同様に，T 細胞性悪性腫瘍は T 細胞抗原レセプターとともに，CD3 や CD4，CD8，CD2，CD7 あるいはインターロイキン 2（IL-2）レセプター CD25 のような T 細胞特異的細胞表面抗原を発現している。T 細胞あるいは B 細胞上のこれらの抗原に対するモノクローナル抗体を利用することにより，リンパ性悪性腫瘍を相当する正常細胞の分化段階と照合させ，分類することが可能となってきている（**図 16.2**）。

悪性腫瘍における MHC クラス I 分子の欠如

細胞が悪性形質転換することにより，MHC クラス I 分子発現の欠損や発現抑制を生じる場合がある。このような腫瘍はたいていの場合，転移能が増加する。MHC クラス I 分子発現が低下すると，NK 細胞からは

認識されるが，T 細胞からの攻撃を回避することが可能になる。乳がんにおいては，約 60％の転移性腫瘍が MHC クラス I 分子を欠損している。

糖タンパク質の構造変化

腫瘍細胞内にみられる異常な代謝制御により，細胞表面に異常な糖タンパク質や糖脂質が発現するようになる。これらは，卵巣がんや子宮がんの細胞表面に発現増加する CA-125 のように，がん患者の診断や追跡調査に利用できるものもある。同様に CA-19-9 はほとんどの消化器がん，乳がんの患者において高い発現が見られる。また膵臓がんや乳がんでみられる異常なムチンは免疫反応を惹起することができるため，Tc や抗体によって認識させることができる。

腫瘍への免疫反応

高免疫原性腫瘍に対する免疫監視機構

免疫監視理論 immune surveillance theory によれば，免疫システムが抑制された個体では，より多くの腫瘍が発生する。このことは**高免疫原性腫瘍** strongly immunogenic tumor の場合においては疑いのない事実である。日光の強い地域で生活する免疫抑制状態の患者は，皮膚がんの発生が高くなる。一般的に免疫抑制剤を投与されている移植患者は，主にパピローマウイルスによる皮膚がんや，EBV によるリンパ腫になりやすいことは疑いのないことである。同様にウィスコット・アルドリッチ症候群 Wiskott-Aldrich syndrome や血管拡張性失調症などの T 細胞欠損を伴う子供に発生するリンパ腫は EBV 遺伝子を発現する。一方，ヒトにおいてみられる一般的非ウイルス性の自然発生腫瘍では，免疫不全患者やヌードマウスで発症率が増加するという証拠はない。

獲得免疫反応の役割

腫瘍に対する様々なエフェクター機構が示されてきたが，どの機構が抗腫瘍反応に重要であるかはよくわかっていない。**Tc** は腫瘍細胞を認識し，破壊することで免疫監視の役割を担っていると考えられる。Tc は，腫瘍を破壊するための様々なメカニズムを有している。これには細胞傷害効果分子である**パーフォリン** perforin や**グランザイム** granzyme を含む顆粒のエキソサイトーシスや，腫瘍殺傷効果を有する腫瘍壊死因子（**TNF**）の分泌が含まれる。もう 1 つの，より重要であると考えられているメカニズムは，標的細胞上に発現する **Fas** と Tc 上の **FasL**（Fas リガンド）による相互作用である。Fas により活性化した Tc 上の FasL は，腫瘍細胞にアポトーシスを引き起こす（**図 16.3**）。腫瘍免疫における Tc の役割ははっきりとしないが，悪性腫瘍患者の循環血液内やがん浸潤リンパ球中には，腫瘍細胞に対して細胞傷害性を有するリンパ球が存在していることが，試験管内の実験で明らかになっている。この Tc の攻撃に対して腫瘍が回避するメカニズムは後述する。

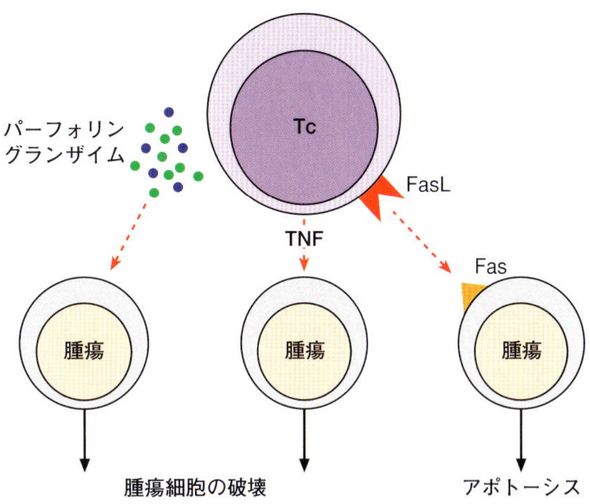

図 16.3　細胞傷害性 T 細胞（Tc）による腫瘍破壊のメカニズム：FasL：Fas リガンド，TNF：腫瘍壊死因子

自然免疫の役割

腫瘍に対する免疫機構は，獲得免疫だけではなく，自然免疫も重要な役割を担っている。多くの腫瘍塊へ浸潤がみられる**マクロファージ**は，多量の活性酸素種（ROI）や TNF の産生を通じて，腫瘍細胞を破壊することができることが，組織培養の実験から明らかになっている。**NK 細胞**は血行性転移に対し，最も初期のエフェクター細胞として機能することが知られている。NK 細胞が抗腫瘍活性を有するということは，先天的に NK 細胞を欠くベージュ beige マウスでは，NK 細胞を有する同腹仔マウスよりも自然発生腫瘍による死亡が早く見られることからもわかる。

静止期 NK 細胞は，すべての腫瘍に対してではないが，ある種の腫瘍に対して細胞溶解活性を有している。IL-2 による活性化細胞（リンホカイン活性化キラー細胞，あるいは **LAK**（lymphokine activated killer）**細胞**は広い傷害活性を有している。前述のように，NK 細胞が MHC クラス I を認識すると**活性化抑制シグナル** negative inactivating が伝えられ，逆に腫瘍の Tc 細胞から逃れるための戦術である MHCクラス I の発現抑制は，**NK 細胞攻撃への感受性** susceptible to NK attack を高めることになる。

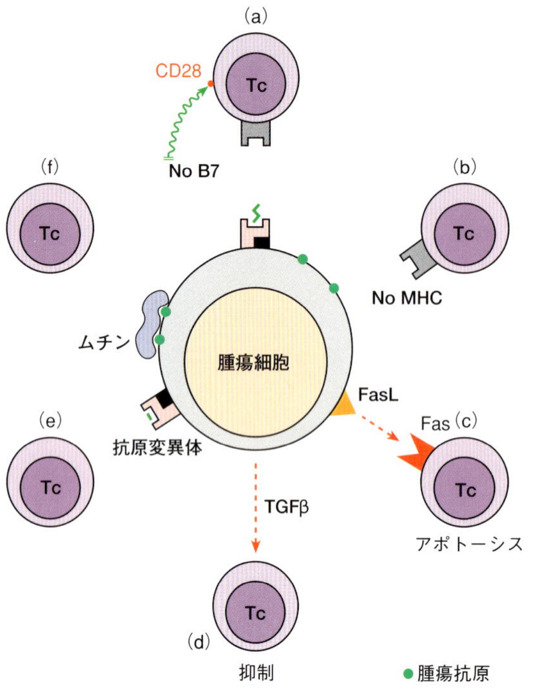

図 16.4 腫瘍の免疫反応による破壊からの回避機構：腫瘍細胞は，(a)B7 のような補助刺激分子を欠き，(b)MHC クラスⅠの発現量が減少し，(c)攻撃を加えてくる細胞傷害性 T 細胞(Tc)にアポトーシスを引き起こす FasL を発現し，(d)免疫反応を抑制する様々なサイトカインを産生し，(e)抗原陰性の変異体をつくり出し，(f)抗原を覆ってしまうようなムチンを産生することにより免疫反応から回避している。TGFβ：トランスフォーミング増殖因子 β

腫瘍の免疫応答回避機構

多くの腫瘍は免疫抑制されていない状態でも発症することから，腫瘍自身が自然免疫，獲得免疫システムから回避できるメカニズムをもっていると考えられる。現在までに数種のメカニズムが提唱されてきている(**図 16.4**)。これらメカニズムのなかで最も重要なのは，腫瘍細胞にみられる抗原プロセシング能の欠損や，B7(CD80, CD86)分子のような補助刺激分子の欠損による抗原提示能の欠陥である。補助刺激シグナル非存在下では，T 細胞は抗原-MHC 複合体との相互作用により**アナジー** anergy 状態に陥る。腫瘍細胞は T 細胞の活性化に重要な他の分子の発現も欠いており，代表的なものとしては MHC クラスⅡ，ICAM-1(intercellular adhesion molecule-1)や，リンパ球機能関連抗原 3(LFA-3)などの接着分子を欠損している。また，前述したように，多くの腫瘍では MHC クラスⅠ分子の発現が低下あるいは欠損しており，このために NK 細胞への感受性が増大するが，Tc に対しては抵抗性になる。別の機構として，腫瘍上に発現する FasL が，Fas を発現する浸潤リンパ球にアポトーシスを誘導し，回避機構を獲得している場合もある。さらに腫瘍自身からトランスフォーミング増殖因子 β(TGFβ)のような様々な免疫抑制因子を放出する。TGFβ は Tc 分化の強力な抑制因子であり，多くの免疫反応調節因子に影響を与える**免疫抑制性サイトカイン** immunosuppressive cytokine である。腫瘍は，抗原陰性の変異株が増殖する傾向にあり，産生するムチンで抗原を覆うことにより，免疫細胞に認識されないようにしているとも考えられている。

がん免疫療法へのアプローチ

免疫監視は強固な抗原性を有する腫瘍に対してのみ働くと考えられているが，最近，変異体やサイレントタンパク質の抗原性に関する興味深い知見が示されている(**表 16.1**)。それはがんに対する効果的な免疫治療アプローチの可能性である。これは，患者の腫瘍負荷を外科療法，放射線療法，化学療法によって低下させた場合に，免疫療法が成功することを示している。

抗原非依存性サイトカイン療法

サイトカインによる治療

前述のように，サイトカインネットワークはきわめて複雑である。1 つの免疫反応経路の刺激のためにサイトカインを投与しても，他の免疫反応を阻害してしまう可能性がある。全身性のサイトカイン投与は生命の危険を伴う深刻な副作用を生じてしまう危険性がある。

IL-2 は，Tc や NK 細胞を増殖させるために数々の臨床試験で用いられてきたが，IL-2 を投与した患者は，他のサイトカイン産生亢進に伴う発熱やショック，血管漏出症候群 vascular leak syndrome などの深刻な副作用を生じた。そこで，別の IL-2 を用いるアプローチとして，患者から末梢血リンパ球を採取し，IL-2 刺激により大量の **LAK** 細胞を生じさせ，患者に戻す方法が開発されている。自家 LAK 細胞を多量の IL-2 とともに投与することにより，腎がん患者の腫瘍を顕著に減少させることに成功した例がある。

TNF は強力な抗腫瘍能力をもち，出血性壊死と腫瘍縮小を引き起こすことができるが，残念なことにその全身性の投与は，サイトカインカスケードの活性化により重篤な毒性を示す。

インターフェロン α(IFNα)と IFNβ を用いた治療の試みでは，様々な腫瘍患者で良好な結果が得られ，80～90% の有毛細胞白血病や菌状息肉腫患者で著効を示した。

IFN の抗腫瘍効果のメカニズムを検討すると，ある腫瘍においては抗増殖剤として機能し，また他の腫瘍においては NK 細胞やマクロファージの活性化が重要であり，MHC クラスⅠ分子の発現増強作用は，腫

表16.1 免疫療法に用いられている腫瘍抗原：(Fong, L., Engleman E. G.：Dendritic cells in cancer immunotherapy, *Ann. Rev. Immunol.*, **18**, 245-273, 2000 からの許可を得て転載

抗原	悪性腫瘍
腫瘍特異的	
免疫グロブリンV領域	B細胞非ホジキンリンパ腫，多発性骨髄腫
T細胞レセプターV領域	T細胞非ホジキンリンパ腫
変異型p21/ras	膵臓がん，大腸がん，肺がん
変異型p53変異	結腸直腸がん，肺がん，膀胱がん，頭頸部がん
発生	
p210/bcr-abl融合産物	慢性骨髄性白血病，急性リンパ球性白血病
MART-1/Melan A	メラノーマ
MAGE-1, MAGE-3	メラノーマ，結腸直腸がん，肺がん，胃がん
GAGEファミリー	メラノーマ
テロメラーゼ	多くのがん
ウイルス性	
ヒトパピローマウイルス	子宮頸がん，陰茎がん
エプスタイン-バーウイルス	バーキットリンパ腫，鼻咽腔がん，移植後リンパ球増殖病
組織特異的	
チロシナーゼ	メラノーマ
gp100	メラノーマ
前立腺性酸性ホスファターゼ(PAP)	前立腺がん
前立腺特異抗原(PSA)	前立腺がん
前立腺特異的膜抗原(PSMA)	前立腺がん
サイログロブリン	甲状腺がん
α-フェトプロテイン(AFP)	肝がん
過剰発見	
HER-2/neu	乳がん，肺がん
がん胎児性抗原(CEA)	結腸直腸がん，肺がん，乳がん
Muc-1	結腸直腸がん，膵がん，卵巣がん，肺がん

瘍を免疫系に認識させる。ある状況においては抗ウイルス効果も関与する。

腎細胞がんや有毛細胞白血病のような腫瘍において，IFN治療は従来の治療法より効果的である。しかしながら多くの場合において，IFNは免疫治療や様々な化学治療薬と併用で利用する方が，より効果的に機能すると考えられている。

細胞性免疫反応の活用

ウイルス抗原による免疫

リンパ腫などのある種のがんは，発がん性ウイルスによって誘発されることから，ウイルスを単離し，そのウイルスからワクチンを作製する試みがなされている。実際，七面鳥に感染するヘルペスウイルスを用いてニワトリにワクチン接種することで，ニワトリ集団における**マレック病** Marek's disease リンパ腫の発生を予防することに成功している。ヒト**バーキットリンパ腫** Burkitt's lymphoma においても，EBV関連抗原を認識可能なTc細胞を活性化させるワクチンの開発が進行中である。同様に，子宮頸がんの患者でも，HPV遺伝子を組み込んだワクシニアウイルスを投与することで，がんの原因となるHPVに対するTcを誘導することに成功している。

腫瘍細胞全体の免疫

この方法の利点は，抗原を必ずしも同定する必要がないことである。欠点としては，ほとんどの腫瘍は弱い抗原性しかもっておらず，抗原を十分に提示できないため，静止期T細胞を活性化できないことである。前述したように，MHC-ペプチド複合体それだけでは免疫系活性化に十分ではなく，T細胞はアナジー状態に陥り，これが効果的免疫反応の発達の主要な障害となっている。静止期T細胞を活性化，分化させるには，B7.1(CD80)やB7.2(CD86)のような補助刺激分子や，ある種のサイトカインが必要である。一度T細胞が活性化すると，CD2やLFA-1のようなアクセサリー接着分子の発現が増強されることから，アクセサリー分子による補助刺激はもはや必要がなくなる。マウスを用いた研究では，B7分子を遺伝子導入したメラノーマ細胞をワクチンとして接種すると，$CD8^+$細胞による細胞傷害活性が亢進し，その後では遺伝子導入をしていない腫瘍に対しても効果がある。すなわち，補助刺激分子B7の遺伝子導入腫瘍細胞は，腫瘍の免疫原性の亢進により静止期T細胞を活性化させ，これら**Tc**は遺伝子導入していない腫瘍細胞でさえも認識して攻撃する(**図16.5**)。別のアプローチとしては，CD4細胞を活性化させるために，同系MHCクラスII遺伝子を導入し，腫瘍細胞上に内在性腫瘍ペプチドを提示させることが考えられている。遺伝子操作などの煩雑な技術を必要とせず，より簡便なアプローチとしては，放射線照射したメラノーマ細胞と**BCG**(bacille bilié de Calmette-Guérin)や他のアジュバントとを併用投与し，多量のサイトカインを産生させることで効率的に腫瘍抗原を認識させる方法がある。将来的に期待される非常に興味深い方法としては，B7やIFNγ(MHCクラスIやIIの発現を亢進させる)，顆粒球-マクロファージコロニー刺激因子(GM-CSF)やIL-2などの治療に結びつく遺伝子に覆われた金粒子を，生体内の腫瘍に直接導入する方法が考えられる。

サブユニットワクチンによる治療

これまでに同定された多くの標的タンパク質(**表16.1**)のペプチド断片をワクチンとして利用する研究は，精力的に進められている。メラノーマにおいて初

V 臨床免疫

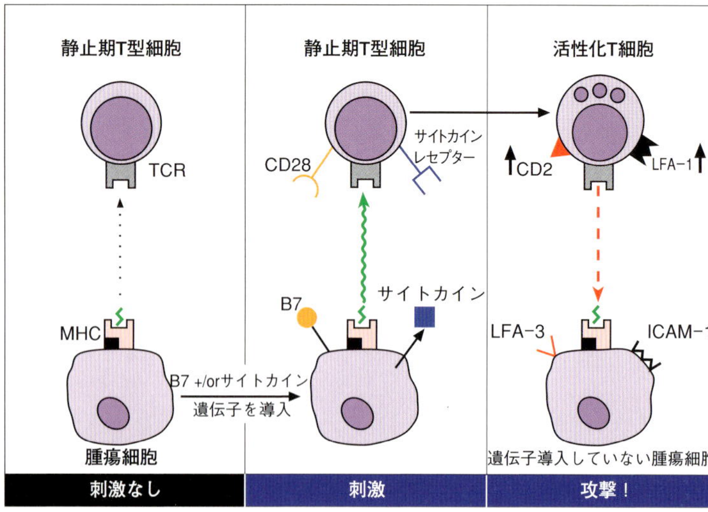

図 16.5 補助刺激分子の遺伝子導入による免疫療法：補助刺激分子である B7 を遺伝子導入した腫瘍は顆粒球-マクロファージコロニー刺激因子(GM-CSF)，インターフェロンγ(IFNγ)やインターロイキン 2(IL-2)，IL-4，IL-7 などのサイトカインの補助により，静止期 T 細胞を活性化させることができる。一度 T 細胞は活性化されると，アクセサリー分子の発現が上昇し，補助刺激分子を欠損した元の腫瘍を攻撃することが可能になる。ICAM-1：intercellular adhesion molecule-1，LFA：リンパ球機能関連抗原，MHC：主要組織適合遺伝子複合体，TCR：T 細胞レセプター

めてメラノーマ腫瘍抗原が解析された歴史的経緯より，非常に多くの研究がなされている。ペプチド単独あるいはアジュバントとの併用投与で，Tc 誘導に成功し，臨床的効果が見いだされた例があり，今後の発展性が期待できる。IL-2 や GM-CSF などのアクセサリー因子を加味し，そして細胞傷害性 T リンパ球抗原 4(**CTLA-4**)の阻害がサブユニットワクチンの成功に必須の要素である。

膜表面に Ig を有するモノクローナルな B 細胞腫瘍上に存在する特有の**イディオタイプ**は，免疫治療の効果的な標的となる。しかし，この種の治療はそれぞれの患者に固有のワクチンを投与する必要がある。他の腫瘍特異的抗原や，変異ペプチド配列はすべて，ヒトメラノーマ特異的腫瘍抗原 MAGE 抗原ペプチドと同様に，免疫治療の可能性をもつターゲットとなりうる。ペプチド免疫は多様な方法で投与可能であり，例えば，ペプチド単独投与，アジュバントとの併用投与，そしてあるがん抗原タンパク質を含んだ組換え型不全ウイルスなどがあげられる。

樹状細胞を用いるワクチン療法

樹状細胞(DC)は，T 細胞応答惹起に最も強力な抗原提示細胞であるため，これまで多くの免疫療法戦略のターゲット細胞となっている。この免疫療法は，腫瘍可溶化物，腫瘍抗原，または腫瘍由来ペプチドと反応させた DC を分離し，がん患者に投与することにより，**腫瘍特異的免疫反応を誘導**させる方法である。腫瘍細胞由来の RNA を遺伝子導入した DC を投与し，がん患者に腫瘍特異性 T 細胞を増殖誘導させることができることが示され，動物モデルでおいても多くの成功例が見いだされた。患者における有用性も徐々に示されつつある(**図 16.6**)。患者個人の治療には大量の DC が必要とされ，これは骨髄の **$CD34^+$前駆細胞**から GM-CSF，IL-4，TNF などのサイトカインで刺激することにより得ることができる。もしくは，末梢血からの $CD14^+$単核球を，**GM-CSF と IL-4 で刺激する**ことにより，つくり出すこともできる。生体内にはすでに抗原と DC が豊富に存在しているにもかかわらず，抗原をパルスした少量の DC の投与が，特異的 T 細胞応答さらには腫瘍退縮を誘導するメカニズムは不明である。しかしながら，その 1 つの理由としては，悪性組織内やその近傍の DC は，腫瘍が分泌する IL-10 により機能抑制された状態に陥っているとも考えられている。

モノクローナル抗体を用いた治療

戦略

特異的な抗体や，細胞傷害活性分子を結合させた抗体を用いて，腫瘍細胞を除去するという方法は，長い間注目されている方法の 1 つである。細胞傷害活性分子結合型抗体である**イムノトキシン** immunotoxin は，魔法の弾丸 magic bullet とも呼ばれる。抗体が細胞表面に結合すると毒素は細胞内に取り込まれ，タンパク質合成を阻害することにより細胞傷害活性を示す。毒素としては，植物または細菌由来のものがある。そのようなイムノトキシンとして，強力な細胞傷害活性を有する**リシン** ricin を結合させた抗イディオタイプ抗体があり，細胞内に進入すると致死的である。イムノトキシンは，血液循環中においてはある程度の半減期を必要とし，腫瘍内に侵入することができ，非腫瘍細胞とは結合しないことが必要である。抗体を用いる腫瘍除去の欠点として，腫瘍内に抗体を行きわたらせるためには，蛇行した毛細血管を経由させる必要性があ

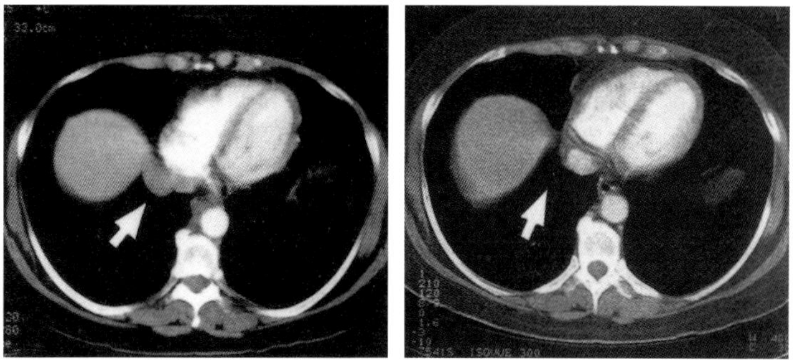

図 16.6 B 細胞リンパ腫からのイディオタイプ抗原をパルスした樹状細胞ワクチンに対する臨床効果：ワクチン接種前(a)と，3 回ワクチンを処置した 10 ヵ月後(b)の患者胸部の CT スキャン画像。(a)の矢印では，心臓周囲に腫瘤の陰影が認められるが，ワクチン接種後の(b)ではすべての病変は消滅し，その患者は処置開始後 24 ヵ月間寛解状態を示した(写真は，Hsu, F. J.，Benike, C.，Fagnoni, F. らによる論文(*Nature Med.*, **2**, 52, 1996)の中の R. Levy 教授の好意により提供された。Nature America Inc. の許可を得て掲載)

り，また，標的抗原を発現しない腫瘍細胞を発育させてしまうという危険性がある。イムノトキシンと同様な方法として，光感受性物質を腫瘍細胞に取り込ませ，光線を照射させる光毒性反応により，局所的に悪性腫瘍を治療(光学療法)するという方法も考え出されている。

放射線源を腫瘍部位へ運搬させ，治療またはイメージングに利用しようとする**放射性免疫複合体** radioimmunoconjugate は，精力的に研究が進められており，毒素に勝る 2 つの利点がある。1 つは非免疫原性であること，そしてもう 1 つは，ターゲットとなる腫瘍細胞周囲に存在している抗原欠失腫瘍細胞をも破壊することができることである。アイソトープ(例えばイットリウム 90(^{90}Y)，インジウム 111(^{111}In)，ヨウ素 131(^{131}I))結合型抗体を使用した放射性免疫療法は，外界からの照射では非常に有毒な放射線量を，直接腫瘍組織に照射することができる。本治療法は化学療法との相乗効果により，より良好な結果を得ることができる。強力な抗リンパ腫薬(Zevalin® または Bexaar®)は，B 細胞表面抗原 CD20 に対するモノクローナル抗体に^{90}Y あるいは^{131}I を結合させた複合体が使用されている。これらの **RI 標識モノクローナル抗体** radiolabeled monoclonal antibody は，ガンマ線照射による DNA 傷害，抗体依存性細胞媒介性傷害(ADCC)，およびアポトーシス誘導能の作用が相まって，B 細胞リンパ腫を破壊させることができる。本薬剤による治療は驚くべき成功を示している。同じく放射性核種を結合させたヒト化抗 CD33 抗体(Mylotarg®)は，骨髄性白血病患者に非常に効果的であり，大きな腫瘍でさえ破壊することが可能である。

もう 1 つの戦略は，腫瘍細胞の表面に発現している**成長因子レセプター** growth factor receptor を標的とすることである。成長因子レセプターの阻害により増殖シグナルを抑制することができる。ハーセプチン herceptin® は，乳がん細胞の 30%にみられる HER-2/neu タンパク質を認識，結合するモノクローナル抗体であり，HER-2/neu タンパク質は通常の細胞に存在しないことから，本抗体は選択的に腫瘍を攻撃し，多くの例で腫瘍を退縮させることができる。同様にヒト化抗 CD52 抗体(Campath-1H® または alemtuzumab®)は血液系の腫瘍において治療効果を示し，上皮増殖因子レセプター(EGFR)に対する抗体は，従来の化学療法と放射線療法の効果を向上させた。もう 1 つの新しいアプローチは，腫瘍内への**血液供給機構を標的**とすることである。腫瘍は新しくつくられる組織であることから，血管新生が必要であり，血管がない状態では直径 1 mm の大きさを越えて成長することができない。腫瘍内の血管は，既存の血管から新しい血管が分岐してつくり出されるが，生化学的・構造的に通常の血管と異なることから，新生血管はモノクローナル抗体を用いた治療の標的とすることができる。

遺伝子工学の進歩により，**キメラ抗体** chimeric antibody の開発が可能になっている。キメラ抗体は，抗原と結合する領域である可変領域をマウスモノクローナル抗体の配列を使用し，定常領域をヒト抗体の配列を使用した抗体である。さらに現在は CDR 以外の部分(フレームワーク)をヒト抗体に移し替えた"ヒト化"抗体がつくり出されている(**図 3.11** 参照)。キメラ抗体，ヒト化抗体のどちらも，モノクローナル抗体としての特性を維持しながら，免疫原性が抑えられている。モノクローナル抗体を使用した免疫学的治療法は発展性が期待されており，例えば，抗腫瘍活性を有する抗 CD3 抗体と，抗腫瘍活性を同じく有する抗 CD28 抗体の 2 つを組み合わせた**二重特異性抗体** bispecific heteroconjugate は，T 細胞と腫瘍との接触を誘導し，細胞傷害活性を効率的に誘導することができる(**図 16.7**)。

モノクローナル抗体のもう 1 つの使用法は，**骨髄内の腫瘍細胞を**異種の補体の存在下で試験管内で**除去する**ことに使用する方法である。白血病細胞に発現し，骨髄幹細胞には発現しない分化抗原を認識するモノクローナル抗体を利用することにより，腫瘍細胞を除去することができ，化学療法または X 線照射後の骨髄移

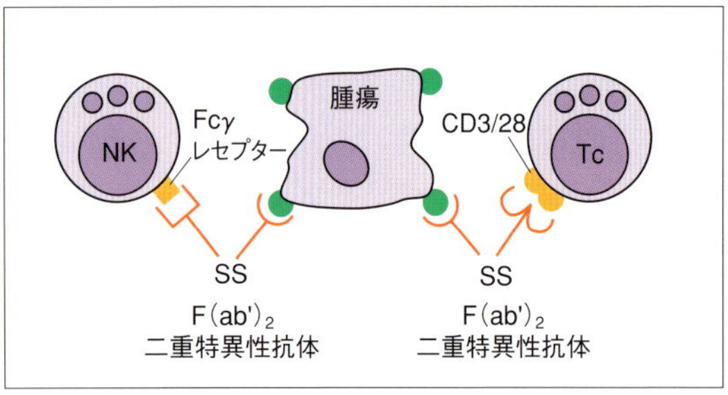

図 16.7　二重特異性抗体によるエフェクター細胞の腫瘍への収束：腫瘍表面に存在する腫瘍抗原と，分子ナチュラルキラー(NK)細胞または細胞傷害性 T 細胞(Tc)特有の表面分子に対する特異的なそれぞれのモノクローナル抗体の $F(ab')_2$ フラグメントを結合させた抗体は，エフェクター細胞と標的細胞を密に接触させることができる

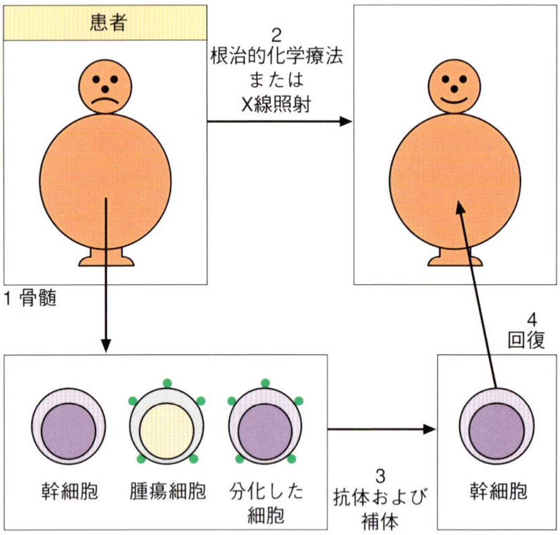

図 16.8　自家骨髄細胞レスキューによる白血病の治療：正常細胞にも存在するが幹細胞には存在しない白血病細胞上の分化抗原に対する細胞傷害性抗体を用いることにより，腫瘍細胞の混入していない分画を精製することが可能となる。腫瘍細胞の混入していない骨髄細胞を患者に投与することにより，白血病細胞を攻撃し，造血機能を回復させることができる。

植を行う必要性のある患者に，腫瘍が混入していない自家幹細胞を投与することが可能となる(**図 16.8**)。

リンパ性腫瘍の免疫学的診断

多種類のモノクローナル抗体が利用でき，免疫酵素学的方法やフローサイトメトリーの改良により，腫瘍診断を目的とする診断研究は大きく進歩している。悪性リンパ系細胞(特に白血病やリンパ腫)では，発生母体である正常リンパ球が発現するマーカーを利用して診断することができる。**非ホジキンリンパ腫** non-Hodgkin's lymphoma は，その大多数が B 細胞由来であることから，単一タイプの Ig，すなわち単一の軽鎖のみ合成され，診断にその特徴が利用される(**図 16.9a**)。一方，健常人の B 細胞の軽鎖は，κ 鎖と λ 鎖

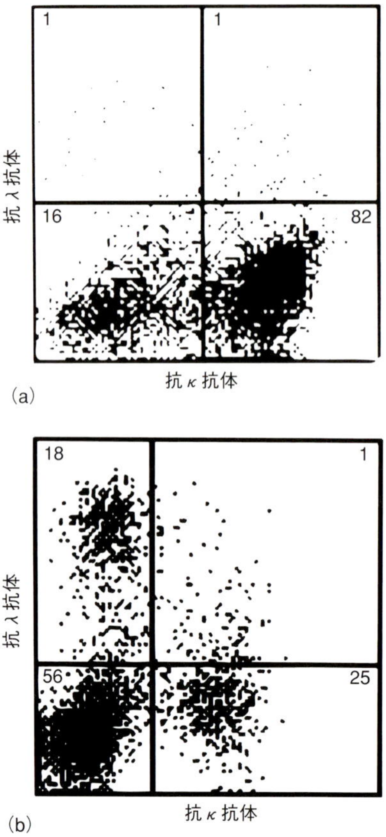

図 16.9　フローサイトメトリーを用いた悪性リンパ腫の診断：κ や λ 軽鎖に対する蛍光抗体で染色し，フローサイトメトリーで解析した図である。リンパ腫細胞は単一タイプの軽鎖を示し，例示細胞の場合は抗 κ 抗体のみで染色されている(a)。一方，通常のリンパ球の場合，多様であることから抗 κ 抗体と抗 λ 抗体の両方で染色される(b)。

の両方の抗体で染色される(**図 16.9b**)。

形質細胞性腫瘍

多発性骨髄腫

多発性骨髄腫とは，単一の Ig を分泌する形質細胞が，がん化増殖する疾患である。骨髄腫では，血清中 **M タンパク質**を電気泳動ゲル上で同一の移動度を示す強いバンドとして検出できる(**図 16.10**)。多発性骨髄腫患者の Ig 産生細胞はより多くの軽鎖を分泌するので，多発性骨髄腫患者の血漿中には遊離軽鎖が存在し，尿中の軽鎖は**ベンス-ジョーンズタンパク質** Bence-Jones protein と呼ばれている。

ワルデンシュトレームマクログロブリン血症

ワルデンシュトレームマクログロブリン血症 Walden-ström's macroglobulinemia は，モノクローナル IgM(ワルデンシュトレームマクログロブリン)を分泌するリンパ球と，形質細胞の中間の形質を示すリンパ形質細胞性リンパ細胞が，無秩序に増殖すること

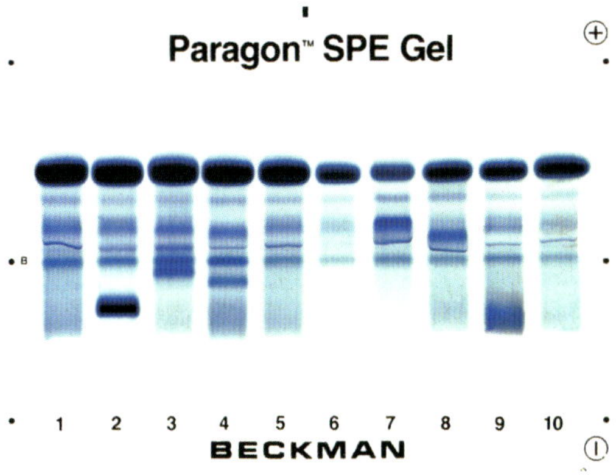

図 16.10 骨髄腫患者血清サンプルを用いたパラプロテイン（M タンパク質）の電気泳動図：レーン 1；正常，レーン 2；γ 領域のパラプロテイン，レーン 3；β 分画近傍のパラプロテイン，レーン 4；血漿サンプルを用いた際に γ 分画に見られるフィブリノーゲンのバンド，レーン 5；正常血清，レーン 6；免疫グロブリン（Ig）欠損症（低 γ），レーン 7；腎炎症候群（α_2-マクログロブリンの増加と，アルブミンと Ig の減少），レーン 8；溶血サンプル（α_2分画におけるヘモグロビン/ハプトグロブリンの増加），レーン 9；ポリクローナルな Ig（例えば感染症や自己免疫疾患），レーン 10；正常血清（ゲルは A. Heys 氏による）

によってもたらされる疾患である。IgM を大量に分泌し，血管内壁に沈着することにより，血液粘度の著しい上昇を引き起こす。IgM は**血漿交換** plasmapheresis により一時的に軽減させることができる。血中においてリンパ形質細胞性の腫瘍が発生することは不吉な徴候であるが，症状はかなり穏やかな進行をたどり，予後は非常に良好である。

重鎖病

重鎖病は，尿中に異常な量の重鎖を排出するまれな形質細胞性腫瘍である。重鎖病の重鎖は，N 末端領域のアミノ酸配列は正常であるが，可変領域の一部から大部分の C_H1 領域までを欠損している。欠損領域内には，軽鎖とジスルフィド結合するシステインを有している。

リンパ増殖性疾患における免疫不全症

免疫不全は，悪性リンパ性腫瘍患者における共通の特徴である。この理由はまだはっきりしていないが，悪性細胞が正常細胞の発達を阻害していると考えられている。多発性骨髄腫患者においては，通常の B 細胞や非骨髄腫細胞の Ig レベルは著しく抑制され，化膿菌へ感染しやすい状態になっている。

復習

腫瘍細胞表面の変化

- 発がん性ウイルス由来のプロセスされたペプチドは，主要組織適合遺伝子複合体（MHC）と結合する強力な移植抗原である。
- ある腫瘍では，正常組織で機能していない遺伝子を発現し，その遺伝子は胎児期において発現する遺伝子である場合もある（腫瘍胎児抗原）。
- 多くの腫瘍は，*ras* や *HER-2/neu* にみられるようながん遺伝子の点変異を有する免疫原性の弱い抗原を発現している。
- 多くの腫瘍は，その由来した組織に固有な正常の分化抗原を発現する。
- 腫瘍は，MHC クラス I 分子を欠如する場合もある。
- 腫瘍細胞の制御異常により，糖タンパク質または糖脂質に構造上の異常が高頻度で観察される。

腫瘍への免疫応答

- T 細胞は，強い免疫原性を有する発がん性ウイルスまたは紫外線により誘導された腫瘍に対し監視効果を有する。
- 弱い免疫原性しか有さない腫瘍は，T 細胞監視機構により十分にコントロールされないが，軽度の免疫応答を惹起する場合もある。
- 細胞傷害性 T 細胞（Tc）は，免疫監視機構をもち，腫瘍細胞の破壊またはアポトーシスを引き起こすことができる。
- ナチュラルキラー（NK）細胞は，腫瘍の増殖と転移の制御に関与すると考えられている。MHC クラス I 分子は通常，負の不活化シグナルを NK 細胞に伝達することから，NK 細胞はMHC クラス I が発現していない腫瘍細胞を攻撃することができる。

腫瘍細胞の免疫応答回避機構

- 腫瘍細胞は抗原提示のための補助刺激分子が欠損している場合があり，その結果，T 細胞はアナジーに陥る。
- 腫瘍は，MHC クラス I またはクラス II の発現レベルが減弱している。
- ある腫瘍は FasL（Fas リガンド）を発現しており，Fas 有する活性化リンパ球にアポトーシスを起こさせる。
- 腫瘍は，TGF β のような抑制性サイトカインを放出する場合もある。
- ある腫瘍は，自分の腫瘍特異性抗原を覆い隠すためにムチンを産生する。

がん免疫療法へのアプローチ

- 全身性のサイトカイン療法は，特異的エフェクター細胞を刺激するために使用されるが，高度の副作用を伴う。
- インターロイキン 2（IL-2）で刺激された NK 細胞

(LAK)を用いた治療は，腎がんに対して有効である。インターフェロンα(IFNα)とIFNβ治療は，有毛細胞白血病や菌状息肉腫などのT細胞疾患に非常に効果的である。
- 発がん性ウイルスのタンパク質を基にしたがんワクチンは，将来性が期待できる。
- 腫瘍特異的ペプチドの免疫は有用であるが，異なるワクチンがそれぞれの患者のために必要である。メラノーマ特異的抗原は同定されている。腫瘍抗原の免疫原性は，抗原と反応させた樹状細胞(DC)により大きく増強させることができる。
- B7のような補助刺激分子やMHCクラスIIの遺伝子導入により，弱い免疫原性しかもたない腫瘍に対しても，効率的に抗腫瘍応答を引き起こすことができる。
- 腫瘍抗原または腫瘍RNAを導入したDCワクチンは，腫瘍特異的免疫応答を惹起させることができる。
- 毒素または放射性核種と結合したモノクローナル抗体は，腫瘍細胞や腫瘍抗原を標的とすることができる。
- 腫瘍細胞上の増殖因子レセプターや，腫瘍への血液供給を標的としたモノクローナル抗体は，治療に有用である。
- 2つの機能を有する抗体は，NKとTcのようなエフェクター細胞を標的腫瘍の近くに導くことができる。
- アイソトープ標識したモノクローナル抗体は，腫瘍のイメージングに利用することもできる。

悪性リンパ腫

- 細胞表面の表現型マーカーを解析することによって，リンパ腫や白血病の分類，診断に利用することができる。
- 多発性骨髄腫は形質細胞の同一クローンが悪性化する疾患であり，電気泳動上で単一バンドを示す“M”タンパク質を産生する。
- ベンス-ジョーンズタンパク質は，多発性骨髄腫患者の尿中に存在する遊離軽鎖である。
- ワルデンシュトレームマクログロブリン血症は，血清IgMが高値となり血液の過粘稠度症候群 hyperviscosity syndromeを引き起こす。
- がん化したリンパ球は，対応する正常細胞の分化を抑制することにより二次的免疫不全を引き起こす。

自己免疫疾患

自己免疫疾患の概要

膨大なレパートリーをもつ獲得免疫システムは，いかなる形状をもつ微生物由来の分子であっても認識し，そして排除するために進化してきた。その結果として，自身の体を構成する分子と反応するリンパ球が生じることは避けられないことであった。**自己免疫疾患** autoimmune disease とは**自己免疫反応過程が疾患の原因となる**場合に適用される用語である。したがって，心筋硬塞により出現する心臓抗体のように無害な自己抗体が，組織損傷後に産生される状況とは異なる。自己免疫疾患は今日，社会的に問題となっている主要な疾患の 1 つである。米国においては 650 万人を超える**関節リウマチ** rheumatoid arthritis（RA）の症例が認められており，**Ⅰ型糖尿病** type Ⅰ diabetes は末期の腎臓病を引き起こす主要な原因となっている。

自己免疫疾患のスペクトル

これらの疾患はスペクトルを形成している。スペクトルの一方の端には，臓器特異的な自己抗体によって

マイルストーン 17.1 甲状腺自己免疫の発見

Paul Ehrlich が唱えた“horror autotoxicus”という概念—自己に対する抗体を生み出す身体の恐怖—を実証する試みとして，Rose と Witebsky はウサギの甲状腺抽出物を完全フロイントアジュバント Freund’s adjuvant とともにウサギに免疫した。その結果，甲状腺に対する自己抗体の産生が起こり，慢性炎症性の甲状腺構造の破壊を生じた(**図 M17.1.1a, b**)。

この症状はラットなど他の動物種でも同様に起こった。橋本病 Hashimoto’s disease における甲状腺腫の除去に伴う血清中のガンマグロブリン値の低下と，Rose と Witebsky のウサギモデルとの組織学的な類似性に注目し(**図 M17.1.1c**)，Roitt，Doniach および Campbell は，甲状腺中の形質細胞が，甲状腺の構成分子に対する自己抗体を産生し，それにより組織損傷と慢性の炎症反応が引き起こされているという仮説を立てて，実験を行った。確かに，実験に用いた最初の患者の血清には正常な甲状腺抽出物中の自己抗原に対する沈降抗体が含まれており，それはまもなくチログロブリンと判別された(**図 M17.1.2**)。

Adams と Purves は，グレーブス病 Graves’ thyrotoxicosis(甲状腺中毒)の甲状腺機能亢進に対し，その病因となる可能性がある循環性因子を検索するために，モルモットの甲状腺をヨウ素 131(^{131}I)を用いて標識した後，グレーブス病患者の血清をモルモットに注射した。そして，その後甲状腺からの放射線同位元素で標識された物質の血清中への放出を経時的に測定した。その結果，通常の甲状腺刺激ホルモン(TSH)を実験動物に注射した場合には，血清中の放射線量が約 4 時間後にピークに達したのに対し，グレーブス病の患者に由来する血清を注射した場合には，持続的な刺激効果を示した(**図 M17.1.3**)。この持続性甲状腺刺激因子 long-acting thyroid stimulator(LATS)と呼ばれる分子は，TSH の分子擬態をした IgG であることが判明し，TSH と同様に TSH レセプターと反応できるが，主に循環系における半減期が長いという理由により，反応の経時変化が異なることが明らかとなった。

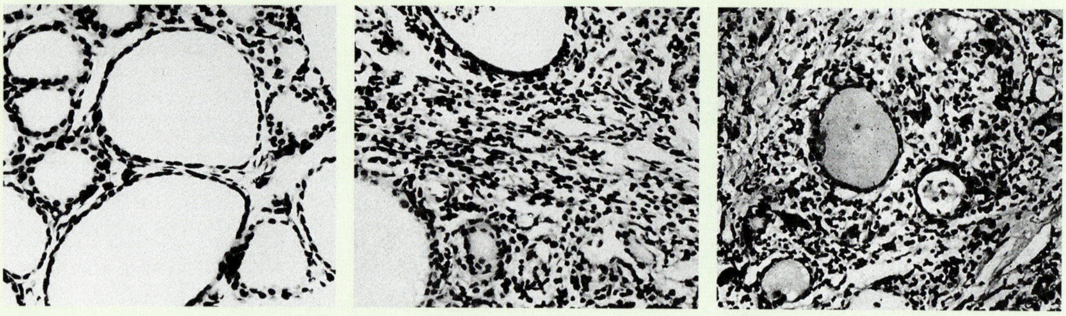

(a) (b) (c)

図 M17.1.1 実験的な自己免疫性の甲状腺炎：(a)正常な濾胞構造を示しているコントロール(対照)に用いたラットの甲状腺。(b)完全フロイントアジュバントとラット甲状腺抽出物の免疫により誘導された甲状腺炎：慢性的な炎症細胞の浸潤による濾胞構造の破壊が認められる(Rose, N. R., Witebsky, E.：*J. Immunol.*, **76**, 417, 1956 の報告に基づいた実験)。(c)ヒトにおける自然発症性の自己免疫疾患と実験動物モデルで引き起こされた自己免疫疾患との病変の類似。腺房細胞の好酸性化生や末梢におけるリンパ濾胞の形成などの橋本病における他の特徴はこの実験モデルでは見られない。しかしながら，後者については肥満系(OS：Obese strain)ニワトリにおける自然発生性の甲状腺炎で認めることができる

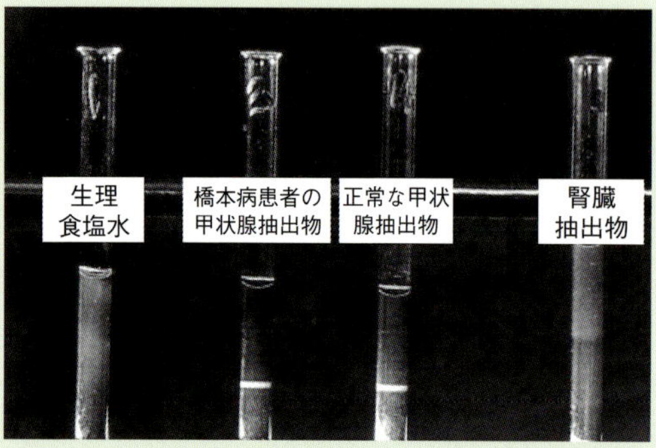

図 M17.1.2 寒天ゲル内沈降反応を用いた橋本病患者血清中の甲状腺に対する自己抗体の検出：検査に用いる血清を試験管底部の寒天と混合する。中間層には寒天のみを重層し，さらに自己抗原を上層部に重層した。血清中の抗体と甲状腺の自己抗原は自然拡散し，中間層で反応することにより不透明な沈殿物の層を形成した。また生理食塩水と腎臓抽出物を用いた対照群では沈殿物の生成はみられなかった(Roitt, L. M., Doniach, D., Campbell, P. N., Hudson, R. V.：*Lancet*, **ii**, 820, 1956 による)

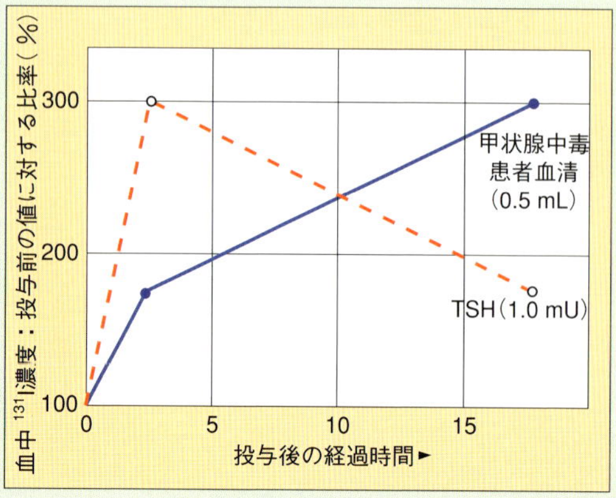

図 M17.1.3 グレーブス病における持続性の甲状腺刺激因子：あらかじめヨウ素 131(^{131}I)で甲状腺を標識した実験動物に対して，甲状腺刺激ホルモン(TSH)を静脈注射すると，^{131}I の急速な血中への放出が生じる。これに対して，甲状腺中毒の患者に由来する血清を注射した場合における^{131}I の放出は持続的に起こっている(Adams, D. D., Purves, H. D.：*Proceedings of the University of Otago Medical School*, **34**, 11, 1956 による)

引き起こされる“**臓器特異的な疾患** organ-specific disease”がある。その一例としては**橋本病** Hashimoto's disease の甲状腺異常が挙げられる。この疾患では，甲状腺の構成成分に対する特異性の強い抗体の産生に伴って，甲状腺に単核球（リンパ球，マクロファージ，および形質細胞）の浸潤，そして，濾胞細胞の破壊と胚中心の形成が起こり，甲状腺に特異的な傷害が認められる（**マイルストーン 17.1**）。

スペクトルの中央に位置する疾患は，病変部が 1 つの臓器に限局されるが，病因となる抗体は臓器特異的ではない。その典型的な例としては，**原発性胆汁性肝硬変** primary biliary cirrhosis が挙げられる。この疾患では，主に毛細胆管が炎症性細胞の浸潤の標的となるが，存在する血清抗体は肝臓特異的なものではなく，主にミトコンドリアに対する抗体である。

スペクトルの逆の端に位置する疾患は，**全身性エリテマトーデス** systemic lupus erythematosus（SLE）のように病変部や自己抗体が 1 つの臓器に限定されない，リウマチ性疾患として大まかに分類されている**臓器非特異的** nonorgan-specific あるいは**全身性自己免疫疾患** systemic autoimmune disease がある。病変は広範囲に及び，類線維素（フィブリノイド）壊死を伴う結合組織の傷害が主病変である。それらの病変は，皮膚（顔面に表れる**狼瘡** lupus の蝶型紅斑がその典型である），腎糸球体，関節，漿膜，および血管で見られる。さらに，血液成分の変動がしばしば認められ，身体のすべての細胞に存在する DNA と核の構成分子に反応性をもつ自己抗体の異常な蓄積が認められる。**表 17.1** に様々な自己免疫に関連する主要な疾患を示した。

表 17.1　自己免疫疾患のスペクトル

臓器特異的	
↓	橋本病
	原発性粘膜水腫
	グレーブス病
	悪性貧血
	自己免疫性萎縮性胃炎
	アジソン病（慢性副腎皮質機能不全）
	早発閉経，早発卵巣不全（まれな例）
	男性の不妊症（まれな例）
	重症筋無力症
	インスリン依存性糖尿病
	グッドパスチャー症候群
	尋常性天疱瘡
	類天疱瘡
	交感性眼炎
	前部ブドウ膜炎（水晶体起因性ブドウ膜炎）
	多発性硬化症
	自己免疫性溶血性貧血
	特発性血小板減少性紫斑病
	特発性白血球減少症
	原発性胆汁性肝硬変
	慢性活動性肝炎（HBV 表面抗体陰性）
	潰瘍性大腸炎
	シェーグレン症候群
	関節リウマチ
	強皮症
	ウェゲナー肉芽腫症
	多発性/皮膚筋炎
	円板状エリテマトーデス
	全身性エリテマトーデス（SLE）
臓器非特異的	

自己免疫疾患の重複性

複数の自己免疫疾患が，同一個人に認められる傾向がある。例えば，自己免疫性甲状腺炎（橋本病や原発性粘液水腫）の患者は，年齢と性別の一致した無作為に選んだ集団全体の発症率に対してきわめて高い（0.2% に対し 10.0%）悪性貧血の発生率を示す。逆に，甲状腺炎と甲状腺中毒症は，ともに悪性貧血患者において高頻度に診断される。

血清学的な知見から，さらに大きな自己免疫疾患のオーバーラップが明らかになっている（**表 17.2**）。自己免疫性甲状腺疾患の患者のうち 30% が，血清中に同時に抗胃壁細胞（胃酸分泌細胞）抗体をもっている。逆に，抗甲状腺抗体を保有する悪性貧血患者は 50% に達する。重要な点はこれらは交差反応する抗体ではないということである。甲状腺特異的な抗体が胃に反応することはなく，逆もまた同じである。血清が甲状腺と胃の両方に反応するということは，甲状腺と胃に特異的に反応する 2 つの集団の抗体が存在していることを意味している。

先天的要因と後天的要因

自己免疫疾患は多因子性である

自己寛容の維持に必要な機構の崩壊は，多因子性の原因により生じる。複雑な遺伝的感受性に加えて，性ホルモンや様々な環境的因子が影響する。特に病原性微生物は，感染組織中への自己反応性リンパ球の侵入の促進および活性化に重要である。

自己免疫疾患における遺伝的素因

自己免疫の現象は，特定の家族に集積する傾向があり，例えば，橋本病をもつ患者の 1 等親血縁者（兄弟，両親，および子供）は甲状腺に対する自己抗体の保有率が高く，そして顕性および潜在性の甲状腺炎の高い発生率を示す（**図 17.1**）。同様に，悪性貧血患者の血縁者は，抗胃壁細胞抗体を高頻度に保有することが報告されている。また，**双子** twins におけるデータは，明確

表 17.2　臓器特異的および臓器非特異的なヒト自己免疫疾患における血清学的相互関係

疾患名	反応抗体の陽性率(%)			
	甲状腺*	胃*	核*	IgG†
橋本病	99.9	32	8	2
悪性貧血	55	89	11	
シェーグレン症候群	45	14	56	75
関節リウマチ	11	16	50	75
SLE	2	2	99	35
対象群‡	0～15	0～16	0～19	2～5

*蛍光抗体法による検査
†リウマチ因子検査
‡陽性比率は加齢により上昇する。また，男性より女性の方が高い陽性比率を示す
IgG：免疫グロブリン G，SLE：全身性エリテマトーデス

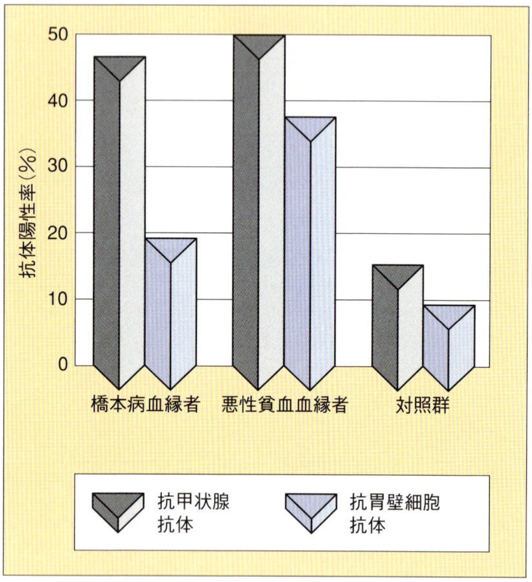

図 17.1　橋本病患者または悪性貧血患者の一等親血縁者は甲状腺と胃の自己抗体の高い保有率を示す：特筆すべきことは胃と甲状腺の自己免疫が重複して存在する傾向があることと，悪性貧血患者の家族における胃の自己抗体の保有率がきわめて高いことである。また全般に，患者の自己抗体の力価は対照群に比べきわめて高い値を示した(データは Doniach, D., Roitt, I. M.：*Seminars in Haematology*, **1**, 313, 1964 より)

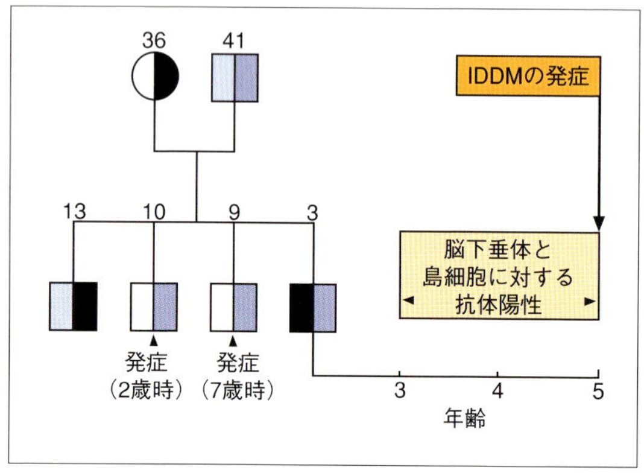

図 17.2　HLA のハプロタイプとインスリン依存性糖尿病(IDDM)発症への関与：ハプロタイプ：(□)A3，B14，DR6；(■)A3，B7，DR4；(□)A28，B51，DR4；(■)A2，B62，C3，DR4。疾患は A2，B62，C3，DR4 のハプロタイプと関連が認められる。末弟は顕性の糖尿病を発症する 2 年前(3 歳時)から島細胞表面に対する補体結合性抗体が陽性であった(Gorsuch, A. N., Spencer, K. M., Lister, J. *et al.*：*Lancet*, **ii**, 1363, 1981 より)

に複数の遺伝的素因が疾患に関与しているという証拠を示している。甲状腺機能亢進症またはⅠ型糖尿病(インスリン依存性糖尿病 insulin-dependent diabetes mellitus (IDDM)が双子の患者に発症したとき，二卵性双生児に比べて一卵性双生児は，はるかに高い発症率(例えば双子の双方が発症する)を示す。さらに自然発症的に自己免疫疾患を引き起こす実験動物の系統も樹立されている。これらのことから，**自己免疫は遺伝的にプログラムされている**といえるであろう。

ほとんどの自己免疫疾患は多遺伝子性であり，様々な民族間で多様性のある複数の遺伝的多型により引き起こされる。自己免疫疾患における遺伝的背景で最も重要なものは，主要組織適合遺伝子複合体(MHC)である。B27 と強直性脊椎炎の関連性や，DQ8 を有する患者で IDDM 発症のリスクが高まること，アジソン病 Addison's disease (慢性副腎皮質機能不全)において DR3，そして RA においては DR4 の保有率が高いことなど，多くの例が示されている(**表 15.1** 参照)。いくつかのヒト白血球抗原(**HLA**)分子は自己免疫疾患抵抗性に関与している。IDDM においては，ある分子は罹患率に関連し，またある分子は疾患の予防に関連し，いくつかの分子は無関係である。**図 17.2** に IDDM の多発性家系における HLA ハプロタイプについて示した。IDDM においては特定の HLA ハプロタイプが疾患に強く関連していることが示されている。

MHC 分子の多型がどのように自己免疫に関与するかについては明らかにされていない。実際に，疾患への関与がこれまで報告された MHC の対立遺伝子型(アレル)によるものではなく，**腫瘍壊死因子**(TNF)や他の**サイトカイン**などをコードする遺伝子の多型と密接に関連しているのかもしれない。例えば，過剰な鉄負荷を引き起こす家族性のヘモクロマトーシスにおける原因遺伝子は，HLA-A3 遺伝子と密接な関連がみられるが，実際にはその遺伝子と連鎖不平衡状態にある。

同様に，IDDM の DR3 および DR4 との関連については，ほぼ確実に，これらの DR 対立遺伝子型と DQ 遺伝子座に存在する感受性遺伝子の間で生じる連鎖不平衡が関係している。MHC 糖タンパク質が，胸腺の中で起こる**正あるいは負の選択の結果に影響し**，特定の自己抗原に反応する未熟 T 細胞を負の選択を逃れさせる可能性が考えられる。しかしながら，MHC 分子の特定の対立遺伝子の型が，病因となるペプチドを細胞傷害性 T 細胞，あるいはヘルパー T 細胞に対して提示するという，例外的な能力をもつ可能性が大きい。

免疫応答に重要な分子をコードするいくつかの他の遺伝子ファミリーには，自己免疫疾患への感受性を増大させる遺伝子多型がある。通常，T 細胞の活性化に対する阻害効果をもつ **CTLA-4**（cytotoxic T-lymphocyte antigen-4）の対立遺伝子における遺伝子多型は特に興味深い。遺伝子多型との関連はグレーブス病 Graves' disease（甲状腺機能亢進症），RA，アジソン病，多発性硬化症 multiple sclerosis（MS），SLE や他の多くの自己免疫疾患において認められている。現在，ヒトの B 細胞に通常存在する **Fcγ レセプター**と **CD19 レセプター**の遺伝子多型と SLE との関連について関心がもたれている。また，サイトカイン，ケモカイン，およびそれらに対するレセプターの遺伝子多型が自己免疫疾患と関連しているという報告もある。例えばサイトカイン，ケモカインレセプターの遺伝子多型が，MS の発症や重篤性に関与することがある。これらの遺伝子多型はサイトカインの分泌パターンの制御，あるいは **Th1/Th2** サブセットバランスに影響を与え，自己免疫疾患の発症率を上げていると考えられている。また，免疫学の初期に報告された，補体分子の先天的な欠損が，脈管炎と SLE 様の症候群の病因であることも記憶にとどめておくべきである。

自己免疫におけるホルモンの影響

一般的な傾向として，自己免疫疾患は男性より女性において発症率が高い（**図 17.3**）。これはホルモンパターンの違いによると考えられている。女性の方が自己免疫疾患を高頻度で発症する理由は明らかになっていないが，性ホルモンが遺伝子発現パターンを変化させることにより，免疫反応に影響を与えることは知られている。女性は一般に炎症誘発性の Th1 反応による免疫反応の後で，男性より高いレベルの抗体を産生する傾向を示す。同様に，SLE を発症したマウスへの男性ホルモンの投与は，疾患を軽減させる。妊娠はしばしば病気の重症度の軽減に関連し，これは RA において顕著である。また出産後に，時々著明な再発がある。

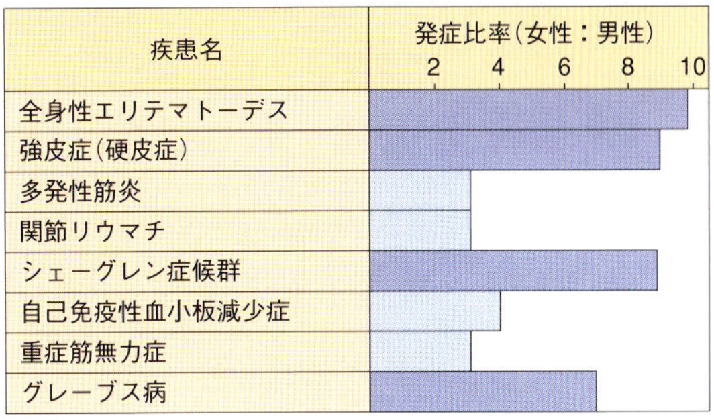

図 17.3　女性における高い自己免疫疾患発症率

環境は疾患発症に寄与しているか？

双子についての研究

一卵性双生児では，自己免疫疾患であるインスリン依存性糖尿病が 50％の確率で双方に発症し，二卵性双生児よりもかなり高い頻度を示し，強い遺伝的素因を示唆する。一方，50％の確率で双方に発症しない原因については説明できない。SLE などの臓器非特異的な疾患においては，同性の一卵性双生児における双方での発症率はわずか 23％であり，遺伝的素因の寄与はさらに低い傾向を示す。また，同性の二卵性双生児における確率は 9％となっている。SLE においては，患者の血縁関係には関係しないという多くの臨床例があり，SLE 患者と同じ場所で生活する家族は別の場所に住んでいる場合に比べて，抗核自己抗体の発生率が高い。これらのことを要約すると，自己免疫疾患において**遺伝的素因**が主要な病因である場合と，**環境的因子**が支配的な場合があるようである。

微生物

通常，遺伝学的に発症しやすい人の場合，感染症に続いて自己免疫疾患が発症している例が報告されている。この原因は明らかではないが，いくつかのメカニズムが提案されている。

1　微生物と宿主間でのタンパク質構造の分子擬態 molecular mimicry により，ウイルスや細菌に対する免疫反応が自己抗原との交差反応を引き起こす（**図 17.6b** 参照）。多くの微生物の抗原決定基は正常なヒト組織中においても存在していることが明らかにされている。例えば，エルシニア菌 *Yersinia enterocolitica* の 2 つの外被タンパク質のエピトープは，ヒト甲状腺刺激ホルモン（TSH）レセプターの細胞外領域にも存在する。リウマチ熱における連鎖球菌に対する抗体は，心臓の組織にも反応性を示し，ギランーバレー症候群 Guillain-Barré syndrome においては，カンピロバクター *Campylobacter jejuni* の内毒素（エンドトキシン）がヒトガングリオシドに対して交差反応性を示す。また，潰瘍性大腸炎 ulcerative colitis でみられる大腸に対する抗体は，大腸菌 *Escherichia coli* 014 と交差反応

表 17.3 分子擬態：交差反応をするT細胞のエピトープの身体の構成分子と微生物由来の分子間の類似

微生物分子	身体構成分子
細菌：	
関節炎原性赤痢菌(*Shigella flexneri*)	HLA-B27
クレブシエラ(*Klebsiella*)属細菌ニトロゲナーゼ	HLA-B17
プロテウス・ミラビリス(*Proteus mirabilis*)ウレアーゼ	HLA-DR4
結核菌(*Mycobact. tuberculosis*) 65 kDa 熱ショックタンパク質	関節(アジュバント関節炎)
ウイルス：	
コクサッキーBウイルス	心筋
コクサッキーBウイルス	グルタミン酸脱炭酸酵素(GAD)
エプスタイン-バーウイルス gp110 (大腸菌 *DNAJ* 熱ショックタンパク質)	関節リウマチ(RA)においてDw4とT細胞のエピトープを共有する
B型肝炎ウイルス(HBV)8量体	ミエリン塩基性タンパク質(MBP)
単純ヘルペスウイルス(HSV)糖タンパク質	アセチルコリンレセプター
麻疹ウイルス 赤血球凝集素(HA)	T細胞サブセット
レトロウイルス gag p32	U-1 RNA

することが明らかになっている。さらに，トリパノソーマ *Trypanosoma cruzi* 原虫に存在する抗原が，心筋および末梢神経系の抗原と交差性を示し，シャーガス病 Chagas' disease においてみられる免疫病理学的な病変を引き起こしているという報告もなされている。

様々な微生物に由来するペプチド配列が，程度は異なるものの，ヒト由来のタンパク質と相同性をもつことが明らかとなっている(**表 17.3**)。しかし，単にこれらの相同性があるというだけで，微生物の感染が自己免疫疾患を引き起こすのではない。

2 微生物はアジュバントとして働く。多くの自己に由来するタンパク質はアジュバントとの併用により，実験動物に対して自己免疫疾患を引き起こす。このことは，自己反応性T細胞は普遍的に存在し，それらは変化した自己抗原が提示されたときに活性化されることを示している。微生物はしばしば，抗原を提示する樹状細胞の活性化に働く"デンジャーシグナル danger signal"を伝えるアジュバント様の活性を示す。

3 微生物は多クローン性にリンパ球を活性化する。例えば，細菌内毒素(エンドトキシン)は非特異的にB細胞を刺激し，活性化を誘導するシグナルを伝える。また，伝染性単核球症において検出される自己抗体の多様性が，特異的なT細胞の助けを必要としないエプスタインーバーウイルス(EBV)によるB細胞の多クローン性活性化に起因しうるとされている。しかしながら，ヒトの自己免疫疾患における一般的な臨床所見とは異なり，これらの自己抗体は免疫グロブリンM(IgM)に偏る傾向があり，通常，微生物が身体から排除されれば消失する。数種の微生物は Vβ鎖と MHC クラスIIの糖タンパク質の細胞外領域を介して，$CD4^+$ T細胞を抗原提示細胞(APC)に結合させる**スーパー抗原** superantigen として働くことが示されている。これらはT細胞レセプター(TCR)の特定の Vβファミリーに対して多クローン性刺激を与えることがある。

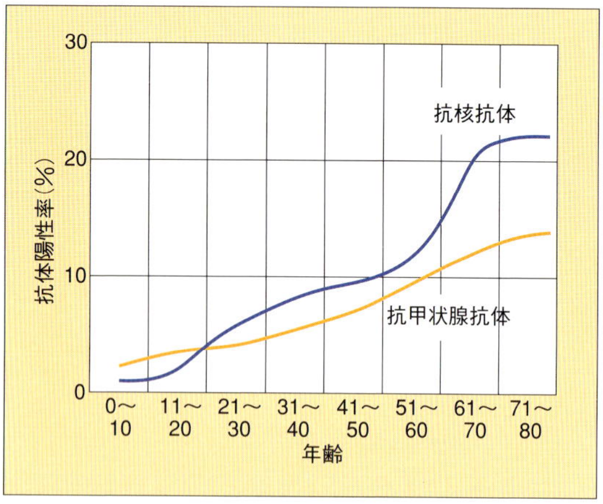

図 17.4 年齢別人口に対する自己抗体の発生率：抗甲状腺抗体は，タンニン酸処理赤血球試験または免疫蛍光法の試験において血清が10倍希釈で反応を示した場合，陽性とした。また，抗核抗体については，免疫蛍光法により血清が4倍希釈で反応性を示した場合に陽性とした

自己反応性は自然に生じる

かつては，自己と非自己の識別は，胸腺の中で自己反応性の細胞を除去する単純な機構で説明されると考えられていた。しかし，現在，この機構がすべての自己反応性のリンパ球の除去に働くわけではないことが明白になっている。自己のタンパク質を認識する免疫細胞は，正常人においても存在し，その大部分はまったく害をなさない。したがって，自己抗原に特異的なT細胞は，レパートリー中に除去されないで存在しているが，正常状態では活性化されない。また低親和性の自己反応性 IgM を産生するB細胞の亜集団も存在している。これらの抗体が通常，組織損傷を起こさず，全体的にきわめて低い力価を示すことが明らかであるが，それらの抗体は加齢と伴に着実に増加する(**図 17.4**)。

自己抗原はリンパ球に認識されうるか？

われわれの初期の見解では，少なくとも臓器特異的な抗体については，その抗原は臓器の中で隔離されており，免疫系との接触がないため，免疫寛容にならないと考えられていた。この考え方によると，抗原の放出を伴うことはすべて自己抗体を産生するきっかけとなる。少数の体の構成成分に対しては，この考え方はあてはまる。精子，水晶体，および心臓の場合は，その構成成分の循環系への放出は自己抗体の産生につながる。しかしながら，一般的には，臓器特異的な自己免疫疾患に関係する組織の抽出物をそのまま注射してもすぐに抗体産生を惹起しないことが示されている。

ヘルパー T 細胞の制御は重要である

われわれの身体は常に自己反応性の細胞が，それぞれ自己抗原と接触する危険性と戦っている。しかしながら，自己免疫疾患は例外的な現象であり，身体は**制御性 T 細胞** regulatory T-cell のような恒常性を維持する機構をもち，正常な状況下における疾患の発症を防いでいる。免疫恒常性を維持する制御を免れ，自己免疫の発症に関与する機構について十分には解明されていないが，**図 17.5** に概要を示す。事実上，すべての**自己免疫反応が T 細胞依存的**であるとされており，自己反応性ヘルパー T 細胞の制御がこのシステムの中心的な役割を果たすと考えられている。したがって，T 細胞と MHC により提示されるペプチドとの相互作用は，自己免疫の機構を考えるにあたって非常に重要な現象である。以降では，これらの自己反応性 T 細胞が

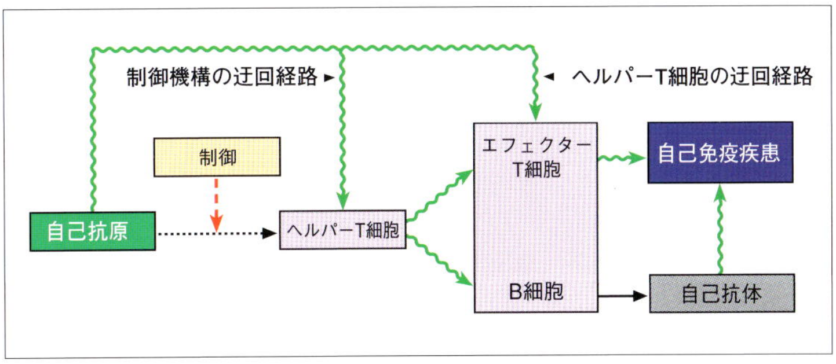

図 17.5　自己免疫は自己反応性の制御を回避することによって発症する：自己抗原による自己反応性のヘルパー T 細胞に対する刺激は，ヘルパー T 細胞を介さない経路によって，あるいは制御機構を妨害することによって回避される

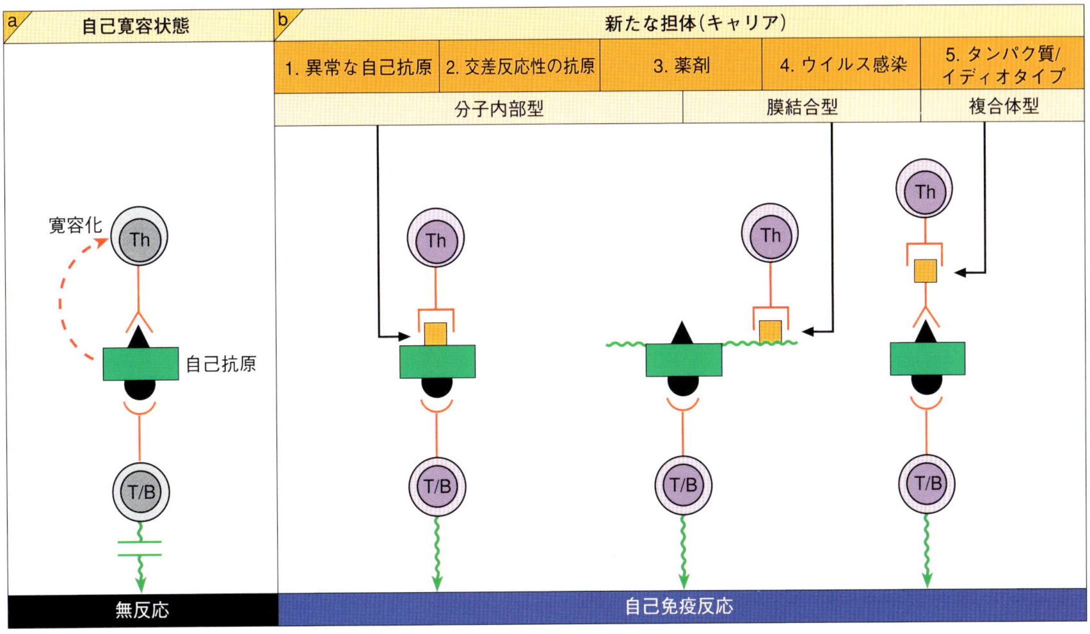

図 17.6　新たなエピトープ担体（□）を介してヘルパー T 細胞の制御が回避されると自己免疫反応が起こる：主要組織適合遺伝子複合体（MHC）の会合についてはこの図では省略した。(a)中心的な役割を果たす自己反応性のヘルパー T 細胞は，潜在性のエピトープに対する免疫寛容，あるいは免疫不応答により反応性を示さない。(b)新しいエピトープ担体の異なる機構による制御。Th：ヘルパー T 細胞

クローン除去 clonal deletion，**クローンアナジー** clonal anergy によるＴ細胞抑制，また，不十分な自己抗原提示によって不活性化されているという仮定で議論を進めていく。

自己免疫はヘルパーＴ細胞をバイパスして生じることもある

新たな担体(キャリア)決定基の出現

自己反応性Ｔ細胞の免疫寛容によって，Ｂ細胞による自己抗体の産生を助けることができない状況下では(**図 17.6a**)，免疫寛容が成立していない新たな担体決定基の出現が自己抗体産生を引き起こす可能性が考えられる(**図 17.6b**)。担体決定基の修飾は薬剤の投与によって生じることがある(**図 17.6b(3)**)。例えば，α メチルドーパの投与が関与する自己免疫性溶血性貧血では，赤血球の細胞表面の修飾が疾患に関与する可能性がある。そのような条件下では，Rh 抗原を認識するＢ細胞を刺激する担体として作用する。同様に，ウイルス抗原が感染した細胞の膜に挿入され，新たなヘルパーＴ細胞の担体決定基が生じることもある(**図 17.6b(4)**)。

多クローン性活性化

先に述べたように，EBV などの微生物は多クローン性にＢ細胞活性化を引き起こす。これが自己免疫の誘導の重要な機構の1つであると考えられている。しかしながら，非特異的な多クローン性の活性化が，抗原指向性因子の関与なしに，様々な自己免疫疾患に特有な自己抗体のパターンを生み出す機構については明らかになっていない。

制御機構のバイパスが自己免疫疾患を起こす

Fas-FasL(Fas リガンド)の相互作用の欠損

Fas のシグナル伝達経路は通常，免疫反応の抑制に重要な機構であるアポトーシスを誘導している。Fas または FasL のどちらかが存在しないとその相互作用が失われ，通常除去されるはずの自己抗原特異的なヘルパーＴ細胞が生存し続け，自己免疫疾患が発症することが明らかにされている。これは**自己免疫性リンパ増殖症候群** autoimmune lymphoproliferative syndrome という Fas タンパク質，または Fas レセプターの遺伝的欠陥による疾患において認められる。インターロイキン2(IL-2)もまたＴ細胞のアポトーシス誘導に重要であり，IL-2 産生能，あるいは IL-2 レセプターを欠損した実験動物では，Fas によるアポトーシス誘導が起こらずに自己免疫を発症する。

CTLA-4 の遺伝子多型

われわれは，以前，CTLA-4 がＴ細胞の活性の調節に重要であり，*CTLA-4* 遺伝子をノックアウトした実験動物は，重篤な自己免疫疾患が発症することを明らかにした。また，ヒトにおいても，*CTLA-4* 遺伝子の遺伝子多型が，IDDM や他の自己免疫問題に関与するという，いくつかの報告がなされている。

Ｔ細胞と相互作用する分子の発現上昇

臓器特異的な自己抗原のほとんどは，通常，クラスⅡではなく MHC クラスⅠ分子と結合して，標的となる臓器の細胞表面に提示されている。そのような自己抗原はヘルパーＴ細胞と相互作用することができないため，免疫学的に無反応性である。クラスⅡ遺伝子が発現してはじめて，それらは自己抗原性を示す細胞表面分子となりうる(**図 17.7**)。例えば，組織培養されたヒト甲状腺細胞はインターフェロン γ (IFNγ) 刺激により，細胞表面に HLA-DR(クラスⅡ)分子を発現し，また，グレーブス病患者の甲状腺細胞は抗 HLA-DR 染色試薬により強く染色され，クラスⅡ分子の合成が活発であることを示している。また，原発性胆汁性肝硬変での細胆管や，Ⅰ型糖尿病患者の膵臓の内皮細胞や β 細胞において，異常なクラスⅡ分子の発現が認められることが報告されている。

Th1-Th2 の不均衡はサイトカインの過剰産生を惹起し自己免疫を誘導する

Th1 応答は，大量の炎症性サイトカインをつくり出すことによって，多くの臓器特異的な自己免疫疾患の原因となるようだ。正常な状況下では，この過剰生産は Th2 応答によるサイトカイン，**IL-10 によって制御**されている。IL-10 は Th1 応答に関与する細胞の産生に重要なサイトカインである IL-12 と拮抗的に作用する。Th1-Th2 の不均衡が生じると，IL-2 と IFNγ の異常な産生により，自己免疫の発症につながる。これらは，細胞内のプロセスした自己抗原の濃度を上昇させ，プロフェッショナル抗原提示細胞に利用できる状態とし，接着分子の発現を上昇させ，ナイーブＴ細胞への結合能を増大させる。また，アナジー状態にあるＴ細胞が抗原に対して再び反応性をもつことにより，自己免疫疾患の発症につながる可能性も考えられる(**図 17.7**)。

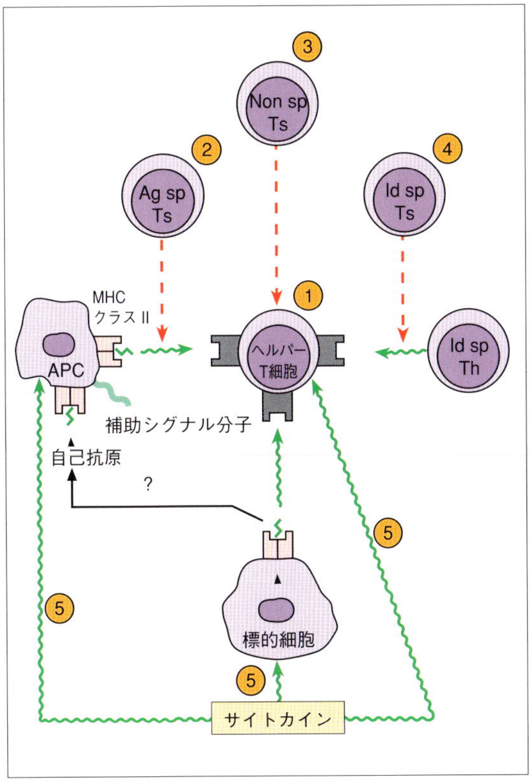

図 17.7　以下に示す制御機構の回避は自己反応性ヘルパー T 細胞の活性化を引き起こす：(1)免疫寛容，制御性 T 細胞に反応，あるいは制御性 T 細胞の活性化，(2)抗原特異的な T 細胞制御性因子，(3)抗原非特異的な T 細胞制御性因子，(4)イディオタイプ特異的な T 細胞制御性因子，あるいは，(5)MHC クラスⅡ分子の不適当な細胞上の発現と標的細胞での抗原提示を伴う MHC クラスⅡ遺伝子の発現抑制の解除，抗原提示細胞(APL)の刺激，およびアナジー状態にあるヘルパー T 細胞の活性化を引き起こすサイトカインネットワークの不均衡。Ag sp：抗原特異的。Id sp：イディオタイプ特異的。MHC：主要組織適合遺伝子複合体，Non sp：非特異的，Th：ヘルパー T 細胞，Ts：抑制性 T 細胞

自己免疫は不適切な制御性細胞の活性に起因している

自己反応性 T 細胞の制御に関わる細胞の数は，正常に維持されなければならない。この制御機能は，胸腺由来の **CD4$^+$ CD25$^+$ T 細胞**が担い，他の T 細胞の増殖を抑制する。CD4$^+$ CD25$^+$ T 細胞の重要性は，この細胞を欠損した実験動物が自己免疫疾患で死亡することから示されている。さらに，Ⅰ型糖尿病と炎症性大腸疾患のモデル動物に対して，正常な CD4$^+$ CD25$^+$ T 細胞を移植すると，疾患の進行を抑制することができる。

組織は自己抗体および自己反応性 T 細胞によって傷害される

多くの自己免疫疾患では，組織損傷は体液性および細胞性免疫の両方の機構によって引き起こされている。自己抗体は補体カスケードを活性化することにより，標的組織の細胞傷害性，食作用の促進，抗体依存性細胞媒介性傷害(ADCC)を引き起こすことがある。ある抗体は免疫複合体を形成することにより組織傷害を引き起こす。他の抗体は，レセプターを阻害したり，刺激したりして標的細胞の生理機能を干渉することにより組織傷害を引き起こす。自己反応性の **CD8$^+$ T 細胞**はパーフォリンとグランザイム B の活性によって組織の細胞溶解を起こすことができ，また，**CD4$^+$細胞**は炎症細胞を呼び寄せたり，情報伝達物質の放出を刺激して，標的細胞への攻撃を強める。

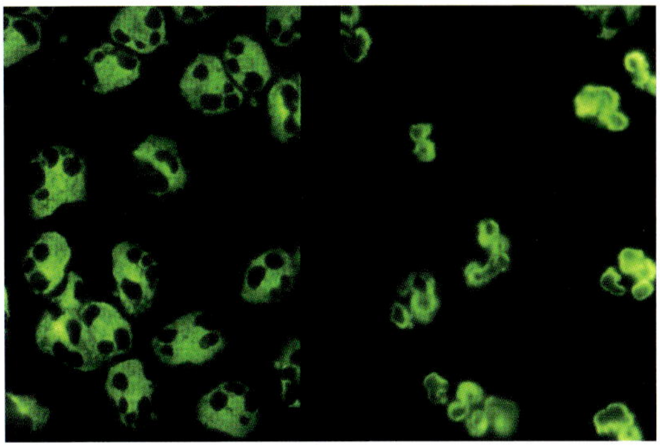

図 17.8　抗好中球細胞質抗体(ANCA)：左：ウェゲナー肉芽腫症でのプロテイナーゼⅢに特異的な抗体による細胞質に放散した ANCA(cANCA)染色像。右：結節性動脈周囲炎 periarteritis nodosa におけるミエロペルオキシダーゼ myeloperoxidase 抗体による核周辺の ANCA(p-ANCA)染色像。固定した好中球を患者の血清と反応させ，その後フルオレセイン標識した抗ヒト免疫グロブリン抗体を反応させた(G. Cambridge 博士の好意による)

体液性自己抗体の病原性効果

血液

赤血球に対する抗体は，**自己免疫性溶血性貧血** autoimmune hemolytic anemia における赤血球の破壊に重要な役割を果たしている。自己抗体で覆われた赤血球は，脾臓中の食細胞の Fcγ レセプターへ接着し，その結果として寿命が著しく短くなっている。SLE と RA 患者にみられるリンパ球減少もまた，抗体によるものであり，患者においては白血球を覆っている非凝集性の抗体の存在が報告されている。

ウェゲナー肉芽腫症 Wegener's granulomatosis において通常みられる抗体は，細胞内のプロテイナーゼⅢに対するものであり，抗好中球細胞質抗体 anti-neutrophil cytoplasmic antibody (**ANCA**) と呼ばれる (**図 17.8**)。この自己抗体は好中球の細胞表面上に存在する抗原と反応し，活性化を引き起こし，その結果として，脱顆粒と反応性酸素中間体(ROI)の産生が起こる。内皮細胞の損傷はそれに伴うスーパーオキシドアニオン

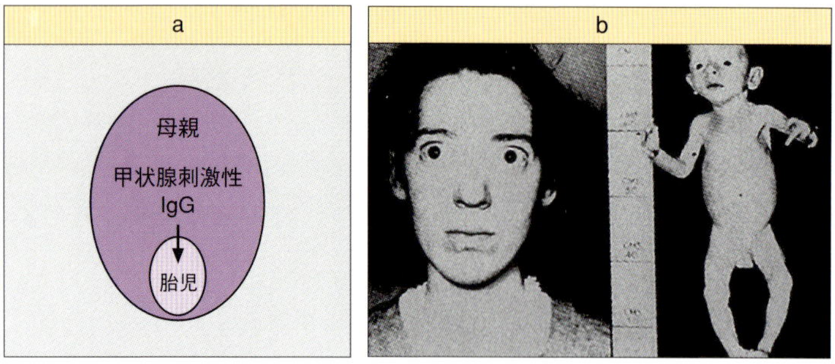

図 17.9 新生児甲状腺中毒症：(a)甲状腺刺激ホルモンのレセプターを介して甲状腺を刺激する自己抗体は免疫グロブリン G(IgG)であり，胎盤を通過することが可能である。(b)そのため甲状腺中毒をもつ母親からは甲状腺の機能亢進症の子供が生まれる。これは母親由来の IgG が代謝されることにより自然に治癒する(写真は A. MacGregor 教授の好意による)

や他の ROI が放出された結果によるものと考えられている。

抗血小板抗体は**特発性血小板減少性紫斑病** idiopathic thrombocytopenic purpura(**ITP**)の原因因子であり，患者の血清に由来する IgG が健常人に投与されると，血小板数の減少を引き起こす。また，ITP の母をもつ幼児において見られる一過性新生児血小板減少症も，IgG 抗体の経胎盤性移行によって説明できる。

原発性**抗リン脂質抗体症候群** anti-phospholipid syndrome は再発性の静脈および動脈の血栓塞栓性現象，再発性の流産，血小板減少，および**抗カルジオリピン抗体** anti-cardiolipin antibody の存在などによって特徴づけられている。マウスへの抗リン脂質抗体の注入は，深刻な症状を呈し，繁殖能力の著しい低下と流産を起こす。その発症には，血液凝固反応の開始を抑制するカルジオリピンと，β_2糖タンパク質 1 β_2-glycoprotein 1 複合体に対する自己抗体の反応によるものと考えられている。また，内皮細胞におけるプロスタサイクリン代謝の増強，IL-6 などの炎症誘発性サイトカインの産生増加，および細胞接着分子の発現増強によるものとも考えられている。

甲状腺

ある状況下では，細胞表面分子に対する抗体は細胞を破壊しないで，むしろ刺激する。**グレーブス病**の場合は，甲状腺刺激ホルモン(TSH)と同様な機能をもつ甲状腺刺激ホルモンレセプター(TSH-R)に対する抗体が疾患に関与している。抗 TSH-R 抗体は，TSH と同様に TSH-R に結合し，アデニル酸シクラーゼ経路を活性化させることによって，**甲状腺ホルモン産生を刺激**する。グレーブス病の母親から，甲状腺刺激性の免疫グロブリン thyroid-stimulating immunoglobulin(TSI)が胎盤を介して移行すると，新生児の甲状腺機能亢進症を引き起こす(**図 17.9**)。しかし，この疾患は母親由来の IgG が代謝・分解され，数週間後に治癒する。

甲状腺刺激性の免疫グロブリンは脳下垂体の甲状腺軸と無関係に働き，このタイプの甲状腺機能亢進症の患者は，非常に低い血清 TSH レベルを示す傾向がある。グレーブス病ではしばしば眼球突出が併発する。これは甲状腺と眼の筋細胞において共通に存在する 64 kDa の膜タンパク質に対する抗体の交差反応によるものと考えられている。

筋肉

重症筋無力症 myasthenia gravis は筋細胞の神経-筋接合部のアセチルコリンレセプター acetylcholine receptor(ACh-R)に対する**自己抗体** autoantibody によって発症する疾患である。シナプス後膜の補体依存的な溶解，および ACh-R の機能阻害によって，これらの自己抗体は ACh-R を消失させる。その結果として，アセチルコリンの会合阻害と筋無力症の発症が起こる。重症筋無力症の母に一過性の筋力低下を示す新生児が誕生する比率は，神経筋伝達の抑制に働く IgG が胎盤を通過する比率と一致している。また，筋無力症状は実験動物に対して ACh-R に対するモノクローナル抗体を注射することにより，あるいは精製されたレセプターそのものを能動免疫することによっても発症させることができる。

糸球体基底膜 glomerular basement membrane(g. b. m.)

グッドパスチャー症候群 Goodpasture's syndrome は進行性の糸球体腎炎と肺出血を特徴とする自己免疫疾患である。他の多くの自己免疫疾患と同様に，この症候群では MHC が疾患の発症に関与し，その発症率は HLA-DRβ1*1501 と DRβ1*1502 のタイプにおいて高く認められる。また，疾患の発症は肺や糸球体基底膜の主要構成成分である，タイプⅣ型コラーゲンの構成成分である α3，α4，α5(Ⅳ)鎖に対する抗体に起因している。これらの抗体は，腎臓の生検材料の免疫蛍光染色により検出され，IgG と C3 の線状の沈着が糸球体毛細血管の基底膜に沿って観察される(134 頁**図 14.9a** 参照)。患者の腎臓から抽出した抗体をリスザルに注入すると，糸球体上のタイプⅣ型コラーゲンと急速に反応し，致命的な腎炎を発症させる(**図 17.10**)。

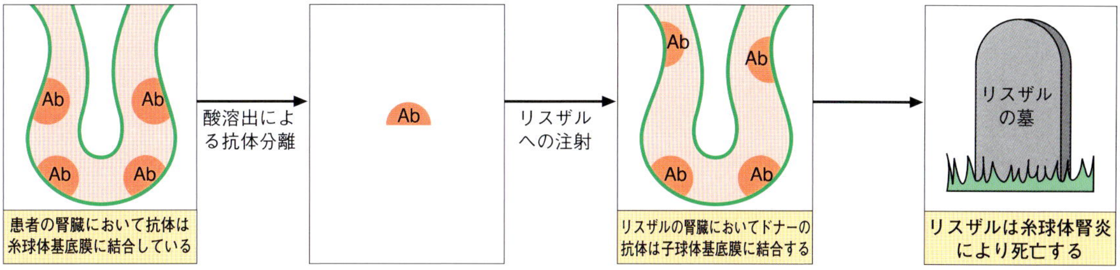

図 17.10　腎炎のパッシブトランスファー：グッドパスチャー症候群の患者の腎臓から酸溶出によって分離された抗糸球体基底膜（anti-g.b.m.）抗体の注射によるリスザルへの腎炎のパッシブトランスファー。Ab，抗体（Lerner, R. A., Glascock, R. J., Dixon, F. J.：*J. Exp. Med.*, **126**, 989, 1967 による）

心臓

持続性の**先天性完全心ブロック** congenital complete heartblock の最も一般的な原因は，新生児エリテマトーデスである。ほとんどすべての症例において，母親由来の**抗 Ro/SS-A 抗体**の高い力価が疾患の発症と関連している。重要な点は，抗 Ro 抗体が成人よりも新生児の心臓の組織に強く結合し，再分極を抑制することによって，経膜活動電位に異常をきたすことである。そして，抗 Ro IgG は胎盤通過によって胎児の循環器系に入り，母と胎児の心臓が同時に自己抗体に曝されるが，胎児だけがその影響を受ける。

***β*溶連菌** β−hemolytic streptococci は，心筋を傷害する交差反応性を有する自己抗体を産生させ，急性リウマチ熱の病原性に関与している。エキソトキシン（外毒素）であるストレプトリジン O streptolysin O（ASO）に対する抗体は，連鎖状球菌に感染した多くの患者のなかに低力価で検出される。この抗体の力価が高く，上昇する場合には急性のリウマチ熱を発症する可能性がきわめて高くなる。分子擬態が交差反応性を示す抗体の産生を惹起する一方で，CD4 リンパ球，サイトカイン，および接着分子もまた，この疾患の病原性に大きく関与している。

胃

ビタミン B12 の欠乏が原因である**悪性貧血** pernicious anemia は，一般的に，胃壁細胞（壁細胞抗体）に対する自己抗体による自己免疫性の胃疾患である。疾患に関与する胃壁細胞中の抗原は胃の ATPase であり，これは壁細胞の分泌細管上皮の主要なタンパク質である。慢性の炎症性単核球の浸潤を伴う萎縮性胃炎の患者は，分泌腺の変性により胃酸の分泌が不足し，発症に至る。多くの患者において，この他にみられる自己抗体は，内因子のビタミン B12 結合部，あるいは内因子と B12 の複合体に対する抗体であり，**ビタミン B12 の吸収阻害**に働く。

他の組織

他の臓器特異的な自己免疫疾患の多くは，それらの疾患に関わる臓器に対する特異的な抗体が関与している。**特発性アジソン病** idiopathic Addison's disease の患者は副腎の抗原に対する循環性の抗体を保有しており，**特発性副甲状腺機能低下症** idiopathic hypoparathyroidism の患者血清には，副甲状腺細胞の細胞質由来の抗原に対する抗体が含まれている。早発卵巣不全（早発閉経）の女性は，卵巣の細胞の細胞質に対する抗体を保有し，また**不妊症の男性** infertile male におけるいくつかの症例では，凝集性の抗体が精子の凝集を引き起こし，精子の頸管粘液への侵入を阻害していることが知られている。そして，**尋常性天疱瘡** pemphigus vulgaris の病因となる抗体は，重層扁平上皮細胞上の自己抗原を認識するとされている。このケラチノサイトの膜貫通型接着分子に対する抗体は，患者の皮膚組織を直接的な免疫蛍光法を用いて染色することにより，顕微鏡下で容易に観察される。

自己抗原免疫複合体の病因性

全身性エリテマトーデス

全身性エリテマトーデス（SLE）は，寛解と再発を繰り返す，多臓器を侵す疾患であり，自己抗体が可溶性構成分子に対して形成され，身体は常に抗原抗体反応が起こりうる状況にさらされている。産生される免疫複合体は血清病でみられる症状と類似した障害を起こす。様々な種類の自己抗原が狼瘡（SLE）でみられるが，その多くは核の中に存在する分子であり，最も特徴的なものは **2 本鎖 DNA** double-stranded DNA（dsDNA）に対するものである。抗核抗体 anti-nuclear antibody（ANA），特に抗 DNA 抗体の抗体価を検査することは，SLE の診断において重要である。名前に示されているように，免疫複合体の沈着は全身に及んでおり，腎臓，皮膚，関節，筋肉，肺，および脳に病変が認め

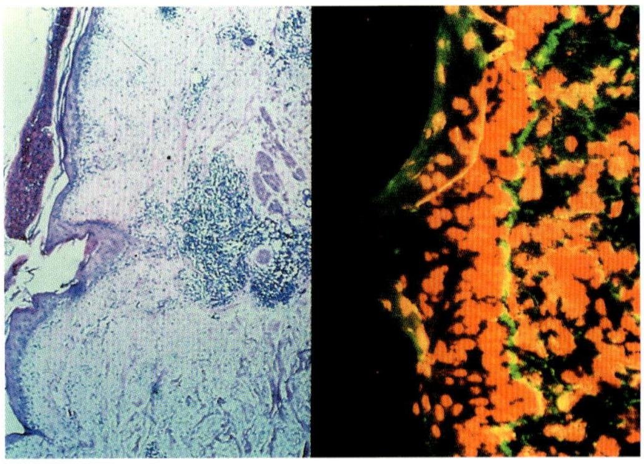

図 17.11 全身性エリテマトーデスにおける"狼瘡帯 lupus band"：左：皮膚の組織切片像はわずかに厚みを帯びた表皮と真皮の接合部と，その下部に拡散した炎症性細胞が観察され，深層部においては主要な炎症巣がみられる。ヘマトキシリン・エオジン染色による低倍率顕微鏡像。右：抗 IgG 抗体を用いた蛍光免疫染色法による高倍率の組織像（抗 C3 抗体を用いても同様の染色像が得られる）。IgG を含む免疫複合体の沈着（緑）が表皮と真皮の接合部に位置する基底膜上に観察される（D. Isenberg 教授の好意による）

られる（**図 17.11**）。約 40％の SLE 患者が最終的に腎臓の疾患を併発し，**ループス腎炎** lupus nephritis 患者における腎組織抽出液中には，抗 dsDNA 抗体が認められる。蛍光抗体法を用いた染色によって，腎機能傷害を起こした患者の腎臓の組織診では，抗原-抗体の複合体と補体の存在が認められる。蛍光標識抗 IgG あるいは抗 C3 抗体を用いた染色パターンは，顆粒状 lumpy-bumpy であり（134 頁，**図 14.9b** を参照），グッドパスチャー症候群（**図 14.9a**）において抗糸球体基底膜抗体で染色される線状のパターンとは対照的である。SLE の患者は赤血球，血小板，リンパ球，および種々の凝固因子などの様々な組織抗原に対する抗体を産生する。疾患の進行期においては，抗原である身体の構成物が腎臓や血流中の免疫凝集体に結合しており，血清中の補体量の低下が認められる。

ここで免疫複合物がうまく排除されるためには，無傷の**補体の古典的経路**を必要とし，初期反応性の補体タンパク質が欠損すると，免疫複合疾患にかかりやすくなることを思い起こしてみよう。確かに，ホモ接合性の補体欠損症は，SLE—原型的な免疫複合体による疾患—の病因としてはまれであるが，同時に，それは最も疾患にかかりやすい遺伝子型であり，これまでホモ接合性の C1q と C4 の欠損をもつ場合，80％の確率で SLE 様の疾患を発症することが知られている。

自己免疫疾患の病因としての T 細胞により媒介される過敏症

インスリン依存性糖尿病

インスリン依存性糖尿病（IDDM，**I 型糖尿病**）は，多因子性の自己免疫疾患であり，主要な症状としては**ランゲルハンス島**への T 細胞の浸潤と，インスリンを産生する β 細胞の **T 細胞による破壊** T-cell-mediated destruction が起こる。新たに糖尿病を発症した患者の血液中では，グルタミン酸脱炭酸酵素 glutamic acid decarboxylase（GAD）やインスリンなどの β 細胞に由来する抗原に特異的な自己反応性 T 細胞が認められる。また，同じ抗原に特異的な自己抗体も患者の血清中に検出され，発症のリスクを予測するための感度の高いマーカーとして使うことができる（**図 17.2** 参照）。これらの抗体が T 細胞による傷害の結果生じたものであるのか，また，疾患の発症に関与しているのかについては明らかになっていない。**シクロスポリン**は T 細胞によるサイトカインの産生を特異的に阻害するため，この薬剤の早期投与によって発症を遅れさせることができる。この疾患の発症については遺伝性の要因が強く，MHC に関連する遺伝子，特に *DR3.DQ2*，および *DR4.DQB* のハプロタイプと，染色体 11p15.5 上のインスリン遺伝子領域中の遺伝子多型に相関性が認められている。

多発性硬化症

多発性硬化症 multiple sclerosis（MS）は，中枢神経系のミエリンに対し反応性をもつ T 細胞が原因で起こる中枢神経の自己免疫疾患であり，特定のクラスⅡ MHC アレルを有する個体で発症する。T 細胞は軸索のミエリン鞘（髄鞘）の構成分子を認識し，結果としてミエリンとその内部にある軸索を破壊する。実験的アレルギー性脳脊髄炎 experimental allergic encephalomyelitis（**EAE**）との形態学的な類似性に基づき，古くから MS は自己免疫疾患と考えられている。EAE は運動麻痺につながる脱髄性の病気であり，**ミエリン塩基性タンパク質** myelin basic protein（MBP）を完全フロイントアジュバントとともに実験動物に対して免疫することによって，あるいは自己抗原を認識し，活性化した **Th1 細胞**を移入することによって発症させることが可能である。一方，ヒトの MS におけるミエリンの破壊は，TNF や IFNγ などの Th1 サイトカインによって，またミエリンの構成分子を貪食する活性化マクロファージにより起こる。さらに，細胞傷害性 T 細胞は直接ミエリン対してダメージを与え，ミエリンの構成分子に対する抗体による抗体依存性細胞媒介性傷害（ADCC）や，ミエリンオプソニン作用，あるいは補体の活性化によって脱ミエリン化（**脱髄**）を起こす。MBP とミエリンオリゴデンドロサイト糖タンパク質 myelin oligodendrocyte glycoprotein（MOG）に対する抗体は MS 患者で認められ，疾患の再発の頻度と予後に相関性が認められている。MS の他の特徴としては，患者の脳脊髄液 cerebrospinal fluid（CSF）中に乏クローン性の免疫グロブリンが認められることである。しか

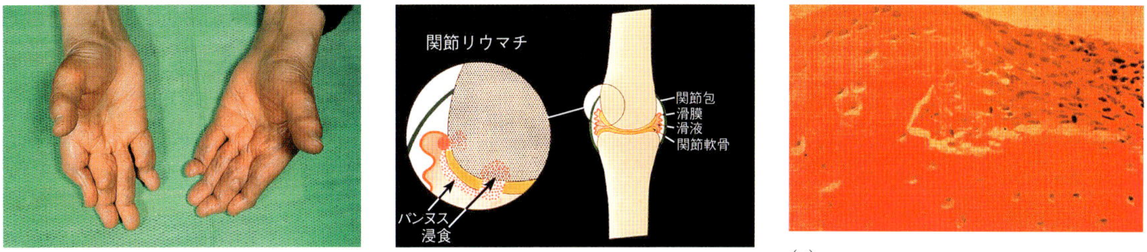

(a) (b) (c)

図 17.12 関節リウマチ(RA)：(a)典型的なスワン・ネック変形を示している慢性の RA 患者の手。(b)可動関節の見えている骨の図と滑膜由来のパンヌス下の軟骨の侵食。(c)パンヌスの組織像。細胞の辺縁部で骨と軟骨の浸食が鮮明に観察できる(a は D. Isenberg 教授，c は L. E. Glynn 氏の好意による)

しながら，これらの特異性と疾患の発症における重要性はいまだ明らかになっていない。また，MS の病因についても不明であるが，MS 患者に由来する T 細胞クローンが，MBP と EBV でみられる抗原の両者に反応性を示すことから，分子擬態が病因となっている可能性が考えられている。

関節リウマチ

免疫病因論

関節リウマチ rheumatoid arthritis(RA)は病因不明の破壊性の関節症であり，MHC クラスⅡ HLA-DRB1*0404 と*0401 と強い関連性がある。血管新生と炎症細胞の浸潤により，骨と軟骨の表層に**パンヌス** pannus が形成され，骨および軟骨の破壊が起こり，滑膜細胞の過形成によって関節の変性が生じる(**図 17.12**)。浸潤細胞は主に **CD4⁺ T 細胞**であり，これは単球，マクロファージとマスト細胞を刺激し，関節中に好中球を動員する IL-1，IL-6，TNF や様々なケモカインの分泌を促す。滑膜中の IL-1 と TNF は線維芽細胞と軟骨細胞を刺激し，組織破壊性の**タンパク質分解酵素**を分泌させることにより関節を損傷させ，また破骨細胞を刺激することにより骨破壊を誘導する。有害なパンヌスが軟骨を覆うにつれて，組織破壊が辺縁部でみられる(**図 17.12c**)。これには酵素，ROI の放出が関与し，また IL-1，IL-6 および TNF の分泌が特に重要であると考えられている。一方，B 細胞も活性化しており，形質細胞の存在がしばしば認められ，胚中心をもつ二次リンパ濾胞が滑膜に存在することもある。リウマチ因子と IgG の免疫複合体は，関節腔でアルザス反応 Arthus reaction を起こし，これは多形核白血球の流入を誘導する。そして，これらの免疫細胞は，エラスターゼ，コラゲナーゼ，およびプロテアーゼを放出し，軟骨表層のプロテオグリカンの分解により関節破壊を引き起こす(**図 17.13**)。

関節リウマチは，抗サイトカイン療法，あるいは T 細胞の活性化を阻害することによって治療できる

現在では，RA においてサイトカインが中心的な役割を果たすことが広く知られており，多くの**抗サイトカイン療法** anti-cytokine therapy が開発されている。これらの薬剤には，フリーな **TNF** を中和する可溶型の TNF レセプターと IgG1 の融合タンパク質(Etanercept®)や TNF そのものに対するキメラのモノクローナル抗体(インフリキシマブ)がある。TNF の活性を阻害することによって，IL-1，IL-6，IL-8 および他の炎症性サイトカインを誘導する経路の活性化を防ぎ，これらの薬剤は RA の治療に有効性を示す。他のアプローチとしては，CTLA-4 と IgG1 の融合タンパク質を用いて，T 細胞上の CD28 の活性化を阻害する方法がある。これは CD28 の B7.1(CD80)と B7.2(CD86)への結合を競合的に阻害することによって，T 細胞の活性化を抑制する。**CTLA-4 Ig** は炎症のカスケード反応においてきわめて早期の段階に働き，マクロファージと B 細胞の二次的な活性化を抑制するため，RA 患者の治療においてきわめて高い有効性を示す。

IgG による自己感作と免疫複合体の形成

IgG の Fc 領域に対する自己抗体は異常に糖負荷されており，抗グロブリンあるいは**リウマチ因子** rheumatoid factor として知られている。また，この抗体は疾患の特徴として，すべての RA 患者で認めれている。抗グロブリン抗体の多くは IgM であり，抗グロブリン抗体の検出は RA の非常によい診断テストである。

浸潤した形質細胞により産生された自己会合性をもつ IgG の抗グロブリン抗体の凝集体が，滑膜組織と関節液中に検出される。そこでは，関節液の滲出を伴う典型的な急性炎症反応が起こっている。

クローン病

クローン病 Crohn's disease は，免疫系の傷害や環境および遺伝的背景などの複合的な原因による慢性的な肉芽腫性の**炎症性大腸疾患** inflammatory bowel disease である。その病因は不明であるが，自己免疫疾患であると考えられている。患者は様々な臓器に対する**自己抗体**を産生し，また患者の 70%では酵母 *Saccha-*

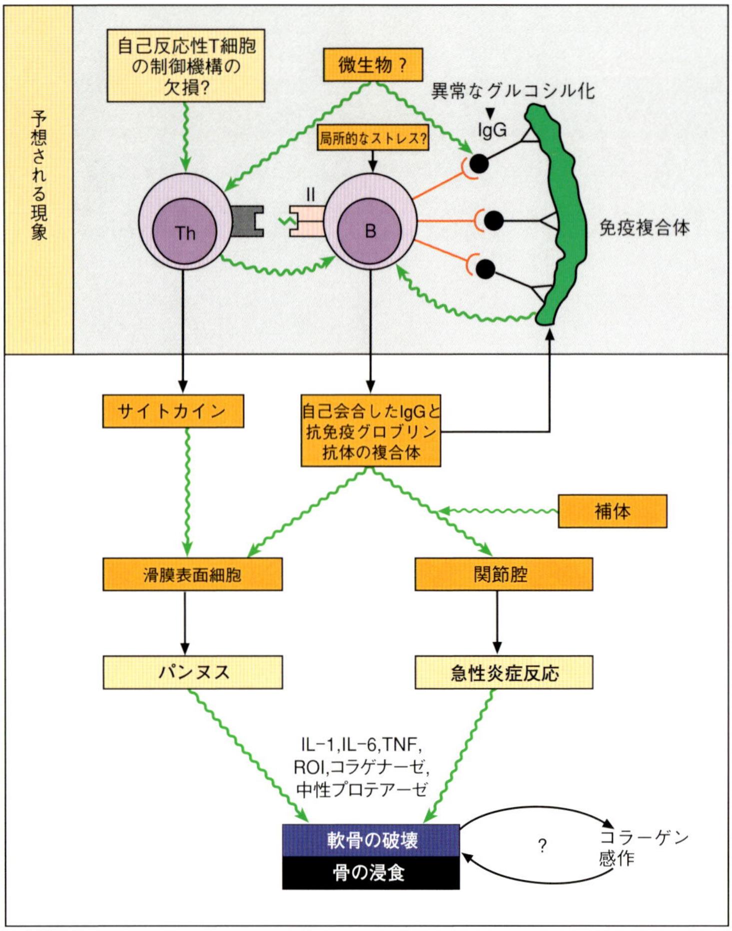

図 17.13　関節リウマチの免疫病原性と自己免疫誘導モデル：MHC クラスⅡ分子と結合するペプチドについては明らかにされていない。緑色の矢印は刺激を表し，黒色の矢印は作用による変化や結果を示す。IgG：免疫グロブリンG，IL：インターロイキン，Th：ヘルパーT細胞，TNF：腫瘍壊死因子，ROI：活性酸素中間体

romyces cerevisiae に対する抗体を保有している。この抗体の検出はクローン病の診断に利用される。クローン病において特徴的な病変は腸管内部における単核細胞の浸潤と，それに伴う TNF，IL-1，IL-6 および IL-12 を含む炎症性サイトカインの産生亢進である。*NOD2* と呼ばれる 16 番染色体上の遺伝子は，病気の罹患率に影響しており，この遺伝子の多型は重要な遺伝的危険因子として知られている。NOD2 タンパク質はリンパ球数を正常に維持し，免疫反応の終息に働くアポトーシス誘導機能を有すると考えられている。粘膜固有層の T 細胞でアポトーシスが誘導されないことがクローン病患者における特徴のひとつであり，IL 12，IFNγ および IL 2 の分泌を伴う **Th1 細胞の異常な活性化**，そしてそれに伴い TNF の分泌と他の炎症性因子による単球の活性化が起こる。実際に TNF の中和抗体であるインフリキシマブの投与は，臨床において顕著な治療効果を示している。ヒトとマウスのキメラ抗体であるインフリキシマブは抗炎症性作用だけでなく，粘膜固有層の T 細胞のアポトーシスの亢進にも効果を示す。

セリアック病

摂食タンパク質に対する正常な免疫寛容の破綻が，セリアック病の発症に関与すると考えられている。セリアック病は摂取されたグルテンの**グリアジン** gliadin 画分に対する異常な T 細胞の反応による疾患である。疾患においては 90％を超える症例で HLA-DQ2 と，そして残りの症例では DQ8 との関連性が認められている。グリアジンの摂取により，$CD4^+$および $CD8^+$細胞の腸粘膜への浸潤が引き起こされる。患者はグリアジン，および組織型トランスグルタミナーゼ tissue transglutaminase（TTG）として同定された筋内膜の構成分子に対する免疫反応が起こる。TTG に対する IgA と IgG の双方の抗体の存在は，セリアック病において特異的であり，かつ特徴的である。

橋本病

橋本病の発症には，甲状腺の濾胞細胞と細胞外マトリックスと相互作用する T 細胞が重要な鍵を握っている。T 細胞は感染した病原体の分子擬態によって，

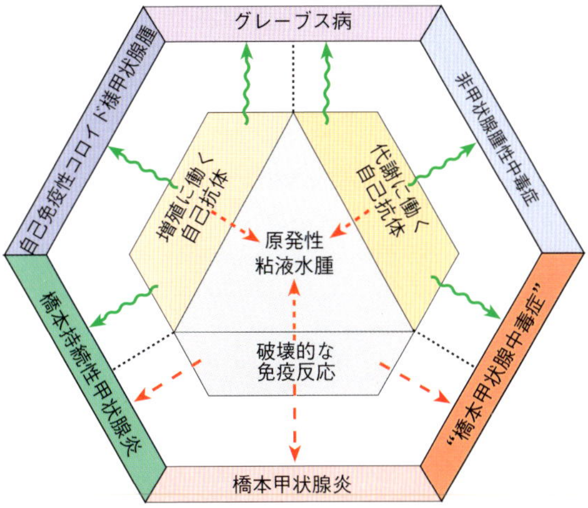

図 17.14　自己免疫性の甲状腺疾患における環状スペクトルと様々な自己免疫応答の関係：ハシ-トキシコーシス Hashitoxicosis は橋本病と甲状腺中毒症が併存する甲状腺疾患を示す（D. Doniach 教授と G. F. Bottazzo 教授の好意による）

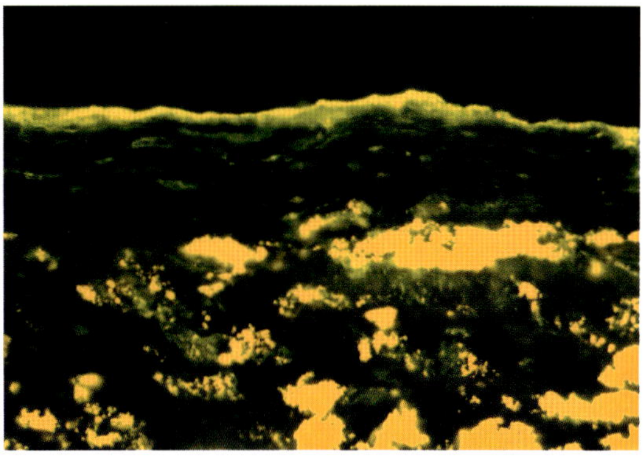

図 17.15　早期のヒト動脈硬化症の病変部における熱ショックタンパク質 60 の発現：ヒト頸動脈における脂肪線条（初期の病変にみられる）の凍結切片（未固定，厚さ 4 μm）に対して，熱ショックタンパク質 60 に対するモノクローナル抗体と蛍光色素で標識された二次抗体による間接蛍光抗体染色を行った。強い蛍光が内皮細胞に認められ，同時に泡沫細胞を含む細胞の内膜への浸潤が観察される。400 倍での蛍光顕微鏡による撮影された写真（写真は G. Wick 教授の好意による）

あるいは患者の甲状腺細胞上の異常な MHC クラスⅡ分子との相互作用により活性化されると考えられている。CD8$^+$細胞による甲状腺細胞の直接的な細胞死誘導が甲状腺機能不全を起こす一方で，分泌されるサイトカインもまた発症に関与すると考えられている。橋本病の患者は甲状腺のペルオキシダーゼとチログロブリンに対する血清抗体を産生するが，病気の発症および慢性化におけるこれらの自己抗体の機能は明らかにされていない。つまり，これらの抗体の力価と病気の進行については密接な相関性が認められるが，抗体の自己抗原に対する免疫反応が甲状腺炎の発症に関与しているのか，T 細胞による組織損傷の二次的な現象であるのかについては不明である。

現在では，甲状腺に対する自己免疫反応にはかなりの多様性があることが知られている。これらの自己免疫反応は，組織破壊，代謝刺激，増殖，あるいは細胞分裂阻害を引き起こし，これらの多様な組合せが，**自己免疫性甲状腺疾患** autoimmune thyroid disease の形態の多様性を決めている（**図 17.14**）。

動脈硬化症

免疫系の細胞とそれらが産生する様々な炎症性伝達物質はアテローム動脈硬化斑の形成，進展，および破裂に関しても重要な役割を担っている。自己免疫反応は，血管の内膜で蓄積がみられる**低密度リポタンパク質** low-density lipoprotein（**LDL**）の酸化により生じたエピトープを標的とすると考えられている。酸化修飾された LDL は内皮細胞を刺激し，リンパ球と単球に対する接着分子の発現を亢進させ，また，内膜平滑筋を活性化し，IL-1，TNF，IL-6，IL-18，IFNγ，およびマクロファージコロニー刺激因子（M-CSF）などのサイトカイン産生を促す。内皮細胞は，白血球を呼び寄せるケモカインを分泌し，その結果，単球と T 細胞の血管壁への浸潤が起こる。単球は M-CSF のようなサイトカインによって活性化され，いわゆる**泡沫細胞** foam cell となり LDL 粒子を活発に摂取する。熱ショックタンパク質 heat shock proteins（HSP），特に 60 kDa のファミリーに属する分子が，早期のアテローム性動脈硬化症の発生において病因となる自己抗原であることを示すいくつかの報告がなされている（**図 17.15**）。HSP は内皮細胞とともに，クラミジア *Chlamydia* や大腸菌 *Escherichia coli* などの多くの微生物にも存在し，病原菌と自己に由来する HSP60 に対する免疫交差反応を促進すると考えられている。その結果として，**T 細胞とマクロファージの持続的な浸潤**は，アテローム性動脈硬化症の最も早期にみられる脂肪斑を形成する。さらにサイトカインが産生されると，平滑筋細胞の増殖と遊走や，アテローム動脈硬化斑進展を引き起こし，これが血流を阻害したり，破裂により急性の冠状動脈閉塞を引き起こす。

乾癬

乾癬は主に T 細胞による炎症性疾患であり，浸潤した T 細胞によって局所的に産生された**好炎症性 Th1 サイトカイン** proinflammatory Th1 cytokine による**ケラチノサイトの過剰増殖** keratinocyte hyperproliferation が起こっている。乾癬の病変部において活性化された T 細胞は，IFNγ，TNF，IL-1 および IL-2 などの様々なサイトカインを産生するが，IL-4 と IL-10 などの Th2 サイトカインはほとんど産生しない。この疾患に関わる抗原の性質とその局在は不明であるが，様々な抗 T 細胞性の生物製剤が乾癬の治療に有効で

表 17.4 **自己免疫検査と診断**

疾患	抗体	備考
橋本病	甲状腺	膠質甲状腺腫，甲状腺がん，および亜急性甲状腺炎と異なる。橋本病においては通常甲状腺摘除は必要ない。
原発性粘膜水腫	甲状腺	検査においては症例中 99% が抗体陽性である。
甲状腺中毒症	甲状腺	細胞質抗体の高い力価は活発な甲状腺炎を示し，術後の粘膜腺種発症の傾向を示す：抗甲状腺薬は効果的な治療法の 1 つであるが，HLA-B8 患者は再発の可能性が高い。
悪性貧血	胃	潜在的な悪性貧血の診断，非自己免疫性の巨赤芽球性貧血との鑑別診断，および亜急性連合性脊髄変性症が疑われる場合の診断に役立つ。
インスリン依存性糖尿病（IDDM）	膵臓	抗インスリン抗体は発症初期に認められる。GAD に対する抗体は IDDM における基本的な検査対象である。2 種以上の抗原に対する自己抗体が，新たに発症した小児，あるいは軽症の親族において 80%の頻度で認められるが，対照群では認められない。
突発性副腎萎縮症	副腎	結核性の疾患と異なる。
重症無筋力症	筋肉	陽性の場合 80%以上の頻度で胸腺腫を伴う（特に HLA-B12 の場合に多い）。
	アセチルコリンレセプター	
尋常性天疱瘡および類天疱瘡	皮膚	これらの疾患の間では蛍光抗体法による染色パターンが異なる。
自己免疫性溶血性貧血	赤血球（クームス試験）	他の貧血症と異なる。
シェーグレン症候群	唾液線管細胞，SS-A，SS-B	
原発性胆汁性肝硬変	ミトコンドリア	他の閉塞性黄疸と異なる（まれに抗体陽性となることもある）。原発性胆汁硬変に関連した突発性肝硬変のサブグループのミトコンドリア抗体陽性による診断を行う。
慢性活動性肝炎	平滑筋，抗核，および 20%においてミトコンドリア	平滑筋の抗体は SLE との区別に用いる。1 型の慢性活動性肝炎は核，平滑筋，アクチン，アシアロ糖タンパク質レセプターに対する抗体を伴い，女性によく見られる。2 型は抗 LKM-1（cyt P450）抗体を有し少女や若手女性にみられる。
関節リウマチ	抗グロブリン（例えば SCAT とラテックス凝集反応）	高い力価を示した患者は予後不良の場合が多い。
	抗グロブリンと免疫グロブリンの糖鎖異常（アガラクト化）	関節リウマチの予後に関連する。
全身性エリテマトーデス（SLE）	高力価の抗核，抗 DNA	抗 DNA 抗体は活動期に見られる。2 本鎖 DNA に対する抗体のうち高親和性のものは CNS 傷害において特徴的である。
	リン脂質	血栓症，不育症，および血小板減少症で見られる。
強皮症	核小体	疾患の診断を行う。
ウェゲナー肉芽腫症	好中球の細胞質	抗セリンプロテアーゼ抗体は疾患と密接に関わる：緊急治療が予後に重要である。

Ab：抗体，CNS：中枢神経系，GAD：グルタミン酸脱炭酸酵素，Ig：抗グロブリン，PA：悪性貧血，SLE：全身性エリテマトーデス

あることより，T 細胞が重要な役割を果たしていることは明らかである。乾癬治療に用いられる生物製剤としては，T 細胞の活性化を阻害する CTLA-4 と IgG の組換え融合タンパク質である CTLA-4Ig や抗 CD4 抗体，あるいは IL-2 レセプターに対する抗体（Daclizumab®）が挙げられる。また TNF を標的とするエタネルセプトや接着分子である LFA-1 を標的とする Efalizumab® も臨床的な治療効果が認められてい

る。さらに，組換えヒトIL-4を用いたTh1反応からTh2反応への変換によって，臨床的に高い治療効果が得られていることは注目に値する。

自己抗体テストの診断的価値

血清中の自己抗体はしばしば診断マーカーとして役立つ。重要な情報については**表17.4**に示す。これらの検査は，人々に対して疾患発症のリスクを明らかにするものであり，例えば，糖尿病などの自己免疫疾患患者の親族に対する検査や，甲状腺炎患者における胃の自己免疫の検査，また，その逆の検査も同様である。そして最終的に社会的なコンセンサスが得られ容認されるならば，すべての人に対して検査が行われるべきであろう。

自己免疫疾患の治療

標的臓器レベルでのコントロール

自己免疫疾患の主な治療法は，特殊なものではなく，免疫反応の制御によるものである(**図17.16**)。しかしながら，多くの臓器特異的な疾患においては，代謝制御で通常十分な治療効果があり，このような治療法としては，原発性粘液水腫におけるサイロキシン補充や，若年型糖尿病におけるインスリン投与，悪性貧血におけるビタミンB12投与，また，グレーブス病における抗甲状腺薬の投与などが挙げられる。損傷を受けた組織を取り替えるために，遺伝子操作された新生児やブタ胎仔の島細胞などの組織を異種間で移植する研究や，幹細胞を培養し様々な組織へ分化させる試みがなされている。

抗炎症薬

コルチコステロイド corticosteroid は，様々な免疫反応を抑制するだけでなく，炎症性の病変，特に好中球と他の食細胞の浸潤を制御するために，自己免疫疾患の治療に古くから使われている。重症筋無力症の患者はステロイドの大量投与が効果的であり，SLEと免疫複合体腎炎などの他の重篤な自己免疫疾患にも同様に効果がある。RAにおいても，ステロイドは非常に効果的であり，緩解導入を促進する。投薬の結果，セレクチン，白血球インテグリン，および内皮細胞上の接着分子の発現が抑制され，関節への炎症細胞の浸潤が強く阻害される。

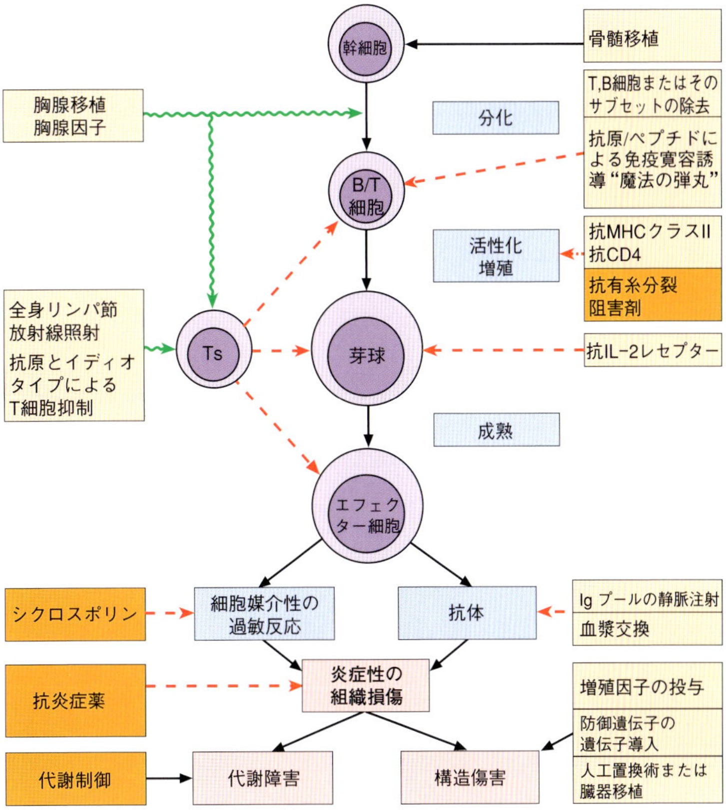

図17.16 自己免疫疾患の治療：現在行われている従来からの治療法を濃い橙色の囲みで示し，いくつかの実現可能なアプローチについては薄い橙色の囲みで示した(生体肝移植においては，下部右に示した。免疫抑制療法は組織を自己免疫による損傷から保護し，臓器移植に効果的である)
Ig：免疫グロブリン，IL：インターロイキン，i. v.：静脈注射，Ts：抑制性T細胞

免疫抑制剤

シクロスポリン cyclosporin は抗炎症薬であり，T 細胞によるサイトカインの分泌を阻害する。また IL-2 のようなサイトカインはリンパ球の増殖に必須であるため，シクロスポリンは細胞分裂阻害剤でもある。ステロイドとの組合せで通常投与されるアザチオプリン azathioprine，シクロホスファミド cyclophosphamide やメトトレキサート methotrexate などの従来から用いられている非特異的な細胞分裂阻害剤と同様に，様々な自己免疫疾患においてシクロスポリンの有効性が実証されている。しかし，これらの薬剤の免疫反応全般に対する抑制効果によって，患者が感染に対して高い危険性を有することになる。

血漿分離交換法(血漿瀉血)

血漿分離交換法は，特に細胞分裂阻害剤と組み合わせて用いられたときに，多くの自己免疫疾患において良好な治療効果が報告されている。しかしながら，異常な抗体を取り除いたり，SLE においては免疫複合体の沈着を抑制するために用いられている血漿交換法の治療効果は一時的なものである。

T 細胞の制御戦略

T 細胞の制御戦略方法の選択肢として考えられるものを**図 17.17** に示す。

抗体を用いたイディオタイプ制御

抗イディオタイプ抗体の強力な免疫抑制作用は，自己抗体の産生抑制にも有効である。様々な自己免疫疾患において，**多くの正常なドナーから集められた Ig の静脈内注射**は効果的であり，特定の条件下では，非常にすぐれた治療法である。これらの Ig は，自己抗体のイディオタイプと結合する**抗イディオタイプ抗体** anti-idiotype antibody のソースであるだけでなく，様々なサイトカインに対する抗体を含んでおり，顕著な抗炎症効果も示す。Ig の静脈内注射による効果は，自然抗体が健常人における免疫系の恒常性維持に対して，様々な機能をもつことを示している。

T 細胞ワクチン接種

自己反応性の T 細胞が組織破壊性因子であると考えた場合，自己免疫疾患の予防や治療のために，これらの T 細胞を不活性化し，ワクチンとして利用できる可能性がある。これらの自己に由来する T 細胞の投与により，組織損傷性の T 細胞を抑制する制御ネットワークの特異的な活性化が期待できる。実際，このアプローチは，実験動物での EAE の治療において，良好な結果を得ている。また，MBP に特異的な自己反応性 T 細胞上に発現する Vβ5.2 の配列に由来する

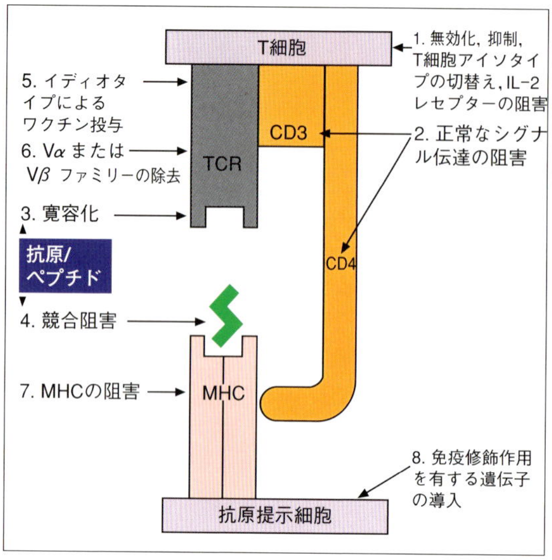

図 17.17 T 細胞を標的とした治療戦略：IL：インターロイキン，MHC：主要組織適合遺伝子複合体，TCR：T 細胞レセプター

TCR ペプチドワクチン TCR peptide vaccine は，MS の臨床治験で効果を示している(**図 17.17(5)**)。

制御性メディエーターの操作

多くの臓器特異的な自己免疫疾患において，Th1 細胞は病因となりうるため，その表現型を Th2 に切り換える試みは有効な治療法になると考えられる(**図 17.17(1)**)。**免疫反応を Th1 から Th2 にシフトさせる** IL-4 の投与によって，EAE における細胞損傷性の T 細胞の活性を抑制，あるいは阻害できることが報告されている。**IFNβ** は IFNγ の合成を抑制し，T 細胞媒介性の炎症に対して様々な抑制効果をもつ。これらの抑制活性が MS において IFNβ を治療に用いる根拠となっており，IFNβ は臨床的に疾患の進行と重篤度を顕著に軽減し，自然発症の MS に治療効果が認められた最初の薬剤として知られている。

抗原による操作

反応阻害抗原を投与する目的は，MHC 分子上の抗原結合溝を塞ぐことができる形状で，かつ十分な濃度で抗原を投与することによって，自己抗体と MHC 分子の結合を阻害することである。その戦略の 1 つとして，目的の MHC 分子に会合し，自己抗原との反応に拮抗するような 1 アミノ酸の置換で，高親和性を示すペプチドのアナログをデザインすることが考えられる(**図 17.17(4)**)。身体はいくつかの異なる MHC 分子を発現しているため，このペプチドは微生物に対する生体の防御反応を過度に阻害することはない。

消化管の粘膜表面は強力な免疫原性をもつ様々な微生物に曝されており，免疫抑制性のサイトカイン分泌細胞を刺激し Th1 タイプの応答を阻止することが，消化管の免疫性防御に重要である。**経口摂取**した抗原は Th1 細胞を寛容化し，EAE および他の実験的な自己免

疾疾患の治療において優れた治療効果を示した。しかし残念ながら，ヒトにおいては，経口摂取による免疫寛容を誘導させる臨床試験はいまだ成功していない。寛容原はエアゾールペプチドの吸入により投与することが可能であり，これは抗原特異的な T 細胞の抑制に働く非常に魅力的な方法であると考えられる。鼻腔内へのペプチドの投与は，様々な実験的自己免疫疾患の治療に効果を示し，疾患の発症後の投与でもその効果が示された。

免疫反応を阻害する他の生物薬剤

魔法の弾丸 magic bullet の概念に基づいて，リンパ球上の特異的な細胞表面のレセプターに対し選択的な作用をもつ，様々なモノクローナル抗体がつくられている。そしてこれらの抗体，および他の形態の生物反応阻害剤を自己免疫疾患の治療に用いる試験がなされている。それらの作用機序には以下のようなものがある。

- TNF に特異的なモノクローナル抗体(インフリキシマブ)，あるいは TNF レセプターと IgG1 の融合タンパク質(エタネルセプト)による TNF の阻害。
- 組換え IL-1 レセプターアンタゴニストを用いた IL-1 レセプターの阻害。
- ケモカインレセプターまたはケモカインアンタゴニストを用いた組織への白血球のリクルート阻害。これらを用いた治療は，臓器特異的な様式で炎症を抑制することができる。例えば CTACK(CCL27)とそのレセプターである CCR10 は皮膚における T 細胞のホーミングに重要であるが，他の臓器では関与しない。この反応の阻害は乾癬に対して有効である可能性があり，また他の免疫系には影響を及ぼさないものと考えられる。
- CTLA-4 と IgG の定常領域を結合させた形の組換え融合タンパク質である CTLA-4Ig は，T 細胞の活性化を阻害し，一次的および二次的な抗体反応を阻害する。
- 完全なヒト型の抗 CD4 モノクローナル抗体による CD4 の阻害。
- IL-2 レセプター CD25 の阻害剤(Daclizumab®)。この類の抗体は活性化した T 細胞のみを標的とし，投与しても患者の全体的な免疫反応には影響を及ぼさない。
- LFA-1，アネキシン-1，および VAP-1(vascular adhesion protein-1)などの接着分子の阻害。
- CD40 リガンドに対する抗体。
- 細胞におけるシグナル伝達経路の阻害剤。
- 恒常性(ホメオスタシス)と制御性細胞の回復を目的とした幹細胞の移植。

復習

免疫系は環境中の抗原に対する効果的な反応と，自己分子に対する自殺的攻撃の抑制制御との間の微妙なバランスを保っている。

自己免疫疾患の概要

- 自己免疫は，特定の疾患に相関しており，これらの疾患はスペクトルを形成している。スペクトルの一端には，橋本病のように，自己抗体と病変が臓器特異的な疾患があり，臓器が自己免疫反応が攻撃する標的となる。スペクトルのもう一端には臓器非特異的，あるいは SLE のように全身性の自己免疫疾患があり，自己抗体が広範囲に及ぶ反応性をもち，血清病のように血液中の免疫複合体の沈着による病変が認められる。
- 甲状腺炎と悪性貧血のような臓器特異的な傷害が重複して同一個人に認められる場合，リウマチ性疾患を合併する可能性は，予測される自然発症率に比べて高い傾向にある。

遺伝的素因と環境的因子

- 多因子性の遺伝的素因は，自己免疫疾患を患う可能性を増大させる。これらは HLA の組織型，自己免疫の素因，および自己抗原の選択に関わる遺伝子群が関与している。
- 女性は男性より自己免疫の発生頻度が非常に高く，これはおそらくホルモンの影響によるものと考えられている。
- 双子の研究により，多くの疾患に対する強い環境性の影響が明らかにされている。微生物，あるいは微生物以外の要因による双方の可能性が考えられている。
- 微生物は，分子擬態，アジュバントあるいはスーパー抗原として機能すること，また免疫反応のポリクローナルアクチベーターとして働くなど，様々な機構により自己免疫疾患の発症に関与している。

自己反応性は自然に生じる

- 自己抗原の大部分は，自己反応性の T 細胞と B 細胞を含む循環性リンパ球と遭遇しうる。自己反応性の免疫細胞は $CD4^+$ $CD25^+$の制御性 T 細胞によって制御されており，この細胞群が欠損すると自己免疫の発症につながる。

表 17.5 体液性免疫の直接的な病因性

疾患	自己抗原	病変
自己免疫性溶血性貧血	赤血球	赤血球の破壊
リンパ球減少(症例による)	リンパ球	リンパ球破壊
突発性の血小板減少性紫斑病	血小板	血小板破壊
ウェゲナー肉芽腫症	PMN プロテイナーゼIII	PMN による内皮細胞の損傷
抗リン脂質症候群	カルジオリピン/β_2-糖タンパク質 1 複合体	頻発性の血栓閉栓
男性不妊症(症例による)	精子	精子凝集反応
悪性貧血	H^+/K^+-ATPase, ガストリンレセプター 内因子	胃酸分泌阻害 ビタミン B12 の吸収阻害
橋本病	甲状腺のペルオキシダーゼ表面抗原	組織培養された甲状腺細胞に対する細胞毒性
原発性粘膜水腫	TSH レセプター	TSH レセプターを介する甲状腺細胞へのシグナル伝達阻害
グレーブス病	TSH レセプター	TSH レセプターを介する甲状腺細胞への刺激
グッドパスチャー症候群	糸球体基底膜	補体が媒介する基底膜の損傷
重症筋無力症	アセチルコリンレセプター	レセプターを介するシグナル伝達の阻害とレセプターの破壊
ランバート・イートン症候群	シナプス前性の Ca チャネル	神経筋の欠損
黒色表皮腫(タイプ B)およびインスリン抵抗性の血管拡張性失調症	インスリンレセプター	インスリンレセプターを介するシグナル伝達の阻害
アトピー性アレルギー(症例による)	β-アドレナリンレセプター	アドレナリンレセプターを介するシグナル伝達の阻害
先天的完全心ブロック	Ro/SS-A	胎児の心臓における膜活動電位の歪み
セリアック病	筋内膜	小腸における炎症

ATPase：アデノシントリホスファターゼ, PMN：多型核好中球, TSH：甲状腺刺激ホルモン

ヘルパー T 細胞の制御は重要である

・自己反応性ヘルパー T 細胞が, クローン除去, クローンアナジーによる T 細胞抑制, あるいは不適切な自己抗原のプロセシングにより, 不活性化されることが, 免疫システムにとって重要である。

自己免疫はヘルパー T 細胞をバイパスして生じることもある

・合成, 分解による薬との結合, 外因性の抗原に対する交差反応を介して起こる自己抗原の異常修飾は T 細胞を活性化する新しいキャリア(担体)決定因子となることがある。
・B 細胞と T 細胞は, EBV やスーパー抗原などの多クローン性の活性化物質により直接的に刺激されうる。
・Fas と FasL(Fas リガンド)の相互作用が起こらないと通常は除去される T 細胞が生き残ってしまう。インターロイキン 2(IL-2)は T 細胞の活性化に重要であるが, 加えて, アポトーシス誘導に対しても重要であり, IL-2 あるいはそのレセプターが存在しないと自己免疫反応を引き起こす。

表 17.6　臓器特異的と臓器非特異的な自己免疫疾患の比較

臓器特異的疾患(例：甲状腺炎，胃炎，副腎炎など)	臓器非特異的疾患(例：SLE など)
相異点	
リンパ系と反応しうる抗原は低濃度でしか存在しない	リンパ系と反応しうる抗原は高濃度で存在する
抗体と病変は臓器特異的である	抗体と病変は臓器非特異的である
甲状腺炎，胃炎，副腎炎などの間に臨床および血清学的な重複が認められる	SLE，関節リウマチおよび他の結合組織疾患の間に合併症が認められる
家族間における臓器特異的な自己免疫の傾向がある	組織性の疾患に血縁関係との関連が認められる
リンパ球の浸潤，細胞媒介性の過敏反応と自己抗体媒介性，非媒介性の実質細胞破壊が認められる	抗原-抗体の免疫複合体形成とその沈着による病変が認められる
代謝の制御，T 細胞の寛容化による治療が必要である	治療の標的は炎症と免疫複合体形成阻害である
臓器において腫瘍形成の傾向がみられる	リンパ腫発症の傾向がみられる
抗原を完全フロイントアジュバントとともに正常な実験動物に対して免疫を行うと，臓器特異的な抗体産生を促す	実験動物に対して抗原で免疫しても自己抗体の産生は認められない
フロイントアジュバントとともに抗原を免疫することにより実験的に病変を引き起こすことができる	疾患と自己抗体は特定の実験動物において自然発症的に生じる(NZB マウスやハイブリッドなど)
類似点	
循環系における自己抗体は正常な身体を構成する分子に反応する。 患者はしばしば血清中の免疫グロブリン含量の増加が認められる。 自己抗体は主要なクラスの免疫グロブリンで認められ，特に IgG が多く，しばしば高親和性であり異常な修飾が認められる。 女性において高い発症率を示す。 疾患は常に進行性を示すわけではなく，悪化と小康状態を繰り返す。 HLA と密接な関係がある。 実験動物における自然発症モデルは遺伝的にプログラムされている。 自己抗体の検査は診断に役立つ。	

IgG：免疫グロブリン G，SLE：全身性エリテマトーデス

制御機構のバイパスが自己免疫疾患を起こす

- MHC クラスⅡ遺伝子の抑制解除は MHC クラスⅡ分子の細胞表面における異常な発現を起こし，細胞性自己抗原と自己反応性の T 細胞活性化因子の間の"沈黙"をうち破る。
- Th1-Th2 不均衡は炎症性サイトカインの過剰産生を起こす。

体液性自己抗体の病原性への関与

- 血液や細胞表面のレセプターおよび他の臓器に対するヒトの自己抗体と病原性との関係を**表 17.5** に示した。
- 疾患の受動的移入(パッシブトランスファー)は"自然の実験"においてみられ，母親に由来する IgG の自己反応性抗体が胎盤を通過することにより，胎児に一過性の同じ症状を引き起こす。

自己抗原免疫複合体の病原性

- 免疫複合体は通常に補体に結合しているが，全身性エリテマトーデス(SLE)の患者における腎臓，皮膚，および関節で認められる免疫複合体は，対応する臓器の病変と関係している。

病因としての T 細胞が媒介する過敏反応

- Ⅰ型糖尿病(IDDM)は MHC クラスⅡ遺伝子と関連する強い遺伝的背景を有する。インスリン産生細胞の T 細胞による破壊が疾患の原因であるが，様々な自己抗体も存在が認められている。
- 多発性硬化症(MS)はサイトカインおよび T 細胞や活性化マクロファージにより引き起こされる脱髄によって発症する。完全フロイントアジュバントとともにミエリンで免疫することによって引き起こされる実験的自己免疫性脳脊髄炎との類似性は，自己免疫反応が病気の基盤となっていることを示唆する。
- 活性化 T 細胞およびマクロファージは，関節リウマチ

患者の滑膜中に多く存在し，IL-1，IL-6，腫瘍壊死因子(TNF)，プロスタグランジンE_2(PGE_2)，コラゲナーゼ，中性プロテイナーゼ，および活性酸素中間体(ROI)を放出することにより関節腔で炎症を引き起こす。
・滑膜表層細胞が悪性のパンヌスとして成長すると，それに接する軟骨と骨の浸食を引き起こす。
・関節リウマチ(RA)は，抗TNF療法によって，あるいはCTLA-4Igを用いたCD28によるT細胞の活性化を競合阻害することによって，良好な治療効果を示すことができる。リウマチ因子として知られているIgGに対する自己抗体の存在は，RAの診断に利用できる。
・クローン病の病変は，単核細胞の浸潤とサイトカインの分泌によって特徴づけられており，発症にT細胞が関与している可能性を強く示唆している。TNFを中和させることにより，臨床的に疾患の緩解がみられることが報告されている。
・セリアック病は小麦製品のなかでみられるグルテンのグリアジン画分に対して，T細胞が活性化することに起因している。抗組織性型トランスグルタミナーゼ抗体の検査はセリアック病の診断に役立つ。
・橋本病は細胞傷害性のT細胞とサイトカインによって発症する。甲状腺の構成成分に対する抗体の機能については不明である，しかしながら，これらの抗体は慢性の自己免疫性甲状腺炎の診断に利用できる。
・動脈硬化症は血管壁の中に単核細胞が浸潤することによって引き起こされる。標的となる抗原は修飾された低密度リポタンパク質，あるいは熱ショックタンパク質とされている。単核細胞と内皮細胞によって産生されるサイトカインは平滑筋細胞の増殖と動脈硬化斑形成の原因となる。
・乾癬はTh1サイトカインによって引き起こされるケラチノサイトの過剰増殖に起因している。抗T細胞性の生物薬剤は治療に有効である。

自己抗体検査の診断的価値

・様々な血清中の自己抗体は現在，重要な診断マーカーとなっている。

自己免疫疾患の治療

・従来用いられてきた療法は代謝制御法，そして抗炎症剤や免疫抑制剤の使用である。
・血漿交換法は特に細胞分裂阻害剤と併用した場合に有効性を示す。
・Igの静脈注射は多くの自己免疫疾患に対して治療効果を示す。これは抗イディオタイプ抗体の存在，または抗サイトカイン活性によるものであると考えられている。
・可能性のあるあらゆる種類の免疫制御療法は，集中的に研究が行われている段階である。これらの治療法としては，T細胞ワクチン，免疫応答性のTh1からTh2への切り替え，イデオタイプの操作，およびT細胞に対して抗原特異的な免疫不応答を誘導するペプチドを使う試みなどがある。
・免疫反応を抑制する様々な生物薬剤について研究がなされている。
これらにはサイトカイン，接着分子，およびIL-2レセプターやCD40L(CD40リガンド)などのレセプターの阻害剤などがある。
・TNFの阻害はRAをはじめ，様々な自己免疫疾患に対して非常に効果的な治療法である。
・臓器特異的，あるいは臓器非特異的な自己免疫疾患における症状を比較(**表17.6**)することによって，この章で取り上げた多くの点について総合的に理解することができる。

参考文献

第1章　自然免疫

Beutler, B. & Hoffmann, J. (eds) (2004) Section on innate immunity. *Current Opinion in Immunology*, **16**, 1–62.

Gregory, S.H. & Wing, E.J. (1998) Neutrophil–Kupffer cell interaction in host defenses to systemic infections. *Immunology Today*, **19**, 507–10.

Mollinedo, F., Borregaard, N. & Boxer, L.A. (1999) Novel trends in neutrophil structure, function and development. *Immunology Today*, **20**, 535–7.

Nature Encyclopedia of Life Sciences. http://www.els.net (constantly updated web-based resource, includes numerous immunology review articles at both introductory and advanced levels).

Prussin, C. & Metcalfe, D. (2003) IgE, mast cells, basophils, and eosinophils. *Journal of Allergy and Clinical Immunology*, **111**, S486–94.

Sabroe, I., Read, R.C., Whyte, M.K.B. *et al*. (2003) Toll-like receptors in health and disease: Complex questions remain. *Journal of Immunology*, **171**, 1630–5.

Walport, M.J. (2001) Advances in immunology: Complement (second of two parts). *New England Journal of Medicine*, **344**, 1140–4.

第2章　特異的獲得免疫

Alt, F. & Marrack, P. (eds) *Current Opinion in Immunology*. Current Science, London. (Six issues published a year.)

Mackay, I. & Rosen, F.S. (eds). Series of articles entitled Advances in immunology. *New England Journal of Medicine* (2000) **343**, 37–49, 108–17, 702–9, 1020–34, 1313–24, 1703–14; (2001) **344**, 30–7, 350–62, 655–64; **345**, 340–50.

Roitt, I.M. & Delves, P.J. (eds) (1998) *Encyclopedia of Immunology*, 2nd edn. Academic Press, London. (Covers virtually all aspects of the subject and describes immune responses to most infections.)

Schwaeble, W.J. & Reid, K.B.M. (1999) Does properdin crosslink the cellular and the humoral immune response? *Immunology Today*, **20**, 17–21.

The Immunologist. Hogrefe & Huber, Seattle. (Official organ of the International Union of Immunological Society—IUIS. Excellent, didactic and compact articles on current trends in immunology.)

Trends in Immunology. Elsevier Science, Amsterdam. (The immunologist's "newspaper": Excellent.)

Website www.roitt.com (linked to *Roitt's Essential Immunology* and this book). Animated immunology tutorials, over 400 multiple-choice questions with teaching comments on every answer, further reading, downloadable figures.

第3章　抗　体

Cedar, H. & Bergman, Y. (1999) Developmental regulation of immune system gene rearrangement. *Current Opinion in Immunology*, **11**, 64–9.

Delves, P.J. & Roitt, I.M. (eds) (1998) *Encyclopedia of Immunology*, 2nd edn. Academic Press, London. (Articles on IgG, IgA, IgM, IgD and IgE and immunoglobulin function and domains.)

Grawunder, U. & Harfst, E. (2001) How to make ends meet in V(D)J recombination. *Current Opinion in Immunology*, **13**, 186–94.

Grawunder, U., West, R.B. & Lieber, M.R. (1998) Antigen receptor gene rearrangement. *Current Opinion in Immunology*, **10**, 172–80.

Kinet, J-P. (1999) The high-affinity IgE receptor (FcεRI): from physiology to pathology. *Annual Review of Immunology*, **17**, 931–72.

Ravetch, J.V. & Bolland, S. (2001) IgG Fc receptors. *Annual Review of Immunology*, **19**, 275–90.

第4章　細胞膜上の抗原レセプター

Campbell, K.S. (1999) Signal transduction from the B-cell antigen-receptor. *Current Opinion in Immunology*, **11**, 256–64.

Campbell, R.D. & Trowsdale, J. (1997) Map of the human major histocompatibility complex. *Immunology Today*, **18** (1), pullout.

Campbell, R.D. & Trowsdale, J. (1993) Map of the human MHC. *Immunology Today*, **14**, 349–52.

Howard, J.C. (1991) Disease and evolution. *Nature*, **352**, 565–7.

Hughes, A.L., Yeager, M., Ten Elshof, A.E. & Chorney, M.J. (1999) A new taxonomy of mammalian MHC class I molecules. *Immunology Today*, **20**, 22–6.

第5章　抗原に対する一次応答

Carding, S.R., & Egan, P.J. (2000) The importance of γδ T cells in the resolution of pathogen-induced inflammatory immune response. *Immunological Reviews*, **173**, 98–108.

Eisen, H.N. (2001) Specificity and degeneracy in antigen recognition: Yin and yang in the immune system. *Annual Review of Immunology*, **19**, 1–21.

van den Elsen, P.J. & Rudensky, A. (eds) (2004) Section on antigen processing and recognition. *Current Opinion in Immunology*, **16**, 63–125.

Hennecke, J. & Wiley, D.C. (2001) T cell receptor–MHC interactions up close. *Cell*, **104**, 1–4.

Moss, D.J. & Khanna, R. (1999) Major histocompatibility complex: From genes to function. *Immunology Today*, **20**, 165–7.

Van den Eynde, B.J. & Morel, S. (2001) Differential processing of class I-restricted epitopes by the standard proteasome and the immunoproteasome. *Current Opinion in Immunology*, **13**, 147–53.

第6章　免疫応答の解剖的考察

Bradley, L.M. & Watson, S.R. (1996) Lymphocyte migration into tissue: The paradigm derived from CD4 subsets. *Current Opinion in Immunology*, **8**, 312–20.

Brandtzaaeg, P., Farstad, I.N. & Haraldsen, G. (1999) Regional specialization in the mucosal immune system: Primed cells do not always home along the same track. *Immunology Today*, **20**, 267–77.

Cavanagh, L.L. & Von Andrian, U.H. (2002) Travellers in many guises: The origins and destinations of dendritic cells. *Immunology and Cell Biology*, **80**, 448–62

Lane, P.J.L. & Brocker, T. (1999) Developmental regulation of dendritic cell function. *Current Opinion in Immunology*, **11**, 308–13.

Peters, J.H., Gieseler, R., Thiele, B. & Steinbach, F. (1996) Dendritic cells: From ontogenetic orphans to myelomonocytic descendants. *Immunology Today* **17**, 273–8.

第7章　リンパ球の活性化

Acuto, O. & Cantrell, D. (2000) T cell activation and the cytoskeleton. *Annual Reviews in Immunology*, **18**, 165–84.

Borst, J. & Cope, A. (1999) Turning the immune system on. *Immunology Today*, **20**, 156–8.

Jenkins, M.K., Khoruts, A., Ingulli, E. *et al*. (2001) *In vivo* activation of antigen-specific CD4 T cells. *Annual Review of Immunology* **19**, 23–45.

Myung, P.S., Boerthe, N.J. & Koretzky, G.A. (2000) Adaptor proteins in lymphocyte antigen-receptor signaling. *Current Opinion in Immunology*, **12**, 256–66.

第8章　エフェクターの産生

Borish, L. & Steinke, J.W. (2003) Cytokines and chemokines. *Journal of Allergy and Clinical Immunology*, **111** (Suppl.), S460–75.

Camacho, S.A., Kosco-Vilbois, M.H. & Berek, C. (1998) The dynamic structure of the germinal center. *Immunology Today*, **19**, 511–14.

Kelsoe, G. (1999) VDJ hypermutation and receptor revision. *Current Opinion in Immunology*, **11**, 70–5.

Sprent, J & Surh, C.D. (2001) Generation and maintenance of memory T cells. *Current Opinion in Immunology*, **13**, 248–54.

Weiss, A. & Cambier, J.C. (eds) (2004) Section on lymphocyte activation. *Current Opinion in Immunology*, **16**, 285–387.

第9章　免疫制御機構

Bruunsgaard, H., Pederson, M. & Pederson, B.K. (2001) Aging and proinflammatory cytokines. *Current Opinion in Hematology*, **8**, 131–6.

Chandra, R.K. (1998) Nutrition and the immune system. In: *Encyclopedia of Immunology* (eds P.J. Delves & I.M. Roitt), 2nd edn, pp. 1869–71. Academic Press, London. [See also other relevant articles in the *Encyclopedia*: "Cinader, B. Aging and the immune system," pp. 4559–61; "Cohen, N., Moynihan, J.A., Ader, R. Behavioural regulation of immunity," pp. 336–40; "Yamamoto, N. Vitamin D and the immune response," pp. 2494–9.]

Lesourd, B.M., Mazari, L. & Ferry, M. (1998) The role of nutrition in immunity in the aged. *Nutrition Reviews*, **56**, S113–25.

Padgett, D.A. & Glaser, R. (2003) How stress influences the immune response. *Trends in Immunology*, **24**, 444–8.

Selin, L.K. (ed.) (2004) Section on lymphocyte effector function. *Current Opinion in Immunology*, **16**, 257–83.

Swain, S.L. & Cambier, J.C. (eds) (1996) Lymphocyte activation and effector functions. *Current Opinion in Immunology*, **8**, 309–418.

第10章　発　生

Banchereau, J., Paezesny, S., Blanco, P. *et al.* (2003) Dendritic cells: Controllers of the immune system and a new promise for immunotherapy. *Annals of the New York Academy of Sciences*, **987**, 180–7.

von Boehmer, H. (2000) T-cell lineage fate: Instructed by receptor signals? *Current Biology*, **10**, R642–5.

Hardy, R.R. & Hayakawa, K. (2001) B cell development pathways. *Annual Review of Immunology*, **19**, 595–621.

Herzenberg, L.A. (2000) B-1 cells, the lineage question revisited. *Immunological Reviews*, **175**, 9–22.

Kamradt, T. & Mitchison, N.A. (2001) Tolerance and autoimmunity. *New England Journal of Medicine*, **344**, 655–64.

Phillips, R.L., Ernst, R.E., Brunk, B. *et al.* (2000) The genetic program of hematopoietic stem cells. *Science*, **288**, 1635–40.

第11章　感染過程における敵対戦略

Bloom, B. & Zinkernagel, R. (1996) Immunity to infection. *Current Opinion in Immunology*, **8**, 465–6.

Brandtzaeg, P. (1995) Basic mechanisms of mucosal immunity: A major adaptive defense system. *The Immunologist*, **3**, 89–96.

Finkelman, F.D. & Urban, J.F. (2001) The other side of the coin: The protective role of the Th2 cytokines. *Journal of Allergy and Clinical Immunology*, **107**, 772–80.

Ley, K. (2002) Integration of inflammatory signals by rolling neutrophils. *Immunological Reviews*, **186**, 8–18.

Nathan, C. (2002) Points of control in inflammation. *Nature*, **420**, 846–52.

Price, D.A., Klenerman, P., Booth, B.L., Phillips, R.E. & Sewell, A.K. (1999) Cytotoxic T lymphocytes, chemokines and antiviral immunity. *Immunology Today*, **20**, 212–16.

Rappuoli, R., Pizza, M., Douce, G. & Dougan, G. (1999) Structure and mucosal adjuvanticity of cholera and *Escherichia coli* heat-labile enterotoxins. *Immunology Today*, **20**, 493–500.

第12章　予　防

Ada, G. (2001) Advances in immunology: Vaccines and vaccination. *New England Journal of Medicine*, **345**, 1042–53.

Dietrich, G., Gentschev, I., Hess, J. *et al.* (1999) Delivery of DNA vaccines by attenuated intracellular bacteria. *Immunology Today*, **20**, 251–3.

Faix, R. (2002) Immunization during pregnancy. *Clinical Obstetrics and Gynecology*, **45**, 42–58.

Kumar, V. & Sercarz, E. (1996) Genetic vaccination: The advantages of going naked. *Nature Medicine*, **2**, 857–9.

Moylett, E.H. & Hanson, I.C. (2003) Immunization. *Journal of Allergy and Clinical Immunology*, **111**, S754–65.

Sherwood, J.K., Zeitlin, L., Whaley, K.J. *et al.* (1996) Controlled release of antibodies for long-term topical passive immunoprotection of female mice against genital herpes. *Nature Biotechnology*, **14**, 468–71.

第13章　免疫不全

Ballow, M. (2002) Primary immunodeficiency disorders: Antibody deficiency. *Journal of Allergy and Clinical Immunology*, **109**, 581–91.

Buckley, R.H. (2002) Primary cellular immunodeficiencies. *Journal of Allergy and Clinical Immunology*, **109**, 74–57.

Buckley, R.H. (2000) Primary immunodeficiency diseases due to defects in lymphocytes. *New England Journal of Medicine*, **343**, 1313–24.

Cohen, O.J. (1997) Host factors in the pathogenesis of HIV disease. *Immunological Reviews*, **159**, 31–48.

Conley, M.E. (ed.) (2003) Section on immunodeficiency. *Current Opinion in Immunology*, **15**, 567–98.

Gandhi, R.T. & Walker, B.D. (2002) Immunologic control of HIV-1. *Annual Review of Medicine*, **53**, 149–72.

Lekstrom-Himes, J.A. & Gallin, J.I. (2000) Immunodeficiency diseases caused by defects in phagocytes. *New England Journal of Medicine*, **343**, 1703–14.

Ochs, H.D., Smith, C.I.E. & Puck, J.M. (eds) (2000) *Primary Immunodeficiency Diseases—A Molecular and Genetic Approach*. Oxford University Press, New York & Oxford.

Stebbing, J., Gazzard, B. & Douek, D.C. (2004) Where does HIV live? *New England Journal of Medicine*, **350**, 1872–80.

第14章　アレルギー(過敏症)

Erb, K.J. (1999) Atopic disorders: A default pathway in the absence of infection? *Immunology Today*, **20**, 317–22.

Geha, R.S. (2003) Section on allergy and hypersensitivity. *Current Opinion in Immunology*, **15**, 603–46.

Haeney, M., Chapel, H., Snowden, N. & Misbah, S. (1999) *Essentials of Clinical Immunology*, 4th edn. Blackwell Science, Oxford. [A very broad account of the diseases involving the immune system. Good illustration by case histories and the laboratory tests available:

also MCQs.]
Trautmann, A., Akdis, M., Brocker, E.B. *et al.* (2001) New insights into the role of T cells in atopic dermatitis and allergic contact dermatitis. *Trends in Immunology*, **22**, 530–2.

第15章 移 植

Buckley, R.H. (2003) Transplantation immunology: Organ and bone marrow assessment and modulation of the immune response. *Journal of Allergy and Clinical Immunology*, **111**, S733–44.
Daar, A.S. (Chairman) (1999) Animal-to-human organ transplants—a solution or a new problem? *Bulletin of the World Health Organization*, **77**, 54–61. [An in-depth round table discussion.]
Mellor, A.L. & Munn, D.H. (2000) Immunology at the maternal–fetal interface: Lessons for T-cell tolerance and suppression. *Annual Review of Immunology*, **18**, 367–91.
Morris, P.J. (ed.) (2000) *Kidney Transplantation: Principles and Practice*, 5th edn. W.B. Saunders & Company, Philadelphia.
Murphy, W.J. & Blazar, B.R. (1999) New strategies for preventing graft-versus-host disease. *Current Opinion in Immunology*, **11**, 509–15.
Niederkorn, J.Y. (1999) The immune privilege of corneal allografts. *Transplantation*, **67**, 1503–8.
Reisner, Y. & Martelli, M.J. (1999) Stem cell escalation enables HLA-disparate haematopoietic transplants in leukaemia patients. *Immunology Today*, **20**, 343–7.
Tabbara, I.A. (2002) Allogeneic hematopoietic stem cell transplantation: Complications and results. *Archives of Internal Medicine*, **162**, 1558–66.
Thorsby, E. (1995) HLA-associated disease susceptibility. *The Immunologist*, **3**, 51–8.
Waldmann, H. (ed.) (2003) Section on transplantation. *Current Opinion in Immunology*, **15**, 477–511.

第16章 腫瘍免疫

Begent, R.H.J., Verhaar, M.J., Chester, K.A. *et al.* (1996) Clinical evidence of efficient tumor targeting based on single-chain Fv antibody selected from a combinatorial library. *Nature Medicine*, **2**, 979–84.
Chattopadhyay, U. (1999) Tumour immunotherapy: Developments and strategies. *Immunology Today*, **20**, 480–2.
Dunn, G.P., Old, L.J. & Schreiber, R.D. (2004) The three Es of cancer. *Annual Review of Immunology*, **22**, 329–60.
Finn, O.J. (2003) Cancer vaccines: Between the idea and the reality. *Nature Reviews. Immunology*, **3**, 630–41.
Finn, O.J. (ed.) (2004) Section on tumor immunology. *Current Opinion in Immunology*, **16**, 127–62.

第17章 自己免疫疾患

Appelmelk, B.J., Faller, G., Claeys, D., Kirchner, T. & Vandenbroucke-Grauls, C.M.J.E. (1998) Bugs on trial: The case of *Helicobacter pylori* and autoimmunity. *Immunology Today*, **19**, 296–9.
Choy, E.H.S & Panayi, G.S. (2001) Cytokine pathways and joint inflammation in rheumatoid arthritis. *New England Journal of Medicine*, **345**, 907–16.
Davidson, A. & Diamond, B. (2001) Advances in immunology. Autoimmune diseases. *New England Journal of Medicine*, **345**, 340–50.
Greaves, D.R. & Channon, K.M. (2002) Inflammation and immune responses in atherosclerosis. *Trends in Immunology*, **23**, 535–41.
Kazatchkine, M.D. & Kaveri, S.V. (2001) Immunomodulation of autoimmune and inflammatory diseases with intravenous immune globulin. *New England Journal of Medicine*, **345**, 747–55.
Kelly, M.A., Rayner, M.L., Mijovic, C.H. & Barnett, A.H. (2003) Molecular aspects of type 1 diabetes. *Molecular Pathology*, **56**, 1–10.
Sarvetnick, N. & Ohashi, P.S. (eds) (2003) Section on autoimmunity. *Current Opinion in Immunology*, **15**, 647–730.
Tian, J., Olcott, A., Hanssen, L., Zekzer, D. & Kaufman, D.L. (1999) Antigen-based immunotherapy for autoimmune disease: From animal models to humans? *Immunology Today*, **20**, 190–5.
Vandenbark, A.A., Chou, Y.K., Whitham, R. *et al.* (1996) Treatment of multiple sclerosis with T-cell receptor peptides. *Nature Medicine*, **2**, 1109–15.
Van Den Brande, J.M.H., Peppelenbosch, M.P. & Van Deventer, S.J.H. (2002) Treating Crohn's disease by inducing T lymphocyte apoptosis. *Annals of the New York Academy of Science*, **973**, 166–80.
Walker, L.S.K. & Abbas, A.K. (2002) The enemy within: Keeping self-reactive T cells at bay in the periphery. *Nature Reviews Immunology*, **2**, 11–19.
Wicker, L. & Wekerle, H. (eds) (1995) Autoimmunity. *Current Opinion in Immunology*, **6**, 783–852. [Several critical essays in each annual volume.]

用語解説

アイソタイプ isotype：通常の個体に存在する抗体の定常域の構造。例えば，抗体のクラスやサブクラス。

アジュバント adjuvant：抗原に対する反応を非特異的に増強する物質。

アトピー atopic allergy：IgE媒介性の過敏反応。喘息，じんましん，枯草熱，食物アレルギーなどがある。

アナジー(不応答)anergy：リンパ球が機能的に不応答になる可逆的な免疫寛容状態。

アナフィラキシー anaphylaxis：IgEやアナフィラトキシンによって誘導され，マスト細胞の脱顆粒によって生ずる，しばしば致死的な超過敏反応。アナフィラキシーショックは血管拡張，平滑筋収縮による。

アナフィラトキシン anaphylatoxin：C3a，C4a，C5aのように，補体の解離によって生ずる補体成分で，直接マスト細胞の脱顆粒を生ずる。

アビディティー avidity：抗体と抗原のような2分子間の結合力。個々の結合性の総和なので，アビディティーはアフィニティーより大きい。

アポトーシス apoptosis：DNAの断裂で特徴づけられるプログラム細胞死の一型。

アロタイプ(同種タイプ)allotype：1つの遺伝子座に複数の異なる型の遺伝子(対立遺伝子)が存在すると，その産物(タンパク質)は対立遺伝子の異なるもの同士では異物(抗原)と認識される。このように種内で抗原性が異なるものをアロタイプという。

移植片対宿主反応 graft vs host reaction：移植片にT細胞が混在すると生ずる反応。これらのT細胞はホスト細胞を認識し，攻撃する。

イディオタイプ idiotype：抗体やTCRの可変域のイディオトープ idiotope全セットを指す。イディオトープは抗イディオタイプと結合する。

イディオタイプネットワーク idiotype network：抗原やTCR上に存在するイディオタイプと抗イディオタイプの反応に基づく制御機構ネットワーク。

イムノトキシン immunotoxin：毒性物質と単クローン抗体を化学的に結合して作成した細胞傷害性物質。

液性 humoral：血清やリンパのような細胞外液体をいう。液性免疫 humoral immunityは，抗体による免疫反応に対して用いられる。

エピトープ epitope：抗原レセプターに認識される抗原上の部位，すなわち抗原決定基。

オプソニン opsonin：抗体やC3bのような物質。抗原が貪食細胞に結合するのを促進し，貪食を亢進する。

オプソニン化 opsonization：貪食を強めるため抗原をオプソニンで被うこと。

ガンマグロブリン gammaglobulin：血清タンパク質，大部分は免疫グロブリン。電気泳動では陰極側に最も移動度が大きい。

急性期タンパク質 acute phase protein：大部分が肝臓で作られる血清タンパク。炎症反応の初期に，急速に濃度が増加したり減少したりする。

凝集 agglutination：赤血球や細菌のような粒子が，抗体によってかたまりをつくる。

胸腺細胞 thymocyte：胸腺内で成熟段階にあるT細胞。

組換え認識配列 recombination signal sequence(RSS)：12または23塩基よりなるスペーサーによって分離され保存される7塩基-9塩基配列。これは免疫グロブリンおよびTCR遺伝子内の可変(V)領域遺伝子の3′側と，D領域遺伝子5′と3′側，そしてJ領域遺伝子の5′側にある。RSSはリンパ球抗原レセプターの多様性を作り出すうえで重要な，遺伝子再結合を媒介するリコンビナーゼ酵素によって認識される配列として働く。

グランザイム granzyme：細胞障害性T細胞(Tc)やNK細胞の顆粒に存在するセリンエステラーゼ。グランザイムはTcによって標的細胞膜に開けられたパーフォリン孔を介して標的細胞内に入り，アポトーシスを誘導する。

蛍光抗体 fluorescent antibody：フルオレインイソチオシアネート(FITC)などの蛍光色素と結合した抗体。

ケモカイン chemokine：白血球の走化反応と，活性化を選択的に誘導する構造的に関連したサイトカインのファミリー。ケモカインはまた，リンパ組織の発達，リンパ組織における細胞分布，Th1/Th2分化，血管新成や創傷治癒にも関与。

抗原依存性細胞媒介性傷害 antibody-dependent cellular cytotoxicity(ADCC)：Fcレセプターをもった NK(ナチュラルキラー)細胞，マクロファージ，好中球のような白血球によって，抗原を結合した標的細胞が直接傷害される反応。

高内皮細静脈 high endothelial venule(HEV)：リンパ球が通過してリンパ組織に入るための血管。特殊な血管内皮細胞をもつ後毛細管静脈。

呼吸性バースト respiratory burst：活性化後に生ずる貪食細胞内の酸素代謝の増加。

骨髄腫タンパク質 myeloma protein：骨髄腫細胞より産生されるモノクローナル抗体。

サイトカイン cytokine：免疫細胞の分化・増殖，機能を促進または抑制する低分子量タンパク質。

主要組織適合遺伝子複合体 major histocompatibility comlex(MHC)：T細胞に抗原提示をするのに必要な分子をコードする遺伝子領域。MHCクラスⅠ分子はほとんどすべての有核細胞上に発現され，ヒトではHLA-A，B，Cによってコードされる。一方MHCクラスⅡ分子は抗原提示細胞(主としてマクロファージ，B細胞，樹状細胞)上に発現され，ヒトではHLA-DR，DQ，DPにコードされる。これらのアレルの違いは，種内における最大の移植片拒絶を生ずる。

腫瘍胎児抗原 oncofetal antigen：通常は胎児期にしか発現しない抗原である。しかし，成人でも悪性腫瘍上に発現されることがある。

親和性(アフィニティ)affinity：抗体の抗原結合部位のような1個のレセプターと，抗原上の決定基のような1個のリガンド間の結合力。

スーパー抗原 superantigen：特定のTCRV領域ファミリーを発現するT細胞すべてに反応する抗原。したがってスーパー抗原は，通常の抗原に反応するT細胞よりも，はるかに多数のT細胞を刺激または消去する。

生殖系列 germ line：生殖細胞を介して遺伝される遺伝子系。

正の選択 positive selection：自己MHC分子を認識しうるT細胞を胸腺内で選択，分化させる機構。これは，これらのT細胞がアポトーシスになることを妨げることによって機能する。

走化性(ケモタキシス)chemotaxis：走化性因子に対して細胞が移動すること。

造血 hematopoiesis：赤血球や白血球を産生すること。

相補性決定領域 complementarity determining region(CDR)：抗体とTCR可変領域の中で，最もアミノ酸配列に多様性を有する領域。抗原や，ペプチドとMHC分子上の相応するアミノ酸と結合する。

体細胞超変異 somatic hypermutation：抗原刺激後に生ずる免疫グロブリン可変領域内の頻度の高い点変異。この機構は，抗体の多様性と親和性を増加する。

タイター titer：抗体や抗血清の相対的力価(量とアビディティーの組合せ)。通常，ELISAなどで検出可能な最大稀釈値として示される。

対立遺伝子(アレル)allele：特定の遺伝子座に位置する多型遺伝子。

対立遺伝子排除 allelic exclusion：抗原レセプターの一つの対立遺伝子が首尾よく再結合すると，他の対立遺伝子の再配列が抑えられる現象。これによって，リンパ球それぞれは，一個の特異性を示すレセプターのみを発現する。例外としてT細胞レセプター(TCR)のα鎖がある。

単クローン抗体 monoclonal antibody：1個のB細胞クローンに由来する均一な抗体。したがって，すべての抗体の抗原結合部位とアイソタイプは同一である。

遅延型過敏症 delayed-type hypersensitivity(DTH)：48～72時後に生ずる過敏症反応で，感作T細胞より遊離されるサイトカインによって媒介される。

超可変部 hypervariable region：免疫グロブリンやTCRの可変領域内で，アミノ酸配列が最も多様性を示す部位。抗原やペプチド-MHCとの結合において最も重要な部位。

貪食胞 phagosome：貪食すべき物質を細胞膜が取り囲み，これらが細胞質内に陥入することにより形成される細胞質内空胞。

貪食リソソーム phagolysosome：貪食空胞とリソソームが融合し，貪食した物質を殺したり消化したりする細胞質内空胞。

内毒素 endotoxin：グラム陰性細菌の細胞壁関連性の病原性リポ多糖。

肉芽腫 granuloma：増殖リンパ球，線維芽細胞，マクロファージから形成される巨細胞や類上皮細胞よりなる結節。これらは，慢性感染症や組織内に抗原が持続的に存在する時，形成される。

ヌードマウス nude mouse：*nu/nu* ホモの遺伝子欠損のため T 細胞を欠くマウス。ヌードマウスでは体毛と同時に胸腺がない。

粘膜関連リンパ組織 mucosal-associated lymphoid tissue（MALT）：腸管系と呼吸器系に認められる一連のリンパ組織。

胚中心 germinal center：リンパ節や脾臓に明確に分離して認められる構造。B 細胞成熟や記憶が発達する中心。

ハイブリドーマ hybridoma：リンパ系腫瘍細胞とリンパ球を融合することによって，ハイブリット細胞系が得られる。これらは腫瘍細胞の不死性と，リンパ球の効果機能（例えば単クローン抗体産生）の両方を併せもつ。

パターン認識レセプター pattern recognition receptor（PRR）：プロフェッショナル抗原提示細胞や貪食細胞が，PAMP を認識するためのレセプター。多数の異なる PRR の中には，マンノースレセプターやマクロファージスカベンジャーレセプターがある。

パーフォリン perforin：細胞傷害性 T 細胞や NK 細胞によって作られる分子で，補体 C9 のように重合して，標的細胞膜に孔を開け，細胞死を誘導する。

ハプテン hapten：抗体によって認識される低分子だが，それ自身はキャリアと呼ばれる分子と複合体を作らない限り免疫原性をもたない。キャリアはヘルパー T 細胞（Th）に認識されるエピトープを提供する。

ハプロタイプ haplotype：一定の遺伝子座領域にグループとして存在する対立遺伝子群。

ヒト化抗体 humanized antiboby：人工的に作られた抗体。抗原結合部位は動物由来だが，その他の領域はすべてヒト抗体と同じアミノ酸配列に置き換えられている。これは，治療として単クローン抗体を用いる時に，ヒトに対して免疫原性を最小限にするためである。

ヒト白血球抗原 human leukocyte antigen（HLA）：ヒト主要組織適合複合体（MHC）。

病原体関連分子パターン pathogen-associated molecular pattern（PAMP）：リポ多糖やペプチドグリカン，リポテイコ酸，マンナンのような分子は，病原微生物に繰り返し構造として発現されるが，宿主の組織にはない。宿主は免疫系のパターン認識レセプター（PRR）を用いて，自己抗原と病原体とを区別する。

フィトヘマグルニチン phytohemagglutinin（PHA）：T 細胞マイトジェンとして働く植物レクチン。

負の選択 negative selection：自己 MHC 分子によって提示される自己ペプチドを認識する T 細胞は，胸腺内でアポトーシスによって消去される。したがって自己反応性 T 細胞は産生されない。発達過程における B 細胞の負の選択もまた，骨髄内で高レベルの自己抗原に遭遇した時に生ずると考えられている。

フレーム形成領域 framework regions：免疫グロブリンと TCR 可変部位の中で，比較的保存されたアミノ酸配列をもつ部位。これらにより可変部全体の共通構造が保持される。

プロテアソーム proteasome：MHC と結合する抗原を処理する，細胞質内のタンパク質分解酵素の集合体。

分泌因子 secretory component：血液から粘膜への分泌において，タンパク質分解によってポリメタリック Ig レセプターが分解された後も，二量体の IgA に結合する断片。

辺縁帯 marginal zone：脾臓の傍小動脈リンパ鞘，PALS の外側の領域。B 細胞，特に胸腺非依存性抗原に反応する B 細胞に富む。

マイトジェン mitogen：リンパ球の増殖を非特異的に生ずる物質。

膜攻撃複合体 membrane attack complex（MAC）：C5b から C9 までの補体成分複合体。標的細胞の膜に孔を開け細胞溶解を誘導する。

マンノース結合レクチン mannose binding lectin（MBL）：Ca 依存性レクチンであるコレクチンファミリーのメンバーである急性期タンパク質。微生物表面のマンノース基に結合後，補体系を活性化する。

メモリー細胞 memory cell：一次免疫応答の間に増殖した T 細胞，B 細胞クローンは感作された状態にある。これらはメモリー細胞と呼ばれ，最初の抗原による再刺激に対して二次免疫応答を生ずる。

免疫グロブリンスーパーファミリー immunoglobulin superfamily（IgSF）：2 本の β シートにたたまれる約 110 個のアミノ酸よりなる免疫グロブリン（球状蛋白）構造を示す，多数のタンパク質より構成されるファミリー。このメンバーには免疫グロブリン，TCR，MHC が入る。

免疫原 immunogen：免疫反応を惹起するすべての物質。すべての免疫原は抗原たりうるが，すべての抗原が免疫原となるわけではない（ハプテン参照）。

免疫複合体 immune complex：抗原・抗体結合複合物。時に補体成分も含む。

免疫蛍光法 immunofluorescence：蛍光色素でラベルしたリガンド（例えば FITC と結合した抗免疫グロブリン抗体）によって，細胞や組織関連抗原を検出する方法。

リウマチ因子 rheumatoid factor：IgG，特に Fc 部分に対する IgM，IgG そして IgA 自己抗体。これらの抗体は，通常リウマチ関節炎の患者血液中に認められる。

リポ多糖 lipopolysaccharide（LPS）：グラム陰性細菌の細胞壁由来の内毒素。炎症惹起やマイトジェン作用をもつ。

レクチン lectin：大部分が植物由来の一群のタンパク質。糖タンパク質や糖脂質上の特別な糖に結合する。レクチンのあるものはマイトジェンとなる（例えば，PHA，ConA）。

連鎖不平衡 linkage disequilibrium：2 種のアレル（対立遺伝子）が，これらが個々に作られる確率よりも高い頻度で遺伝する現象。

C 反応性タンパク質 C-reactive protein：微生物の表面に結合する急性期タンパク質の一つ。結合後，このタンパク質は補体古典的経路を刺激し，貪食に対するオプソニンとして働く。

***D* セグメント** *D*（diversity）segment：免疫グロブリン重鎖と，TCRβ 鎖，δ 鎖遺伝子座に認められる。*V* と *J* 領域の間にある。これらの抗原レセプターにおいて第 3 の超可変領域を形成する。

F(ab´)2：免疫グロブリンをペプシンで分解する際生ずる 2 価の抗原結合断片。両軽鎖と N 末側の重鎖が S-S 結合している。

Fab：免疫グロブリンをパパインで分解した時に生ずる，一価の抗原結合断片。分解されていない軽鎖と重鎖の N 鎖側，すなわち V_H と C_H1 よりなる。

Fas：TNF レセプター遺伝子ファミリーの一つ。細胞上の Fas（CD95）と細胞障害性 Tc 細胞上の Fas リガンド（CD178）が結合すると，Fas 発現細胞のアポトーシスが始動する。

Fc：免疫グロブリンをパパインで消化後 Fab 部と Fc 部に分解されるが，そのうち Fc 部分の結晶性の断片で，抗原結合部位は含まれない。両重鎖の定常域より構成される二量体で，Fc レセプターや C1q と結合する。

ITAM：immunoreceptor tyrosine-based activation motif の略。これらは Src ファミリーチロシンキナーゼに共通の抗原レセプターや，Fc レセプターに関連するシグナル伝達系の細胞質領域に認められる。

J 鎖 J chain：五量体の IgM や二量体の IgA を形成するのに必要な分子。

***J* セグメント** *J*（joining）segment：免疫グロブリンと TCR 遺伝子座に存在する。これらの遺伝子再配列後に抗原レセプターの第 3 起可変部をコードする。

MHC 拘束 MHC restriction：T 細胞は，最初に抗原感作された時の MHC 型と同一の MHC 上に処理抗原が提示されなければ，これを認識することができないという現象。

TAP：抗原処理に関連するトランスポーター（TAP-1，TAP-2）は，細胞質内の抗原ペプチドを小胞体の内腔へ運ぶ。この場でペプチドは MHC クラス I 分子と結合する。

Toll 様レセプター Toll-like receptor：細菌表面の異なる分子をパターン認識するレセプターファミリー。これらのレセプターの活性化によって，通常サイトカイン産生や獲得免疫反応の増強が生ずる。

T 依存性抗原 T-dependent antigen：抗体反応を誘導するためにヘルパー T 細胞が必要な抗原。

T 非依存性抗原 T-independent antigen：T 細胞なしでも抗体反応を惹起できる抗原。

***V* セグメント** *V*（variable）segment：免疫グロブリンや TCR の可変領域アミノ酸配列をコードする際，*D*（diversity）や，*J*（joining）遺伝子断片と再結合する遺伝子。

和文索引

欧文索引

◆監訳者略歴

小野江和則（おのえ・かずのり）

1970 年　北海道大学医学部医学科卒業

1977 ～ 1979 年　米国メモリアル・スロン・ケタリング癌研究センター
Immunobiology 部門 客員研究員

1981 年　北海道大学免疫科学研究所 助教授

1985 年　北海道大学免疫科学研究所 教授（病理部門）

1996 ～ 2000 年　北海道大学免疫科学研究所 所長

2000 ～ 2002 年　北海道大学遺伝子病制御研究所 所長

2002 年　北海道大学遺伝子病制御研究所 教授（免疫生物分野）

2004 年　北海道大学 名誉教授

現在に至る

上出利光（うえで・としみつ）

1975 年　札幌医科大学医学部卒業

1981 年～ 1983 年　米国ジョンズホプキンス大学ポスドク研究員

1989 年～ 1991 年　札幌医科大学病理学第 1 講座 助教授

1991 年～ 2000 年　北海道大学免疫科学研究所 教授（免疫病態部門）

2000 年　改組により北海道大学遺伝子病制御研究所 教授（分子免疫分野）

2006 年　北海道大学遺伝子病制御研究所 所長

現在に至る

メディカル免疫学

2006 年 5 月 27 日　初版第 1 刷発行
2009 年 7 月 1 日　初版第 2 刷発行
著　者　ロアット　ロブソン　デルヴィス
監訳者　小野江和則　上出利光
発行人　西村正徳
発行所　西村書店
東京出版編集部　〒102-0071 東京都千代田区富士見 2-4-6
Tel.03-3239-7671　Fax.03-3239-7622
www.nishimurashoten.co.jp
製版・印刷　三報社印刷株式会社
製　本　株式会社難波製本

ISBN4-89013-345-3